Introducción a la enfermería de la salud mental

2.ª edición

Donna M. Womble, M.Ed., B.S., R.N.
Program Coordinator, Assistant Professor of Nursing (Retired)
Health Occupations—Vocational Nursing
South Plains College
Plainview, Texas

. Wolters Kluwer | Lippincott Williams & Wilkins
Health
Philadelphia · Baltimore · New York · London
Buenos Aires · Hong Kong · Sydney · Tokyo

Wolters Kluwer | Lippincott Williams & Wilkins

Avda. Príncep d'Astúries, 61, 8.º 1.ª
08012 Barcelona (España)
Tel.: 93 344 47 18
Fax: 93 344 47 16
e-mail: lwwespanol@wolterskluwer.com

Traducción
Miquel Codony Bodas
Tomás Pérez Pazos

Revisión científica
Mar Lleixà-Fortuño
Doctora por la Universitat Rovira i Virgili
Profesora Titular de Departamento de Enfermería de la Universitat Rovira i Virgili
Coordinadora del Máster en Ciencias de la Enfermería de la Universitat Rovira i Virgili

Núria Albacar-Riobóo
Máster en Ciencias de la Enfermería
Profesora Titular de Departamento de Enfermería de la Universitat Rovira i Virgili

RRS1108

A mi esposo, Grady,
y mis hijas
Julie Kristine y Tanya Leigh

AGRADECIMIENTOS

Es posible que el elemento que más credibilidad confiere a una publicación sea que ésta demuestre ser una herramienta educativa útil. Un libro de texto no puede ser mejor que sus resultados en términos de aplicación de su contenido. Obviamente, esto es especialmente evidente en las valoraciones realizadas por los propios estudiantes, ya sea en el aula o en el contexto clínico. Después de 5 años utilizando la 1.ª edición de este texto en el aula, he observado el crecimiento y el aprendizaje producido a medida que los estudiantes asimilan la información que se les proporciona. Los comentarios de los estudiantes han incluido la legibilidad y la presentación del material como aspectos positivos de su experiencia global en el campo de la enfermería de la salud mental. Esta respuesta ha sido el impulso que ha alimentado mi deseo de escribir la 2.ª edición de este libro.

Convertir este texto en realidad no habría sido posible sin el constante aliento, apoyo y fe de Elizabeth Nieginski, Executive Acquisitions Editor. Durante el período de negociación y espera, ella ha sido una inspiración y me ha dado todo su apoyo. A ella le debo mi más sincero y sentido agradecimiento por no haber renunciado y haber dedicado todo su esfuerzo a la supervivencia de este libro. Igualmente, felicito a la Product Manager, Betsy Gentzler, y a los trabajadores de la editorial por la paciencia y la amabilidad que han tenido conmigo a lo largo del proceso de edición y revisión. Su diligencia y su atención al detalle merecen ser elogiados y valoro todo el esfuerzo que han dedicado a este proyecto.

Al equipo de LWW que ha trabajado en el material complementario le expreso mi más sincero agradecimiento por ampliar los recursos que acompañan al texto. El nivel técnico e informativo sin duda puntero de este material, diseñado para ayudar al profesor a enseñar y al estudiante a aprender, es un componente importante de esta publicación. Sin duda, el equipo de Producción de LWW es extremadamente importante en todo el proceso de publicación y les expreso mi más sincero agradecimiento por aportar su experiencia.

El increíble grado de amor y apoyo que he recibido de mi maravillosa familia me ha levantado el ánimo durante las largas horas de dedicación a la elaboración de un manuscrito. Mi esposo Grady siempre se ha mostrado paciente y comprensivo cuando me sentía abrumada por la tarea que se presentaba ante mí. Sin su cariñosa tolerancia en los numerosos días y noches en los que mis pensamientos estaban enterrados en el ordenador no hubiese podido finalizar este proyecto. Y a los miembros de mi familia, Tanya, Julie, Jimmy y Hagen, no puedo expresarles la importancia que su amor y devoción tienen para mí. Vosotros habéis sido y sois la alegría y la bendición de mi vida. No puedo olvidar el maravilloso aliento y el apoyo constante del resto de mi familia –Kevin, Nancy, Reed, Trina, Kelly, Cindy y toda la fantástica familia de Grady. Su amor y su aceptación han enriquecido mi vida y me han ayudado a ver el propósito de alcanzar este objetivo.

Al completar otra edición de este libro, debo reconocer la principal motivación que me llevó a redactar el manuscrito original. Es posible que Charlie, mi difunto esposo, fallecido en 1999 debido a las complicaciones de un Alzheimer precoz, fuera la principal motivación individual que me llevó a aceptar el desafío de convertirme en autora de un libro de texto. Gran parte de mi carrera como enfermera ha sido una preparación para la atención de muchos pacientes que tienen esta devastadora enfermedad y otros trastornos mentales. En ese momento todavía estaba mal preparada para asumir el papel de cuidadora en el largo camino de pérdida que supuso el curso de su enfermedad. Su deseo era que otros supieran qué estaba experimentando y satisfacer esos deseos ha sido un trabajo de amor. Por encima de todo, me siento agradecida a Dios por bendecirme con la capacidad de devolver a los demás lo que la experiencia me ha enseñado. Espero que los estudiantes que lean y estudien este libro de texto sigan proporcionando una atención informada y compasiva a aquellos que buscan el equilibrio de su salud mental y a aquellos que se enfrentan al desafío de la enfermedad mental a lo largo de su vida.

Naomi Adams, RN, AA, BN, CLNC
Comprehensive NCLEX Exam Coordinator/Nursing Instructor
Medical Careers Institute School of Health Science of ECPI College of Technology
Manassas, Virginia

Linda Beeson, RN
Vocational Nursing Instructor
Wharton County Junior College
Wharton, Texas

Christine Bobola, BSN, MEd, MSN
Practical Nurse Program Coordinator
Greater Lowell Technical School
Tyngsboro, Massachusetts

Rudy Clark, RN, BA, AND, AS
Nursing Faculty
Galen Health Institutes
Louisville, Kentucky

Jewel Diller, RN, MSN, FNP
Associate Professor
Practical Nursing Program
Ivy Tech State College
Fort Wayne, Indiana

Stephanie Evans-Mitchell, MSN, EdDc, RN
Assistant Professor
Delaware State University
Dover, Delaware

Monica Iaquinta, MSN, MS, BSN, RN
Coordinator, Practical Nursing
United Technical Center School of Practical Nursing
Clarksburg, West Virginia

Amy Key, BSN, RN
Practical Nurse Instructor
Tennessee Technology Center at Pulaski
Lawrenceburg, Tennessee

Thuy Lam, MSN, RN
Nursing Instructor
J. F. Drake State Technical College
Huntsville, Alabama

Tamella Livengood, MSN, FNP-C
Nursing Faculty
Northwestern Michigan College
Traverse City, Michigan

Nancy L. Lyons, BSN, RN
Nursing Instructor
Holy Name Medical Center
School of Practical Nursing
Teaneck, New Jersey

Cindy MacTavish, BN, RN
Practical Nurse Instructor
New Brunswick Community College
Moncton, New Brunswick, Canada

Cindy Kuster Orban, BScN, RN
Faculty member
Nursing Education Program of Saskatchewan
Saskatchewan Institute of Applied Science and Technology
Regina, Saskatchewan

Nola Ormrod, MSN, RN
Nursing Director
Centralia College
Centralia, Washington

Elizabeth Rohan, AAS
Director, Vocational Nursing
Wharton County Junior College
Wharton, Texas

Janell Sample, MSN, RN
Assistant Professor
Del Mar College
Corpus Christi, Texas

Marybeth Sinclair, BSN, RN
Vocational Nursing Coordinator and Faculty
Kingwood College
Kingwood, Texas

Rhonda M. Snow, MSN, RN
Instructor
Shelton State Community College
Tuscaloosa, Alabama

Mary Turner, MSN
Nursing Instructor
Pensacola Junior College
Pensacola, Florida

La primera edición de este libro de texto la escribí para llenar un vacío que había detectado en los programas de formación de enfermería. Después de muchos años impartiendo la materia de salud y enfermedad mental observé que existía cierto desencuentro entre los libros de texto disponibles y los necesarios. Algunos de los disponibles no preparaban adecuadamente a los estudiantes para la realidad de los problemas mentales, mientras que otros eran excesivamente complejos para los estudiantes de enfermería. Año tras año se hacía necesario añadir información complementaria. Aunque a este nivel los estudiantes de enfermería no siempre tienen la oportunidad de acumular experiencia en una unidad psiquiátrica, la mayoría de los que terminan sus estudios se enfrentarán con cuestiones relacionadas con la salud mental en diversos contextos sanitarios. He tratado de incorporar esta variedad de roles laborales y funcionales en este libro de texto.

Después de haber aplicado la 1.ª edición de este libro a mi actividad docente en salud mental, siento una confianza aún mayor en la posibilidad de que su contenido prepare a los estudiantes y les facilite el aprendizaje de los principios básicos y los fundamentos de la salud mental, principios que están presentes en todos los aspectos de la actividad sanitaria. He observado cuáles son los resultados cuando los estudiantes aplican los procedimientos y protocolos de enfermería a cada una de sus rotaciones clínicas; todos ellos destacan que los puntos fuertes del libro son su legibilidad y su formato. Esta 2.ª edición conserva los puntos fuertes del texto original y actualiza los contenidos, mejora todas las secciones y se beneficia de un nuevo diseño a todo color.

Independientemente de su nivel de formación, es fundamental que todo profesional de enfermería tenga una comprensión básica del funcionamiento de la mente y el cuerpo, y de cómo influyen en nuestro funcionamiento como seres humanos. A menudo nos resulta difícil comprender nuestras propias conductas actuales si no sabemos cómo hemos llegado a este punto. La mayoría de nosotros no nos damos cuenta de que nuestra percepción del mundo que nos rodea está influida por todas nuestras experiencias vitales previas. Cada experiencia se incorpora a la memoria y forma una pantalla a través de la cual se filtran las nuevas experiencias. Es esta visión preferente, generada en nuestra mente, la que influye en nuestra comprensión y consciencia del presente. Dado que los estudiantes de formación profesional en enfermería no suelen tener una base teórica en psicología, les resulta difícil conceptualizar las ideas básicas y, sin embargo, éstas forman la base de los actuales métodos de tratamiento psicoterapéutico. El objetivo de este texto es proporcionar una visión general resumida de las teorías en las cuales se integran las modalidades de tratamiento actuales. La información sobre las dinámicas de conducta humana y el equilibrio entre las respuestas adaptativas y desadaptativas a fuentes internas y externas de estrés proporciona unos fundamentos para la presentación de los trastornos mentales.

Organización del texto

Este libro introduce la materia de salud y enfermedad mentales y lo hace estableciendo, en primer lugar, sus fundamentos básicos. La Unidad I es una introducción a la salud mental y a la enfermedad mental que incluye nuevos contenidos sobre las influencias culturales, étnicas y religiosas. La diversidad multicultural de la población actual en la mayoría de los países hace necesaria la comprensión de cómo se consideran o enfocan las cuestiones mentales. En esta unidad también se discuten factores que afectan a nuestra salud mental, así como las emociones humanas, el estrés, la ansiedad, el duelo y las crisis, además de las variables de respuesta frente a estos factores. Se presentan modelos teóricos comunes para establecer una base de aplicación del proceso terapéutico en secciones más avanzadas del libro.

Partiendo de estos conceptos, la Unidad II comienza con una discusión sobre la provisión de la atención a la salud mental, empezando por los enfoques iniciales y progresando hasta las cuestiones actuales. Se cubren temas legales y éticos entre los que se incluyen los derechos de los pacientes y la responsabilidad, y se incluyen los diversos ámbitos clínicos de la atención a la salud mental, tanto convencionales como alternativos, para proporcionar una descripción general de la frecuencia con que aparecen los temas de salud mental en todos los ámbitos sanitarios. Se comenta el inicio del proceso de tratamiento, empezando con una introducción al equipo terapéutico, las funciones según un enfoque holístico y el rol que desempeña el paciente en la recuperación. Además, el capítulo 5 introduce el papel de los psicofármacos en el conjunto del tratamiento de los trastornos mentales. Aquí se incluye el proceso de enfermería y su relación con el uso de psicofármacos, además de la educación del paciente y de su familia en cada clasificación.

En la Unidad III se trata el proceso de la atención de enfermería en el contexto de su aplicación a la salud mental. Aquí se incluye la comunicación terapéutica, las técnicas para facilitar la comunicación y los elementos que perjudican la interacción con el paciente en un contexto de salud mental. Además, la unidad cubre los componentes de la relación terapéutica y describe maneras para establecer la interacción entre el profesional de enfermería y el paciente en situaciones potencialmente difíciles.

La Unidad IV trata los trastornos psiquiátricos individuales. Una novedad de esta edición es la inclusión de una discusión sobre los diversos métodos de tratamiento para cada categoría de trastorno. También se ha incluido información sobre los trastornos. La última sección de esta unidad cubre los trastornos mentales del niño y del adolescente y las cuestiones y los tipos de trastornos mentales en el anciano.

Características

Los **Objetivos didácticos** de todos los capítulos se han redactado de forma concisa y pensando en anticipar los resultados del aprendizaje. Concretamente, su objetivo es favorecer un marco que ayude al estudiante a aplicar el conocimiento. Los **Conceptos clave** se han resaltado en negrita en el cuerpo del texto para facilitar el acceso a su significado; las definiciones completas se han incluido en el **Glosario,** al final del libro. En cada capítulo se formulan preguntas en la llamada **Práctica reflexiva,** que pretende fomentar el pensamiento crítico. La información importante se resume o se añade en los cuadros **Consideraciones importantes,** incluidas en el cuerpo del texto del capítulo. A lo largo del texto se han repartido cuadros y tablas que proporcionan información útil al estudiante en un formato fácil y amable. Los **Casos prácticos** describen escenarios con cuestiones que inducen a la reflexión y la aplicación de los contenidos. Estas cuestiones animan al estudiante a aplicar cada procedimiento de enfermería a la resolución de los problemas identificados. Al final de cada capítulo hay una bibliografía adicional.

Después de cada capítulo se presenta una **Ficha de trabajo del estudiante,** una guía de estudio integrada con varios métodos de evaluación del contenido de la lección. Esta ficha ha sido diseñada para potenciar el pensamiento deductivo y el razonamiento. Las preguntas se han redactado de manera que puedan ser fácilmente contestadas después de haber leído el contenido del capítulo. La terminología y los conceptos clave se refuerzan a través de ejercicios que consisten en completar la información que falta y relacionar conceptos. Las preguntas de elección múltiple se han escrito siguiendo el mismo formato de ítems del NCLEX (National Council Licensure Examination) para ayudar a los alumnos a preparar sus exámenes de acceso. Al final del libro pueden encontrarse las soluciones a todas las fichas de trabajo.

Material educativo/ de aprendizaje

Para facilitar el aprendizaje del contenido de este texto se ha desarrollado material educativo/de aprendizaje complementario que sirve de ayuda a los profesores y a los estudiantes. En esta 2.ª edición se han incluido diversos recursos nuevos.

Recursos para profesores

Después de haber adquirido este texto, el profesor puede acceder a una serie de recursos en inglés que le ayudarán a impartir su curso a través de thePoint (v. texto de la cubierta interior).

- El **Generador de exámenes** permite distintas combinaciones de cuestionarios de examen a partir de un banco de preguntas que permite evaluar la comprensión de los estudiantes.
- Las **Presentaciones en PowerPoint** permiten integrar el libro en la experiencia de los estudiantes en el aula, ya sea usando diapositivas o material impreso. Las preguntas de elección múltiple y de verdadero/falso se integran en la presentación para fomentar la participación de la clase.
- El **Banco de imágenes** contiene las fotografías y las ilustraciones de este libro de texto y permite incorporarlas a todo tipo de presentaciones.
- Un modelo de **Programa de estudios** sirve de guía para estructurar el curso.
- Se proporciona acceso a **Artículos de revistas** que se corresponden con cada uno de los capítulos y que son fruto de investigaciones recientes publicadas en revistas editadas por Lippincott Williams & Wilkins.
- El acceso a todos los **Recursos para estudiantes** permite al docente utilizarlos libremente en clase o para asignar tareas al estudiante.

Recursos para estudiantes

El estudiante dispone de una completa serie de recursos de libre acceso para revisar el material. Los estudiantes pueden acceder a todos estos recursos en thePoint, utilizando los códigos impresos en la cubierta interior de sus libros de texto. Estos recursos incluyen:

- Un videoclip sobre funciones cognitivas de la serie **Mira y aprende** de *Lippincott's Video Guide to Psychiatric-Mental Health Nursing Assessment.*
- Actividades de tipo **Practica y aprende** relacionadas con la comunicación terapéutica, los antidepresivos y la demencia de la serie de *Lippincott's Interactive Case Studies in Psychiatric-Mental Health Nursing.*
- **Estudios de casos de la serie ClinSim (simulaciones clínicas)** que incluyen casos relacionados con la manía aguda, el trastorno depresivo mayor y la esquizofrenia paranoide.
- **Guías de visionado de películas** en que se describen casos de individuos con trastornos mentales y proporcionan a los estudiantes la oportunidad de acercarse a la enfermería de la salud mental y la enfermedad mental de una manera novedosa (los recursos para el profesor incluyen las respuestas a las cuestiones planteadas en estas guías).

- Acceso a **Artículos de revistas** relacionados con cada uno de los capítulos y que son el fruto de investigaciones recientes publicadas en las revistas editadas por Lippincott Williams & Wilkins.

Nota final

Mi misión y mi esperanza es que la 2.ª edición de este libro de texto siga ayudando a los estudiantes a mejorar su comprensión de los procesos mentales y del modo en que éstos se relacionan con factores de nuestras vidas cotidianas. Un reto que deseo afrontar es el de conseguir que los estudiantes experimenten un crecimiento personal y del conocimiento de sí mismos a medida que aumenta su saber, y que se den cuenta de que esta experiencia les dará más energía para ayudar a los demás. Muchas veces, el efecto secundario más positivo de esta asignatura es ayudarnos a nosotros mismos a darnos cuenta de cómo y por qué pensamos y actuamos como lo hacemos. La voluntad de enfrentarnos a los elementos de nuestra vida que pueden ser cambiados y cambiarlos, así como de aceptar lo que no podemos cambiar, nos ha de servir para abrir puertas que nos permitan ser modelos para que nuestros pacientes hagan lo mismo.

Donna M. Womble

ÍNDICE DE CAPÍTULOS

·····Unidad I   Introducción a la
                 salud mental
                 y a la enfermedad
                 mental   1

Capítulo 1   Salud mental
                  y enfermedad mental   1
                  Definición de salud mental
                     y enfermedad mental   2
                  Influencias culturales,
                     étnicas y religiosas
                     sobre la percepción
                     de la salud mental   2
                  Factores que afectan
                     a la salud mental   3
                  Resumen   17

Capítulo 2   Teorías del desarrollo
                  de la personalidad   21
                  Personalidad   22
                  Teorías del desarrollo
                     de la personalidad   23
                  Resumen   34

·····Unidad II   Atención a la salud
                  mental   39

Capítulo 3   Provisión de la atención
                  a la salud mental   39
                  Progreso histórico
                     de la atención
                     a la salud mental   40
                  Aspectos actuales
                     de la atención a la salud
                     mental   42
                  Consideraciones
                     legales y éticas
                     de la atención
                     a la salud mental   44
                  Ámbitos clínicos
                     de la atención
                     a la salud mental   47
                  Resumen   54

Capítulo 4   Tratamiento
                  de la enfermedad
                  mental   59
                  Establecimiento
                     de un entorno
                     terapéutico   60
                  Equipo terapéutico   61
                  Tipos de terapia   64
                  Resumen   67

Capítulo 5   Psicofarmacología   71
                  Efecto
                     de los psicofármacos
                     sobre los
                     neurotransmisores   72
                  Clasificación
                     de los psicofármacos   73
                  Efectos secundarios
                     extrapiramidales   82
                  Psicofármacos
                     y paciente anciano   85
                  Resumen   87

Unidad III   Rol fundamental
                  del profesional
                  de enfermería
                  en la atención
                  a la salud mental   91

Capítulo 6   El proceso de enfermería
                  en la atención a la salud
                  mental   91
                  Comprender el proceso
                     de enfermería
                     en la atención
                     a la salud mental   92
                  Ejemplo de aplicación
                     del proceso de
                     enfermería   98
                  Resumen   100

Capítulo 7   Comunicación
                  en la enfermería
                  de la salud mental   103
                  Patrones habituales
                     en el discurso de los
                     pacientes con enfermedad
                     mental   104
                  Comunicación
                     terapéutica   105
                  Comunicación
                     no terapéutica   108
                  Resumen   110

Capítulo 8   Establecimiento
                  y mantenimiento
                  de la relación
                  terapéutica   113
                  Relación terapéutica   114
                  Respuesta a la conducta
                     de pacientes difíciles   117
                  Resumen   119

···Unidad IV Trastornos psiquiátricos   123

Capítulo 9   Trastornos de ansiedad   123
    Tipos de trastornos de ansiedad   124
    Tratamiento de los trastornos de ansiedad   132
    Aplicación del proceso de enfermería a un paciente con un trastorno de ansiedad   132
    Resumen   135

Capítulo 10   Trastornos del estado de ánimo   139
    Tipos de trastornos del estado de ánimo   140
    Suicidio   144
    Tratamiento de los trastornos del estado de ánimo   145
    Aplicación del proceso de enfermería a un paciente con un trastorno del estado de ánimo   145
    Resumen   151

Capítulo 11   Trastornos psicóticos   155
    Psicosis   156
    Tipos de trastornos psicóticos   157
    Tratamiento de los trastornos psicóticos   162
    Aplicación del proceso de enfermería a pacientes con esquizofrenia   163
    Resumen   167

Capítulo 12   Trastornos de la personalidad   171
    Tipos de trastornos de la personalidad   172
    Tratamiento de los trastornos de la personalidad   182
    Aplicación del proceso de enfermería a un paciente con un trastorno de la personalidad   183
    Resumen   186

Capítulo 13   Trastornos somatomorfos   191
    Tipos de trastornos somatomorfos   192
    Aplicación del proceso de enfermería a un paciente con un trastorno somatomorfo   197
    Resumen   200

Capítulo 14   Trastornos disociativos   205
    Tipos de trastornos disociativos   206
    Aplicación del proceso de enfermería a pacientes con un trastorno disociativo   210
    Resumen   213

Capítulo 15   Trastornos relacionados con sustancias   217
    Consumo, abuso, dependencia y adicción a sustancias   218
    Tipos de trastornos relacionados con sustancias   220
    Tratamiento de los trastornos relacionados con sustancias   238
    Aplicación del proceso de enfermería a un paciente con un trastorno relacionado con sustancias   240
    Resumen   246

Capítulo 16   Trastornos de la conducta alimentaria   251
    Tipos de trastornos de la conducta alimentaria   252
    Tratamiento de los trastornos de la conducta alimentaria   256
    Aplicación del proceso de enfermería a un paciente con un trastorno de la conducta alimentaria   257
    Resumen   260

Capítulo 17 Trastornos sexuales   263
    Tipos de trastornos
    sexuales   264
    Tratamiento de los trastornos
    sexuales   270
    Aplicación del proceso
    de enfermería a un
    paciente con un trastorno
    sexual   270
    Resumen   273

Unidad V Trastornos
y problemas
específicos
de la edad   277

Capítulo 18 Trastornos de la infancia
y la adolescencia   277
    Tipos de trastornos mentales
    de la infancia
    y la adolescencia   278
    Tratamiento
    de los trastornos
    mentales de la infancia
    y la adolescencia   289
    Aplicación del proceso
    de enfermería en los
    trastornos mentales de
    niños y adolescentes   290
    Resumen   293

Capítulo 19 Trastornos y problemas
de los ancianos   297
    Atención a la salud mental
    en ancianos   298

    Tipos de trastornos mentales
    en los ancianos   299
    Tratamiento de los trastornos
    mentales
    en los ancianos   308
    Aplicación del proceso de
    enfermería a un paciente
    con delírium   308
    Aplicación del proceso de
    enfermería a un paciente
    con demencia   311
    Resumen   314

Apéndice A Clasificación
DSM-IV-TR   318

Apéndice B Miniexamen
cognoscitivo   326

Apéndice C Diagnósticos de
enfermería de NANDA
International más
frecuentes en el ámbito
de la salud mental   327

Apéndice D Ejemplo de escala
de ansiedad   329

Apéndice E Escala de depresión
de Beck (ejemplo)   330

Apéndice F Respuestas a las
fichas de trabajo
del estudiante   332

Glosario   345

Índice alfabético de materias   353

CAPÍTULO UNO

Salud mental y enfermedad mental

◉ Objetivos didácticos

Después de leer el contenido de este capítulo, el estudiante debe ser capaz de:

1. Describir la naturaleza de la salud y de la enfermedad mental.
2. Definir la enfermería de salud mental y su relación con la conducta humana.
3. Describir cómo influyen en la percepción de la salud mental y la enfermedad mental la cultura, el origen étnico y la religión.
4. Definir el estrés y su relación con la ansiedad.
5. Identificar los factores que contribuyen al estrés y a la ansiedad.
6. Identificar estrategias de enfermería para la intervención en crisis relacionadas con la ansiedad.
7. Diferenciar las estrategias de afrontamiento adaptativas de las desadaptativas.
8. Describir las características de una crisis psicológica.
9. Definir el duelo como un proceso.
10. Identificar los factores que pueden contribuir a un duelo disfuncional.
11. Describir la ira como emoción humana y como amenaza para la salud mental.
12. Identificar formas de controlar la ira.

◉ Conceptos clave

- Aceptación
- Adaptación
- Afrontamiento adaptativo
- Afrontamiento desadaptativo
- Afrontamiento paliativo
- Angustia
- Ansiedad
- Crisis psicológica
- Depresión
- Desgaste
- Duelo
- Duelo anticipado
- Duelo convencional
- Duelo disfuncional
- Duelo no resuelto
- Duelo por la pérdida de un ser querido
- Enfermedad mental
- Estrés
- Estresores externos
- Estresores internos
- Eustrés
- Identidad cultural
- Ira
- Negación
- Negociación
- Pérdida
- Reacción de estrés
- Reformulación
- Respuesta de lucha o huida
- Salud mental
- Tristeza crónica

Definición de salud mental y enfermedad mental

Los seres humanos vivimos en una sociedad compuesta por distintos tipos de personas. Aunque la genética proporciona el patrón general de nuestro cuerpo físico, la combinación de pensamientos, percepciones, recuerdos, emociones, voluntad y razonamiento hace que cada mente humana sea única. Cada uno de estos elementos se desarrolla a medida que pensamos, sentimos y reaccionamos ante el mundo que nos rodea. Interaccionamos en privado con nuestros propios pensamientos y tenemos la capacidad de comunicárselos a los demás por decisión propia. Podemos referirnos al bienestar de este aspecto de nuestro organismo como el estado de salud mental.

Salud mental

Según la Organización Mundial de la Salud, la **salud mental** puede considerarse un «estado de bienestar en el que el individuo es consciente de sus propias capacidades, puede afrontar las tensiones normales de la vida, puede trabajar de forma productiva y fructífera y es capaz de hacer una contribución a su comunidad» (NIMH, 2004). Puede decirse que el estado de salud de una persona sólo es completo cuando están intactos su bienestar físico, mental y social. La salud mental consiste en el equilibrio entre todos estos aspectos de la vida. Tiene impacto en cómo percibimos nuestro entorno, en cómo pensamos y en qué decisiones tomamos. Nuestros sentimientos sobre nosotros mismos y sobre las personas que nos rodean influyen en cómo afrontamos la vida y en cómo satisfacemos las expectativas que ésta genera. Nuestra capacidad para actuar de forma independiente, siguiendo nuestros valores internos y fortalezas, para afrontar la vida con confianza y esperanza y para buscar un equilibrio significativo entre trabajo, ocio y amor da lugar a relaciones satisfactorias con los demás. Otras evidencias de nuestra salud mental pueden encontrarse en nuestra capacidad para funcionar adecuadamente solos o acompañados, para realizar juicios sólidos y para aceptar la responsabilidad de las consecuencias, para amar y ser amados y para responder con sentido del humor cuando la vida se pone difícil.

Enfermedad mental

Definir la enfermedad mental o los trastornos mentales es un asunto complejo debido a la existencia de perspectivas e interpretaciones diversas. En el contexto de esta obra, la mejor manera de entender la **enfermedad mental** o un trastorno mental es la definición que proporciona el DSM-IV-TR (2004), «un síndrome o un patrón comportamental o psicológico clínicamente significativo que aparece asociado a malestar (p. ej., dolor) o a discapacidad (p. ej., deterioro en una o más áreas de funcionamiento)». Cualquiera que sea su causa, el trastorno debe considerarse como «la manifestación individual de una disfunción comportamental, psicológica o biológica» (APA, 2000). Según las estimaciones del informe del censo de 2004 del National Institute of Mental Health,

el 26,2 %, o uno de cada cuatro estadounidenses adultos padece un trastorno mental diagnosticable. A pesar de ser menor, la prevalencia de enfermedad mental grave en ese país es del 6 % y constituye una de las primeras causas de discapacidad. Según la Organización Mundial de la Salud (2007), la enfermedad mental explica alrededor del 15 % de la carga financiera en la economía mundial.

Las causas y las descripciones de los trastornos mentales son numerosas y variadas. Sin embargo, si se compara con los indicadores de salud mental, un estado de enfermedad mental puede caracterizarse por un trastorno de estas mismas áreas de la persona. Por ejemplo, en la enfermedad mental existe una insatisfacción general con uno mismo y una incapacidad para superar los desafíos que plantea el entorno. Las relaciones interpersonales no son eficaces ni satisfactorias debido al impacto que tiene el sufrimiento mental sobre la estabilidad emocional y los esfuerzos de afrontamiento del individuo. A menudo el pensamiento está distorsionado porque el procesamiento racional y realista es reemplazado por conceptos y pensamientos erróneos. El malestar mental experimentado pone en marcha los patrones de conducta característicos de los diversos trastornos mentales.

Influencias culturales, étnicas y religiosas sobre la percepción de la salud mental

Las minorías raciales y étnicas suponen una proporción significativa de la población estadounidense y realizan una importante contribución al conjunto de la sociedad en términos de fuerza, tradiciones y cultura, incluidas diversas maneras de entender la salud y la enfermedad mental. Entre las poblaciones étnicas minoritarias reconocidas por el gobierno federal de Estados Unidos se cuentan los afroamericanos, los hispanoamericanos, los asiáticos/isleños del Pacífico y los amerindios/nativos de Alaska/hawaianos, todos ellos con diferentes percepciones de la salud y la enfermedad mental, así como con diferentes respuestas a ellas. La tabla 1-1 resume las cifras actuales de población en Estados Unidos. Según las estimaciones de la President's New Freedom Commission on Mental Health (2004), para el año 2025 los grupos étnicos minoritarios representarán más del 40 % de la población de Estados Unidos. Además de los ya mencionados, muchos otros grupos han inmigrado y se han integrado en el mosaico multicultural que es Norteamérica. Cada uno de estos grupos se distingue por su cultura y sus tradiciones.

Cultura es un concepto que describe un legado común y un conjunto de creencias, normas, valores y conductas únicos para cada persona. Esta fuerza unificadora entre los miembros de cada grupo suele denominarse **identidad cultural** (Satcher, 1999). La identidad cultural puede incluir una lengua común, costumbres familiares, el país de origen, las creencias religiosas y políticas, la orientación sexual, el sexo y una cultura establecida en

TABLA 1-1	Composición demográfica de Estados Unidos (2006-2008)
RAZA U ORIGEN ÉTNICO	**POBLACIÓN**
Población total	301 237 703
Caucásica	223 965 009
Negra o afroamericana	37 131 771
Indio americano/nativo de Alaska	2 419 895
Asiática	13 164 169
Nativo de Hawai/otros isleños del Pacífico	446 164
Otras razas	17 538 990
Hispano o latino (de cualquier raza)	45 432 158

Datos extraídos de Fact Sheet, U.S. Census Bureau, 2006-2008 American Community Survey 3-Year Estimates. Consultado el 9 de diciembre de 2009 en http://factfinder.census.gov

el marco de los límites geográficos en los que reside el grupo. Los factores relacionados con el grupo de pertenencia también influyen en cómo se relacionan entre sí las personas. A menudo las conductas individuales son un reflejo de las del grupo y cambian a la vez que la cultura compartida.

Teniendo en cuenta todas estas diferencias entre culturas, no resulta sorprendente que presenten variaciones en su percepción de la salud mental y de las estrategias de afrontamiento y de control de los aspectos relacionados. Aunque muchas familias recurren a la ayuda profesional para enfrentarse al desafío de la enfermedad mental de uno de sus miembros, el estigma y la vergüenza asociados a ella pueden provocar que algunas familias oculten a la persona afectada y manejen la enfermedad usando sus propios métodos. La tendencia a buscar ayuda en la religión o en la actividad de curanderos de un grupo cultural en lugar de acudir a profesionales sanitarios es un fenómeno habitual. La respuesta de algunas familias a las conductas mentales atípicas puede ser la simple negación de la existencia del problema. Otras familias pueden considerar que los síntomas son un castigo o una condena por algo que han hecho mal. Algunas creencias culturales concluyen que los síntomas mentales tienen relación con la brujería, la posesión demoníaca o el abuso de sustancias y que pueden eliminarse usando artes de sanación tradicionales, diversas formas de magia, medicinas tradicionales o plantas. Los rituales religiosos basados en el uso de plegarias, contacto físico, velas, huevos o polen, raíces, retratos y medallas utilizadas por individuos considerados como curanderos por el grupo son también prácticas de curación habituales. Otros patrones de afrontamiento religioso incluyen los rezos, la música religiosa, hablar con Dios y la meditación.

A pesar de la disponibilidad de servicios de salud mental, la estrategia elegida por algunos individuos que tienen que enfrentarse a la enfermedad mental sigue siendo el recurso a patrones culturales firmemente enraizados y apreciados. Con independencia de la educación recibida, en el marco de la comunidad cultural o étnica las creencias y tradiciones transmitidas de generación en generación son poderosas y viables (tabla 1-2).

Factores que afectan a la salud mental

La salud mental se obtiene a medida que perseguimos un equilibrio entre los puntos álgidos y bajos de la vida cotidiana. A lo largo del curso de nuestras vidas encontramos incontables problemas que nos exigen un esfuerzo de adaptación física y emocional. Entre estos problemas se encuentran el estrés, la ansiedad, las crisis, el duelo, las pérdidas, la ira, la violencia y los malos tratos, por mencionar algunos. Enfrentado a estos desafíos, nuestro equilibrio mental puede sufrir un trastorno temporal y durante ese período nuestra capacidad para restablecer un estado estable dependerá de los recursos de adaptación de los que dispongamos. Cada individuo responde de modo diferente, en función de su condicionamiento, sus influencias culturales y los recursos mentales disponibles en cada momento. Como seres humanos, el reto al que nos enfrentamos consiste en aprender a afrontar estas cuestiones de modo constructivo.

Estrés y ansiedad

El estrés y la ansiedad pueden surgir de cualquier pensamiento o problema que nos cause frustración o sentimientos de inquietud. Cada persona tiene una visión propia de las situaciones y lo que resulta estresante para unos puede no serlo para otros. La causa de la sensación de inquietud no tiene por qué ser evidente y se suma a la tensión experimentada.

Definición de estrés

El **estrés** se define como la afección que resulta de la necesidad de ajuste o adaptación al entorno del individuo que se enfrenta a una amenaza o a un desafío. Según Hans Selye, el conocido investigador del estrés, existen dos clases de estrés. El **distrés** es la respuesta a una amenaza o a un desafío realmente perjudicial para la salud del individuo. Este estrés es negativo y requiere un tipo de energía agotador. Por otro lado, el **eustrés** es positivo y motivador, reflejado en la confianza en la propia capacidad de dominar un desafío o una situación estresante. De hecho, este tipo de estrés puede aumentar la sensación de bienestar. Por ejemplo, el eustrés se observa en un jugador de fútbol cuyo estrés por un próximo partido actúa como un estímulo para jugar mejor. En cambio, el distrés puede observarse en un estudiante que ha sido expulsado del equipo de fútbol debido a sus malas notas, lo que puede producirle un sentimiento de escasa autoestima.

El estrés también puede definirse como agudo o crónico. El estrés agudo es una reacción (denominada habitualmente «**respuesta de lucha o huida**») frente a una amenaza inminente en la que se produce un pico de adrenalina (la hormona suprarrenal) en el torrente sanguíneo. Se usa esta expresión para denominar la reacción porque el pico hormonal proporciona la energía o la fuerza instantánea necesaria para luchar o huir de un peligro o una amenaza. Este tipo de respuesta puede producirse en situaciones en las que existe una sensación de peligro

TABLA 1-2   Selección de terminología vinculada con la cultura

TÉRMINO (EXPRESIONES)	CULTURA	CONDUCTAS O SIGNIFICADO
Amok	Malasia, Laos, Filipinas	Rumiación seguida de conducta violenta o agresiva
Cafard o ideación *cathard*	Polinesia	con ideas de persecución, amnesia, agotamiento
Mal de pelia	Puerto Rico	y automatismos (episodio psicótico)
Lich'aa	Navajo	
Ataque de nervios	Latinos	Ataques de llanto, gritos, temblores, sofocos, violencia verbal o física (sensación de perder el control). Es más frecuente después de un acontecimiento estresante relacionado con un miembro de la familia (trastornos de ansiedad, del estado de ánimo, somatomorfos o disociativos)
Bilis, cólera, muina	Latinos	Desequilibrio del estado corporal interno (variaciones de la sensación de calor y frío y de los aspectos materiales y espirituales del cuerpo). Son habituales la tensión nerviosa aguda, cefalea, temblores, gritos, molestias estomacales y posibles desfallecimientos (ansiedad, fatiga crónica)
Boufee delirante	África occidental/ Haití	Estallido repentino de conducta agitada y agresiva, confusión y agitación psicomotora. Puede haber ideación paranoide o alucinaciones (trastorno psicótico breve)
Agotamiento cerebral	África occidental	Problemas de concentración, pensamiento, memoria; presión o tensión dolorosa en torno de la cabeza y el cuello, visión borrosa (trastornos de ansiedad, del estado de ánimo, somatomorfos)
Dhat	India	Ansiedad grave y preocupaciones hipocondríacas
Jiryan	India	asociadas con secreciones seminales, decoloración
Sukra prameha	Sri Lanka	blanquecina de la orina, sensaciones de debilidad/fatiga
Shen-k'-uei	China	(trastornos de ansiedad y somatomorfos)
Enfermedad fantasma	Amerindia	Preocupación por la muerte y por los muertos asociada a veces con la brujería. Pesadillas, debilidad, sensación de peligro, anorexia, desfallecimiento, temor, ansiedad, alucinaciones, sensación de estar condenado
Koro	Origen malayo	Episodio de ansiedad repentina e intensa provocado por el
Suo yang	China	temor a que el pene (o la vulva/los pezones en la mujer)
Rok-joo	Tailandia	se reintroduzcan en el cuerpo y provoquen la muerte
Latah	Malayo, indonesio,	Hipersensibilidad a los sustos repentinos con ecopraxia,
Amurakh, irkunii, ikota, olan, myriachit, mnekeiti, bahtschi, imu, mali-mali, silok	siberiano, Tailandia, Japón, Filipinas	ecolalia, conducta disociativa o de tipo trance
Locura	Latino	Psicosis crónica grave atribuida a la herencia, efectos de las dificultades de la vida. Incoherencia, agitación, alucinaciones auditivas/visuales, incapacidad para seguir las reglas de interacción de la sociedad, posible violencia y conductas impredecibles
Rootwork	Afroamericano	Enfermedad atribuida a conjuros, brujería o la influencia
Mal puesto o brujería	Europeo Latino	diabólica de otra persona. Síntomas de ansiedad, malestar gastrointestinal, debilidad, náuseas, temor a la muerte por envenenamiento o asesinato (muerte por vudú). Pueden «lanzarse raíces, hechizos y conjuros» sobre una persona para causarle problemas emocionales y psicológicos. Pueden «anularse» mediante la intervención de un «chamán» (un curandero de esta tradición) o una «curandera» en la tradición latina
Susto, espanto, pasmo, tripa ida, pérdida del alma o *chibih*	Latinos, México, Centroamérica y Sudamérica	«Susto» o «pérdida del alma» atribuidos a un acontecimiento aterrador que provoca que el alma abandone el cuerpo dando lugar a una situación de infelicidad y enfermedad. Síntomas de depresión, tristeza, falta de motivación; síntomas somáticos de cefalea, dolor de barriga, diarrea. Sanaciones rituales para restaurar el equilibrio entre cuerpo y alma (trastorno depresivo mayor, trastorno por estrés postraumático, trastornos somatomorfos)

Información adaptada y utilizada con permiso de la American Psychological Association. *Diagnostic and Statistical Manual of Mental Disorders– Text Revision (4th ed.). Appendix I.* Washington, D.C.: American Psychological Association (2000).

inminente, como cuando se atraviesa un aparcamiento sin iluminación o se pierde de vista a un niño en medio de una multitud. Cuando desaparece el peligro, la respuesta suele transformarse en una de relajación. El estrés crónico aparece cuando la situación persiste o es continua, como sucede en el caso de la enfermedad crónica de un miembro de la familia o de las responsabilidades laborales. Es importante ser consciente de que la mayoría de nosotros hemos experimentado situaciones de estrés agudo y crónico que, como profesionales sanitarios, compartimos con nuestros pacientes (fig. 1-1).

Práctica reflexiva

¿Cómo puede canalizarse el estrés para conseguir un resultado productivo?

Los signos y síntomas del estrés suelen clasificarse en cuatro categorías: físico, mental, emocional y conductual (cuadro 1-1). La respuesta física a la situación estresante o **reacción de estrés** es desencadenada por el sistema nervioso autónomo.

Consideraciones importantes

Cuando la percepción de la situación estresante se modifica, se reduce la estimulación del sistema nervioso autónomo

Definición de ansiedad

La **ansiedad** se define como una sensación de aprensión, inquietud o incertidumbre que aparece como respuesta a una amenaza real o percibida de origen desconocido. Es una respuesta biológica automática e inconsciente frente a una situación estresante que no puede controlarse usando la mente. La ansiedad es un fenómeno tan natural que es imposible evitarla. Forma parte de nuestra respuesta instintiva frente a fenómenos que suponen una amenaza a nuestro bienestar. Actúa como un detector de humo que alerta a nuestros sentidos de la posibilidad de peligro y nos prepara para responder mediante la huida o la lucha. La ansiedad es el mecanismo que se activa cuando suena la alarma en nuestro cerebro y, en realidad, evita que pensemos de forma lógica acerca de la situación. En consecuencia, la ansiedad puede estar presente exista o no un peligro real. Puede hacer que actuemos impulsivamente no sólo cuando existe un peligro real sino también cuando percibimos la posibilidad de una amenaza. No podemos ignorar la sensación de ansiedad, que con frecuencia afecta a nuestros procesos lógicos y realistas de pensamiento.

La ansiedad es la emoción más básica contemplada cuando se afirma que toda conducta tiene significado y propósito. La conducta es el resultado de nuestras percepciones y procesos de pensamiento, y proporciona información sobre los motivos subyacentes a la acción. Tiene lugar a un nivel más profundo que el temor, que es una reacción ante un peligro concreto y definido. La ansiedad normal es necesaria para la supervivencia y proporciona la energía necesaria para gestionar la vida diaria y perseguir los objetivos vitales. Una persona que se enfrenta a una situación estresante a corto plazo, como una intervención quirúrgica o una serie de pruebas diagnósticas, puede experimentar ansiedad aguda. Cuando la ansiedad persiste durante un período largo, como cuando una persona se

---

CUADRO 1-1

Signos y síntomas habituales de estrés

Síntomas físicos

- Aumento de la frecuencia cardíaca y de la presión
- Palpitaciones
- Aumento de la frecuencia respiratoria
- Calambres abdominales, náuseas, diarrea
- Cefaleas
- Insomnio

Síntomas mentales

- Problemas de concentración y de memoria
- Incapacidad para tomar decisiones
- Mala memoria o tendencia a olvidos
- Confusión

Síntomas emocionales

- Ansiedad
- Nerviosismo
- Irritabilidad
- Frustración y preocupación

Síntomas conductuales

- Agitación
- Morderse las uñas
- Fumar y beber alcohol
- Gritar, lanzar objetos

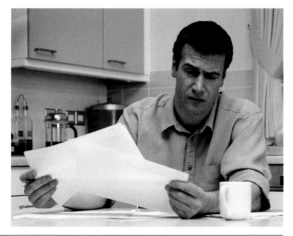

FIGURA 1-1

El estrés es una experiencia común. Algunas fuentes frecuentes de estrés son el trabajo, la familia, los problemas económicos y la situación mundial.

enfrenta con una enfermedad crónica, la sensación crónica se refleja en la aprensión y las reacciones excesivas frente a todos los estímulos inesperados del entorno. Este estado puede manifestarse a través de la fatiga crónica, el insomnio, los problemas de concentración o el deterioro en las actividades laboral y social. Si los sentimientos de ansiedad se vuelven demasiado abrumadores, pueden llegar a reprimirse fuera del alcance de la consciencia y expresarse a través de la conducta.

La gravedad de la ansiedad se expresa a través de la percepción y la reacción que tenga el individuo ante la situación estresante. Su manifestación suele producirse a través de las conductas físicas, emocionales y mentales de la persona. La ansiedad puede presentar cuatro inten-

sidades (leve, moderada, grave y pánico) y cada una de ellas supone una escalada de gravedad respecto a la intensidad precedente. A medida que la ansiedad aumenta, la persona experimenta la necesidad interna de aliviarla lo antes posible.

La ansiedad leve es natural y puede ser un estímulo para la productividad con un aumento de la sensación de bienestar. La ansiedad que aumenta hasta una intensidad moderada se vuelve incómoda y tolerarla durante períodos prolongados resulta difícil. Si no se alivia, este nivel de ansiedad progresa a un estado grave que resulta física y emocionalmente agotador. El individuo se desespera por encontrar la solución a su agitación mental y emocional. Si no se toman medidas para reducir la ansiedad grave, puede

TABLA 1-3 Signos y síntomas comunes de ansiedad

NIVEL DE ANSIEDAD	SÍNTOMAS FÍSICOS	SÍNTOMAS PSICOLÓGICOS
Nivel leve	Aumento de la sensibilidad Aumento de la energía Incomodidad ligera Inquietud Irritabilidad Conductas reductoras de la tensión leves (movimientos nerviosos, morderse las uñas, taconear, morderse los labios)	Percepción intensa de la realidad Alerta y consciente del entorno Motivado Momentos de preocupación Buena concentración Procesos cognitivos racionales y lógicos Atento
Nivel moderado	Voz temblorosa Tensión muscular Discurso rápido, alteración del timbre Problemas de concentración Temblores Repetición de preguntas Percepción errónea de los estímulos Incapacidad para completar los trabajos Respuesta autónoma Cefalea, insomnio Caminar de un lado a otro Reducción del contacto visual	Reducción de la capacidad perceptiva Reducción de la atención Necesidad de repeticiones para entender las cosas Reducción de la capacidad de resolución de problemas sin dejar de ser funcional (necesita orientación) Reducción de la motivación y la confianza Aumento de la irritabilidad Sensación de confusión intensa Episodios de llanto y estallidos de ira Incapacidad para el aprendizaje o la resolución de problemas
Nivel grave	Sensaciones de catástrofe inminente Confusión Actividad sin sentido Aumento de síntomas somáticos Hiperventilación Palpitaciones Discurso ruidoso y rápido Amenazas y exigencias Aumento de los paseos de un lado a otro Sudoración Contacto visual escaso o inexistente Insomnio Discurso rápido Movimientos visuales rápidos Temblores	Distorsión de la percepción de la realidad Atención a los detalles, pérdida de la imagen general Atención exclusiva a uno mismo y a la ansiedad Actitud defensiva Hipersensibilidad a los comentarios de los demás Amenazas verbales Falta de procesos cognitivos racionales o lógicos Incapaz de resolver problemas
Nivel de pánico	Histeria Incoherencia Intentos de suicidio Conducta violenta Discurso incomprensible Sentimientos de terror y miedo extremo Inmovilidad Pupilas dilatadas Retraimiento Pérdida de contacto con la realidad	Procesos cognitivos irracionales y desorganizados Capacidad de percepción ausente Ajeno a la realidad Incapaz de percibir el entorno Despersonalización Pensamiento delirante Desorientación

desarrollarse un estado de angustia que podría llevar a un estado de histeria o a intentos de suicidio o agresiones. En la tabla 1-3 se describen los síntomas físicos y psicológicos de cada nivel de ansiedad.

Factores que contribuyen al estrés y a la ansiedad

Un individuo puede experimentar situaciones estresantes de origen externo o interno (cuadro 1-2). Las **situaciones estresantes externas** son los aspectos adversos del entorno, como una relación abusiva o la vida en situación de pobreza. Las **situaciones estresantes internas** pueden ser físicas, como una enfermedad crónica o terminal, o psicológicas, como la preocupación continua por las cargas económicas o por un desastre que tal vez nunca llegue a suceder. Los estudios han demostrado que la prevalencia de cardiopatía aumenta entre las personas más motivadas, competitivas, ambiciosas y orientadas al éxito, con un sentido crónico de la urgencia y un estilo personal hostil crónico (denominado personalidad de tipo A), que entre las personas más relajadas y poco exigentes (con una personalidad denominada de tipo B).

Tanto los aspectos positivos de la vida como los negativos pueden desencadenar una cantidad de estrés considerable. Por ejemplo, si usted se encontrara en su primer día de trabajo después de haber recibido un ascenso podría notar su corazón palpitando y tensión muscular al asumir sus nuevas responsabilidades. A medida que se va adaptando a su nueva posición, las consecuencias de este estrés de corta duración se van reduciendo. En cambio, un entorno de estrés cotidiano como las diferencias matrimoniales o las exigencias laborales difíciles pueden llegar a plantear una amenaza para la salud. Es importante ser conscientes de que, aunque a menudo pensamos que la causa de nuestro estrés son las circunstancias externas, en realidad somos responsables de la mayoría del estrés que sufrimos porque elegimos deprimirnos y ser infelices. Cuando evaluamos nuestros pensamientos generadores de estrés podemos ver que nuestro pensamiento irracional tiende a la generalización excesiva y a la exageración, generando un marco de pensamiento de tipo «todo o nada». Este estilo de pensamiento también tiende a anticipar el peor desenlace posible de las situaciones. Un ejemplo es el hombre de 45 años que escucha el comentario halagador que hace su mujer sobre el hombre joven que vive en el piso de al lado. A medida que el hombre da vueltas al comentario, comienza a visualizar a su mujer buscando a un hombre más joven y llegando a abandonarle. Empieza a interrogarla acerca de los lugares a los que va y las personas con quien se encuentra. Observa sus reacciones cuando salen hombres jóvenes en la televisión. Empieza a formarse una opinión de sí mismo como una alternativa inadecuada y como hombre que pierde su atractivo masculino.

Algunos acontecimientos generan más estrés que otros. Uno de los principales factores que determina si una situación estresante se convierte en una fuente de tensión para el individuo es la impredecibilidad de las situaciones sobre las que la persona puede tener poco o ningún control. Por ejemplo, un bombero se enfrenta con la incertidumbre y la amenaza continua del peligro o de la posibilidad de ser herido cada vez que atiende una emergencia. Otro tipo de estrés es la presión intermitente que sufren los estudiantes durante sus exámenes finales. Los estímulos emocionales que provocan los mayores niveles de estrés son aquellos incontrolables, repetitivos, inesperados y de naturaleza intensa. En estas situaciones, el estrés es mayor y también el riesgo de sufrir daño. En el capítulo 9 se tratan los trastornos relacionados con la ansiedad.

Consideraciones importantes

El desgaste profesional es una situación de agotamiento mental, físico y emocional, la sensación de logros personales se reduce y se siente apatía hacia la propia actividad laboral.

Práctica reflexiva

¿Qué tipos de estrés son los más perjudiciales?

Afrontamiento del estrés y de la ansiedad

En la mayoría de las ocasiones, la sensación de control que tiene un individuo sobre una situación estresante concreta determina cómo la percibe. El primer paso para afrontar una situación amenazadora es comprobar que lo sea tanto como parece. Una vez confirmado esto, se pueden revisar opciones que permitan resolver el problema.

CUADRO 1-2

Situaciones estresantes de origen interno y externo

Situaciones estresantes externas

- Entorno físico (ruido, luces brillantes, meteorología, aglomeraciones)
- Acontecimientos vitales importantes (muerte de un ser querido, divorcio, pérdida de trabajo, matrimonio)
- Laborales (normas, fechas límite, presiones de producción, chismorreos)
- Sociales (personas autoritarias o agresivas, amistades difíciles, aventuras extramatrimoniales)
- Vida cotidiana (horarios, responsabilidades domésticas, conflictos familiares)

Situaciones estresantes internas

- Rasgos de la personalidad (perfeccionismo, adicción al trabajo, persona con tendencia a la preocupación, persona solitaria)
- Discurso negativo hacia uno mismo (pesimismo, pensamiento irracional, autocríticas)
- Pensamientos bloqueantes (pensamientos de todo o nada, expectativas poco realistas e inflexibles)

La solución puede pasar por intentar manejar la situación estresante o controlar la reacción emocional que genera. Un estudiante que se siente abrumado por las exigencias de la carga lectiva de todo un semestre y el temor a fracasar podría decidir renunciar a una o dos clases para mejorar su rendimiento en las otras. Otro estudiante con la misma carga lectiva podría decidir hacer ejercicio diariamente en el gimnasio y administrar el tiempo libre entre clases para controlar el estrés.

Estrategias de afrontamiento

Las estrategias de afrontamiento son los métodos que usamos para gestionar el estrés y la ansiedad. Por lo general, las estrategias de afrontamiento pertenecen a una de cuatro categorías posibles: adaptativas, paliativas, desadaptativas y disfuncionales. El control eficaz del estrés o la ansiedad de una persona se denomina **adaptación.** Así, cuando una persona usa un método racional y productivo para resolver un problema y reducir la ansiedad, nos referimos a un **afrontamiento adaptativo.** Si la solución proporciona un alivio temporal a la ansiedad pero el problema sigue existiendo y es necesario enfrentarse de nuevo a él en el futuro, hablamos de una estrategia de **afrontamiento paliativo.** Estos dos tipos de afrontamiento suelen producir un desenlace positivo. Por ejemplo, a medida que se aproxima el momento de una representación crece la ansiedad de un estudiante de teatro y le pide a un compañero de clase que revise el guión para volver a centrarse en el diálogo. Otro estudiante que siente ansiedad por la representación sale a correr escuchando música para aliviar su ansiedad, aumentar su nivel de alerta mental y recordar su parte del guión.

Por otro lado, las estrategias desadaptativas y disfuncionales no suelen proporcionar ningún resultado positivo. Si se producen intentos infructuosos de reducir la ansiedad sin tratar de solucionar el problema, las estrategias se describen como **afrontamiento desadaptativo** y la ansiedad se mantiene. Por ejemplo, el estudiante de teatro podría tomar la decisión de ignorar la ansiedad, ir al cine la noche anterior a la representación y dar una ojeada rápida a su parte del guión inmediatamente antes de salir a escena. Durante la representación olvida algunas de las frases y hace falta que se las apunten. Cuando el individuo no intenta reducir la ansiedad ni solucionar el problema se dice que tiene **afrontamiento disfuncional** de la situación estresante y de la respuesta emocional. Otro estudiante, por ejemplo, decide emborracharse la noche antes de la representación, no se presenta en la obra hasta el inicio del segundo acto y es sustituido por su suplente.

Práctica reflexiva

Cuando se evita una situación conflictiva, ¿aumenta o reduce la ansiedad?

Fomento de estrategias de afrontamiento adaptativas

Al controlar o afrontar la ansiedad que experimentamos en respuesta al estrés de nuestras vidas es importante aceptar esta ansiedad y no combatirla. El estrés forma parte de la vida. Podemos decidir sustituir los sentimientos negativos por otros más positivos. Podemos dar un paso atrás y examinar la situación de modo realista mientras llevamos a cabo nuestra actividad bajo los efectos de la ansiedad. Esperamos lo mejor. El resultado casi nunca es tan malo como sugerirían nuestros temores más oscuros. A menudo nuestra percepción de la situación estresante nos lleva a esperar lo peor o está guiada por pensamientos negativos. Las estrategias de afrontamiento, tanto adaptativas como desadaptativas, se aprenden a partir de la observación de quienes sirven de modelo en nuestros entornos familiares o sociales. Para enfrentarnos con las situaciones estresantes de la vida tendemos a usar las habilidades que conocemos.

El personal de enfermería desempeña una función fundamental en ayudar a los pacientes con ansiedad a afrontarla de modo más efectivo. Debemos ser conscientes de que para poder ayudar a nuestros pacientes a enfrentarse con sus niveles de estrés antes tenemos que aprender a controlar los nuestros. Dos ejemplos de estrategias de afrontamiento efectivas son la reformulación y la visualización. La **reformulación** es una manera de reestructurar nuestros pensamientos acerca de un acontecimiento estresante consiguiendo que sean menos perturbadores y que tengamos cierto grado de control sobre ellos. En la tabla 1-4 se muestran ejemplos de cómo se pueden reformular las creencias irracionales en pensamientos racionales. Al transformar nuestro punto de vista en una expectativa más realista podemos buscar una solución pensando más claramente. Otra forma efectiva de afrontar el estrés consiste en realizar una huida mental a un lugar solitario y pacífico. Esta forma de visualización puede proporcionar un alivio temporal del estrés en un refugio de estas características

TABLA 1-4 Ejemplos de reformulación de pensamientos irracionales	
PENSAMIENTO IRRACIONAL	**PENSAMIENTO POSITIVO REFORMULADO**
Siempre complico las cosas	Aunque las cosas no me salgan bien esta vez, la próxima vez lo puedo hacer de otra manera
Él nunca hace lo que yo quiero	Si quiero que haga algo, tengo que hacérselo saber
Nunca me presta atención	Es posible que si yo le presto más atención a ella, ella me preste más atención a mí
Debería haber tenido mejores resultados en el examen	La próxima vez puedo estudiar más y hacerlo mejor
No puedo ser feliz si la persona que me gusta de verdad no me quiere	Si esa persona no me corresponde, puedo dedicar mi energía a buscar a alguien mejor

(p. ej., visualización de un lugar de vacaciones o una actividad que nos permita relajarnos, imaginando que estamos en la orilla del mar escuchando el sonido de las olas y de las gaviotas). Esta huida proporciona una defensa temporal frente a la ansiedad, permitiendo que el individuo renueve su energía. Cada vez que logramos controlar una situación que provoca ansiedad, se incrementan las probabilidades de que en la siguiente ocasión consigamos controlarla.

Otras técnicas útiles para controlar la ansiedad son:

- Hablar positivamente con uno mismo y llevar a cabo la reformulación del pensamiento irracional.
- Entrenamiento en asertividad.
- Habilidades de resolución de problemas, considerar los problemas como oportunidades de crecimiento.
- Habilidades de comunicación.
- Resolución de conflictos.
- Técnicas de relajación.
- Meditación.
- Sistemas de apoyo.
- Actitud práctica.
- Sentido del humor.
- Ocuparse de uno mismo (dieta, ejercicio, sueño, ocio, evitar todo lo que aumente el estrés, como la cafeína y el alcohol).
- Fe en el poder espiritual o en uno mismo.

Crisis psicológicas

Una **crisis psicológica** es distinta del estrés y de la ansiedad. En la crisis psicológica, la persona sufre un estado de desorganización y confusión porque las estrategias de afrontamiento habituales fracasan o no están disponibles. La incapacidad total para controlar la situación y llevar a cabo las actividades cotidianas hace que la persona busque una vía de escape. El nivel de ansiedad aumenta hasta una intensidad grave o de pánico durante el que la persona se siente indefensa y perdida. Los intentos de afrontar la situación pueden tener resultados deficientes. El estado de disfunción suele responder a la aplicación de una intervención adecuada, que puede ayudar a la persona a estabilizar y recuperar su sensación de poder y control sobre su propia persona.

Secuencia de la crisis

Una crisis sigue una secuencia característica de acontecimientos. En primer lugar, una persona se enfrenta a una amenaza o a una situación estresante que aumenta su ansiedad y moviliza sus defensas. Si el primer intento de solución de la situación fracasa, la amenaza persiste y la actividad de la persona se va desorganizando a medida que se acumulan los fracasos de los intentos de controlar la situación estresante. A medida que se acumulan los fracasos, se ponen en marcha las respuestas autónomas. En este punto, la persona puede estar en situación de aplicar una solución temporal que le permita funcionar y progresar en sus actividades diarias. Sin embargo, si no se alcanza ese compromiso, el individuo puede sentirse superado por la ansiedad y llegar a una situación de desor-

ganización grave de las defensas mentales, temor, violencia o conductas suicidas.

Consideraciones importantes

La desorganización puede ser el resultado de una percepción poco realista de un fenómeno amenazador, de la falta de un sistema de apoyo o de una capacidad de afrontamiento inadecuada.

Intervención en la crisis

Un estado de crisis que dure más de unas semanas sin recibir ayuda es intolerable. El estado disfuncional que se mantiene sin que se encuentre una solución para el problema subyacente dará lugar a síntomas físicos o mentales. Normalmente la solución permitirá que la persona asuma un mayor y más productivo nivel de actividad que con un nivel de capacidad de afrontamiento igual o más bajo. El desenlace depende de las acciones que adopte el individuo para afrontar la crisis y de los demás para intervenir. Durante una crisis, un individuo suele ser más receptivo al apoyo de los demás y puede adoptar estrategias de afrontamiento que le ayuden a resolverla. A menudo, tranquilizar a la persona acerca de su salud mental y recordarle que en el pasado ha afrontado otras crisis ayuda a que la persona reconstruya su capacidad de enfrentar el actual estado de caos.

Práctica reflexiva

¿Cómo aumenta la necesidad de intervención en el caso de una persona que experimenta posibles situaciones de crisis de forma simultánea?

Durante la crisis, la intervención se centra en la situación actual y en la solución de la cuestión inmediata. La intervención precoz para ayudar al individuo a controlar la situación actual proporciona la mejor oportunidad de alcanzar un resultado positivo. Una vez se ha reducido hasta un límite tolerable el nivel de ansiedad, es posible ayudar al individuo a definir el problema, determinar el apoyo disponible y elegir objetivos realistas para solucionar la cuestión. El personal de enfermería es una parte integral del proceso de apoyo y de recuperación del control por parte del paciente. Prestar atención a las declaraciones verbales y no verbales del paciente permite comprender el problema desde su punto de vista. Así, el personal de enfermería puede ayudarle a identificar formas alternativas de reducir la ansiedad y la sensación de impotencia. Si la persona sufre tendencias suicidas, es necesario adoptar medidas de protección que proporcionen una sensación de seguridad. Esta sensación dará al individuo un bienestar temporal en el que sus recursos internos podrán estabilizarse. Los resultados se dirigen a promover un funcionamiento psicológico y fisiológico óptimos. Las estrategias terapéuticas están diseñadas para ayudar a prevenir futuros estados de disfunción emocional.

«Nathan tiene problemas»

Nathan tiene la sensación de que su mundo se acaba. Hace diecisiete años un hombre entró en su casa y le dio una paliza a su prometida, causándole múltiples cicatrices y provocándole la pérdida de visión de un ojo. Hace una semana Nathan se enteró de que el intruso iba a salir de prisión y que regresaría a su zona. Nathan siente una preocupación tan intensa por la posibilidad de que la mujer (ahora su esposa) sea atacada de nuevo que no puede dormir, comer o comportarse normalmente. Tiene la sensación de que si ve a ese hombre no será capaz de controlar su impulso de matarle.

¿En qué sentido el problema de Nathan representa una situación de crisis?

_____

_____

¿Cuál es el primer paso de la intervención necesaria para ayudar a Nathan?

_____

_____

¿Por qué es tan importante prestar atención a lo que Nathan comunica por medios verbales y no verbales?

_____

_____

_____

Duelo y pérdida

El **duelo** se define como el proceso emocional de afrontamiento de una pérdida. Instintivamente, asociamos este proceso con la muerte de un ser querido, como un cónyuge, alguno de los padres, un hijo o cualquier otra persona importante de nuestra vida. En un sentido más amplio, la realidad de una pérdida se puede aplicar a la desaparición de cualquier elemento importante o significativo de nuestra existencia. Esta situación puede incluir una separación o divorcio, perder una parte del cuerpo, perder un trabajo o una fuente de ingresos o las pérdidas derivadas de los efectos de un desastre natural o de otro tipo. Todos estos fenómenos o circunstancias pueden provocar una sensación de vacío, desesperanza y desvinculación del significado que antes tenía la vida de una persona. La magnitud de la energía emocional invertida en estos objetos, personas y relaciones determinará la intensidad de la respuesta del individuo frente a la ausencia del mismo. Aunque una persona puede sentir tristeza o pena en respuesta a un error cometido o a una acción que ha provocado dolor a otra persona, el dolor que se siente a medida que el individuo se adapta a la ausencia de una persona u objeto queridos es una emoción más profunda y duradera, que comporta tiempo y energía emocional.

La **pérdida** puede ser un cambio real o percibido en el estado de una relación personal con un objeto o una persona valiosos. Es fácil asociar este concepto con la muerte de una persona o de una mascota querida. También se produce una pérdida importante cuando un incendio o un desastre natural provocan la pérdida de un hogar y de los recuerdos de toda una vida, que desaparecen súbitamente de la vista y de la realidad. La falta de la seguridad en que se alcanzará un resultado u objetivo deseado, como no recibir un ascenso en el trabajo o un fracaso académico, puede considerarse como una pérdida. Repentinamente, el vínculo que era percibido como sólido y seguro se hace añicos, haciendo que la persona sea vulnerable a una respuesta emocional inestable. El duelo es la emoción que aparece cuando un individuo se enfrenta con una pérdida. Es un sentimiento de tristeza y abatimiento centrado en la experiencia personal. Estos sentimientos pueden dar lugar a conductas como el olvido y el llanto en momentos inesperados. Se puede ayudar a la persona aportando información tranquilizadora que explique que esa es una reacción normal ante el duelo. Se acepta que las lágrimas durante los meses posteriores a la pérdida forman parte del proceso de sanación. La forma de vivir una pérdida a menudo también está influida por las creencias o costumbres personales, familiares y culturales. Muchas veces estos factores son los que determinan la cantidad de tiempo que dura el período de duelo o cómo aplica la familia la compasión y el apoyo durante el período de tristeza. Por ejemplo, algunas personas prefieren estar solas mientras lamentan una pérdida, mientras que otras pueden hacerlo abiertamente durante un tiempo determinado o mediante rituales concretos y reuniones familiares.

Tipos de duelo

El **duelo anticipado** se puede observar en los individuos y las familias que esperan sufrir una pérdida importante en un futuro cercano. Este concepto puede ayudar al personal de enfermería a comprender la reacción del paciente que padece una enfermedad terminal y la de los miembros de su familia que sobrevivirán lamentando la muerte de su ser querido. En este caso, la muerte es inevitable y dedicar un período a prepararla y a la resolución del proceso puede reducir el dolor emocional en el momento final del fallecimiento. Ésta es la premisa de las residencias para enfermos terminales, en las que se proporcionan cuidados paliativos de enfermería e intervenciones de apoyo para ayudar al paciente y a los miembros de su familia a afrontar la pérdida inminente. El profesional de enfermería puede aplicar el mismo concepto a las personas que se encuentran en un ámbito asistencial de agudos y que pueden estar anticipando o enfrentándose a la pérdida de una parte del cuerpo (p. ej., la amputación de una extremidad o una mastectomía) o a la modificación de una función corporal (p. ej., una derivación urinaria o intestinal; una enfermedad crónica como la diabetes, el enfisema, la cardiopatía) que pueden conllevar una alteración importante en el estilo de vida.

El **duelo convencional** se asocia principalmente con el duelo que sigue a una pérdida. Este proceso de **luto** o de adaptación a la pérdida puede durar días, semanas o años, en función de la sensación de pérdida de la persona afectada. Cada individuo tiene una respuesta personal y única frente a la pérdida, en términos de tipo y duración. Esta respuesta se basa en el desarrollo de la persona, sus experiencias anteriores y las estrategias actuales de afrontamiento.

Los niños y los adolescentes responden a la pérdida según su grado de comprensión del concepto de muerte o pérdida. La tabla 1-5 muestra cómo la respuesta refleja el desarrollo cognitivo y psicológico del niño en función de la edad. Por ejemplo, un niño pequeño puede responder con ansiedad a la separación de uno de los padres o de una figura significativa, pero no entiende el concepto de pérdida. Si se da el caso de que esa figura significativa no regresa, normalmente el niño se adaptará y formará un vínculo con otra figura que se ocupe de él. Un niño en edad preescolar reaccionará recurriendo al pensamiento mágico, como el niño de 5 años que dice: «El abuelo está durmiendo. ¿Me llevará al parque cuándo se despierte?»

Él todavía no ha comprendido el concepto de muerte como algo irreversible. En asociación con el cada vez más desarrollado concepto moral de bueno y malo, el niño en edad escolar puede experimentar un sentimiento de culpa o responsabilidad por una pérdida, por ejemplo cuando falta un progenitor después de un divorcio. Aunque los adolescentes comprenden el concepto de muerte como irreversible, para este grupo de edad resulta difícil encajar una muerte o una pérdida en medio de su proceso de búsqueda de identidad.

Práctica reflexiva

¿Qué aspectos positivos puede tener el fracaso en el intento de hacer realidad una ambición?

Los adultos pueden entender la pérdida como algo temporal o permanente, y la mayoría de ellos pueden aceptar sus pérdidas y experimentar un crecimiento personal a partir de estas situaciones. A menudo la aceptación abre la puerta a la oportunidad de vivir nuevas y mayores experiencias vitales. Un ejemplo concreto es el de la persona que sufre un fracaso o un cambio importante, como un divorcio, un ascenso laboral o un período de dificultades económicas. Si se piensa en el fracaso de modo realista, éste puede permitir que el individuo realice un nuevo intento con mejores resultados. Aprender cuáles son los factores que contribuyeron a la pérdida puede abrir la puerta a un nuevo desafío. Es importante recordar que, independientemente de la edad o las circunstancias, el duelo es un proceso de sanación natural y saludable que aparece como respuesta a cualquier pérdida significativa.

Práctica reflexiva

¿Cómo pueden afectar a la capacidad de afrontamiento de la pérdida los factores del entorno de la infancia?

TABLA 1-5 Conceptos de pérdida según la edad

GRUPO DE EDAD	COMPRENSIÓN DEL CONCEPTO DE PÉRDIDA
Bebés	Egocéntricos, centrados en ellos mismos No comprenden el concepto de pérdida
Edad preescolar	Usan el pensamiento mágico y pueden sentir vergüenza o culpa cuando tienen pensamientos asociados con la pérdida (p. ej., creer que la propia conducta es el motivo de la marcha de un progenitor en un divorcio) El uso de mecanismos de afrontamiento primitivos da lugar a una respuesta más intensa No comprenden la muerte o su carácter definitivo
Edad escolar	Siguen teniendo sentimientos de culpa y de responsabilidad que asocian las acciones negativas con la pérdida Responden a explicaciones concretas, sencillas y lógicas de muertes como, por ejemplo, la muerte de una mascota Comprenden el carácter definitivo de la muerte y que algunas pérdidas pueden ser temporales (9-10 años de edad)
Adolescentes	Pueden comprender el concepto de muerte pero tienen dificultades para aceptar la pérdida Perciben la pérdida como una amenaza a su identidad

El duelo como proceso

El proceso de duelo consiste en una serie de fenómenos que aparecen durante la resolución de la pérdida. Este proceso presta apoyo al individuo a medida que se enfrenta a los sentimientos de rabia, desesperación y futilidad que acompañan a la pérdida. Este período brinda el tiempo necesario para poner la situación en perspectiva, trasladar a la memoria aquello que ya no existe y resurgir con un sentido de la vida renovado. La vida es un desafío en constante evolución, compuesto por acontecimientos que, inevitablemente, nos obligan a afrontar la decepción y la pérdida. Aprender a gestionar estas situaciones en pequeñas dosis nos prepara para afrontar con mayor efectividad una pérdida importante. Podemos aprender a aceptar la pérdida como una parte de la vida o podemos elegir reaccionar con hostilidad, muchas veces enterrando la rabia entre sentimientos ocultos que, en un momento dado, pueden reaparecer en forma de patrones negativos o desadaptativos de conducta, como el abuso de sustancias o el suicidio. Aprender a afrontar la pérdida o a adaptarse a ella conlleva otorgarnos el derecho a lamentarnos durante el tiempo necesario para completar el proceso. Es importante reconocer y aceptar los sentimientos de ira, temor y culpa, que son una parte normal y adecuada del duelo (cuadro 1-3).

A medida que la persona que pasa por el duelo llega al punto de dejar el pasado atrás, se produce el crecimiento. Esto no reduce la importancia de la pérdida, pero permite que la persona siga con su vida con un nuevo punto de vista. Con el tiempo, la tristeza y la soledad provocadas por el vacío que ha dejado la persona o el objeto querido serán sustituidas por la esperanza, a medida que se vaya dejando atrás la relación anterior. Esta aceptación indica que el duelo está llegando a su final.

Consideraciones importantes

El duelo es un proceso de elaboración de la respuesta emocional ante la pérdida, de reorganización de la propia vida y de obtención de algún grado de resolución o conclusión.

Etapas del duelo

Es posible que la teoría del duelo más conocida sea la de la Dra. Elisabeth Kubler-Ross, una psiquiatra alemana que describió las etapas que atraviesa una persona al enfrentarse con su propia muerte o con la de una persona querida, antes de llegar a la aceptación de la muerte como etapa final de la vida. La Dra. Kubler-Ross creía que la muerte es un proceso que dura toda la vida en el que repetimos las mismas etapas cada vez que nos enfrentamos a una pérdida.

La Dra. Kubler-Ross identificó cinco etapas que atravesamos cada vez que nos enfrentamos con una pérdida o una muerte. La primera etapa es la conmoción, la incredulidad y la **negación** del acontecimiento. Queremos evitar la realidad de la pérdida y actuar como si nada hubiera ocurrido o como si todavía estuvieran presentes el objeto o la persona queridos. De hecho, la negación nos permite disfrutar de un período de adaptación en el que hacer acopio de estrategias de afrontamiento para la elaboración del duelo que nos espera.

A medida que nos damos cuenta de la realidad de la pérdida, la negación da paso a sentimientos de amargura, **ira** y confusión. La ira se expresa de muchas maneras y frecuentemente se manifiesta a través de conductas como el llanto o las expresiones de autoculpabilización o de vergüenza. Algunas personas pueden dirigir su rabia hacia ellos mismos, dando lugar a la enfermedad física y/o a la disfunción psicológica.

La ira suele seguirse de la **negociación,** en la que intentamos retrasar la aceptación de la pérdida. Como se observa a menudo en la enfermedad terminal, en este período se intenta hacer tratos con Dios para retrasar lo inevitable. Son frecuentes los estados de ánimo lábiles, entremezclados a menudo con una ira sostenida y con una falta de voluntad de aceptación de la pérdida.

Este período de negociación se convierte gradualmente en un profundo sentimiento de pérdida, a medida que se asienta o se anticipa la realidad de lo sucedido. En este punto podemos evitar la interacción social, eligiendo pasar horas y días en el fondo de la soledad por aquello que se ha ido. La **depresión,** el sentimiento persistente y prolongado de tristeza que dura más de 2 semanas, es una respuesta normal durante este proceso a medida que nos ajustamos a la vida sin la persona o el objeto amados y al impacto del vacío que han dejado. Para algunas personas este período resulta abrumador y la recuperación desde la profundidad del dolor que se siente es poco probable sin la ayuda y la guía de un profesional.

La última etapa es la **aceptación,** cuando la persona empieza a experimentar una sensación de paz y serenidad. Éste es el momento de dejar atrás el pasado y permitir que la vida proporcione nuevas experiencias y relaciones (cuadro 1-4).

Práctica reflexiva

¿Qué signos objetivos podrían indicar que una persona ha alcanzado la aceptación?

Se han desarrollado varias teorías para explicar el duelo y, aunque ninguna de ellas es definitiva, las etapas del duelo proporcionan una base a partir de la cual comprender este proceso. Una persona puede experimentar todas las etapas en rápida sucesión u oscilar una y otra vez entre las mismas etapas, permaneciendo más tiempo en unas

---

CUADRO 1-3

Otras reacciones durante el duelo

- Ansiedad: relacionada con el futuro sin el objeto amado
- Angustia: relacionada con la incapacidad para controlar el desenlace
- Culpa: autoculpabilización por haber hecho o no haber hecho algo para provocar la pérdida

---

CUADRO 1-4

Etapas del duelo

- Conmoción y negación
- Ira y dolor
- Negociación
- Aislamiento y depresión
- Aceptación y resolución

---

que en otras. Cuando el duelo se prolonga en el tiempo se puede considerar que es un proceso anormal o desadaptativo con síntomas de un episodio depresivo mayor como tristeza extrema, insomnio, anorexia y pérdida de peso. La persona puede considerar que estos síntomas son normales y, sin embargo, buscar ayuda profesional para el insomnio o la pérdida de apetito. Según el DSM-IV-TR, no se suele asignar el diagnóstico de trastorno depresivo mayor si los síntomas no se mantienen después de un período de 2 meses.

Duelo disfuncional

El proceso psicológico del duelo conlleva una separación emocional de la persona o el objeto preciados. La pérdida se percibe como una interrupción de la continuidad de la vida de la persona y de su sentido de la seguridad. Aunque es cierto que la propia vida conlleva una serie de separaciones a lo largo de la búsqueda de la autonomía y de la independencia, la capacidad de afrontar cada una de las pérdidas representa un reto para las estrategias de adaptación. Las habilidades de afrontamiento se suelen aprender a partir de la observación del entorno social que nos rodea. Si un individuo ha desarrollado las herramientas psicológicas adecuadas para afrontar de forma adaptativa la pérdida y el fracaso, estos recursos le ayudarán a afrontar de modo similar una pérdida importante. Sin embargo, si a lo largo de su vida un individuo ha desarrollado un patrón de afrontamiento inadecuado la probabilidad de que se retrase la resolución del proceso de duelo será mayor.

Práctica reflexiva

¿Cómo podría el lenguaje corporal indicar una sensación de culpa por una muerte o una pérdida?

El **duelo disfuncional** consiste en la incapacidad para completar el proceso y afrontar una pérdida de forma satisfactoria. Si la persona sufre una reacción prolongada y exagerada, la vida puede perder su sentido y convertirse en una existencia centrada únicamente en la nostalgia de lo que se perdió. Estos sentimientos prolongados mientras se intenta gestionar la pérdida se denominan **tristeza crónica**. El **duelo no resuelto** describe situaciones en las que el proceso no se ha completado y la vida está llena de síntomas desadaptativos que permanecen meses después de haberse producido la pérdida. Entre los factores que

pueden contribuir al duelo no resuelto, que a su vez puede dar lugar a la disfunción, se incluyen:

- Formas de muerte socialmente inaceptables, como las debidas al suicidio o al homicidio.
- La persona se ha perdido en una guerra, una desaparición misteriosa o un secuestro.
- Pérdidas múltiples o pérdidas en rápida sucesión (varios miembros de la familia en cortos períodos con pérdida financiera o pérdida causada por un desastre).
- Sentimientos ambivalentes hacia la persona o el objeto perdidos.
- Duelo no resuelto por una pérdida anterior.
- Culpa relacionada con las circunstancias en el momento o próxima al momento de la pérdida.
- El superviviente siente que debería haber muerto con el fallecido o en su lugar.
- Sentimientos de inutilidad con tendencias suicidas que consumen al superviviente.
- Respuesta fisiológica con reducción acusada de la actividad ante la pérdida.
- Pensamiento delirante o alucinaciones de la imagen o la voz del fallecido.

Afrontamiento del duelo y de la pérdida

Dado que a este nivel la intensidad de los sentimientos suele ser desesperada, es fundamental que la persona que está pasando por un duelo prolongado reciba atención clínica y tratamiento. Para tratar con el paciente que sufre el duelo de manera efectiva, el personal de enfermería debe enfrentarse con la realidad de su propia mortalidad y con el concepto de muerte. El profesional de la enfermería está condicionado por su propia experiencia y por sus creencias culturales y religiosas, que dan lugar a un patrón de respuesta ante la pérdida. La mayor parte de las personas que padecen una crisis importante necesitan asistencia y apoyo para completar el proceso de duelo. El personal de enfermería debe respetar y tratar de comprender la importancia del duelo para sí y para los demás. Es importante evitar los clichés tranquilizadores del estilo «sé lo duro que es» o «era lo mejor que podía pasar». Lo único que se consigue con estas afirmaciones es que el intento de proporcionar apoyo resulte poco creíble.

Las preguntas abiertas (p. ej., «explíqueme cómo se siente» o «puede explicarme lo que ha sucedido») pueden ayudar al personal de enfermería a determinar en qué punto del proceso de duelo se encuentra la persona. También debería determinarse con qué sistemas de apoyo cuenta el paciente teniendo en cuenta a su familia y sus amigos, además de las posibles estrategias de afrontamiento que pueda haber utilizado en el pasado y que puedan servir para hacer frente a la situación actual. Aunque el empleo de una fórmula estimuladora del estilo «parece que lamenta algunas cosas. Puede decirme algo al respecto…» puede ayudar al personal de enfermería a determinar la existencia de posibles sentimientos ambivalentes, cuestiones relacionadas con la culpa, la ira o sentimientos de inutilidad. El hecho de ayudar a los pacientes a identificar conductas de afrontamiento desadaptativas puede permitirles alcanzar la resolución a través del desarrollo

«Perdido y solo»

La enfermera está valorando a Art, un granjero de 56 años cuya esposa falleció hace 6 meses a causa de un cáncer de ovarios. Art se describe a sí mismo como una persona «perdida, olvidadiza e incapaz de concentrarse». Explica que «al parecer rompo a llorar en los momentos más inoportunos, así que prefiero estar solo». La enfermera anota que su expresión es de tristeza y que evita el contacto visual. Art explica que ha perdido el apetito y que simplemente «ha dejado de importarle». Cuando le preguntan por su trabajo en la granja responde que ha perdido interés en hacer cualquier cosa y que le ha cedido la granja a su hijo.

¿Cuáles podrían ser los sentimientos que causan los síntomas de Art?

_____

_____

¿Cómo debería responder a Art la enfermera?

_____

_____

¿En qué etapa del proceso de duelo se encuentra Art más probablemente?

_____

_____

¿A dónde sería adecuado derivar a Art?

_____

_____

de métodos positivos de afrontamiento de la pérdida. Aunque hay que tener presente que el proceso de duelo es muy individualizado, es importante recordar que cada paciente seguirá su propio ritmo para atravesar las etapas del duelo y que algunos tardarán más que otros.

Las intervenciones para ayudar a los individuos a afrontar el duelo deberían impulsarles a ser abiertos y honestos acerca de sus sentimientos, y para confirmarles, a medida que el proceso sigue su curso, que son aceptables y normales. Hacer que el paciente lleve un diario de sus sentimientos o escriba una carta dirigida a la persona fallecida puede ayudarle a superar la relación pasada. La derivación a un grupo de apoyo del duelo puede proporcionar una ayuda adicional para el individuo o los miembros de la familia. Animar al paciente a recurrir a grupos familiares, religiosos o culturales también puede servir para obtener un apoyo significativo. A medida que el paciente establezca nuevas relaciones que le ayuden a poner la pérdida en perspectiva éste irá mejorando. Las expresiones de esperanza para el futuro y renovar la dedicación a los intereses personales demostrarán una autoimagen positiva apartada de las relaciones del pasado.

Ira, violencia y maltrato

Las emociones humanas negativas tienden a alterar nuestra sensación de bienestar interno. Estas emociones pueden ir de una leve sensación de insatisfacción a un grado impredecible de hostilidad y a rabia potencialmente peligrosa. A menudo la espiral de esta escalada de emociones se encuentra en la raíz del maltrato y de la violencia asociada al mismo.

Definición de ira

La **ira** es una emoción que se desencadena en respuesta a las amenazas, las situaciones ofensivas o cualquier circunstancia que perjudique seriamente las acciones voluntarias de un individuo. En cierto sentido, la ira es una respuesta adaptativa natural necesaria para la supervivencia frente a una amenaza de peligro. Sin embargo, en la mayoría de situaciones la reacción puede estar dirigida a una persona concreta o, en general, a un grupo o incluso a la propia sociedad. La ira evoluciona a amargura y se convierte en un dolor inconsciente que causa el deseo de venganza. A menudo estos sentimientos negativos se expresan a través de palabras o acciones hirientes dirigidas contra otra persona. Estos sentimientos también pueden estar dirigidos hacia uno mismo y dar lugar a diversos grados de culpa, ansiedad y depresión. Una forma leve de ira puede describirse como una molestia que, ante una provocación, puede aumentar hasta alcanzar un estado de mayor tensión. La ira también puede expresarse mediante la agresión verbal o no verbal, en forma de hostilidad o iniciando una espiral ascendente que desemboca en ira o rabia intensas que pueden dar lugar a violencia dirigida al individuo.

Consideraciones importantes

Las personas que son objeto de la frustración y de la ira suelen tener antecedentes de irritabilidad, susceptibilidad y temperamento vivo desde edades tempranas.

Definición de violencia y maltrato

La **violencia** se caracteriza por un sentimiento intenso hacia otro individuo, iniciado mediante amenazas verbales o físicas y con agresiones que convierte a la persona rápidamente en una víctima. La acción destructiva irresistible contra un individuo y en contra de su voluntad se denomina **maltrato**. Este trato perjudicial puede adoptar la forma de acciones físicas, sexuales, verbales, emocionales o de negligencia.

A medida que crece la intensidad de los ataques, el individuo objeto de maltratos puede intentar protegerse. Una vez se ha infligido un daño físico o emocional importante o una paliza, el responsable suele ser objeto del remordimiento y trata de ofrecer algún regalo o gesto de conciliación a la víctima, prometiendo que la situación no volverá a repetirse. Irónicamente, es precisamente este supuesto pesar el que pone a la víctima en situación de estar expuesta al siguiente nivel de maltrato, en el que el responsable justifica su conducta proyectando su sentimiento de culpa en la víctima. La víctima se siente culpable y acepta esa culpa. Cada reiteración de este ciclo de violencia reduce más las reservas de autoestima y el sentido del propio valor de la víctima, hasta llegar al final del ciclo, en el que ésta se siente atrapada e indefensa.

Expresión del resentimiento

Tanto la ira como el resentimiento tienen su origen en nuestra percepción mental de una situación. Esta percepción suele incluir la sensación de haber sido tratado injustamente, ignorado, estafado o convertido en víctima de algún tipo de maltrato. Cuando nos sentimos ignorados, formamos imágenes mentales y sentimientos de resentimiento o de hostilidad que originan la necesidad de defenderse. Esta frustración inconsciente se convierte en una batalla personal mental en la que las emociones siguen a los pensamientos. Enfadarse es una manera de usar la manipulación para provocar una reacción emocional en otra persona y conseguir que actúe según nuestros deseos. Nuestra conducta comunica esta respuesta. Muchas de estas heridas mentales se forman durante los años de vulnerabilidad e indefensión de la infancia y crean un equipaje que se transporta durante toda la vida. Otras situaciones, como los casos de violencia doméstica, violencia y malos tratos pueden provocar traumas emocionales de larga duración y el deseo de venganza. Cuando el dolor se reprime, con el paso del tiempo se convierte en resentimiento y con frecuencia se resuelve mediante manifestaciones destructivas. La ira nubla nuestra visión, altera nuestra atención, consume nuestra energía, crea

emociones dolorosas y destruye el trabajo en equipo. A menudo, el dolor oculto se dirige hacia el interior en forma de autoculpabilización y provoca una depresión o la inclinación a adoptar el papel de víctima una y otra vez. Esta ira no expresada puede dar lugar a trastornos físicos o psicológicos.

Práctica reflexiva

¿Cómo puede sabotear sus propias relaciones interpersonales una persona cargada de ira oculta?

Ira descontrolada

Enraizado en el sentimiento de haber sido tratado injustamente, el deseo de obtener venganza o ajustar cuentas es un instinto natural. Si se alimentan, la amargura y la ira harán que el individuo entre en un frenesí de agresividad. En este estado emocional, las personas podemos causar daño físico a los demás o a nosotros mismos. En otras palabras, la ira puede llegar a controlarnos. Aunque son inapropiadas, la violencia y las conductas abusivas suelen ser respuestas que se aprenden en un entorno en el que son la norma. A lo largo de su crecimiento, un niño aprende a tratar con la frustración y la decepción cuando observa los patrones de conducta de los miembros de su familia. Dado que la respuesta condicionada puede ser reactiva y automática, la acción puede preceder a cualquier intento de disolver la intensidad de la emoción o de solucionar la situación mediante estrategias de resolución de problemas.

Controlar la ira

Aun reconociendo que la reacción instintiva frente a la ira es la agresión, también podemos ser conscientes de la capacidad de controlar nuestra propia conducta. De la misma manera que podemos elegir una respuesta negativa, podemos elegir dar los pasos necesarios para controlar o redirigir nuestra ira de forma constructiva. Podríamos preguntarnos acerca de los factores que provocan que nos alteremos o que nos irritan. Reconocer el origen de la respuesta emocional puede servir para identificar los estímulos provocadores que nos permiten establecer contacto con el motivo de nuestra respuesta. Este conocimiento nos proporciona la oportunidad de asumir el control de la ira antes de rendirnos a su furia.

Consideraciones importantes

Disponer de una explicación lógica de la ira contribuye a anular la violencia de la emoción. Incluso teniendo una justificación, la ira es un medio irracional para conseguir un objetivo.

Cuando se provoca la emoción de la ira en una persona, el resultado es tanto una reacción emocional como una combustión fisiológica interna que estimula y acelera el sistema. Para poder controlar la emoción, uno debe dar los pasos necesarios para reducir la respuesta del organismo. Una manera de controlar la ira es iniciar algún tipo de actividad física, como caminar, correr o jugar a tenis o al voleibol. Esa actividad concentra la energía en un objetivo constructivo en lugar de dirigirla hacia un estallido emocional. Las personas que saben que su temperamento es fácilmente irritable pueden programar un período diario «de desconexión» dedicado al ejercicio y a la meditación. El hecho de apartarse de la situación permite que la mente disponga del tiempo necesario para reflexionar y pensar en la causa de los sentimientos.

Otra manera de manejar la ira es la asertividad. La asertividad consiste en defender los derechos, las creencias y los valores personales sin hacer daño a los demás en el proceso. Eso demuestra una forma de respeto por uno mismo y por las personas con las que interaccionamos. La conducta asertiva suele estar precedida por una reflexión acerca de la situación. Eso significa que los pensamientos negativos pueden reestructurarse y sustituirse por otros más racionales. Por ejemplo, una joven pareja está discutiendo acerca de sus planes para las vacaciones. La chica dice «Nunca quieres hacer lo mismo que yo. ¡Iré a casa de mi madre y tú puedes hacer lo que quieras!». Una reestructuración más racional de este enfoque podría ser «Tengo muchas ganas de visitar a mi madre durante este viaje. ¿Podemos incluirlo en tu plan?». Recordarse a uno mismo que la ira no solucionará un problema puede establecer la dinámica para afrontar la cuestión y encontrar una solución. El uso de planteamientos de estilo «Yo» nos sirve para asumir nuestros sentimientos y expresarlos evitando los ataques a otra persona. Con frecuencia las emociones intensas pueden difuminarse cuando existe la voluntad mutua de ver una situación desde más de un punto de vista. Este enfoque de la resolución de conflictos puede recanalizar los sentimientos negativos hacia una situación en la que todos los implicados obtengan un beneficio.

Práctica reflexiva

¿Cómo contribuye la autovaloración a la resolución eficaz de conflictos?

Hablar con alguien que nos escuche es otra manera positiva de reducir la intensidad de las emociones. Si no dispone de acceso a otra persona, el individuo puede usar una grabadora como oído amigo. En ocasiones, recurrir a la escritura de una carta que nunca se enviará permite expresar los pensamientos y los sentimientos sin dañar a otra persona. Su visualización en un soporte impreso permite que los sentimientos afloren y se dulcifiquen. Esto evita que el resentimiento o la animosidad se acumulen a lo largo del tiempo dando lugar a sentimientos de hostilidad.

CASO PRÁCTICO 1-3

«Ira reactiva»

Desde una edad temprana, Kendall ha tenido lo que la mayor parte de la gente llama «encenderse». Como siempre se metía en discusiones y empezaba peleas, durante los años de escuela se le hizo difícil hacer amigos. Además, nada parecía ayudar a reducir la respuesta de enfado que Kendall mostraba cuando sus padres intentaban que respetara su autoridad. Aparte de su incapacidad para controlar su temperamento, Kendall era una persona inteligente y atlética. Sus notas eran buenas y participaba en los deportes de competición. Las relaciones sociales seguían siendo un problema para él porque era una persona controladora e impulsiva.

Desde que se graduó en la universidad, Kendall trabaja en un laboratorio farmacéutico. Sus compañeros de trabajo le describen como una persona «susceptible» y «fácil de provocar», aunque muy brillante y eficiente en su trabajo. Un día Kendall es incapaz de contener su ira por un incidente provocado por el error de un técnico del laboratorio en una fórmula química. Kendall se enfada tanto que le lanza el frasco al joven técnico a través de la habitación y no le da en la cabeza por poco. El técnico sale corriendo del laboratorio gritando «esta vez Ken ha perdido la cabeza». Kendall es obligado a tomarse un período de excedencia de su trabajo y se le exige que busque un tratamiento que lo ayude a gestionar su ira.

¿De qué manera se manifiestan la ira y la agresividad en la situación de Kendall?

_____

_____

¿De qué maneras la conducta de Kendall podría ser una respuesta condicionada?

_____

_____

¿Qué métodos podrían ayudar a Kendall a disipar su ira antes de que ésta le controle?

_____

_____

Es posible que el sistema más eficaz para gestionar los sentimientos negativos de ira sea el perdón, tanto de los demás como de uno mismo. La ira o la amargura que cargamos con nosotros se comporta como una enfermedad crónica que nos perjudica física y psicológicamente. El verdadero placer y felicidad se enturbian con la negatividad y la hostilidad persistentes de nuestros rencores y con la incapacidad de borrar de nuestro corazón la necesidad de resarcirse. El perdón puede permitirnos dejar atrás el dolor y sanar las heridas del sufrimiento emocional y la amargura. El auténtico perdón es purificador y va acompañado de una sensación de paz. A menudo, perdonarnos a nosotros mismos conlleva la necesidad de disculparnos o confesar a otra persona algo que hicimos o dejamos de hacer. Aprender a perdonar es difícil, pero si se consigue reduce el peso de las cargas negativas que hemos ido soportando hasta el momento.

En este capítulo hemos tratado sobre el grado complejidad que exige mantener un estado de salud mental en un entorno en el que nos vemos expuestos a situaciones que afectan a nuestro equilibrio mental. Aprender a afrontar los desafíos cotidianos en lugar de evitarlos puede ser una tarea difícil. La incapacidad para enfrentarnos con cualquiera de estos factores de manera productiva puede llevarnos a sufrir una fractura poco saludable de nuestra salud mental y a padecer un desequilibrio o una situación de enfermedad mental.

RESUMEN

- La salud mental es un estado de bienestar en el que el individuo es consciente de sus propias capacidades y debilidades, afronta los estresores habituales de la vida, trabaja de manera productiva y realiza una contribución significativa a la sociedad.
- La enfermedad mental denota una conducta clínicamente significativa o patrones psicológicos en un individuo que le causan malestar o discapacidad en su vida. Los trastornos se manifiestan como patrones inadecuados de conducta provocados por las distorsiones y el malestar experimentados en la mente del individuo. Con frecuencia, los errores de pensamiento y los conceptos erróneos dan lugar a un procesamiento irracional y poco realista.
- La salud mental se alcanza a medida que encontramos el equilibrio entre los puntos álgidos y bajos de la vida cotidiana. Los factores que nos obligan a adaptarnos física y emocionalmente y pueden afectar a la salud mental incluyen el estrés, la ansiedad, las crisis psicológicas, el duelo, la pérdida, la ira, la violencia y los malos tratos, entre otros.
- El estrés y la ansiedad se consideran parte de la vida cotidiana. El estrés leve es motivador y nos impulsa a niveles óptimos de funcionamiento en dirección a nuestros objetivos y a obtener buenos resultados.
- El estrés agudo es desencadenado por una sensación abrumadora de peligro o amenaza que provoca la sensación de falta de control. El estrés crónico se relaciona con una situación experimentada con una pauta de continuidad.
- El estrés desencadena una respuesta del sistema nervioso autónomo que da lugar a un sentimiento inconsciente sobre el que nuestra mente consciente no tiene control. Tanto los estresores internos como los externos pueden provocar diversas respuestas. El modo que la persona tiene de percibir una situación afecta directamente a la sensación de control sobre el estresor.
- La ansiedad en respuesta al estrés puede oscilar desde intensidades leves a las características del pánico. Una respuesta individual puede ser adaptativa o desadaptativa, según como se perciba.
- Las estrategias de afrontamiento son conductas aprendidas. La resolución eficaz de las situaciones de estrés anteriores llevarán a métodos de afrontamiento más efectivos. Las estrategias de afrontamiento y emocionales ineficaces darán lugar a relaciones interpersonales ineficaces e insatisfactorias.
- Si una situación estresante no se resuelve puede desembocar en un estado de crisis o de desorganización emocional. La capacidad de funcionamiento se deteriora y se necesita un sistema de apoyo para restablecer la homeostasis y el control.
- El objetivo de las intervenciones de crisis es reducir la ansiedad hasta alcanzar un nivel que permita que el paciente contemple la situación de modo más realista, pensando en su resolución.
- El duelo es una respuesta de anticipación o el resultado de una pérdida. Es el proceso de dolor y aceptación de la realidad de la pérdida, cuya finalidad es que la persona siga con su vida. La reacción frente a la pérdida cambia en función del crecimiento y la maduración de la capacidad cognitiva del individuo.
- La Dra. Elizabeth Kubler-Ross definió cinco etapas del duelo: negación, ira, negociación, depresión y aceptación. Una vez se ha aceptado la pérdida, puede presentarse un nuevo período de crecimiento más allá del objeto o la persona queridos.
- La ira describe la emoción suscitada en respuesta a una amenaza, un insulto o una circunstancia que nos impide llevar a cabo las acciones que habíamos planeado o seguir nuestros deseos. La ira impulsa una respuesta de agresividad y amargura que puede dar lugar a hostilidad y a agredir a otra persona u objeto.
- Nuestra percepción mental de una situación en la que creemos que hemos sido tratados injustamente o estafados da lugar a una batalla interna inconsciente que crece hasta convertirse en culpa y dolor.
- La ira y el resentimiento pueden canalizarse constructivamente hacia la actividad física, planteamientos asertivos del estilo «Yo» acerca de los propios sentimientos, hablar con alguien que nos escuche y aprender a perdonar. Tenemos la capacidad de pensar antes de actuar y de tomar el control de nuestras emociones negativas de manera que podamos gestionarlas y obtener un desenlace positivo.

BIBLIOGRAFÍA

American Psychiatric Association. (2000). *Diagnostic and statistical manual of mental disorders text revision* (4th ed.). Washington, DC: Author.

American Psychological Association. (2008). *Controlling anger—Before it controls you.* Retrieved March 12, 2009, from http://www.apa.org/topics/controlanger.html.

Bhui, K., King, M., Dein, S., & O' Connor, W. (2008, April). Ethnicity and religious coping with mental distress. *Journal of Mental Health, 17*(2), 141–151.

Carlson, J. G., & Violanti, J. M. (2008). The role of gender and negative affectivity in stressor appraisal and coping selection. *International Journal of Stress Management, 15*(1), 94–115.

Daly, R. (2008, March). House passes parity bill, but negotiations needed. *Psychiatry News, 43*(6), 4. Retrieved March 23, 2009, from http://pn.psychiatryonline.org/cgi/content/full/43/6/4

Dodge, K. A. (2008, March/April). On the meaning of meaning when being mean: Commentary on Berkowitz's "On the consideration of automatic as well as controlled psychological processes in aggression." *Aggressive Behavior, 34*(2), 133–135.

Frisch, N. C., & Frisch, L. E. (2006). *Psychiatric mental health nursing* (3rd ed.). Albany, NY: Delmar.

Geneva Reynaga-Abiko. (2007). "*Everything you need to know to begin the journey toward multicultural competence,*" Book review of "Becoming culturally oriented: Practical advice for psychologists and educators" by Fouad, N. A., & Arredondo, P. L. (2006). *PsyCRITIQUES,* Mar 14, 2007 Vol 52 (11), Article 2, American Psychological Association. Retrieved March 12, 2009 from http://www.apa.org/books/4317114c.pdf

Kirmayer, L.J., Groleau, D., Guzder, J., Blake, C., & Jarvis, E. (2003, April). Cultural consultation: A model of mental health service for multicultural societies. *The Canadian Journal of Psychiatry, 48*(3), 145–153.

Lobbestael, J., Arntz, A., & Wiers, R. W. (2008, February). How to push someone's buttons: A comparison of four anger-induction methods. *Cognition and Emotion, 22*(2), 353–373.

Milliken, M. E. (2004). *Understanding human behavior* (7th ed.). Albany, NY: Delmar.

National Institute of Mental Health. (2004). *Statistics.* Retrieved September 16, 2009 from http:///www.nimh.nih.gov/health/topics/statistics/index.shtml

National Institute of Mental Health. (2008, April). *Coping with traumatic events.* Retrieved September 16, 2009, from http://www.nimh.nih.gov/health/topics/coping-with-traumatic-events/index.shtml

Oscos-Sanchez, M. A., Lesser, J., & Kelly, P. (2008, February). Cultural competence: A critical facilitator of success in community-based participatory action research. *Issues in Mental Health Nursing, 29*(2), 197–200.

President's New Freedom Commission on Mental Health. (2004). *Goal 3: Disparities in mental health services are eliminated* (p. 10). Retrieved September 16, 2009 from http://www.mentalhealthcommission.gov/reports/FinalReport/downloads/FinalReport.pdf

Satcher, D. (1999). *Overview of cultural diversity and mental health services.* Retrieved March 11, 2009, from http://www.surgeongeneral.gov/library/mentalhealth//chapter2/sec8.html

U.S. Census Bureau, 2006–2008 American Community Survey. "*ACS demographic and housing estimates: American community survey 3-year estimates,*" Retrieved September 16, 2009, from http://factfinder.census.gov/servlet/DTTable?_bm=y&geo_id=01000US&-ds_name=ACS_2008_3YR_G00_&-mt_name=ACS_2008_3YR_G2000_B02001

World Health Organization. (2007, September). *Mental health: Strengthening mental health promotion.* Retrieved March 11, 2009, from http://www.who.int/mediacentre/factsheets/fs220/en/

Rellenar los espacios

Rellenar los espacios con la respuesta correcta.

1. El estrés agudo es una respuesta a una amenaza inmediata, normalmente llamada respuesta de _____ o _____, en la que se produce un pico de adrenalina en el torrente sanguíneo.

2. Cuando la ansiedad persiste durante un período prolongado, su efecto puede evidenciarse por la aprensión y las _____ frente a todos los estímulos inesperados del entorno.

3. Un factor importante para determinar si un estresor se convierte en una fuente de tensión para un individuo es la _____ de las situaciones en las que es posible un grado escaso o nulo de control.

4. Las afirmaciones que se le hacen a la persona en situación de duelo que parecen apropiadas pero tienden a estar vacías de contenido y a demostrar escaso apoyo se denominan _____.

5. El _____ a menudo se dirige hacia uno mismo bajo la forma de autoculpabilización, dando lugar a una depresión o a la voluntad de convertirse en víctima perpetua.

6. Tanto la ira como el resentimiento se originan en nuestra _____ de una situación.

Relacionar las parejas

Relacionar los siguientes conceptos con la frase más adecuada.

1. _____ Ansiedad
2. _____ Eustrés
3. _____ Crisis
4. _____ Distrés
5. _____ Adaptación
6. _____ Negación
7. _____ Negociación
8. _____ Identidad cultural
9. _____ Reformulación

a. Reestructuración positiva de nuestro pensamiento acerca de un acontecimiento estresante

b. Vínculo entre los miembros de un grupo cultural

c. Sentimiento de aprensión, inquietud e incertidumbre en respuesta a una amenaza percibida

d. Período de ajuste en el que se evita la realidad de una pérdida

e. Estrés positivo y motivador

f. Respuesta perjudicial a una amenaza o un desafío

g. Estado de desorganización emocional y pérdida de control

h. Mecanismo mediante el cual los individuos manejan su ansiedad

i. Estados de ánimo lábiles e intentos de hacer pactos para retrasar una pérdida

Preguntas de elección múltiple

Seleccionar la mejor respuesta posible de entre las disponibles.

1. ¿Cuál de las siguientes afirmaciones de un paciente puede indicar un posible problema con su actual estado de salud mental?
   a. «Participo en muchas actividades de la comunidad.»
   b. «Mis hijos ya no se preocupan por mí.»
   c. «Disfruto de la soledad viviendo por mi cuenta.»
   d. «Intento que las pequeñas cosas no me alteren.»

2. En general, ¿cuáles de estos fenómenos podrían observarse en un paciente diagnosticado con una enfermedad mental?
   a. Procesamiento de pensamientos racional y realista.
   b. Capacidad de funcionar independientemente o en compañía.
   c. Afectación de las relaciones interpersonales.
   d. Motivación proporcionada por los valores y las fortalezas internas.

3. Amanda es una enfermera práctica/vocacional que ha trabajado en la unidad de demencia de una institución residencial de larga duración durante los últimos 8 años. Recientemente ha referido al médico diversos síntomas físicos y afirma que sus pacientes han dejado de importarle. Lo más probable es que Amanda esté sufriendo:
   a. Una huida mental.
   b. Una crisis.
   c. Desgaste profesional.
   d. Estrés disfuncional.

4. ¿Cuál de las siguientes afirmaciones es una reformulación del pensamiento irracional «siempre seré un fracasado» hacia un proceso racional de pensamiento?
   a. «Es posible que fracase en algunas cosas, pero no siempre soy un fracasado.»
   b. «No tengo por qué fracasar en nada.»
   c. «Soy mi peor enemigo.»
   d. «Normalmente fracaso porque la mayoría de las cosas son demasiado difíciles para mí.»

5. Williams posee un pequeño negocio que últimamente ha sufrido una reducción de las ventas y de los

beneficios. Pudo obtener un préstamo bancario para cubrir las pérdidas de los últimos meses y reponer sus productos. Dentro de 6 meses expirará el plazo para devolver el préstamo. ¿Cuál de las siguientes es la descripción adecuada de la solución de William para su ansiedad por su situación financiera?

a. Estrategia adaptativa de afrontamiento.
b. Estrategia paliativa de afrontamiento.
c. Método desadaptativo de afrontamiento.
d. Manejo disfuncional.

6. Una paciente espera una mastectomía radical programada. Cuando el profesional de enfermería del hospital entra en la habitación de la paciente, ella afirma que «sería más fácil si nunca me despertase de la intervención». La mejor respuesta que puede dar el profesional de enfermería en este punto es:

a. «Ahora está asustada, pero mañana lo verá de otra manera.»
b. «¿Le parece que es más fácil morir que enfrentarse a la pérdida de su pecho?»
c. «Otras mujeres se sienten igual que usted, pero éste no es el final de su vida.»
d. «¿Por qué le parece que sería más fácil morir que despertar de la intervención?»

7. María lleva 8 meses en estado de coma como resultado de un accidente de automóvil. Aunque los médicos le han dicho a su marido, Reuben, que no existe función cerebral, Reuben insiste en que ella muestra respuestas voluntarias. ¿Cuál de las siguientes etapas del duelo está experimentando Reuben?

a. Negociación.
b. Ira.
c. Negación.
d. Depresión.

8. El enfermero está atendiendo a un paciente que ha recibido la noticia de que la radioterapia que está recibiendo para tratar su cáncer no está funcionando. Se le ha trasladado a una unidad para enfermos terminales y está recibiendo tratamiento paliativo para su dolor. ¿Cuál de las siguientes situaciones es probable que experimente pronto el paciente?

a. Resolución.
b. Duelo convencional.
c. Duelo por la pérdida de un ser querido.
d. Duelo anticipado.

9. Un paciente ingresa en el servicio de urgencias en estado de crisis después de haber sufrido un accidente automovilístico en el que su madre ha fallecido. ¿Cuál de las siguientes afirmaciones del personal de enfermería sería más adecuada para establecer la percepción de la situación que tiene el paciente?

a. «¿Qué miembros de su familia están aquí para acompañarlo?»
b. «¿Por qué ha venido hoy al hospital?»
c. «¿Cómo ha manejado las situaciones de este tipo en el pasado?»
d. «Necesitará un tiempo para asimilar lo que le ha sucedido.»

10. El profesional de enfermería está valorando a un paciente a quien le han robado la cartera. Sufre palpitaciones, hiperventilación, diaforesis y confusión. Está alerta y puede hablar, pero no puede dar su nombre y dirección. ¿Qué nivel de ansiedad le asignaría?

a. Ansiedad leve.
b. Ansiedad moderada.
c. Ansiedad grave.
d. Nivel de pánico.

CAPÍTULO DOS

Teorías del desarrollo de la personalidad

2

⊙ Objetivos didácticos

Después de leer el contenido de este capítulo, el estudiante debe ser capaz de:

1. Definir el concepto de personalidad.
2. Describir los factores que conforman la personalidad de un individuo.
3. Definir el concepto de temperamento.
4. Describir la relación básica entre conducta y personalidad.
5. Formular los conceptos básicos de las teorías comunes del desarrollo de la personalidad.
6. Explicar la relación entre el desarrollo cognitivo y el desarrollo moral.
7. Describir el modelo de desarrollo interpersonal aplicado a la enfermería descrito por Peplau.
8. Comentar la teoría de sistemas familiares y su aplicación a la salud mental.

⊙ Conceptos clave

Acomodación
Asimilación
Complejo de Edipo
Complejo de Electra
Conductismo
Consciente
Convencional
Desarrollo sensitivo-motor
Ego
Ello
Equilibración
Etapa anal
Etapa de latencia
Etapa fálica
Etapa genital
Etapa oral
Etapa preconvencional

Etapa preoperativa
Humanista
Inconsciente
Interpersonal Jerarquía
Mecanismo de defensa
Nivel de diferenciación
Operaciones formales
Operaciones mentales concretas
Personalidad
Psicosocial
Rasgos centrales
Rasgos de la personalidad
Rasgos secundarios
Seudoyó
Superego
Temperamento
Yo sólido

Personalidad

La **personalidad** se define como un patrón persistente de percepción, relación y pensamiento en relación con uno mismo y con el entorno, y que se refleja en nuestras interrelaciones sociales e interpersonales. En este portafolio personal se encuentran integradas las características establecidas y las respuestas conductuales estables o **rasgos de la personalidad,** que son únicos para cada persona. Esto explica por qué no todos los individuos actúan de la misma manera en situaciones similares. Los **rasgos centrales** son las características generales destacadas que con mayor frecuencia describen a la persona, algunas de las cuales se pueden observar en todos los patrones de conducta como, por ejemplo, el caso de un individuo tranquilo, difícil, amistoso, extrovertido o asertivo. Los **rasgos secundarios** son los que pueden aparecer en determinadas circunstancias o situaciones. Por ejemplo, una persona puede ser considerada alguien que pierde los estribos o se excita con facilidad.

Desde el momento de la concepción, el desarrollo humano está influido por una serie de fuerzas que, en última instancia, conforman nuestras respuestas frente al mundo que nos rodea. Las tendencias normales de una persona son el resultado de la transmisión genética de los rasgos combinados de la personalidad de ambos progenitores. A través de este factor genético se hereda una mezcla única de patrones familiares multigeneracionales. También influyen en la personalidad muchas otras fuerzas sociales y ambientales. Los patrones de conducta se forman a medida que uno responde al conocimiento y a la percepción del yo como ente autónomo con capacidad de control individual.

Aunque existen múltiples teorías que intentan explicar cuáles son los elementos que conforman la personalidad de una persona, las teorías **humanistas** ven al individuo como un conjunto, una totalidad de aspectos físicos, emocionales, espirituales, intelectuales y sociales que nos influyen y nos impulsan a alcanzar nuestro potencial. Esta visión holística de los seres humanos no sólo se aplica a la comprensión de la personalidad y de su desarrollo, sino que también es la base del modelo de atención global de la enfermería.

Necesidades individuales y conducta

El psicólogo humanista Abraham Maslow formuló la teoría de que una persona actúa en respuesta a una fuerza percibida de origen interno o externo determinada por ciertas necesidades inmutables y de origen innato. Maslow definió estas necesidades como una **jerarquía** en la que determinadas necesidades son más básicas o más poderosas que otras. A medida que se satisfacen las necesidades más básicas, podemos ascender a niveles superiores de la jerarquía para cubrir otras necesidades superiores. El primer nivel está formado por las necesidades fisiológicas o aquellas consideradas esenciales para el funcionamiento básico (fig. 2-1). Entre estas necesidades se incluyen el oxígeno, la comida, el sueño, la eliminación y el sexo.

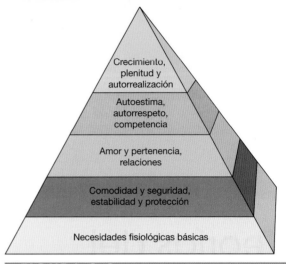

FIGURA 2-1

Jerarquía de necesidades humanas de Abraham Maslow.

Cuando se han satisfecho las necesidades fisiológicas, se buscan la comodidad, la seguridad, la estabilidad y la protección. La necesidad de sentirse querido y de pertenencia se alcanza mediante la relación con los demás. Sentirse querido y aceptado promueve una sensación de amor propio y de autoestima que origina la confianza en uno mismo. A medida que se alcanza este nivel de la jerarquía aparecen la autorrealización, el crecimiento y la plenitud. Según la opinión de Maslow, no podemos ascender a un nivel superior hasta haber satisfecho las necesidades del anterior. Él creía que la identidad personal se forma a medida que realizamos elecciones conscientes para buscar determinados elementos que le den valor o significado a nuestras vidas. Estas experiencias y elecciones pueden hacer que vacilemos entre niveles e interrumpir el crecimiento personal hacia la plenitud.

William Glasser, el fundador de la terapia de la realidad y de la teoría de la elección, describió cuatro necesidades psicológicas básicas que determinan nuestra respuesta conductual en cualquier situación (cuadro 2-1). Según su teoría, intentamos satisfacer continuamente estas necesidades en nuestras vidas, y las identificó como la necesidad de amor y pertenencia, poder y control, libertad y elección, y diversión. La necesidad de amar y pertenecer es interna, un hambre o un vacío que puede ser resuelto por los demás, por mascotas o incluso por objetos inanimados. Nuestra ansia de poder a menudo entra en conflicto con nuestra necesidad de amor en los momentos en que intentamos ejercer control sobre nuestro mundo. Glasser afirma que deseamos libertad para ejercer este control sobre nuestra existencia y que cuando esta ansia se ve obstaculizada, adoptamos una respuesta o una conducta dirigidas a recuperar el poder con el que restableceremos la homeostasis psicológica. Este autor también teorizó que un grado de diversión y tiempo de ocio equilibra la personalidad. Glasser defendía que podemos elegir nuestra conducta en el intento de satisfacer estas necesidades.

CUADRO 2-1

Teoría de la elección de Glasser: cuatro necesidades psicológicas básicas

- Amor y pertenencia
- Poder y control
- Libertad y elección
- Diversión y relajación

Desde el momento del nacimiento, vamos acumulando imágenes mentales creadas a partir de nuestras experiencias con el entorno. Este álbum de fotografías sirve de base para nuestra elección de conductas en respuesta a una situación determinada. Nuestra conducta es un intento continuado de reducir la discrepancia entre lo que deseamos (las imágenes en nuestra cabeza) y lo que poseemos (nuestra percepción de la situación). Glasser afirmó que tenemos tendencia a negar la realidad de una situación en lugar de satisfacer nuestras necesidades de un modo responsable que respete los límites de las normas sociales y de la moralidad. Este autor observó que cuando aprendemos a satisfacer nuestras necesidades mediante elecciones responsables, mejora nuestra salud mental.

Consideraciones importantes

La perseverancia y la determinación son dos rasgos de la personalidad que pueden ayudarnos a alcanzar resultados satisfactorios en las situaciones de la vida.

Temperamento

Podemos plantearnos por qué una persona responde a una situación con un enfado que desaparece rápidamente, mientras que otra tiene una reacción emocional leve y otras no muestran ninguna reacción. Las variaciones de carácter, incluidos los pensamientos, la conducta y las reacciones del individuo, además de la intensidad y amplitud de los sentimientos, constituyen el **temperamento.** Es el aspecto innato de la personalidad en desarrollo e influye en nuestras relaciones interpersonales. Los estudios describen tres tipos de temperamento en los bebés. Los bebés *fáciles* son el grupo más numeroso y se consideran juguetones y adaptables. En cambio, un grupo menor se considera *difícil* o irritable y es incapaz de adaptarse bien. Un tercer grupo de bebés *de adaptación lenta* muestra un menor grado de actividad y adaptaciones más lentas frente a cualquier nueva situación. A medida que el desarrollo de los niños progresa, también aumenta el grado de complejidad de su entorno y se supera el ámbito de la unidad familiar básica para incluir la influencia de la sociedad y de la cultura en que vive. El cambio y el crecimiento de la personalidad ha sido el centro de atención de numerosas investigaciones que han dado lugar a teorías que proporcionan el fundamento para comprender este proceso.

Práctica reflexiva

¿Qué conductas adultas pueden reflejar un temperamento de adaptación lenta o difícil?

Teorías del desarrollo de la personalidad

¿Alguna vez se ha preguntado por qué piensa y se comporta como lo hace? Ésta es la cuestión que nos lleva a un concepto integral del estudio de la psicología. Sigmund Freud fue el primero de muchos investigadores en estudiar y desarrollar teorías sobre la mente humana y la respuesta conductual a las fuerzas del entorno. En estas teorías se basan los distintos abordajes terapéuticos para tratar la enfermedad mental.

Sigmund Freud (teoría psicoanalítica)

Se considera a Sigmund Freud el fundador de la teoría psicoanalítica. Aunque otros teóricos y profesionales de la salud han criticado algunas de las teorías que planteó a finales del siglo XIX y principios del XX, su obra proporcionó una base importante para el desarrollo de otras teorías.

Función del inconsciente

Según Freud la psique se compone de tres elementos: el **consciente** o conocimiento presente, el **preconsciente** o lo situado por debajo del conocimiento presente pero fácilmente recuperable y el **inconsciente**, donde estaría el mayor volumen de información. El inconsciente incluye experiencias y emociones del pasado que se han eliminado del nivel consciente. Aunque no conozcamos los pensamientos y sentimientos inconscientes, son los principales responsables del malestar emocional y de los trastornos que padecemos.

Partes de la personalidad

La teoría freudiana también divide la personalidad en tres partes: el ello, el ego y el superego. El **ello** opera bajo el principio del placer y exige la gratificación inmediata de los impulsos, está presente desde el nacimiento y en él están los instintos, los impulsos (el hambre, la violencia, el sexo, la protección y el abrigo) y las ansias de supervivencia. El **ego** empieza a desarrollarse en los primeros 6-8 meses de vida y se encuentra en un estado de desarrollo bastante completo a los 2 años. El ego es el yo consciente, que se desarrolla en respuesta a los deseos y a las demandas del ello y exige intercambios adecuados con el entorno. En el ego se forman las sensaciones, los sentimientos, los ajustes, las soluciones y las defensas. El **superego** o consciencia comienza a desarrollarse a los 3-4 años y se encuentra bastante bien desarrollado a los 10-11 años. Controla, inhibe y regula los impulsos y ansias instintivas que serían socialmente inaceptables si se expresaran sin restricciones. Los valores y los estándares

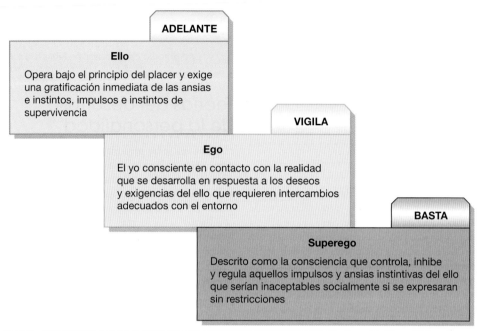

FIGURA 2-2

Teoría psicoanalítica de Freud: partes de la personalidad.

morales de los padres se han incorporado a este control, así como las normas y los códigos morales de la sociedad en que uno vive. El superego opera a nivel consciente e inconsciente, decide lo que está bien y lo que está mal y realiza críticas positivas y negativas de uno mismo.

Cuando los elementos estresantes del entorno provocan conflictos entre el ello y el superego, el ego actúa como pacificador y se encarga de conseguir el equilibrio entre los impulsos instintivos del ello y las exigencias de la sociedad que influyen en el superego (fig. 2-2). Por ejemplo:

Ello: Quiero un trozo de pastel de chocolate.
Superego: Ese pastel tiene demasiadas calorías.
Ego: Confórmate con un trozo pequeño.

Mecanismos de defensa del ego

La necesidad constante del ego de reconciliar los conflictos entre el ello y el superego conlleva un aumento de la ansiedad. Ésta provoca un dilema que requiere estabilidad para preservar nuestro sentido del yo. Freud teorizó que para que el ego conserve el control se movilizan procesos psicológicos automáticos denominados **mecanismos de defensa,** que nos protegen de la ansiedad y de la consciencia de los estresantes internos o externos (tabla 2-1). La mayoría de estos mecanismos se movilizan en el inconsciente. Los niveles elevados de ansiedad pueden distorsionar la percepción y la conducta, y afectan a la capacidad de resolver problemas y de aprender. Estas herramientas inconscientes de defensa nos protegen de pensamientos e impulsos inaceptables sin dejar de satisfacer las necesidades personales y sociales de manera aceptable.

Según Freud, las defensas nos permiten afrontar y gestionar el conflicto y la respuesta emocional ante las situaciones del entorno. Estos mecanismos son diferentes entre sí, y pueden ser adaptativos y desadaptativos. A corto plazo, pueden movilizarse de manera adaptativa para dirigir nuestros esfuerzos al logro de un objetivo o de una solución realista. En cambio, los mecanismos de defensa desadaptativos pueden llevarnos a distorsionar la realidad y a hacer que nos engañemos, interfiriendo con nuestro crecimiento personal y nuestra interacción con la sociedad. Por ejemplo, una persona puede seguir abusando del alcohol y usar el mecanismo de la proyección para culpar a su esposa y a sus hijos de su conducta, usando la negación para evitar la culpa y dañar su propio ego. Este uso desadaptativo de los mecanismos de defensa interfiere con la valoración sincera de la realidad y de los efectos negativos del abuso de sustancias. En cambio, una mujer podría negar la aventura extramatrimonial de su marido diciéndose a sí misma y a los otros que está muy ocupado, a la vez que proyecta sus sentimientos hacia su marido sobre sus hijos castigándolos injustamente. A diferencia de la persona del primer ejemplo, cuando ella se da cuenta de su proyección se disculpa con sus hijos y modifica su conducta. El factor que determina que el uso de los mecanismos de defensa sea eficaz y saludable es la frecuencia, la intensidad y la duración de su aplicación.

En ocasiones los humanos adoptamos conductas que sirven como vía de escape de las realidades y responsabilidades de la vida. Estos patrones de ajuste son comunes a todos y se usan para resolver conflictos y aliviar la ansiedad y el estrés diarios. La mayor parte del tiempo no somos conscientes de esos mecanismos de defensa de adaptación a una situación. Sin embargo, cuando esta huida pasa a ser una conducta habitual, se convierte en

TABLA 2-1   Mecanismos de defensa del ego (Freud)

MECANISMO	DESCRIPCIÓN Y EJEMPLO
Anulación retroactiva	Iniciar una acción positiva para ocultar una acción negativa o neutralizar una acción o deseo anteriores inaceptable (un empresario se ofrece a invitar a comer a su secretaria después de haberla atacado verbalmente al inicio de la jornada)
Compensación	Enfatización de las capacidades o fortalezas para compensar una falta o pérdida de características personales (una persona sin habilidades deportivas que sobresale en el aspecto académico)
Conversión	Transferencia de los conflictos emocionales a síntomas físicos (una persona a la que no le gusta su jefe desarrolla jaquecas para no tener que ir a trabajar)
Desplazamiento	Transferencia de la hostilidad o de otros sentimientos intensos desde la causa que los origina a otra persona u objeto (una persona que tiene un enfrentamiento en el trabajo y discute con su familia al volver a su casa)
Fantasía	Deformación consciente de deseos o necesidades inconscientes mediante el uso de la imaginación para solucionar problemas (un niño que ve como su padre maltrata a su madre puede imaginar que está atacando a un animal salvaje para salvar a su madre)
Formación reactiva	Intento consciente de compensar sentimientos o actitudes inaceptables para el ego sustituyéndolos con los sentimientos o creencias opuestos (una madre que tiene sentimientos secretos de desagrado hacia su hijo le muestra un exceso de protección y afecto)
Humor	Ataque de risa temporal para aliviar una situación provocadora de ansiedad o estrés (un individuo que recibe la noticia de que le han despedido y se ríe mientras dice «me estás gastando una broma»)
Introyección	Integración inconsciente de las ideas, valores y actitudes de otra persona en nuestros propios manierismos y acciones (sin tener consciencia de ello, una hija comienza a hablar y a comportarse como su madre, que es una defensora del movimiento provida)
Negación	Rechazo consciente de la realidad o negación a aceptar una situación. El ego se niega a aceptar la verdad porque le provoca un dolor mental intenso (una mujer cuyo esposo ha fallecido sigue poniendo la mesa para dos como si él fuera a estar presente en la cena)
Proyección	Los rasgos, sentimientos o actitudes inaceptables emocionalmente se atribuyen a un elemento o individuo externo o se le culpa de ellos. El individuo se niega a reconocer la propia debilidad o a aceptar la responsabilidad por sus propias acciones (una persona que bebe alcohol culpa a su esposa de hacer algo para emborracharle)
Racionalización	Utilizar un razonamiento falso para justificar una conducta que resulta inaceptable o amenazadora para el ego. Este razonamiento ignora el motivo real de la conducta usando falsedades y evita aceptar la responsabilidad por la conducta (un empleado que no recibe un ascenso le dice a sus compañeros que en realidad no deseaba el puesto)
Regresión	La personalidad vuelve a una etapa anterior de la conducta más cómoda y menos estresante (un niño al que se ha destetado vuelve a beber en un biberón durante un ingreso hospitalario)
Represión	Distanciamiento involuntario de acontecimientos o pensamientos que resultan demasiado dolorosos o inaceptables para el ego a nivel inconsciente. Si no se resuelven, estos sentimientos pueden seguir influyendo en la conducta hasta la edad adulta (una persona que fue víctima de abusos sexuales durante su infancia es incapaz de establecer relaciones íntimas importantes durante su vida adulta)
Sublimación	Una conducta socialmente aceptable sustituye a otra que es inaceptable o inalcanzable. Los impulsos primitivos no son aceptables para el ego y se canalizan hacia una finalidad constructiva (un deseo violento de atacar a otra persona se canaliza a una actividad deportiva como el fútbol)
Supresión	Exclusión voluntaria de la consciencia de sentimientos, pensamientos o situaciones que provocan ansiedad (una enfermera que discute con un familiar durante el desayuno aplaza el incidente mientras atiende a los pacientes del hospital)

una incapacidad peligrosa de afrontar la realidad y es un problema psiquiátrico.

 Consideraciones importantes

Los mecanismos de defensa nos ayudan a justificar nuestra conducta con aparente lógica, permitiéndonos conservar el amor propio. No obstante, su uso habitual puede enturbiar nuestra visión de la realidad.

Teoría del desarrollo psicosexual

Freud creía que a medida que se desarrolla la personalidad existe una identificación creciente del yo y un cambio de la percepción de la sexualidad y la identidad sexual. Su teoría psicosexual propone cuatro etapas principales del desarrollo. La **etapa oral** tiene lugar en los primeros 2 años, en los que el niño busca el placer chupando y satisfaciendo su hambre a través de la vía oral. La **etapa anal** tiene lugar a los 2-4 años y el placer se obtiene a partir del desarrollo de la consciencia y del control de la micción y la defecación. En la **etapa fálica,** en torno a los 4 años, el niño descubre el placer en la estimulación genital y se esfuerza por aceptar su identidad sexual. Según Freud, la etapa fálica da lugar al **complejo de Edipo** (niños) y al **complejo de Electra** (niñas), en los que el niño comienza a tener sentimientos románticos por el progenitor del sexo opuesto pero teme la ira del progenitor del mismo sexo. El niño resuelve el conflicto identificándose con el progenitor de su mismo sexo y redirigiendo sus sentimientos hacia el desarrollo del rol de su género. Freud creía que estos sentimientos se atenuaban en la **etapa de latencia,** hacia la mitad de la infancia, cuando el deseo sexual está aletargado. La **etapa genital** aparece cuando el niño alcanza la pubertad y la adolescencia. En esa etapa los sentimientos sexuales harían su reaparición y se orientarían a establecer una relación con una persona del sexo opuesto.

Según Freud, el niño podía sufrir una fijación y una frustración en cualquier momento del desarrollo psicosexual, lo que daría lugar a la exageración de rasgos de la personalidad adulta que reflejaban la interrupción del crecimiento (tabla 2-2). La teoría freudiana despertó una gran polémica por su relación con la cuestión de la orientación sexual, pero aun así sentó las bases de futuras teorías del desarrollo.

Erik Erikson (teoría del desarrollo psicosocial)

Erikson consideraba que el desarrollo de la personalidad era **psicosocial** (relacionado con factores psicológicos y sociales). Su teoría propone que nuestro desarrollo a lo largo de la vida sigue un patrón de ocho etapas psicosociales (cuadro 2-2). Cada una de estas etapas se caracteriza por un período de vulnerabilidad durante el cual una persona debe enfrentarse con una crisis del desarrollo. Superar ese período de crisis aumenta la probabilidad de que el proceso continúe de manera saludable. Una falta de resolución podría afectar negativamente a la progresión hacia etapas sucesivas del desarrollo. Sin embargo, el enfoque de Erikson enfatiza la posibilidad de corregir los fracasos en una etapa superando etapas posteriores.

Etapa I: confianza básica frente a desconfianza (nacimiento hasta 1 año)

Una sensación de confianza da lugar a un sentimiento de bienestar y certeza de que el mundo es un lugar seguro y agradable en el que el niño puede vivir con el mínimo temor y preocupación. En esta etapa se enfatiza la gratificación oral-sensitiva recibida durante la alimentación, a través de la cual se desarrolla una relación de confianza con el progenitor o el cuidador. La estabilidad y la capacidad de respuesta del progenitor para satisfacer las necesidades de alimentación, bienestar y atención del bebé son elementos esenciales para el desarrollo de la confianza. Los bebés que no establecen un vínculo seguro con su progenitor o su cuidador muestran un menor grado de respuesta frente al mismo y se esfuerzan menos por explorar su entorno y el mundo en el que viven.

CUADRO 2-2

Erik Erikson: ocho etapas del desarrollo psicosocial

- Confianza básica frente a desconfianza
- Autonomía frente a vergüenza y duda
- Iniciativa frente a culpa
- Laboriosidad frente a inferioridad
- Búsqueda de identidad frente a difusión de identidad
- Intimidad frente a aislamiento
- Generatividad frente a estancamiento
- Integridad frente a desesperación

Práctica reflexiva

¿Cómo puede influir el fracaso en el desarrollo de una sensación de confianza en el establecimiento de relaciones y en la interacción con la sociedad durante la vida adulta?

Etapa II: autonomía frente a vergüenza y duda (1-2 años)

Según Erikson, los niños inician un período de aumento de la confianza en ellos mismos y de esfuerzos de independencia para hacer más cosas solos. El acontecimiento más importante de esta etapa es el aprendizaje necesario para ir solos al servicio. Los niños también intentan hacer cosas nuevas sin ayuda, como comer o vestirse. Es fundamental que los padres refuercen positivamente estos esfuerzos y eviten el instinto de mostrarse sobreprotectores y críticos. Según Erikson, si los padres no muestran una actitud constante y alentadora durante esta fase, los niños tendrán demasiadas dudas de sí mismos y se avergonzarán de sus capacidades, desarrollando una falta de confianza que persistirá durante toda su vida.

Etapa III: iniciativa frente a culpa (2-6 años)

Durante estos años los niños se enfrentan con un grado de responsabilidad cada vez mayor en el cuidado de sus necesidades físicas, conductas, juguetes, mascotas, etc. Esto supone un reto que les exige que se muestren asertivos y creativos al asumir nuevas tareas. Tienen muchas ganas de hacer cosas y es fundamental que los padres elogien y reconozcan sus esfuerzos sin importar lo pequeños que puedan ser. Por otro lado, los niños también deben aprender a aceptar que hay cosas no permitidas o que no son seguras en su aventura en pos de la independencia. Aun así, es importante transmitirles la seguridad de que es correcto usar la imaginación y fingir que asumen roles de adulto. Si no se les brinda la oportunidad de hacer las cosas por sí mismos de manera segura y de asumir responsabilidades, pueden llegar a desarrollar sensación de culpa. Los niños aprenderán a creer que lo que quieren hacer nunca es bastante bueno o siempre está mal.

TABLA 2-2 Conductas adultas de las etapas de las teorías del desarrollo

ETAPA	SIGNOS DE RESOLUCIÓN SATISFACTORIA	INDICADORES DE UN PROBLEMA EN EL DESARROLLO
Freud (psicosexual)		
1. Etapa oral	Satisfacción; gratificación	Dependiente y fácilmente influible por los demás, actitud chulesca y manipuladora, crédulo
2. Etapa anal	Generosidad, franqueza, autocontrol	Mezquindad y disciplina; tozudez y meticulosidad rígida
3. Etapa fálica	Aceptación de la identidad sexual	Vanidad y descaro, coquetería
4. Etapa latente	Supresión de los impulsos sexuales; ampliación de los contactos sociales más allá de la familia	Intentos infructuosos de ampliar las relaciones sociales
5. Etapa genital	Canalización de la energía sexual hacia parejas del sexo opuesto	Conflicto sexual inconsciente e incapacidad para establecer relaciones sexuales íntimas
Erikson (psicosocial)		
1. Confianza básica frente a desconfianza	Esperanza	Suspicacia y temor hacia la gente y las relaciones Dudas extremas sobre uno mismo y miedo de la independencia
2. Autonomía frente a vergüenza y duda	Voluntad	Sensación de inadecuación y de derrota
3. Iniciativa frente a culpa	Propósito	Habilidades de resolución de problemas inadecuadas
4. Laboriosidad frente a inferioridad	Competencia	Manipulación de los demás, falta de consideración hacia los derechos de los demás (p. ej., en el ámbito laboral) Sensación de inutilidad, temor al fracaso
5. Búsqueda de identidad frente a difusión de identidad	Fidelidad	Incertidumbre y pérdida de uno mismo en el marco de las relaciones con los demás
6. Intimidad frente a aislamiento	Amor y compromiso	Retraimiento emocional en uno mismo
7. Generatividad frente a estancamiento	Atención a los demás y generosidad	Incapacidad para crecer como individuo
8. Integridad frente a desesperación	Sabiduría	Desilusión con la vida e incapacidad para ver la muerte como una realidad
Piaget (cognitiva)		
1. Estadio sensitivo-motor	Desarrollo de las capacidades relacionadas con los sentidos y con las habilidades motoras Conductas orientadas a objetivos Pensamiento egocéntrico	Centrado sólo en los propios deseos sin considerar las posibles consecuencias de sus acciones
2. Estadio preoperativo	Exploración motivada por el pensamiento mágico e imaginativo	Decisiones basadas en la intuición, la fantasía o la superstición, con incapacidad para tomar decisiones fundamentadas en la realidad
3. Estadio concreto	Fundamentación de las conexiones cognitivas en acontecimientos u objetos reales Inicio del pensamiento lógico Pensamiento en términos de respuesta moral intencionada	Resistencia al cambio con escasos esfuerzos dedicados a las estrategias de riesgo con resultado desconocido
4. Operaciones formales	Pensamiento abstracto Capacidad de resolución de problemas Razonamiento simbólico con pensamiento teórico conceptual	Incapacidad para visualizar la posibilidad o la solución de un problema Falta de voluntad para formular o aceptar decisiones basadas en la realidad
Sullivan (interpersonal)		
1. Infancia	Satisfacción de las necesidades	Desarrollo de ansiedad debido a la falta de satisfacción de las necesidades fisiológicas Falta de vinculación entre el bebé y el cuidador
2. Niñez	Autocontrol en la gratificación de las necesidades	Aumento de la ansiedad asociada al retraso de la gratificación de las propias necesidades
3. Juventud	Relaciones satisfactorias con los compañeros	Problemas para relacionarse con los demás y para desarrollar relaciones interpersonales en el grupo/interaccionar en el trabajo

(Continúa.)

TABLA 2-2	Conductas adultas de las etapas de las teorías del desarrollo *(cont.)*	
ETAPA	**SIGNOS DE RESOLUCIÓN SATISFACTORIA**	**INDICADORES DE UN PROBLEMA EN EL DESARROLLO**
4. Preadolescencia	Inicio de interacciones adecuadas con miembros del sexo opuesto	Incapacidad para establecer relaciones significativas con miembros del sexo opuesto
5. Adolescencia temprana	Sentido de la identidad personal en las relaciones heterosexuales	Temor y retraimiento en las relaciones con los miembros del sexo opuesto
6. Adolescencia tardía	Relación íntima satisfactoria con otra persona	Incapacidad para establecer relaciones íntimas satisfactorias a largo plazo con otra persona

Etapa IV: laboriosidad frente a inferioridad (6-12 años)

En esta etapa del desarrollo los niños están aprendiendo a ser productivos y a conseguir las cosas por sí mismos a partir de sus esfuerzos mentales y físicos. Durante este período dominan su capacidad de triunfo en las relaciones con sus compañeros, en la escuela y en otras actividades. Es esencial que los padres y otras personas significativas alienten y apoyen la voluntad de éxito de los niños. Ellos aprenden a través de la repetición de esfuerzos dirigidos por la confianza en sus propias capacidades. Si tienen problemas para relacionarse con las personas fuera de su hogar o en la adquisición de habilidades, puede producirse una sensación de inferioridad y duda en ellos mismos.

Etapa V: identidad frente a difusión de identidad (12-18 años)

Durante los años de la adolescencia se produce una búsqueda de identidad y de respuestas a preguntas sobre el sentido de la vida. Erikson postuló que el adolescente requiere confianza básica y en sí mismo para recibir los fundamentos para realizar elecciones conscientes sobre una vocación, las relaciones y la vida en general. El fracaso en la resolución satisfactoria de conflictos anteriores daría lugar a la incapacidad para tomar estas decisiones y realizar estas elecciones. Por ello, los adolescentes podrían sufrir una difusión de la identidad relacionada con quiénes son y su lugar de pertenencia durante su transición hacia la edad adulta.

Etapa VI: intimidad frente a aislamiento (19-40 años)

Durante los primeros años de la vida adulta el objetivo más importante del desarrollo es establecer una relación comprometida con otra persona. Una auténtica relación íntima exige sinceridad y compartir los sentimientos abiertamente. Una relación sexual no implica intimidad. Una persona puede mostrarse íntima en el plano sexual sin tener sentimientos hacia la otra persona o comprometerse con ella. Las relaciones de amor se refuerzan por la capacidad de los compañeros de establecer una relación personal a un nivel profundo. El adulto joven que es incapaz de mostrarse abierto y comprometido con otra persona puede retraerse en el aislamiento y sentir temor hacia una relación basada en la entrega y la generosidad.

Etapa VII: generatividad frente a estancamiento (40-65 años)

A medida que entramos en la segunda mitad de la vida adulta, el trabajo se relaciona más con la crianza de los hijos y con la provisión de apoyo para la generación siguiente. Esta función requiere ser un participante activo en las cuestiones que harán que, en el futuro, el mundo sea un lugar mejor y más seguro. La incapacidad de proporcionar atención y de dar todo lo que esté en nuestra mano a nuestros hijos para garantizar que disfruten de esta estabilidad progresiva puede conducir al estancamiento y distorsionar el significado de la vida.

Etapa VIII: integridad frente a desesperación (más de 65 años)

Se considera que el acontecimiento importante durante esta etapa es una reflexión sobre la propia vida y su aceptación. Según Erikson, el reflejo de un resultado positivo es una sensación de plenitud relacionada con la vida vivida y la aceptación de la muerte como realidad inevitable. Esto conlleva aceptar la responsabilidad de las elecciones pasadas y la satisfacción con ellas. El adulto anciano que ha alcanzado esta etapa satisfactoriamente es capaz de poner el pasado en perspectiva y sentirse satisfecho con el presente. Quienes no consiguen alcanzar esta sensación de plenitud e integridad se sentirán desesperados por los logros de su vida y temor de la muerte.

Erikson sostenía que si las sucesivas crisis del desarrollo no se resolvían de manera secuencial, la personalidad seguiría manifestando este conflicto durante los años de la vida adulta (v. tabla 2-2). Aunque los críticos de la teoría de las etapas afirman que el desarrollo psicológico puede verse influido y alterado por las experiencias a lo largo de la vida, muchos otros han hallado útil la teoría de Erikson para el estudio continuado del desarrollo de la personalidad.

 Consideraciones importantes

La meta del progreso del desarrollo emocional no es librarse de las cualidades negativas de la personalidad, sino aproximarse a la cualidad saludable como rasgo dominante.

CASO PRÁCTICO 2-1

«Abrumado y solo»

Anthony es un paciente de 32 años que recibe atención en una clínica ambulatoria por sus síntomas de depresión y anorexia. Afirma que no ha conseguido encontrar un trabajo y que su novia le «plantó» hace varios meses. Explica que desde entonces ha estado viviendo en su coche y en la calle. Cuando se le pregunta por su familia contesta «básicamente no tengo ninguna». Cuando dice que «parece que no me llevo bien con nadie. Todo el mundo se comporta como si quisiera ir a por mí de un modo u otro», uno se pregunta cuál es el origen de sus sentimientos de culpa.

¿En qué punto podría haberse interrumpido el desarrollo de la personalidad de Anthony según la teoría del desarrollo psicosocial de Erikson?

_____

_____

¿Cómo obstaculiza eso su progreso según la teoría de Erikson?

_____

_____

¿Qué otras preguntas podría plantearle?

_____

_____

_____

¿Cuál sería la prioridad con este paciente según la jerarquía de necesidades de Maslow?

_____

_____

_____

Jean Piaget (desarrollo cognitivo en relación con la personalidad)

Piaget afirmó que la personalidad es el resultado de la creciente capacidad intelectual para organizar e integrar las experiencias en patrones de conducta. Sus observaciones le llevaron a concluir que esta organización tendía a producirse en determinados grupos de edad. El progreso se apoya en cuatro factores independientes. En el niño, el crecimiento o la maduración físicos o psicológicos se producen durante una etapa concreta, a medida que el niño piensa y experimenta en sus interacciones con el entorno. A medida que empieza a diferenciar el yo como ente independiente, las experiencias sociales se convierten en una parte de su aprendizaje. Según Piaget, la **equilibración** se produce cuando el niño combina todos estos factores para construir esquemas o conexiones mentales que conducen a una situación de equilibrio cognitivo. La motivación de los niños para buscar este equilibrio procede de su percepción de un desequilibrio entre lo que saben (esquema existente) y algo nuevo. Piaget se refiere a esta capacidad para incorporar nuevas ideas y experiencias como **asimilación,** mientras que la **acomodación** es la capacidad para alterar esquemas existentes para incorporar la nueva información.

Piaget propuso que el desarrollo cognitivo se produce en cuatro estadios (cuadro 2-3). Durante los primeros dos años de vida, el **estadio sensitivo-motor** conlleva el desarrollo de las capacidades relacionadas con los cinco sentidos y con las funciones motoras. Las respuestas iniciales son sobre todo de naturaleza refleja, con un aumento gradual de la capacidad a medida que el niño se adapta a sus entornos. Estas respuestas tienden a reflejar sólo la percepción de lo que resulta visible para el niño. La percepción de que las cosas que pierde de vista siguen existiendo (permanencia de los objetos) comienza a desarrollarse en torno a los 9 meses y está bien desarrollada al cumplir el año.

El estadio **preoperativo** del desarrollo se produce entre los 2 y los 7 años. Los esquemas mentales desarrollados durante el estadio anterior emergen bajo la forma de comunicación de pensamientos principalmente egocéntricos, sin consideración de otro punto de vista. El lenguaje y las acciones reflejan que el pensamiento está centrado del todo en un mundo que sólo existe para

CUADRO 2-3

Jean Piaget: teoría del desarrollo cognitivo

- Sensitivo-motor: desde el nacimiento hasta los 2 años
- Preoperativo: 2-7 años
- Concreto: 7-12 años
- Operaciones formales: 11-12 años en adelante

satisfacer las exigencias del ego del niño. A medida que los niños crecen, exploran y ensayan muchas actividades nuevas motivados por un pensamiento cada vez más mágico e imaginativo.

 Consideraciones importantes

La mayoría de los niños que se encuentran en el estadio preoperativo son impulsivos y no pueden distinguir entre las acciones y los sentimientos. Incapaces de comprender que los demás pueden percibir sus acciones de modo diferente a ellos, su reacción ante el conflicto es egocéntrica, pegando, empujando, quejándose y con conductas de ocultación.

Piaget consideraba que los niños de entre 7 y 12 años eran capaces de realizar **operaciones mentales concretas** sobre sus pensamientos y recuerdos acumulados. La frase «ver para creer» describe la necesidad del niño de basar estas conexiones cognitivas en acontecimientos u objetos reales. Una característica de este grupo de edad son los hábitos, con una única manera de hacer las cosas. El niño comienza a pensar de manera lógica, a clasificar objetos, a darse cuenta de que los objetos y las personas pueden tener más de una etiqueta (p. ej., papi puede ser a la vez un marido, un hermano y un tío). A pesar de que son capaces de pensar con más lógica, los niños de estas edades siguen dependiendo de estímulos concretos para desarrollar estos pensamientos.

Según Piaget, la persona entra en el estadio de las **operaciones formales** entre los 11 o 12 años y los años siguientes. Este período de crecimiento incluye procesos cognitivos abstractos, resolución de problemas y establecimiento de relaciones mentales sistemáticas orientadas a un objetivo. Los adolescentes son capaces de pensamiento simbólico y de comprender conceptos teóricos. Son capaces de visualizar más allá de su conocimiento y de formular razonamientos hipotéticos.

Piaget sostiene que cuando un niño accede a un nuevo estadio, el paso es irreversible, progresando cada estadio a partir de lo conseguido en el nivel anterior de desarrollo.

Lawrence Kohlberg (teoría del desarrollo moral)

En su estudio del desarrollo cognitivo, Piaget concluyó que las modificaciones en el nivel de pensamiento del niño también afectaban a sus decisiones morales. Motivado por los estudios de Piaget, Kohlberg desarrolló su propia teoría, basada en seis etapas de razonamiento moral incluidas en tres niveles. El cuadro 2-4 enumera esos niveles y etapas. Un elemento básico de la teoría de Kohlberg es su creencia en que no son las elecciones tomadas las que determinan la etapa de la lógica moral, sino que son las razones aportadas para justificar la conducta las que establecen el nivel de desarrollo ético. Al igual que Piaget, Kohlberg creía que el nivel intelectual y el desarrollo emocional del niño seguían un patrón de etapas paralelas durante las cuales se modificaba el

---

CUADRO 2-4

Lawrence Kohlberg: teoría del desarrollo moral

Nivel preconvencional: los valores indican la presión del entorno
- Etapa 1: actuación o conducta dirigida a evitar el castigo
- Etapa 2: motivado por la recompensa personal ¿Qué gano si lo hago?

Nivel convencional: influido por la presión social
- Etapa 3: valoración y actuación dirigida a satisfacer las expectativas de los demás (presión del grupo)
- Etapa 4: motivado por las leyes de la sociedad y del sistema legal

Nivel posconvencional: influido por patrones y por principios compartidos
- Etapa 5: actuación dirigida al bien de la sociedad o de la mayoría de la gente (p. ej., constitución de Estados Unidos).
- Etapa 6: basa las acciones en principios morales y valores éticos (la acción correcta)

---

concepto del yo en relación con su interacción con los demás. El nivel de desarrollo cognitivo determina cómo el niño percibe una situación y qué aprende de esa experiencia. Cada uno de los tres niveles parte del precedente, aumentando la complejidad de la visión individual de una cuestión moral.

Harry S. Sullivan (teoría del desarrollo interpersonal)

El personal de enfermería que trabaja en el ámbito de la salud mental establece relaciones terapéuticas con los pacientes en un intento de ayudarles a desarrollar las habilidades necesarias para interaccionar de manera eficaz con los demás. Sullivan creía que las conductas y los desarrollos de la personalidad son el resultado directo de estas relaciones **interpersonales.** A diferencia de Freud, que creía que toda la conducta era el resultado de pulsiones inconscientes y planes inacabados, Sullivan creía que la conducta humana podía comprenderse a la luz de la interacción social entre las personas. Los principales conceptos incluidos en su teoría son los siguientes:

- La ansiedad es una fuerza importante que se desarrolla como resultado de las necesidades insatisfechas y el descontento interpersonal.
- La satisfacción de las necesidades se produce cuando se han cubierto todas las necesidades fisiológicas, de bienestar y de seguridad.
- El *concepto del yo* incorpora las experiencias y las conductas que se han desarrollado para proteger al niño de la ansiedad y proporcionar seguridad para el yo. El resultado es el desarrollo de tres imágenes del yo:
  - El *buen yo* se desarrolla en respuesta a las críticas positivas.
  - El *mal yo* se desarrolla en respuesta a las críticas negativas de los cuidadores.

«Desmoralizada»

Está interaccionando con Denise, una joven paciente que se disculpa una y otra vez por decir «la cosa equivocada». Le pregunta sobre su familia y responde, «en realidad no tengo familia. Lo siento, no está bien que diga eso». A continuación explica que para sus padres nunca ha hecho nada lo bastante bueno. Siente que siempre está pidiéndoles disculpas por haberles decepcionado sin importar cuánto se haya esforzado. Denise dice sentir tanto temor al fracaso que es incapaz de afrontar una entrevista de trabajo y la cancela antes de que llegue la cita.

¿Qué otra información acerca de las relaciones interpersonales de Denise puede ser importante?

_____

_____

¿Cómo afectan a sus relaciones interpersonales actuales sus relaciones anteriores con sus padres?

_____

_____

¿Cómo se refleja la teoría del desarrollo interpersonal de Sullivan en esta situación?

_____

_____

_____

¿Qué diría para seguir con la conversación?

_____

_____

_____

- El *no yo* se desarrolla en respuesta a la ansiedad y al terror intensos que provocan la negación y la represión de la situación para evitar la ansiedad (esta evitación de las emociones puede dar lugar a trastornos mentales en el adulto).

Sullivan dividió el desarrollo en seis etapas. Durante la *infancia* (nacimiento hasta los 18 meses) el niño está centrado en la satisfacción oral de sus necesidades. En la *niñez* (18 meses a 6 años) los niños aprenden a posponer la gratificación personal con un mínimo de ansiedad. La *etapa juvenil* (6-9 años) consiste en aprender a obtener satisfacción en las relaciones con el grupo de compañeros, mientras que la *preadolescente* (9-12 años) se basa en el esfuerzo por desarrollar interacciones satisfactorias con individuos del mismo sexo. Durante la *adolescencia temprana* (12-14 años) se forma un sentido de la identidad personal a medida que se buscan relaciones con los individuos del sexo opuesto. En la *adolescencia tardía* (14-21 años) la persona se esfuerza por desarrollar relaciones satisfactorias, significativas y duraderas con los demás.

Sullivan creía que el éxito en el establecimiento de relaciones interpersonales depende de la adquisición de habilidades de interacción en cada nivel de desarrollo (v. tabla 2-2).

Hildegard Peplau (enfermería psicodinámica)

Peplau aplicó la teoría interpersonal a la enfermería y a la relación entre el personal de enfermería y el paciente. Esta autora consideraba que las etapas del desarrollo eran la base de la interacción terapéutica con los pacientes, incluyendo a muchos cuyas conductas eran el reflejo de su incapacidad para comprender sus propios sentimientos y acciones y los resultados de dichas acciones.

La teoría de Peplau identificaba cuatro etapas del desarrollo. Durante la *infancia* el niño aprende a confiar en los demás, mientras el *niño pequeño* está aprendiendo a retrasar la gratificación personal. Al mismo tiempo, obtiene mucho placer de las respuestas positivas de los demás a sus acciones. La *niñez temprana* es un período en el que se desarrolla la habilidad de comportarse de una manera aceptable para los demás, precediendo a la *niñez tardía*, en la que el niño aprende a establecer compromisos, competir y cooperar en actividades participativas y en sus interacciones con los demás. Aprender a practicar el autocontrol y el compromiso en nuestras relaciones con los demás es un precedente del posterior éxito en la vida y la interacción como miembros de la sociedad.

Práctica reflexiva

¿Qué tienen en común las teorías basadas en etapas? ¿En qué se diferencian? ¿Cómo influye en la personalidad cada aspecto del desarrollo?

Murray Bowen (teoría de los sistemas familiares)

La teoría de los sistemas familiares afirma que una persona es capaz de cambiar sus conductas cuando conoce el impacto que tienen los patrones de conducta actuales y del pasado en sus elecciones. Este conocimiento puede dar lugar a un deseo de cambio intencionado y a una negativa a comportarse de la manera perpetuada por los miembros de la unidad familiar.

La familia se define como el núcleo familiar de origen y se extiende hasta las relaciones del pasado y a las historias familiares. Bowen consideraba que la familia era una unidad emocional única compuesta por relaciones que se entremezclaban a lo largo de varias generaciones. Sentía que la dinámica de estas relaciones familiares guardaba la llave para comprender las conductas del presente. La determinación de la conducta por factores biológicos, genéticos, psicosociales y sociológicos es un elemento integral de la teoría de Bowen. Se considera que las acciones están precedidas por sentimientos que, hasta cierto punto, pueden ser controlados por el pensamiento. Las personas son capaces de predecir sus propios patrones de respuesta si conocen las dinámicas evidentes en el sistema familiar.

Bowen identifica dos variables principales que afectan a nuestra conducta en términos de relaciones (cuadro 2-5). La ansiedad es una reacción individual frente al estrés que parece relacionarse directamente con el **nivel de diferenciación** de la persona, o el grado con que definimos el yo en términos de valores y creencias. La persona cuya conducta se basa en convicciones internas y principios se define como un **yo sólido** frente al **seudoyó**, cuya conducta refleja un *locus* de control externo. Los individuos que responden a la descripción de un yo sólido son más adaptables, más flexibles y más eficaces cuando afrontan situaciones estresantes, mientras que aquellos con un seudoyó son menos adaptables, menos flexibles y menos capaces de apoyarse en las fuentes internas de fortaleza para afrontar la ansiedad.

Murray Bowen: teoría de sistemas familiares

- Nivel de diferenciación: grado hasta el que uno define el yo
- Yo sólido: conducta basada en convicciones internas, valores y creencias autoimpuestas
- Seudoyó: conducta que refleja un *locus* de control externo

Las personas tienden a buscar compañeros con un nivel de diferenciación similar, relaciones reproductivas que son sistemas abiertos o cerrados. Un sistema familiar abierto está compuesto preferentemente por individuos con un yo sólido. Eso fomenta la flexibilidad y el intercambio de ideas en un entorno de aceptación. Esos individuos se sienten cómodos siendo visibles y tienen libertad para definir su propia persona y sus sistemas de creencias con claridad. En cambio, los individuos dispuestos a comprometer sus valores cuando están sometidos a presión externa forman el sistema familiar cerrado. El resultado de estas relaciones es la disfunción, la fusión y los estándares rígidos, en los que una persona gana el control y el yo de la otra pierde peso. Un aumento de la fusión aumenta la ansiedad en el interior del sistema. Los lazos emocionales entre los miembros de la familia se deterioran a medida que aumenta la ansiedad y uno o más individuos se sienten abrumados. Los miembros de la familia que sienten que no tienen el control son los que tienden a ceder para reducir la tensión de los demás. Esta absorción de la ansiedad familiar aumenta la vulnerabilidad del individuo a los problemas psicológicos y a la disfunción. Algunas personas se enfrentan a la ansiedad a través del distanciamiento emocional y cortando los lazos con el conflicto entre los padres, lo que finalmente provoca que el conflicto se mantenga. Los individuos que tratan de reducir la tensión de sus relaciones familiares del presente a través del distanciamiento de los problemas del núcleo familiar acabarán comprobando que los patrones de los que tratan de escapar resurgen en sus relaciones. Se crean triángulos que arrastran a una tercera parte al conflicto, desmantelando aún más la homeostasis de la unidad familiar. Los patrones de interacción en el interior de un triángulo tienden a variar, con dos de los componentes cercanos entre sí situándose «dentro» y uno excluido situado «fuera». Involucrar a otros tiende a complicar la situación y no resuelve nada. Los individuos que se encuentran en el interior del triángulo tienden a involucrarse emocionalmente y a tomar partido en la situación.

La diferenciación de los individuos que componen el sistema familiar se proyecta a otros miembros de esa familia, creando un efecto espiral que se extiende a medida que los hijos se casan y crean otra generación con características y sistemas de valores similares. A medida que cobra forma una segunda generación de disfunción, puede aparecer el conflicto matrimonial. Una unión que empareja a un individuo controlador o abusivo con otro que cede una y otra vez para evitar la discordia familiar provocará la disfunción del último. Además, las tensiones y la ansiedad que perpetúan la disfunción serán absorbidas por uno o más hijos de la familia, lo que demuestra la perpetuación del ciclo.

 ## Consideraciones importantes

En el marco de una familia, el cambio en la conducta de una persona generalmente se sigue de un tira y afloja de cambios en la conducta de los demás.

Práctica reflexiva

¿Cómo se ven involucrados los hijos en un triángulo formado por el conflicto matrimonial entre los padres?

Esta teoría proporciona un marco para comprender la conducta de las familias y cómo afecta la dinámica de este proceso multigeneracional a los individuos. Cuando los pacientes se hacen conscientes de cómo les influyen los patrones disfuncionales de conducta pueden recibir ayuda para provocar un cambio y romper el ciclo.

Otras teorías

Además de las teorías comentadas en este capítulo, hay otros enfoques muy integrales con la comprensión global del desarrollo y la conducta humana. La teoría conductista, la teoría del aprendizaje social y la teoría cognitivo-conductual son algunas de ellas y comparten la idea de que nuestras acciones están firmemente enraizadas en nuestro desarrollo.

Todas estas teorías ocupan un lugar central en el abordaje del tratamiento de la salud mental en la actualidad y se describen en líneas generales a continuación en la tabla 2-3.

TABLA 2-3   Otros enfoques teóricos de la personalidad y la conducta

TEORÍA	CONCEPTOS TEÓRICOS
Teoría conductista (B.F. Skinner)	• El **conductismo** se basa en el concepto de que los pensamientos, los sentimientos y las relaciones interpersonales son irrelevantes y que toda la conducta es observable o se ha aprendido como respuesta a un estímulo del entorno • La conducta es el resultado de un condicionamiento formado por un sistema de recompensa, castigo y refuerzo • La personalidad humana se forma en respuesta a estas situaciones de estímulo-respuesta. La personalidad incluye tanto conductas adaptativas como desadaptativas, que son resultado del refuerzo • Las personas muestran patrones de conductas estables que se mantendrán si una acción se refuerza con una respuesta. Si no se recibe ningún refuerzo, la conducta se extinguirá • El condicionamiento refuerza y debilita las conductas automáticas sin intervención de procesos de pensamiento conscientes
Teoría del aprendizaje social (Albert Bandura)	• La configuración de la personalidad está influida en buena parte por el aprendizaje a través de la búsqueda y el procesamiento activos de la información del entorno para responder a la necesidad de resultados positivos • La gente puede actuar para modificar su entorno como resultado de fuerzas internas y externas que se influyen respectivamente • El aprendizaje social se basa en la observación e imitación de los demás. Los niños y los adultos tienden a imitar o respetar más a las personas que les gustan que a las que les resultan menos atractivas • Los modelos cuyas conductas conducen a un resultado aprobado también tienen una probabilidad mayor de ser copiados • La confianza en uno mismo se desarrolla a medida que las acciones de la persona confirman la creencia de que las conductas deberían producir los resultados esperados
Teoría cognitivo-conductual (Aaron Beck)	• Se centra en las capacidades de pensamiento, análisis y decisión de la persona sobre determinadas conductas, en lugar de actuar sobre los sentimientos • Las acciones son el resultado de distorsiones de las percepciones y los pensamientos que pueden modificarse. Esto es una diferencia respecto a la teoría de Freud, que consideraba que los trastornos mentales eran el resultado de las experiencias vividas durante la infancia • Las conductas derrotistas se mantienen debido a la acción de pensamientos irracionales y creencias equivocadas • El concepto de uno mismo y la valoración de la imagen social están influidos por la percepción de uno mismo que creemos que tienen los demás. El individuo habla consigo mismo para alabar o criticar e interpretar situaciones. Eso también se refleja en las conductas normales y en los trastornos mentales • Las autocríticas negativas pueden cambiarse por pensamientos más positivos, dando lugar a una mejor autoimagen y a resultados más productivos

RESUMEN

- La personalidad es una combinación de patrones característicos de nuestras percepciones, relaciones y pensamientos sobre nosotros mismos y el mundo en el que existimos. Estos patrones son el resultado de la genética y de la influencia de fuerzas sociales y ambientales a lo largo de la vida.
- La visión humanista considera que la persona en desarrollo es un todo que incluye componentes físicos, emocionales, espirituales, intelectuales y sociales.
- Maslow afirmó que las acciones en respuesta a una fuerza percibida de origen interno o externo están determinadas por una jerarquía de necesidades innatas e inmutables, que van desde los requerimientos básicos para la supervivencia hasta un deseo de plenitud.
- Glasser identificó las necesidades básicas de poder, libertad, amor y pertenencia, y diversión como fuerzas motrices de nuestra interacción con el entorno, en un intento constante por reducir la discrepancia entre lo que deseamos (necesidades) y lo que tenemos (la percepción de una situación).
- El temperamento define las variaciones del carácter que influyen en el desarrollo de la personalidad y en nuestras relaciones interpersonales. Estas variaciones se han descrito como la disposición fácil o adaptable; la disposición de adaptación lenta, con una adaptación más lenta a las nuevas situaciones, y la disposición difícil o irritable e inadaptable.
- El desarrollo de la personalidad se describe sobre todo a través de las teorías basadas en etapas, que dividen el ciclo vital en períodos relacionados con la edad que se relacionan con el crecimiento físico y con el desarrollo.
- Freud propuso que la psique está formada por tres partes: el consciente (consciencia activa), el preconsciente (en el nivel inmediatamente por debajo de la consciencia y de recuperación fácil) y el inconsciente (enterrado y apartado de la consciencia activa y responsable de buena parte de nuestro malestar emocional).
  - La teoría freudiana divide la personalidad en tres partes: el ello, presente desde el nacimiento, actúa mediante el principio del placer, exigiendo la satisfacción inmediata de los instintos, los impulsos y las ansias de supervivencia. El ego es el yo consciente que se desarrolla en respuesta a la necesidad de establecer límites a los deseos y a las exigencias del ello para que se produzca un intercambio adecuado con el entorno. El superego es la consciencia, desarrollada entre los 3 y los 11 años para controlar, inhibir y regular los impulsos y las ansias del ello que, descontrolados, podrían ser socialmente inaceptables.
  - Para mantener el ego bajo control se movilizan procesos psicológicos automáticos denominados mecanismos de defensa, diseñados para proteger de la ansiedad y de estresantes internos o externos.
  - Freud propuso cinco etapas del desarrollo psicosexual.

- Erikson propuso una serie de ocho etapas del desarrollo psicosocial. Cada una de estas etapas consiste en una crisis del desarrollo indicativa de un período de vulnerabilidad. Si no se resuelve cada una de estas crisis siguiendo su secuencia, es posible que la personalidad siga manteniendo ese conflicto hasta la vida adulta. Además, los fracasos de años anteriores pueden rectificarse mediante los éxitos en etapas posteriores.
- Piaget teorizó que el desarrollo de la personalidad es el resultado de una capacidad intelectual creciente para organizar e integrar las experiencias en patrones de conducta. El crecimiento cognitivo se produce a medida que el niño piensa y experimenta la interacción con el entorno.
  - La teoría cognitiva de Piaget propone que las conexiones mentales o esquemas se forman mediante la incorporación de nuevas ideas y experiencias en la información mental existente. La equilibración es el equilibrio cognitivo alcanzado a través del aprendizaje.
  - Piaget propuso cuatro etapas de desarrollo cognitivo alineadas cronológicamente con distintas edades: sensitivo-motora, preoperativa, operaciones mentales concretas y operaciones formales.
- Kohlberg centró su teoría en el desarrollo moral, dividiendo el crecimiento en tres niveles que se centran en las razones aportadas para justificar elecciones y conductas. En el nivel preoperativo, los valores indican las presiones ambientales para evitar el castigo y recibir una recompensa personal. El nivel convencional demuestra la influencia de las presiones sociales para satisfacer las expectativas de los demás o del sistema legal. El nivel posconvencional refleja la influencia de los valores éticos y los principios morales compartidos que demuestran las acciones orientadas al bien de la sociedad y de la mayoría de la gente.
- Sullivan postuló que la conducta y la personalidad se desarrollan como resultado directo de relaciones interpersonales. La ansiedad es la principal fuerza resultante de las fuerzas no cubiertas y de la insatisfacción.
  - El concepto de yo de Sullivan incorpora las experiencias y las conductas desarrolladas para proteger de la ansiedad y proporcionar seguridad. La respuesta positiva aumenta el *buen yo*, mientras que las críticas negativas crean un sentimiento de *mal yo* que a lo largo del tiempo puede dar lugar a la represión y evitación de las emociones.
- Peplau aplicó la teoría interpersonal a la enfermería y a la relación entre el personal de enfermería y el paciente, centrándose en las conductas del paciente que reflejan su incapacidad para comprender sus sentimientos, acciones y el resultado de dichas acciones.
- A partir de la teoría de sistemas familiares, Bowen afirma que una persona es capaz de cambiar sus conductas según el conocimiento del impacto que han tenido los patrones familiares de conducta presentes y pasados en sus elecciones. El nivel de dife-

renciación hace referencia al grado de definición del yo en términos de valores y creencias. La conducta basada en las convicciones internas y en los valores define el yo sólido, mientras que el seudoyó refleja un *locus* de control externo.

- El conductismo, el aprendizaje social y las teorías cognitivo-conductuales contribuyen de forma significativa al conjunto de visiones actuales para el abordaje actual del tratamiento de la salud y la enfermedad mentales.

BIBLIOGRAFÍA

American Psychiatric Association. (2000). *Diagnostic and statistical manual of mental disorders—Text revision* (4th ed.). Washington, DC: Author.

Sternberg, R. J. (1995). *In search of the human mind*. Ft. Worth, TX: Harcourt Brace & Co.

Varcolaris, E. M., Carson, V. B., & Shoemaker, N. C. (2006). *Foundations of psychiatric mental health nursing* (5th ed.). St. Louis, MO: Saunders Elsevier.

Weiten, W. (2006). *Psychology themes and variations* (7th ed.). Florence, KY: Wadsworth Publishing.

Rellenar los espacios

Rellenar los espacios con la respuesta correcta.

1. Los patrones de percepción sobre nosotros mismos y el mundo que nos rodea definen el concepto de _____.

2. El _____ describe las variaciones del carácter que influyen en el desarrollo de la personalidad y de las relaciones interpersonales.

3. El proceso mediante el cual combinamos diferentes factores para construir esquemas mentales o conexiones que nos acercan al equilibrio cognitivo se denomina _____.

4. Según Piaget, el _____ es la capacidad para incorporar nuevas ideas y experiencias en nuestros esquemas mentales.

5. Frente a nuevas experiencias, la capacidad para alterar los esquemas existentes con el fin incorporar la nueva información se denomina _____.

6. La persona cuya conducta se basa en convicciones internas y principios se define como un _____.

Relacionar las parejas

Relacionar el mecanismo de defensa con la conducta correspondiente.

1. _____ Racionalización

2. _____ Negación

3. _____ Represión

4. _____ Regresión

5. _____ Proyección

6. _____ Desplazamiento

7. _____ Formación reactiva

8. _____ Sublimación

a. Infeliz con las críticas de su jefe, Clara vuelca su rabia en su marido

b. David es incapaz de recordar un accidente de navegación en el que murió su amigo

c. Después de ir al cine la noche anterior al examen, Molly afirma que suspendió el examen porque no estudió el capítulo correcto

d. Un adolescente quiere que su madre le haga compañía durante una estancia en el hospital

e. Confinado en una silla de ruedas, Jack se convierte en un especialista en informática

f. Un joven que tiene el deseo secreto de hacerle daño a su esposa aparece en un programa de televisión en contra de la violencia de género

g. Al hacer que Martha reconozca su problema con el alcohol, afirma que puede dejarlo cuando quiera

h. Después de retirar sus ahorros del banco para comprar palos de golf, Hank le dice a su esposa que el banco debe haber cometido un error

Preguntas de elección múltiple

Seleccionar la mejor respuesta posible de entre las disponibles.

1. Un paciente de 70 años le dice a la enfermera: «mi vida es un desastre y no hay nada que valga la pena». El paciente está manifestando lo que Erikson denominaría:
a. Duda.
b. Inferioridad.
c. Desesperación.
d. Estancamiento.

2. Un niño de 4 años le dice a la enfermera: «cuando crezca me casaré con mi mami». ¿Qué etapa del desarrollo psicosexual describe esta declaración?
a. Fálica.
b. Anal.
c. Latente.
d. Genital.

3. Según Piaget, ¿en qué etapa del desarrollo cognitivo se encontrarían los niños que intentan controlar su mundo desde un punto de vista centrado?
a. Sensitivo-motora.
b. Preoperativa.
c. Concreta.
d. De operaciones concretas.

4. Para evitar hacerle daño a un amigo, una persona evita explicarle la aventura que la pareja de su amigo tiene con un compañero de trabajo. ¿Qué nivel de desarrollo moral demuestra esto según Kohlberg?
a. Preconvencional: etapa 2.
b. Convencional: etapa 3.
c. Convencional: etapa 4.
d. Posconvencional: etapa 5.

5. Al ha sido detenido por haber agredido a otra persona. Sus antecedentes incluyen una infancia agresiva y anteriores denuncias por conducta violenta. La teoría conductual explicaría su conducta de la manera siguiente:

a. Sentimientos de hostilidad reprimida.

b. Baja autoestima.

c. Instinto de supervivencia innato.

d. Refuerzo de experiencias aprendidas precoces.

6. Las encuestas muestran que el hábito tabáquico y el consumo de alcohol son frecuentes entre la población adolescente. Estos resultados reflejan la conducta dentro de un grupo y respaldan una de las siguientes teorías:

a. Teoría del aprendizaje social.

b. Teoría del condicionamiento.

c. Teoría psicosexual.

d. Teoría conductista.

7. Un paciente le explica a la enfermera que es consciente de que la mayoría de cosas que le suceden son el resultado de sus propias elecciones. El paciente indica su deseo de realizar cambios que le permitan obtener mejores resultados. Según Bowen, este paciente tiene tendencia a:

a. Un superego fuerte.

b. Un *locus* de control interno.

c. Un seudoyó fuerte.

d. Impulsos inconscientes fuertes.

8. Una adolescente recibe una visita en el servicio de urgencias después de ser violada por su hermano. Riendo tranquila afirma: «no veo el problema. No ha pasado nada». ¿A qué probable mecanismo de defensa le atribuiría esta afirmación un profesional de enfermería?

a. Proyección.

b. Conversión.

c. Negación.

d. Racionalización.

9. Se está visitando a un paciente que es incapaz de conservar un empleo. Dice que las políticas de empresa siempre tienen un motivo oculto que le perjudica. ¿Cuál de las siguientes etapas psicosociales es más probable que no se haya completado?

a. Confianza frente a desconfianza.

b. Autonomía frente a vergüenza y duda.

c. Iniciativa frente a culpa.

d. Laboriosidad frente a inferioridad.

10. Después de una redada de la policía en una fiesta en la que había menores de edad consumiendo alcohol, los agentes han detenido a un joven. Cuando su padre le interroga, el joven declara: «Todo el mundo estaba bebiendo». ¿Qué nivel de desarrollo moral refleja esta respuesta según Kohlberg?

a. Preconvencional: etapa 1.

b. Preconvencional: etapa 2.

c. Convencional: etapa 3.

d. Posconvencional: etapa 5.

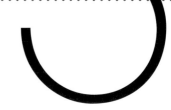

CAPÍTULO TRES

Provisión de la atención a la salud mental

◉ Objetivos didácticos

Después de leer el contenido de este capítulo, el estudiante debe ser capaz de:

1. Saber qué individuos han contribuido al progreso de la salud mental.
2. Describir las acciones legislativas que han influido en la atención de los individuos con enfermedades mentales.
3. Identificar las barreras culturales y socioeconómicas de acceso a la atención a la salud mental.
4. Identificar cómo se protegen los derechos de los pacientes en el ámbito de la salud mental.
5. Diferenciar los distintos tipos de ingresos para administrar tratamiento psiquiátrico.
6. Comentar las cuestiones éticas y legales de la confidencialidad del paciente.
7. Identificar las áreas de responsabilidad de la enfermería en el ámbito de la salud mental.
8. Definir los criterios de aplicación del aislamiento y la contención.
9. Describir los entornos clínicos de la atención a la salud mental.
10. Aplicar los conceptos de la atención a la salud mental a los pacientes en contextos no psiquiátricos.
11. Describir el papel del personal de enfermería en la provisión de la atención a la salud mental en las instituciones penitenciarias.

◉ Conceptos clave

Aislamiento
American with Disabilities Act (ADA)
Client Bill of Rights
Confidencialidad
Consentimiento informado
Contención farmacológica
Contención física
Crisis psicológica
Ética

Holístico
Impotencia
Ingreso involuntario
Ingreso voluntario
Manipulación
Mental Health Act de 1983
Mental Health Parity and Addiction Equity Act de 2008
Omnibus Budget Reform Act (OBRA)

Progreso histórico de la atención a la salud mental

En el contexto de la enfermería se puede entender la enfermería de salud mental como la asignación de un diagnóstico de enfermería y la planificación de una intervención en respuesta a problemas de salud mental reales o posibles. Ha evolucionado como área especializada de la práctica de la enfermería, basada en la aplicación de teorías científicas de la conducta humana y de técnicas especializadas de enfermería. En sus intentos de aumentar el bienestar de las personas con enfermedades mentales y el conocimiento de su existencia en la población, los proveedores de servicios de atención a la salud mental se han enfrentado a numerosos desafíos. Históricamente, el viaje realizado para trasladar este abordaje humano y de tratamiento a los enfermos mentales ha estado plagado de dificultades.

Civilizaciones antiguas

Las opciones disponibles para controlar los síntomas mentales antes de la aparición de los psicofármacos, tan utilizados hoy día para tratar la enfermedad mental, eran escasas. Los individuos con conductas extravagantes se consideraban exiliados de la sociedad y se les recluía en asilos para el resto de sus vidas. Muchos de los individuos más violentos eran descritos como «lunáticos» y, con frecuencia, se convertían en espectáculo para el público. La primera institución dedicada a los enfermos mentales fue el Bethlehem Royal Hospital, que abrió sus puertas en Londres en 1247. Los denominados «locos» recibían un tratamiento cruel e inhumano y a menudo se les obligaba a llevar cadenas de hierro en los brazos y en las piernas y a mendigar comida en la calle.

El interés por la causa de las diversas conductas anómalas creció a principios del siglo xv, durante el Renacimiento. Las primeras clasificaciones de depresión, neurosis, manía y psicosis las desarrollaron académicos y médicos a partir de sus observaciones de los individuos que manifestaban dichas conductas. A pesar de aumentar el interés por la causa de estas enfermedades, la atención que se proporcionaba a los afectados por estos trastornos no mejoró.

Posiblemente el punto más crítico y horrible de las condiciones a las que se sometía a los enfermos mentales se alcanzó durante el siglo xvii. Los individuos cuyos síntomas se atribuían a la locura eran encerrados en celdas sin comida y se les sometía a palizas brutales, quedando indefensos. A finales del siglo xviii la psiquiatría se convirtió en una rama de las ciencias médicas. Los profesionales de esta especialidad empezaron a cuestionar el tratamiento que recibían los individuos con problemas mentales. Siguiendo el ejemplo de Europa, las colonias norteamericanas comenzaron a poner en marcha asilos para ingresar a los individuos con enfermedades mentales, además de a prisioneros y huérfanos. La atención era responsabilidad de los pobres y comprendía técnicas como las sangrías, las purgaciones y las sillas de contención. Aunque el estudio de la psiquiatría continuó, el tratamiento que recibían las personas con problemas de conducta siguió siendo injusto y cruel.

Principio del cambio

El primer estadounidense que defendió la necesidad de un cambio en las condiciones a las que se sometía a los enfermos mentales fue Benjamin Rush (1745-1813), un médico del siglo xix. Este profesor de química y de medicina aventuró una teoría en la que relacionaba la circulación sanguínea y las enfermedades de la mente, defendiendo que las condiciones de vida de los individuos con estas enfermedades deberían incluir elementos como la limpieza, el aire de buena calidad, la iluminación y la comida. También creía que la amabilidad y la interacción positiva entre el paciente y el profesional sanitario tendrían efectos curativos.

 Consideraciones importantes

En 1812 Rush, considerado «padre de la psiquiatría americana», escribió el primer tratado americano de psiquiatría.

Hacia la mitad del siglo xix, se empezó a detectar un cambio en el abordaje del tratamiento de los enfermos mentales. Dorothea Dix, una maestra que vivió en el siglo xix, empezó a cuestionar el tratamiento que recibían los prisioneros y los enfermos mentales. Dedicó un inagotable esfuerzo a denunciar estas condiciones y conseguir que se dictaran leyes que contribuyeran a construir hospitales mentales de calidad en los que administrar tratamientos a los pacientes.

 Consideraciones importantes

La enfermería psiquiátrica/de la salud mental se inició a finales del siglo xix.

A finales del siglo xix y principios del xx se establecieron programas de formación dirigidos al personal de enfermería que proporcionaban una alternativa a los profesionales interesados en el cuidado de los enfermos. También aumentó la sensibilidad social hacia los problemas relacionados con la enfermedad mental. Aunque se reconocía la necesidad de contar con personal de enfermería con la formación adecuada, se consideraba que el cuidado de «los locos» no era un trabajo adecuado para las mujeres. Linda Richards (1841-1930) fue una pionera al convertirse en la primera enfermera cualificada de América. Varios años después viajó a Inglaterra para completar su formación en el Hospital St. Thomas de Londres, el hospital fundado en 1860 por Florence Nightingale. Allí conoció a Nightingale y se convirtió en su alumna. Animada por su profesora, Richards continuó sus estudios en Europa para luego regresar a Estados Unidos y dedicarse a diseñar planes de estudios para escuelas de enfermería. En 1882 fundó el Boston City Hospital Training School for Nurses, especializado en formar personal de enfermería dedicado al cuidado de los enfermos mentales. A pesar de este comienzo, hasta 1913 los contenidos psiquiátricos no empezaron a incorporarse a los planes de estudios de una escuela de enfermería. A medida que la materia se fue introduciendo de forma gradual en las escuelas de enfermería, los hospitales de formación especializada fueron cerrando.

Consideraciones importantes

En 1920, Harriet Bailey escribió *Nursing Mental Diseases*, el primer tratado dedicado a la enfermería psiquiátrica.

Práctica reflexiva

¿Cómo se refleja en el enfoque holístico contemporáneo de la enfermería esta descripción de los orígenes de los planes de estudios de enfermería?

Progreso durante el siglo xx

De forma progresiva, todos los programas de enfermería fueron incorporando la enfermería psiquiátrica entre sus componentes. La famosa *National Mental Health Act* de 1946 fue la primera legislación que contempló la financiación de la investigación, los programas de enfermería avanzados y la mejora de los servicios públicos dedicados a la enfermedad mental. En 1955 se creó la Joint Commission on Mental Illness and Health con la misión de realizar un estudio de las guías de práctica clínica aplicadas a la atención de sus pacientes por las instituciones psiquiátricas. Se destinaron fondos a la investigación y a la mejora de los programas de tratamiento. El Congreso destinó un presupuesto al National Institute of Mental Health (NIMH), fundado en 1949, por sus esfuerzos y estudio continuado en el campo de la enfermedad mental.

Estos cambios políticos y sociales empezaron a influir en las funciones que tenía y que tendría en el futuro el personal de enfermería psiquiátrica. Aunque la mayor parte de los pacientes afectados por una enfermedad mental seguían ingresando en hospitales mentales estatales, cada vez había un clima más favorable a la administración de un tratamiento más cercano a la comunidad, en unidades hospitalarias especializadas en el tratamiento de la enfermedad mental. Esto conllevaba la necesidad de más personal de enfermería con una formación adecuada para asumir las nuevas funciones y las ampliadas. En la década de 1950 se realizaron grandes progresos en la mejora de las condiciones y los métodos de tratamiento. En 1953, la National League for Nursing defendió la inclusión de la enfermería psiquiátrica en todos los programas de psiquiatría.

Fue durante este período cuando se introdujeron los primeros psicofármacos. Estos fármacos aliviaban los síntomas y contribuyeron a eliminar la necesidad de las medidas de contención mecánica (camisas de fuerza, lobotomías) para eliminar porciones del cerebro y controlar determinadas conductas. Se desarrollaron calmantes que tranquilizaban a los pacientes y se comprobó que el carbonato de litio era efectivo para controlar las oscilaciones del estado de ánimo. En 1956 se utilizaron los primeros fármacos antipsicóticos para controlar las conductas extravagantes observadas en algunos trastornos. Poco después se desarrollaron fármacos antidepresivos y ansiolíticos.

Consideraciones importantes

La clorpromazina fue el primer antipsicótico utilizado para tratar estos trastornos.

A medida que esta nueva era de tratamiento se iba afianzando, se puso en marcha el movimiento a favor de la desinstitucionalización de los pacientes con enfermedades mentales. Entre 1950 y 1980 la cifra de pacientes internados en establecimientos sanitarios se redujo desde más de 50 000 hasta menos de 10 000.

Tratamiento ambulatorio

A medida que se iba reconociendo la necesidad de acercar la atención a la salud mental a la comunidad, se fue elaborando la legislación federal necesaria para crear fondos dedicados a establecer centros que ofrecieran esos servicios. La *Mental Retardation Facilities and Community Mental Health Centers Act* de 1963 y la *Community Health Centers Amendment* de 1975 hicieron posible que los pacientes recibieran una serie de tratamientos diseñados para acortar sus estancias en el hospital. Los pacientes regresaban a sus hogares con indicación de asesoramiento psicológico de seguimiento y tratamiento ambulatorio. Era el principio de la tendencia hacia una mejor y más humanitaria atención de las personas con enfermedades mentales.

En 1982, la *Omnibus Budget Reconciliation Act* aportó financiación para apoyar el tratamiento de las personas con adicciones a sustancias y otros trastornos mentales. Esta ley se amplió en 1987 a través de la ***Omnibus Budget Reform Act*** (OBRA), que evitó la derivación inadecuada a manicomios de los pacientes con enfermedades mentales. La ***Mental Health Act*** de 1983 estableció los derechos de los pacientes ingresados en hospitales psiquiátricos, incluidos su derecho a rechazar el ingreso en una instalación psiquiátrica en contra de su voluntad y sus derechos durante el tratamiento, después del alta y durante el seguimiento ambulatorio.

El presidente George H.W. Bush declaró la década de 1990 «década del cerebro». Su declaración mencionaba de forma explícita la necesidad de estudios especializados que hallaran vías para reducir el impacto y la prevalencia de las enfermedades del cerebro. Al mismo tiempo se firmó la ***Americans with Disabilities Act*** (ADA); ésta fue la primera ley federal de derechos civiles que prohibió la discriminación contra los individuos con discapacidades mentales y físicas. Esta legislación protege a las personas con discapacidades en el ámbito laboral, en el transporte público o en las instalaciones públicas, así como en los medios de comunicación. En 1996 el presidente Bill Clinton firmó y convirtió en ley la *National Mental Health*

Parity Act; esta ley hizo que las compañías de seguros estuvieran obligadas a garantizar límites económicos anuales y de por vida para las enfermedades mentales comparables a los aplicados a las enfermedades físicas. En marzo de 1998 se propuso una enmienda que ampliaba este decreto para prohibir la aplicación de las limitaciones del copago a la atención a la salud mental. A pesar de no suprimir todas las barreras al tratamiento discriminatorio, esta ley fue un importante primer paso. Seguían existiendo numerosas áreas con una cobertura restringida y los precios de la atención a la salud mental eran mayores que otros tipos de prestaciones sanitarias.

Estas modificaciones legislativas dirigidas a prohibir los límites del copago aplicado a la atención a la salud mental han permitido modificar el tratamiento que reciben los pacientes, tanto en las unidades que prestan la atención en el ámbito hospitalario como en las que lo hacen a través de servicios ambulatorios. La atención se ha centrado en proporcionar tratamiento y sistemas de apoyo que permitan el regreso del paciente a un contexto domiciliario o a una situación de vida estructurada. Una parte integral de este enfoque ha sido la necesidad de definir el papel del personal de enfermería de manera lógica y ordenada para permitir su participación en el tratamiento. La ampliación del horizonte de la filosofía de la enfermería de salud mental se basó en un enfoque científico y sistemático, descrito más tarde como *proceso de enfermería.* Los trabajos de Hildegard Peplau (1909-1999) sentaron las bases para los procedimientos interpersonales e interactivos, tan importantes en la relación entre el personal de enfermería y el paciente. Según Peplau, al trabajar con el paciente psiquiátrico, el personal de enfermería cumple funciones de apoyo personal, consejero y modelo de conducta para el paciente. En 1994, la American Nurses Association adoptó mínimos de calidad de práctica clínica para la enfermería psiquiátrica/de salud mental.

Práctica reflexiva

¿Cómo actúa el personal de enfermería de modelo de conducta para los individuos con trastornos mentales?

Aspectos actuales de la atención a la salud mental

El acceso a la atención y los sistemas de prestación de atención a la salud mental han sufrido múltiples cambios y reformas. No obstante, incluso hoy, en pleno siglo XXI, los efectos de estos trastornos sobre quienes los sufren y sobre los que comparten la responsabilidad de su cuidado sigue siendo objeto de estigma y de una falta de sensibilización social. La equidad en el acceso a la atención a la salud mental y la cobertura de los costes de dicha atención son dos cuestiones relacionadas con la atención a la salud mental destacables en la actualidad.

Acceso a la atención: desigualdades culturales

Aunque la enfermedad mental está presente en todos los grupos étnicos de nuestra sociedad y del mundo, las desigualdades en el acceso a tratamiento que sufren los individuos que soportan su carga son muy reales. Estas desigualdades se observan tanto en términos de disponibilidad como de utilización de servicios de salud mental. Las desigualdades son resultado de barreras a la búsqueda de atención a la salud mental y de una falta de sensibilidad cultural intrínseca al sistema sanitario.

Barreras a la búsqueda de atención

Según el último informe del Surgeon General de Estados Unidos (1999), las enfermedades mentales afectan a todas las poblaciones, con independencia de su procedencia étnica. Aunque puede haber una gran necesidad de atención a la salud mental, los datos sugieren que en los grupos minoritarios hay una tasa menor de búsqueda de tratamiento y, entre los individuos que reciben tratamiento, una reducción de su calidad. Los motivos por los que las personas no buscan tratamiento pueden tener relación con diferencias culturales en la forma de ver los síntomas de trastorno mental. También hay una gran variabilidad en la tendencia a buscar tratamiento para el malestar que provocan estos síntomas frente a la utilización de remedios familiares, espirituales o tradicionales. Si la familia llega a buscar un tratamiento, esta búsqueda suele producirse en fases tardías del curso de la enfermedad.

Aunque algunos miembros de grupos minoritarios pueden llegar a establecer contacto con los servicios de salud mental, es posible que la atención que reciben no sea la que necesitan. Factores como el bajo nivel socioeconómico y educativo, así como la escasez de ingresos, añadidos a las situaciones que provocan estrés, consecuencia de esos mismos factores, actúan como barreras de acceso al tratamiento de salud mental que ofrece el sistema de salud. La existencia de estas barreras podría constituir una forma de discriminación.

Además, ya sean percibidos o inferidos, los sesgos o los estereotipos étnicos y culturales que actúan durante los encuentros con los profesionales de la salud mental con frecuencia provocan un sentimiento de hostilidad y alimentan la sensación de que los prejuicios intervienen en la administración del tratamiento. Es frecuente que las familias de inmigrantes y las de grupos minoritarios desconfíen del sistema y teman el resultado. Las experiencias de muchos inmigrantes han sido traumáticas y es posible que antes de su entrada en Estados Unidos tuvieran condición de refugiados. Al parecer, la edad en la que tiene lugar la inmigración afecta al inicio de los trastornos mentales. Según las estadísticas, cuanto más joven es el individuo en el momento de su llegada al país de acogida, mayor es la incidencia de trastornos psiquiátricos. El estigma asociado a la enfermedad mental sigue existiendo y a menudo es un obstáculo en la vía hacia el tratamiento y hacia la mejora de la calidad de vida de estos grupos.

«Dilema cultural»

Durante el transcurso de un curso de enfermería de salud mental le invitan a estudiar en casa de una compañera de clase de origen hispano. Usted es de origen angloamericano y no siente familiaridad con muchas de las tradiciones culturales y costumbres que presencia. El primer idioma de la familia es el español, aunque su compañera de clase le habla en inglés. Cuando entran en su casa, su compañera le dice que tiene un hermano con un problema mental. Cuando le explica que su hermano escucha voces, también menciona que a menudo habla con los muertos. Le dice que la familia se muestra protectora con el hermano y le pide que no comente nada sobre el tema. Reconoce que se siente avergonzada y cree que su hermano es así por culpa de las acciones de su padre.

Mientras estudian, usted pregunta a su compañera si nunca han intentado obtener un tratamiento para la enfermedad mental de su hermano. Ella responde: «Oh, no, mi madre jamás lo permitiría. Ella cree que la única persona que puede hacer algo es el *curandero*. Mi abuela también es una "sanadora"». Ella utiliza su capacidad de sanación para curarle y parece ayudarle durante un tiempo». Mientras piensa en lo que ha oído, se plantea qué debería hacer a continuación.

¿Qué información adicional necesitaría recoger?

_____

_____

¿Qué cuestiones culturales podrían estar actuando como obstáculo para que este paciente reciba tratamiento?

_____

_____

¿Qué pasos podrían darse para ayudarle a que reciba tratamiento administrado por profesionales sanitarios?

_____

_____

Práctica reflexiva

¿Qué factores pueden contribuir a la actitud del público hacia las personas con enfermedad mental?

Falta de sensibilidad cultural del sistema

Es posible que la incompetencia cultural de los prestadores y profesionales de la salud mental sea el principal obstáculo individual a la equidad en la prestación de servicios de salud mental. Los problemas aparecen al enfrentarse al contexto de las enfermedades mentales sin tener en cuenta las diferencias culturales que hay que salvar para llegar a una comprensión mutua. Sólo en la actualidad los médicos estadounidenses están empezando a comprender los síntomas de enfermedad mental que se observan en otros países y que en Estados Unidos podrían considerarse como una enfermedad. Por ejemplo, algunas culturas pueden creer que las cefaleas o las crisis epilépticas son señal de una posesión demoníaca de la mente. En otras culturas, los profesionales de la psiquiatría deben diagnosticar enfermedades mentales que los pacientes consideraban enfermedades físicas.

Para preparar a los profesionales que van a tratar y a atender a los enfermos mentales, es necesaria una educación multicultural. Aún se están estudiando las diversas tradiciones, creencias, valores y ajustes a la vida en sociedad de las diferentes culturas. Los médicos tienen que valorar la importancia de usar el primer idioma del individuo para comunicarse y establecer una relación terapéutica que incluya cambios respetuosos con las tradiciones culturales. La importancia de la concienciación y sensibilidad cultural en el tratamiento es inherente al esfuerzo de acercamiento entre los grupos minoritarios que necesitan atención a la salud mental y los que reciben tratamiento.

Coste de la atención

El impacto de la integración de la atención en la prestación de servicios sanitarios en el caso de las unidades de salud mental ha sido muy grande. La falta de fondos hace que muchas unidades de psiquiatría estén cerrando. La paradoja de esta tendencia es que el volumen cada vez mayor de población que necesita estos servicios no puede conseguirlos. Los pacientes que viven en su domicilio necesitan un control y apoyo continuos. Sin estos servicios, con frecuencia los pacientes se vuelven inestables y el tratamiento se vuelve inefectivo. Además, el cumplimiento del tratamiento de muchas de las personas que reciben servicios no es periódico, por lo que su efectividad se reduce aún más. Si se interrumpe la supervisión de la atención, la tasa de éxito del tratamiento de la depresión y de otras enfermedades mentales se sitúa en torno al 80 %.

En febrero de 2007 se propuso y se aprobó una ley que garantizaba la paridad entre la cobertura de prestaciones de servicios de salud mental ofrecida por los seguros de enfermedad y la de los servicios médicos y quirúrgicos. La legislación de esta cuestión ha seguido evolucionando y en octubre de 2008 el Congreso aprobó la **Mental Health Parity and Addiction Equity Act** de 2008 de Paul Wellstone y Pete Domenici, una de las leyes de salud más importantes de la historia de Estados Unidos. Esta ley exige que los planes de seguros de grupo proporcionen una cobertura de las enfermedades mentales comparable a la de las físicas, incluyendo el rechazo de copagos o franquicias más elevados y de restricciones a las estancias hospitalarias. La *Health Care Reform Act* de 2010 contiene disposiciones específicas sobre salud mental, entre las que se incluye una enumeración concreta de enfermedades mentales graves que cumplen los criterios de enfermedad crónica de Medicaid*, una mejora de los criterios de calidad y la intervención precoz para otras enfermedades mentales, becas de formación en salud mental y ciencias del comportamiento, y autorización para que la secretaría de Health and Human Services establezca los criterios de calidad federales para los servicios de salud mental. En esta reforma también se incluye la obligación de mantener la *Mental Health Parity and Addiction Equity Act* de 2008.

 Práctica reflexiva

¿Cómo ha afectado a su comunidad la reducción de servicios de salud mental? ¿Qué podemos hacer nosotros, como profesionales de la enfermería, para apoyar la legislación para el cambio?

Es necesario seguir negociando para garantizar el derecho a una cobertura de salud mental libre de discriminaciones para millones de personas en todo el país, incluidos numerosos planes autofinanciados que no se encuentran bajo la protección de la legislación estatal sobre la paridad. Las implicaciones de la falta de acceso al tratamiento son desastrosas para los enfermos mentales, sus familias y el conjunto de la sociedad. El coste en términos de reducción de la productividad e ingresos económicos lo paga la sociedad entera, incluida la comunidad de los servicios de salud pública. La garantía de una cobertura paritaria de los servicios de diagnóstico y tratamiento de los trastornos mentales y por abuso de sustancias permitirá un acceso equitativo al sistema de salud mental.

Consideraciones legales y éticas de la atención a la salud mental

A medida que se preparaba el camino a la equidad en el acceso a la atención se establecían leyes y normas que protegían los derechos de los pacientes y servían de guía de actuación para los prestadores de servicios de atención a la salud mental.

Muchas de las decisiones de los profesionales de la salud tienen relación con cuestiones relacionadas con aspectos legales y éticos. El término **ética** se refiere a un conjunto de principios o valores que proporcionan dignidad y respeto a los pacientes. Igual que ocurre con cualquier otro aspecto del sistema, la atención a los pacientes con trastornos mentales conlleva un determinado patrón de principios y valores. Este conjunto de valores da forma a una filosofía que orienta el ejercicio de la enfermería y protege a los pacientes de tratamientos poco razonables. En algunos casos, el personal de enfermería y otros profesionales de la salud mental deben tomar decisiones que provocan conflictos entre determinadas normas y valores. Existen guías que ayudan a solucionar estos conflictos, aunque los pasos que proponen son complejos y difíciles. En estas situaciones, el principal factor en la toma de decisiones debe seguir siendo el paciente individual.

Como miembro del equipo sanitario, el personal de enfermería debe estar familiarizado con las leyes actuales y con la gobernanza ética de la prestación de servicios de salud mental. Eso incluye comprender los derechos de los pacientes. Además, el personal de enfermería es responsable de mantener los niveles de calidad en el marco de la profesión. A través de su atención a este conjunto de valores, facilita la relación terapéutica y ayuda a mejorar la autoestima del paciente. La integración de valores positivos en el proceso de atención al paciente mejora la autoestima de los pacientes y facilita la relación terapéutica.

Derechos de los pacientes

Todos los pacientes que acceden a una instalación de tratamiento tienen determinados derechos, documentados en la **Patient Bill of Rights.** En la *Mental Health Systems Act Bill of Rights,* aprobada por el Congreso de Estados Unidos en 1980, se declararon los derechos aplicables al paciente con enfermedad. En el momento de su ingreso, hay que ofrecer a los pacientes la oportunidad de leer estos derechos. Este documento suele encontrarse en un lugar destacado de las unidades asistenciales, de fácil acceso para los pacientes y sus familias. El personal de enfermería tiene la responsabilidad de conocer estos derechos del paciente y de garantizar que se mantengan y se protejan.

 Práctica reflexiva

Además de ser responsabilidad suya, ¿qué protección obtiene el personal de enfermería de conocer los derechos del paciente?

---

* N. del T. Medicaid es el programa sanitario que proporciona atención médica a los pacientes con un bajo nivel de ingresos y de recursos en Estados Unidos.

Atención adecuada

Aunque el personal de enfermería es directamente responsable de tomar decisiones sobre el tratamiento administrado o el contexto en el que se administra, garantizar la atención adecuada del paciente forma parte integral de su responsabilidad. Todos los pacientes tienen el derecho de recibir atención según un plan de tratamiento actualizado e individualizado que incluya una descripción de los servicios disponibles y de los que se les ofrecerán en el momento de recibir el alta. En la *Patient Bill of Rights* se incluyen los derechos:

- A ser tratado en todo momento con dignidad, consideración y respeto.
- A esperar una atención de calidad proporcionada por profesionales cualificados y competentes.
- A esperar una confidencialidad absoluta dentro de los límites establecidos por la ley y a ser informado de las excepciones legales a esta norma.
- A conocer las cualificaciones de los profesionales que intervienen en el proceso de tratamiento.
- A que se les explique el tratamiento y a intervenir en la planificación de la atención.
- A rechazar formar parte de métodos de terapia o tratamiento experimentales.
- A comprender los efectos y posibles efectos adversos de los medicamentos que se le recetan.
- A recibir tratamiento en un contexto lo menos restrictivo posible, evitando límites excesivos en una atmósfera de internamiento.
- A participar en la toma de decisiones acerca de las mejores opciones de tratamiento.
- A rechazar el tratamiento si no existe una orden judicial que dicte que existen motivos para el reingreso.

 Consideraciones importantes

Entre los entornos menos restrictivos pueden incluirse las unidades hospitalarias cerradas o abiertas, las residencias ambulatorias o los centros de tratamiento ambulatorio, según las necesidades individuales del paciente.

Consentimiento informado

Antes de ingresar en cualquier entorno sanitario, se explicarán al paciente sus derechos y las políticas de la institución. En el caso de un paciente incompetente, incapacitado o confuso, esta información se proporcionará a un familiar o a un tutor legal (v. cuadro 3-1 para información sobre el procedimiento para establecer la competencia legal en la toma de decisiones). Estas explicaciones exhaustivas permiten que el paciente o las personas reconocidas por la ley como sus tutores tomen una elección informada. Por tanto, el **consentimiento informado** es el permiso (otorgado por el paciente) para someterse a un procedimiento o tratamiento concreto después de haber recibido información sobre sus métodos, sus riesgos y sus beneficios. La organización que presta los servicios se protege con la obtención de una declaración firmada que consta que el paciente comprende la información.

CUADRO 3-1

Guía legal de la capacidad de toma de decisiones

- Se considera que los adultos están capacitados para tomar decisiones informadas si no existe una sentencia judicial que determine que son «incapacitados»
- Si se ha determinado que una persona no está capacitada para tomar decisiones informadas acerca de la atención sanitaria, las decisiones las tomará otra persona
- Un poder legal permanente en materia de atención sanitaria permite que un paciente delegue en otra persona la toma de decisiones sobre su atención sanitaria cuando sea incapaz de tomarlas

Al mismo tiempo, el paciente tiene derecho a rechazar cualquier aspecto del tratamiento y puede optar por no firmar el consentimiento.

En el momento de su ingreso en los servicios de salud mental, el paciente también debe recibir una explicación de las políticas relativas a servicios disponibles, visitas, uso del teléfono, normas de la unidad y contacto con los médicos. El representante de la institución también explica las cuestiones relacionadas con la cobertura de la póliza de seguros o los sistemas de pago, además de los contratos entre los profesionales sanitarios y terceras partes responsables del reembolso. Se debe proporcionar al paciente la oportunidad de debatir las alternativas de tratamiento con un médico u otros profesionales sanitarios. En Información para pacientes 3-1 se sugieren algunas cuestiones que los pacientes pueden comentar con los profesionales de la salud mental que les atienden.

Confidencialidad

La **confidencialidad** se refiere al derecho del paciente a que sus comunicaciones escritas o verbales sólo sean accesibles a terceras personas cuando él lo autorice. Para fomentar la confianza del paciente, los estudiantes de enfermería y el resto del personal de enfermería deben asegurarse de que todas sus comunicaciones son confidenciales y que sólo el personal que interviene en el cuidado

INFORMACIÓN PARA PACIENTES 3-1

 Cuestiones que los pacientes deben comentar con un profesional de la salud mental

- Diagnóstico e información relacionada
- Pronóstico a corto y a largo plazo
- Detalles de cualquier plan de pruebas o de tratamiento
- Opciones alternativas y resultados previstos
- Riesgos y beneficios de cada opción

del paciente tenga acceso a ellas. El *Nurse Practice Act* del Board of Nursing de cada estado exige confidencialidad al personal de enfermería para proteger el derecho de los pacientes a la privacidad. Cada miembro del equipo que trata al paciente está obligado a seguir esta norma ética. Las estipulaciones de privacidad y confidencialidad del *Health Insurance Portability and Accountability Act* (HIPAA) de 1996 están en vigor desde abril de 2003. Esta ley establece que deben tomarse medidas para proteger la privacidad y confidencialidad de la información del paciente, quien además tiene derecho a conocer el contenido de sus registros médicos, la información que se comunica a efectos de compensaciones o beneficios económicos para el paciente, y a quién se proporciona esta información.

El personal de enfermería tiene la responsabilidad de proteger el historial del paciente del acceso de personal no autorizado. Los prestadores de servicios sanitarios que no son consultados directamente por el médico o no proporcionan atención directa al paciente no pueden consultar su historial médico sin permiso. Los estudiantes de enfermería que intervienen en la observación o interacción con pacientes deberían procurar no revelar ninguna información clínica que se haya usado con objetivos educativos. Otro sistema para proporcionar privacidad es redactar el informe de enfermería en una zona privada en la que ni otros pacientes ni el personal hospitalario sin relación con el caso puedan escuchar la conversación. Hay que archivar la documentación del informe en un lugar discreto y destruirla antes de dejar la unidad de enfermería. El profesional de enfermería nunca debería comentar los problemas o el tratamiento del paciente con otro paciente. Hay que evitar proporcionar información sobre el ingreso del paciente a través del teléfono si no existe una política específica y sistemas para la confidencialidad. Algunas instalaciones psiquiátricas disponen de códigos que se proporcionan a las personas autorizadas por el paciente. Sin embargo, hay situaciones en las que puede existir la obligación legal de revelar información sobre el paciente. Entre estas situaciones se incluyen:

- Intención de cometer un delito.
- Obligación de avisar a las personas que puedan correr peligro.
- Indicios de malos tratos infantiles.
- Comienzo de un ingreso involuntario.
- Infección por el virus de la inmunodeficiencia humana (VIH).

Es importante que los pacientes sepan que la información que revelan puede ser compartida con otros miembros del equipo si se considera relevante para su bienestar y para el progreso del tratamiento.

Práctica reflexiva

¿Por qué la confidencialidad puede ser un tema más problemático para el paciente ingresado en un unidad psiquiátrica que para el paciente ingresado en una unidad hospitalaria médica o quirúrgica?

Reclamaciones y quejas

Los pacientes tienen derecho a recibir información acerca de las vías para expresar quejas por la atención recibida o los profesionales que se la proporcionan, independientemente del contexto en el que reciban los servicios de salud mental. Esta información debe proporcionarse en el momento en que se prevé que el paciente necesitará los servicios, ya sea en una unidad hospitalaria o en un contexto ambulatorio. Si el paciente desea formular una queja formal a un comité profesional, es necesario asesorarle sobre cuál es el procedimiento correcto. Algunos pacientes pueden querer realizar alegaciones a decisiones relacionadas con el modo de pago. En ese caso hay que proporcionarles el nombre y la dirección del contacto adecuado (v. Información para pacientes 3-2 sobre la localización de servicios de salud mental.)

Aplicación del aislamiento y la contención

Dado que algunos trastornos mentales pueden hacer que una persona sufra una agitación extrema o actúe con violencia, en ocasiones puede hacer falta recurrir al aislamiento o a la contención cuando otras intervenciones o tratamientos no son efectivos. La Joint Commission y el gobierno federal regulan el uso del aislamiento y las contenciones que pueden hacer los profesionales sanitarios. **Aislamiento** se refiere a la ubicación de un paciente en un entorno controlado para tratar una emergencia clínica en la que éste supone una amenaza inmediata para sí mismo o para los demás. A menudo eso quiere decir encerrar al paciente en una habitación para apartarlo de los estímulos de la unidad de enfermería. La **contención mecánica** consiste en el uso de sistemas mecánicos que limitan el movimiento del paciente. La contención mecánica se utiliza para evitar que el paciente se dañe a sí mismo o a los demás y requiere una supervisión cuidadosa. Los sistemas empleados pueden ser correas acolchadas o tejidos

INFORMACIÓN PARA PACIENTES 3-2

Lista de servicios de salud mental para el paciente

- Recursos de salud mental del Ministerio de Sanidad de España: www.msc.es/organizacion/sns/planCalidadSNS/ec04_enlaces.htm#salud
- Quejas y sugerencias en la web del Instituto Nacional de Gestión Sanitaria del Ministerio de Sanidad de España: www.ingesa.msc.es/ciudadanos/quejas/home.htm
- Recursos del Plan Nacional de Drogas del Ministerio de Sanidad de España: www.pnsd.msc.es/Categoria1/otras/alfab/a_alfabe.htm
- Observatorio de Salud Mental de la Asociación Española de Neuropsiquiatría: www.observatorio-aen.es/es

que inmovilizan las muñecas, los tobillos, la cintura o los dedos. La **contención farmacológica** se refiere al uso de medicamentos para tranquilizar a un paciente y evitar la necesidad de contención mecánica. Es menos restrictiva, y en general, y a no ser que la situación justifique una alternativa, es la primera elección.

Consideraciones importantes

Nunca debe usarse el aislamiento si el individuo tiene tendencias suicidas.

Consideraciones importantes

La contención sólo puede aplicarse por orden de un médico y bajo la supervisión de un miembro colegiado del personal de enfermería.

Estos métodos sólo deben usarse cuando hayan fracasado o no estén disponibles las intervenciones verbales u otros métodos menos restrictivos. Es fundamental que el personal de enfermería trate de mitigar las conductas agresivas antes de que estas medidas lleguen a ser necesarias. A menudo la situación del entorno u otros pacientes son los que provocan la conducta del enfermo. En este caso, basta trasladarle a otra área de la unidad para permitir que recupere el control sin necesidad de recurrir a otra intervención. Habitualmente, si se usa el aislamiento o la contención se suele administrar un medicamento sedante que ayude a calmar al paciente y a controlar su conducta. Es obligatorio mantener una supervisión constante del paciente inmovilizado o aislado e interrumpir estos métodos inmediatamente si se sospecha que pueden ser inefectivos o se observa cualquier indicio de que el paciente haya recuperado el control. Numerosos reglamentos estatales e institucionales especifican límites temporales a la contención.

El personal de enfermería debe estar familiarizado con las implicaciones legales del uso del aislamiento y la contención. Es importante conocer las cualificaciones y la formación de cualquier persona en la que se delegue la tarea de ayudar en una contención. Para evitar cualquier posible causa de responsabilidad legal, el personal de enfermería tiene que conocer las reglas de la institución y las leyes estatales que regulan este procedimiento. Los tribunales pueden imponer sanciones si los pacientes están inmovilizados sin justificación o si se les somete a aislamiento con criterios inadecuados. La contención de pacientes mediante el uso inadecuado de la fuerza puede considerarse asalto y agresión. Ser consciente de cómo, cuándo y por qué hay que recurrir a los métodos de internamiento ayudará al personal de enfermería a evitar las demandas relacionadas con estas circunstancias.

Responsabilidad del personal de enfermería

Los estudiantes y el personal de enfermería cualificado son responsables de la atención que proporcionan o, dicho de otra manera, deben asumir la responsabilidad de sus accio-nes. Cada nivel de enfermería es responsable de ajustarse a un nivel de calidad de la atención aceptable para ese nivel concreto. La *Nurse Practice Act* de cada estado identifica el alcance y los niveles de calidad de la atención mínimos para la práctica de la enfermería práctica/vocacional y cualificada. Si surge alguna duda sobre un estatuto contenido en la ley de práctica clínica, es conveniente que el personal de enfermería se ponga en contacto con el Board of Nursing del estado en el que ejerce.

El personal de enfermería tiene la obligación de mantener la vigencia de los requisitos de licencia y formación exigidos por su comisión de enfermería. En el área de la atención sanitaria psiquiátrica/mental, el personal de enfermería también tiene la responsabilidad de conocer las políticas institucionales y gubernamentales acerca de los ingresos y los derechos de los pacientes. En caso de duda, el personal de enfermería tiene la responsabilidad de obtener la información correcta a partir de otras fuentes, como manuales de procedimientos, tratados, otros profesionales sanitarios o recursos en la red.

Cualquier paciente puede exigir responsabilidades al personal de enfermería por un acto de incompetencia o negligencia cometida durante la administración de la atención. Todas las acciones que realice el personal de enfermería para facilitar el tratamiento adecuado al paciente deben documentarse para disponer de un registro escrito de los acontecimientos. El personal de enfermería también tiene la responsabilidad legal y ética de actuar como defensor del paciente para protegerle a él y a los derechos que le corresponden legalmente.

Práctica reflexiva

¿Cómo se concretaría el papel de defensor del paciente del personal de enfermería en el caso de un paciente mental incapacitado?

Ámbitos clínicos de la atención a la salud mental

La atención a la salud mental integra múltiples aspectos de los diversos enfoques desarrollados para cubrir las necesidades de los enfermos mentales y de sus familias. Aunque muchos pacientes con trastornos mentales reciben atención en centros de salud mental, ellos y los pacientes con síntomas psicológicos o emocionales pueden recibir atención en otros entornos del sistema sanitario (p. ej., clínicas ambulatorias, unidades hospitalarias ambulatorias/de hospitalización, instituciones penitenciarias, instituciones de ingreso de larga duración y atención domiciliaria). La capacidad de reconocer los síntomas e iniciar las intervenciones adecuadas es importante en cualquier situación detectada en cualquier entorno clínico.

Un paciente tiene derecho a recibir tratamiento en el entorno menos restrictivo que permita un contexto seguro y terapéutico. El tipo de instalación y el nivel de atención proporcionado dependen de varios factores. La historia personal del paciente influye en gran medida en la elección de los métodos de tratamiento. Las circunstancias del ingreso actual también afectan al tratamiento y a la atención del servicio de enfermería necesarios. El médico de familia o el psiquiatra son los profesionales que determinan la necesidad de hospitalización o de tratamiento ambulatorio del paciente, además del entorno adecuado en el que proporcionar la atención.

Ámbitos de hospitalización psiquiátrica

Si se precisa una intervención inmediata se puede derivar al paciente al servicio de urgencias de un hospital o a un servicio de hospitalización según el grado la urgencia. Un paciente con síntomas agudos de un trastorno mental puede ser conducido por agentes de la autoridad para ser valorado, después de haber sido detenido o haber intervenido en algún altercado. Otros pacientes pueden llegar acompañados de familiares que temen o se preocupan por el bienestar del paciente o el suyo propio. Además, en ocasiones es el propio paciente quien toma la decisión de ser hospitalizado para recibir tratamiento. Los pacientes pueden darse cuenta de que han perdido el control o sentir temor de dañarse a sí mismos o de dañar a otros. En estos casos suele estar indicado el ingreso en servicios de hospitalización.

Muchos pacientes con problemas de salud mental solicitan el ingreso en un centro psiquiátrico para recibir tratamiento. Cuando el ingreso es resultado de una decisión voluntaria de seguir el programa de tratamiento, se habla de un **ingreso voluntario.** En esta situación, el médico redacta la orden de ingreso y el paciente la firma y acepta los términos del tratamiento. Cuando se ha completado el tratamiento, el paciente firma los documentos adecuados y se permite que se marche. Aunque las políticas varían entre instituciones, la mayoría de estados contempla un período inicial (p. ej., 72 h) que permite que el médico y otros miembros del equipo terapéutico tengan la oportunidad de valorar la situación antes de permitir que la persona se marche voluntariamente. Si el paciente se va antes de este período o sin contar con la orden de alta médica, se le puede pedir que firme un formulario AMA (*Against Medical Advice*) que libera a la institución de cualquier responsabilidad relacionada con el paciente que abandona el tratamiento.

En el **ingreso involuntario,** una persona es ingresada en una unidad de psiquiatría en contra de su voluntad. La ley establece el período durante el cual se puede retener a una persona, que varía entre estados. Para que el ingreso involuntario tenga lugar, hace falta que una valoración indique claramente que el estado mental del paciente representa un peligro para sí mismo o para los demás y se justifique la necesidad del ingreso. Este proceso es largo y puede ser difícil. La orden de ingreso preventivo la emite un juez. Se puede retener al paciente en contra de su voluntad en condición de emergencia durante un período de 48 h a 72 h. Al final de ese período es obligatorio que el paciente reciba el alta, ingrese voluntariamente o se celebre una audiencia judicial para determinar si es necesario mantener el tratamiento involuntario. Las opciones

permitidas por la ley pueden variar entre estados. Aunque el ingreso involuntario es más frecuente en el contexto del ingreso hospitalario, la hospitalización también puede aplicarse con base ambulatoria, como sucede en los programas de tratamiento del abuso de sustancias.

Ámbitos ambulatorios de atención a la salud mental

En algunas situaciones, el médico puede derivar a un paciente a un centro ambulatorio de salud mental en la comunidad, a una organización de servicios sociales o a una clínica o institución privada en la que se pueda acceder a varias opciones de tratamiento sin necesidad de hospitalizar al paciente para que se beneficie de los servicios. También existen entornos residenciales que permiten que los pacientes vivan en un entorno terapéutico durante períodos prolongados si así lo necesitan. En otras circunstancias, un individuo puede buscar tratamiento en el sector privado, en un psiquiatra, un psicólogo o un consejero personal.

El objetivo de la atención a la salud mental ambulatoria es que los individuos, las familias y la comunidad tengan acceso a servicios que fomenten la salud mental y la calidad de vida en su actividad diaria. Entre estos servicios pueden incluirse las consultas psiquiátricas, el control y la administración de psicofármacos. Las consultas con un profesional cualificado se centran en ayudar a que los individuos se comprendan mejor a sí mismos y sus conductas, y en contribuir a que se produzcan cambios que ayuden a que el individuo alcance mayores niveles de satisfacción y felicidad. Entre los servicios ambulatorios pueden incluirse:

- Terapia individual.
- Terapia de pareja y familiar.
- Terapia para niños y adolescentes.
- Terapia relacionada con divorcios.
- Terapia de grupo.
- Valoración psicológica.
- Reducción del estrés y relajación.
- Valoración de diversos trastornos mentales.
- Apoyo al duelo y a la pérdida.
- Terapia para conductas adictivas y codependencia.
- Terapia para padres.

Ámbitos sanitarios no psiquiátricos

El concepto **holístico** de la enfermería abarca todo el espectro de las necesidades humanas y tiene en cuenta los aspectos físicos, psicosociales, culturales y espirituales del paciente individual. El personal de enfermería ejerce sus funciones en distintos ámbitos no psiquiátricos que conforman una gama de distintas situaciones en las que pueden aparecer las necesidades emocionales y psicosociales de los pacientes. Estos ámbitos van desde hospitales a consultas médicas, servicios de hospitalización a largo plazo, atención domiciliaria o cuidados paliativos, entre otros. En algunos casos, personas con una buena salud mental pueden atravesar un período de inestabilidad debido a una crisis situacional (p. ej.,

Factores que afectan a la capacidad de afrontamiento del individuo

- **Factores individuales,** como la edad, la personalidad, la inteligencia, los valores, las creencias culturales y el estado emocional
- **Factores ambientales,** como el sistema de apoyo y la estabilidad financiera
- **Factores relacionados con la enfermedad,** como el tipo de enfermedad, su ritmo de progresión, el deterioro funcional y el pronóstico

una violación, un trauma, malos tratos o una catástrofe natural). La intervención en momentos de crisis y las estrategias de apoyo aportadas por la enfermería pueden tener una función importante, pues marcan la diferencia en la capacidad del paciente para acceder a sus recusos de afrontamiento y movilizarlos, en un momento en el que su vida parece desmoronarse. A menudo el personal de enfermería es el profesional sanitario que observa y valora estos sentimientos o conductas, que pueden reflejar síntomas de disfunción mental. El cuadro 3-2 identifica algunos factores que pueden afectar a la capacidad de afrontamiento del individuo.

Algunas de las respuestas emocionales y psicológicas más frecuentes frente al trauma, la enfermedad física o la pérdida son la depresión, el miedo, la ansiedad, la negación, el retraimiento, la rabia, la apatía, la regresión y la dependencia. Si la persona siente que pierde el control sobre la situación al enfrentarse a una posibilidad incierta de dolor, hospitalización o muerte, la intensidad de estas emociones puede dispararse. Otros factores que influyen en esa reacción son la etapa de la enfermedad y las alternativas de tratamiento posibles. En cualquier ámbito sanitario, el impacto económico de la atención sanitaria también puede provocar una avalancha abrumadora de emociones y miedos. El temor a lo desconocido es especialmente amenazador para el paciente que sufre una crisis emocional o psicológica. Además, con frecuencia es evidente que el paciente proyecta estos temores mediante conductas egoístas y exigentes como, por ejemplo, hacer demandas poco razonables a los profesionales sanitarios. Con independencia del ámbito, el personal de enfermería debe estar preparado para poner en marcha intervenciones que respondan a las necesidades psicosociales de cada paciente, además de las físicas.

Práctica reflexiva

¿De qué maneras el temor a lo desconocido puede provocar un aumento de la ansiedad hasta alcanzar niveles graves?

Ámbito sanitario ambulatorio

Los pacientes que sufren los efectos psicológicos de una enfermedad física pueden recibir atención en muchos tipos de consulta ambulatoria. El DSM-IV-TR enumera los factores psicológicos que pueden afectar o alterar el curso de una enfermedad médica existente provocando una exacerbación de la enfermedad o un retraso en la recuperación. En ocasiones estos factores pueden interferir con el tratamiento de la enfermedad médica, por ejemplo a través de la falta de cumplimiento de la dieta o del tratamiento farmacológico del paciente con diabetes o del hábito tabáquico persistente del paciente con enfermedad pulmonar crónica. Para afrontar cada uno de estos problemas hay que tener en cuenta la cuestión individual que esté presente (tabla 3-1).

Una enfermedad física que suponga una amenaza grave para la salud de una persona y la posibilidad de sufrir una enfermedad crónica de por vida pueden provocar una respuesta de duelo frente a esta pérdida real o percibida. El proceso patológico puede imponer restricciones en el estilo de vida y en la situación socioeconómica de la persona, amenazando tanto su autoestima como la sensación de seguridad de la que disfrutaba. La imposición de los efectos físicos y psicológicos de los síntomas puede

TABLA 3-1	Factores psicológicos que afectan a las enfermedades médicas
FACTOR PSICOLÓGICO	**EFECTOS SOBRE LAS ENFERMEDADES MÉDICAS**
Trastornos mentales	Trastornos como el bipolar, la esquizofrenia o la depresión mayor pueden afectar al paciente que sufre un infarto de miocardio, una enfermedad renal, asma o una intervención quirúrgica
Síntomas psicológicos	Síntomas como la apatía o el estado depresivo pueden afectar de forma significativa a la evolución o al tratamiento de la enfermedad médica o a la recuperación después de una intervención quirúrgica
Rasgos de la personalidad o estilos de afrontamiento	Rasgos de la personalidad de estilo controlador u hostil pueden interferir con el progreso del tratamiento después de un infarto de miocardio Las estrategias de afrontamiento desadaptativas pueden hacer que el paciente niegue la necesidad de un procedimiento diagnóstico o quirúrgico
Hábitos desadaptativos relacionados con la salud	Conductas como las prácticas sexuales de riesgo, la falta de ejercicio o el consumo excesivo de alimentos, drogas o alcohol pueden tener un impacto negativo sobre la salud
Respuesta fisiológica relacionada con el estrés	Esta respuesta puede iniciar un aumento de la incidencia de hipertensión, arritmias cardíacas, angina, jaqueca o crisis respiratorias

hacer añicos sus objetivos de futuro y las funciones que desempeñaba en su marco familiar. El cuadro 3-3 presenta algunas enfermedades físicas o intervenciones quirúrgicas que pueden provocar efectos psicológicos importantes en el paciente y en su familia. En el cuadro 3-4 se recogen varios mecanismos de afrontamiento del impacto de la enfermedad física.

La falta de control sobre los efectos perjudiciales impuestos por muchas de estas afecciones puede describirse como un estado de indefensión o **impotencia.** Esto puede aplicarse tanto a la persona afectada por la enfermedad como a la familia. Cuando las defensas emocionales y psicológicas de estos individuos se ven superadas por la necesidad de tomar decisiones y de afrontamiento asociadas a la enfermedad o a la intervención quirúrgica, el personal de enfermería debería adoptar una actitud empática y de apoyo. El personal de enfermería debería reservar el tiempo necesario para escuchar al paciente de forma activa, permitiendo y fomentando la liberación y la expresión de sus sentimientos y preocupaciones. Para que el paciente pueda tomar decisiones informadas acerca de su situación, es fundamental que cuente con las explicaciones necesarias sobre las cuestiones relacionadas con pruebas diagnósticas, procedimientos, autorizaciones y formularios de consentimientos. El paciente se beneficia de la sensación de recuperar el poder sobre sí mismo si se le incluye en el proceso de planificación de la atención necesaria para cubrir sus necesidades y tiene la oportunidad de tomar las decisiones acerca de esas necesidades. Otro factor que influye considerablemente en la capacidad de adaptación a la situación del paciente es la sensibilidad del personal de enfermería hacia la ansiedad que padece.

CUADRO 3-4

Estrategias de afrontamiento habituales en pacientes que sufren los efectos psicológicos de la enfermedad física

- Plantear preguntas para obtener información y orientación sobre el tratamiento
- Compartir las preocupaciones y buscar apoyo en los demás
- Cambiar el clima emocional con un uso sensible del humor
- Suprimir los temores y los «¿qué pasaría si?»

 Consideraciones importantes

El personal de enfermería puede reforzar las estrategias de afrontamiento de un paciente mediante el refuerzo positivo.

 Práctica reflexiva

¿Cómo ayuda a mitigar la ansiedad del paciente la toma de decisiones informadas?

El personal de enfermería puede valorar la reacción emocional del paciente al enfrentarse al diagnóstico, además de sus capacidades de afrontamiento pasadas y actuales y sus recursos de apoyo, con el fin de establecer una referencia para la intervención que ayude al paciente a alcanzar el objetivo de la adaptación. En el cuadro 3-5 se presenta una guía básica de la respuesta emocional del paciente. La administración de la ayuda necesaria de forma habitual por los cuidadores también proporciona una sensación de seguridad en un período en el que las defensas del ego se han debilitado y el paciente necesita una sensación de estabilidad que le ayude a tener confianza en el entorno. Es crucial enseñar al paciente habilidades de resolución de problemas y apoyar los esfuerzos

CUADRO 3-3

Enfermedades físicas e intervenciones quirúrgicas con efectos psicológicos importantes

- Enfermedad de Alzheimer
- Sida/VIH
- Diabetes mellitus
- Enfermedad de Parkinson
- Esclerosis múltiple
- Esclerosis lateral amiotrófica
- Hemofilia
- Embolia o accidente cerebrovascular
- Enfermedad pulmonar obstructiva crónica, asma
- Cáncer/quimioterapia
- Infarto de miocardio
- Hemodiálisis
- Mastectomía
- Prostatectomía
- Colostomía, ileostomía, nefrostomía
- Amputación
- Tetraplejía o hemiplejía
- Cirugía facial/de cuello radical

CUADRO 3-5

Guía de respuestas emocionales en una crisis psicológica

- Las *conductas de afrontamiento adaptativas* aparecen cuando el paciente demuestra su capacidad de movilización de recursos internos y externos para adaptarse a una situación
- Las *conductas de afrontamiento desadaptativas* se evidencian cuando el paciente es incapaz de movilizar recursos internos y externos, y en cambio aparecen conductas desorganizadas y destructivas
- El *nivel de crisis* describe una situación en la que los mecanismos de afrontamiento a los que tiene acceso el paciente son inadecuados

que realice para ocuparse de sí mismo. El aumento de la responsabilidad de tener que ocuparse adecuadamente de sí mismo le ayudará a proteger su autoestima y le dará una sensación de control sobre una situación aparentemente abrumadora.

Práctica reflexiva

¿Cómo puede ayudar el personal de enfermería a reforzar el sistema de apoyo del paciente? ¿Qué derivaciones puede utilizar?

Ámbitos de atención aguda para el paciente con diagnóstico dual

El paciente que ingresa en el hospital por una causa médica que también tiene un diagnóstico de enfermedad mental puede suponer un reto para el equipo de enfermería. Aunque el personal de enfermería pueda priorizar las necesidades médico-quirúrgicas del paciente, es importante tener presente el diagnóstico secundario de enfermedad mental en todas las fases de la planificación de la atención. El personal de enfermería utiliza el razonamiento crítico para plantearse preguntas como: ¿Qué imagen mental del procedimiento tendrá el paciente? ¿Qué estímulos ambientales podría malinterpretar? ¿Qué explicaciones harán falta para reforzar el sentido de la realidad de un paciente con un trastorno psicótico? ¿Cómo podría malinterpretar el dolor este paciente? ¿Cuál es el mejor enfoque si el paciente muestra ideas delirantes o alucinaciones? ¿Qué signos y síntomas psicológicos pueden preverse en un paciente con esquizofrenia o trastorno afectivo mayor al que se le diagnostica una enfermedad médica o quirúrgica grave?

El personal de enfermería que se enfrenta a una situación con diagnóstico dual de este tipo puede aplicar el proceso de enfermería para identificar los problemas relacionados con los aspectos fisiológicos y psicológicos. Las técnicas de comunicación y las intervenciones de enfermería dirigidas a los procesos de pensamiento alterado son partes fundamentales en la solución de la situación del paciente. La alteración del estado psicológico dificulta el cumplimiento del tratamiento y la recuperación global de la propia cirugía. Es necesario valorar y cubrir las necesidades fisiológicas y psicológicas singulares del paciente. Para evitar las complicaciones y facilitar el retorno del paciente a un estado de bienestar y su alta del hospital, hacen falta habilidades de valoración aguda e intervenciones creativas. En el cuadro 3-6 se presentan algunos diagnósticos de enfermería aplicables al paciente médico-quirúrgico con un diagnóstico de enfermedad mental.

Instituciones penitenciarias

Numerosas teorías y asunciones intentan explicar los motivos por los que los individuos cometen actos en contra de la sociedad que les conducen a vivir recluidos durante un tiempo. ¿Qué sucede? ¿Se debe a factores ambientales o a una predisposición a adoptar conductas que desafían

CUADRO 3-6

Diagnósticos de enfermería para pacientes con necesidades psicológicas relacionadas con la enfermedad mental

- Deterioro de la adaptación relacionado con una enfermedad crónica
- Ansiedad relacionada con una crisis situacional
- Trastorno de la imagen corporal relacionada con los cambios funcionales impuestos por la enfermedad
- Afrontamiento familiar afectado relacionado con la incapacidad para ocuparse del paciente
- Afrontamiento ineficaz relacionado con una crisis situacional
- Negación ineficaz relacionada con el miedo o la ansiedad
- Duelo anticipado relacionado con la posibilidad de sufrir una pérdida
- Desesperanza relacionada con una enfermedad crónica
- Impotencia relacionada con una crisis situacional
- Desempeño ineficaz del rol relacionado con la modificación del estado de salud
- Déficit de autocuidado relacionado con los efectos de una situación médica o quirúrgica
- Autoestima baja situacional relacionada con el aumento de la dependencia de cuidadores
- Aislamiento social relacionado con factores impuestos por la enfermedad

los límites de la legalidad que distinguen lo correcto de lo incorrecto? En su libro *Inside the Criminal Mind,* Stanton Samenow describió el patrón de conducta irresponsable del delincuente como predominante «durante toda su vida». Todas las asociaciones, incluidos la escuela, el trabajo, la familia y los amigos, se convierten en víctimas de las tácticas de **manipulación** o conductuales del engaño, el pensamiento retorcido y las acciones destinadas a satisfacer la visión egoísta y coercitiva del mundo que tiene el delincuente. Los delincuentes no sienten obligaciones hacia nadie, y creen que la gente, sus posesiones y el conjunto de la sociedad sólo existen para su propio beneficio. Los delincuentes harán prácticamente lo que sea para conseguir lo que desean. Su necesidad de poder es voraz e implacable, sin que les importe demasiado a quién perjudican o destruyen sus manipulaciones de sus semejantes. Samenow afirma que «tienen una autoimagen exagerada según la cual son especiales y superiores, asumiendo que todo el mundo cumplirá cada uno de sus deseos».

Patrones de conducta característicos

Aunque los crímenes que pueden ser resultado de un desequilibrio mental son valorados por psiquiatras, hay que tener en cuenta que cada delincuente piensa de una manera diferente. Según una lógica retorcida, su conducta

CASO PRÁCTICO 3-2

«Más de un problema»

John, un mecánico de 48 años desempleado, ingresa en la sala de urgencias con los síntomas siguientes: dolor abdominal agudo en el flanco superior izquierdo, distensión abdominal, fiebre, aumento del recuento leucocitario, náuseas y vómitos. La valoración médica inicial sugiere un diagnóstico de perforación de divertículo en ángulo esplénico con peritonitis. El paciente también tiene un diagnóstico de esquizofrenia crónica de tipo indiferenciado y ha vivido en un entorno colectivo durante los últimos 6 meses. Antes de someterse a una operación abdominal de urgencia, John recibe un sedante. De regreso a la unidad médico-quirúrgica, John lleva una sonda nasogástrica conectada a aspiración intermitente, una vía intravenosa triple en la subclavia izquierda, una vía intravenosa en la yugular derecha con nutrición parenteral total y una incisión abdominal abierta con un apósito «húmedo a seco» sujeto con acolchamiento abdominal y correas de Montgomery.

Dado el diagnóstico adicional de esquizofrenia de John, su conducta puede verse alterada por el efecto de la anestesia y la cirugía. ¿Qué respuesta puede esperar el personal de enfermería cuando John se recupere de la sedación y la anestesia?

_____

_____

¿Cómo podría malinterpretar John la serie de tubos conectados a su cuerpo?

_____

_____

¿Cree que John comprenderá que el dolor tiene relación con su intervención quirúrgica? ¿Qué enfoque podría adoptar el personal de enfermería para ayudar a John a comprender la realidad del dolor?

_____

_____

En el segundo día del postoperatorio John comienza a cuestionar las vías invasivas que penetran su cuerpo. Cuando un miembro del personal de enfermería entra en su habitación, le descubre bebiendo agua y la sonda nasogástrica está tirada en el suelo al lado de la cama. Él dice que tenía sed y que «ese tubo estaba sacando todo el líquido de mi cuerpo para regar las plantas porque no he podido poner en marcha la ducha, y como ahora tengo un poco de agua ya puedo regar la ducha».

¿Qué tipo de conducta psicótica revelan las acciones de John?

_____

_____

les parece aceptable mientras les siga beneficiando. Las instituciones penales han buscado continuamente sistemas que les permitan reformar y rehabilitar a los individuos cuyo pensamiento está dominado por la búsqueda de estrategias para ser mejores delincuentes. La prisión es un entorno en el que los pensamientos y conductas antisociales constituyen la norma, y la elevada frecuencia de personalidades narcisistas y egoístas favorece el intercambio de ideas relacionadas con el crimen. En la prisión se mantienen las mismas conductas que se mostraban en régimen de libertad. La persona encarcelada suele aprovecharse del sistema en beneficio propio, manteniendo sus conductas de manipulación o de búsqueda de poder. Los internos recién llegados al sistema pueden dar señales temporales de temor, arrepentimiento o remordimiento. Sin embargo, la cruda realidad de la supervivencia hace que muchos se dediquen al juego de la dureza en un clima en el que son habituales los apuñalamientos, la violación, los enfrentamientos entre bandas y los motines. En los límites de la prisión existe una lucha constante por mantener algún sentido de identidad. Son frecuentes las quejas de los internos, junto a peticiones y expectativas egoístas y acusaciones de que se violan sus derechos cuando se les niegan sus deseos, ignorando continuamente que su situación actual es el resultado de sus propias elecciones.

Es fácil entender que, para quienes no conocen otro modo de vida que la violencia y el crimen, el encarcelamiento en un entorno desprovisto de privacidad, dignidad e individualidad no hará más que acrecentar su hostilidad subyacente. La obvia sensación de impotencia empuja a los internos a buscar fuentes de poder y de control dentro del sistema. Esta búsqueda de un sentido de importancia o significado personal suele ser la razón que lleva al interno a buscar atención médica. A menudo el motivo de visita

¿Qué pruebas físicas relacionadas con su situación quirúrgica es importante documentar?

_____

_____

¿Cómo debería responder el personal de enfermería ante el pensamiento alterado de John?

_____

_____

El personal de enfermería se asegurará de que los ruidos intestinales de John estén presentes y de que no haya náuseas ni vómitos relacionados con la ingesta oral. El médico ordena una dieta líquida para John. Unas horas después, al pasar por delante de su habitación, el personal de enfermería escucha hablar a John. Al entrar en la habitación ven que no hay nadie con él. Los grifos de agua caliente del lavabo y de la ducha están abiertos. John le dice al personal de enfermería que «no puedo pasar a través de mí si no está abierta. ¡No la cierre o me marchitaré!»

¿De qué manera puede usar la vía intravenosa y la nutrición parenteral total el personal de enfermería para hacer que el pensamiento delirante de John recupere el contacto con la realidad?

_____

_____

Un miembro del personal de enfermería cambiará las vendas y los apósitos de la incisión abdominal de John. John le dice al personal de enfermería que «si quita eso, se contaminará el agua y matará las plantas».

¿Qué percepción errónea tiene John sobre la incisión abdominal abierta?

_____

_____

¿Cómo puede usar los apósitos húmedo a seco el personal de enfermería para reforzar la realidad?

_____

_____

de los internos tiene relación con el mantenimiento de la valoración y el tratamiento de enfermedades médicas o mentales anteriores al encarcelamiento. Aunque estos problemas médicos u otros nuevos constituyen necesidades legítimas de atención sanitaria, a menudo el paciente tiene una motivación adicional que le lleva a realizar un esfuerzo de manipulación para obtener un beneficio personal como, por ejemplo, privilegios especiales, medicamentos o artículos personales.

Cuestiones sobre la atención a la salud mental

Cualquier síntoma psicológico expresado por un paciente interno u observado por el personal penitenciario es derivado al psiquiatra de la prisión para que lo valore y/o prescriba un tratamiento. Con frecuencia el paciente refiere los síntomas al personal de enfermería durante una valoración o cuando se les remite por una conducta anormal. Un interno puede decir que escucha voces o ve cosas irreales para obtener una atención especial o acceso a psicofármacos. Los medicamentos son codiciados tanto por razones legítimas como por sus efectos. Además, la sección médica de una institución penitenciaria es uno de los sitios de negociación de los internos. Los problemas de salud reales o percibidos se convierten en una vía de búsqueda de privilegios especiales y de excusas para librarse del trabajo asignado y del régimen habitual. Hay que distinguir la necesidad de tratamiento de los métodos de explotación diseñados por el criminal para garantizar la atención y el tratamiento adecuados de cualquier necesidad legítima de atención.

Una parte importante de la población penitenciaria tiene un historial pasado o actual de abuso de algún tipo de sustancias. Las conductas de riesgo relacionadas con el abuso de drogas han provocado un aumento de la cantidad de internos con resultados positivos en la prueba del VIH. Las hepatitis B y C proliferan en el sistema. Una parte de la población ha desarrollado el sida. Independientemente del estado interno de la persona, aceptar el diagnóstico de una de estas enfermedades supondrá un gran impacto psicológico. El personal de enfermería del sistema penitenciario ha de dar los mismos consejos a estas víctimas que a las que no están internadas. Sin embargo, para un interno el personal de enfermería puede representar el único sistema de apoyo con el que cuenta, pues no tiene familia ni amigos a quienes acudir en busca de consuelo o simpatía. Aunque existe un tratamiento, su ser está inmerso en la fría realidad de otra sentencia.

El personal de enfermería que trabaja en una institución penitenciaria debe aprender a separar la realidad de la intención manipuladora del interno. Debe adoptar una actitud tranquila pero firme y natural para conseguir que el interno cumpla las reglas y las políticas de la institución. El departamento médico siempre ha de ser un entorno seguro y se esperan los mismos patrones de conducta por parte de los internos que en cualquier otra sección de la prisión. Los delincuentes pueden empezar a pensar en la empatía y la compasión tan integrales a otras áreas de la enfermería como en una oportunidad para poner en práctica sus estrategias de manipulación. Aunque es importante que el personal de enfermería acepte al interno como a un ser humano con sentimientos y necesidades, también debe estar alerta para evitar convertirse en una víctima de sus acciones.

RESUMEN

- Los primeros tratamientos de los individuos con trastornos mentales eran inhumanos e injustos.
- En el siglo XIX Dorotea Dix fue una pionera de la defensa de la mejora de la calidad en los hospitales mentales y del tratamiento de los enfermos mentales.
- En 1882 Linda Richards fundó la Boston City Hospital Training School para formar a profesionales de la enfermería capacitados para ocuparse de los enfermos mentales.
- La *National Mental Health Act* de 1946 fue la primera legislación que financió la investigación, los programas de formación de enfermería y la mejora de los servicios públicos para los enfermos mentales.
- La OBRA evitó el internamiento inadecuado en manicomios de los pacientes con enfermedad mental.
- La *Mental Health Systems Act Bill of Rights* de 1980 permitió que el paciente que buscara atención a su salud mental tuviera determinados derechos a recibir un tratamiento adecuado.
- Los pacientes que están bajo atención a la salud mental deben recibir una explicación de sus derechos como pacientes y de las políticas institucionales para poder otorgar su consentimiento informado al tratamiento.
- La *Nurse Practice Act* de cada estado y la HIPAA de 1996 determinan la responsabilidad legal y ética hacia la confidencialidad que obliga a los profesionales de la salud mental.
- Entre las situaciones que pueden obligar legalmente a revelar información se cuentan la intención de cometer un delito, avisar a las personas en peligro, las pruebas de malos tratos infantiles, el inicio de una hospitalización involuntaria y la infección por VIH.
- El paciente que recibe atención a la salud mental tiene el derecho de realizar una reclamación relacionada con cualquier profesional que haya participado en su tratamiento. El equipo asistencial tiene la responsabilidad de proporcionar al paciente la información de contacto.

- El personal de enfermería es responsable de seguir las referencias de atención descritas en la *Nurse Practice Act* en el nivel de atención en el que ejercen.
- El personal de enfermería tiene la reponsabilidad ética y legal de actuar como defensor del paciente para protegerlo y proteger los derechos legales que le correspondan.
- Someterse voluntariamente a un internamiento en un centro de salud mental indica la voluntad del paciente de cumplir el programa de tratamiento.
- El ingreso involuntario tiene lugar cuando el paciente es ingresado en una unidad psiquiátrica en contra de su voluntad. Exige una orden de ingreso preventivo emitida por un tribunal oficial.
- Según la normativa federal, el paciente que recibe atención a la salud mental debe recibir atención en el entorno menos restrictivo posible.
- El aislamiento consiste en ubicar a un paciente en un entorno controlado que permita tratar una emergencia clínica en la que el individuo puede representar una amenaza para sí mismo o para los demás. La supervisión debe ser continua y debe establecerse un límite temporal, interrumpiendo el aislamiento si éste es inefectivo o ante el primer indicio de que el paciente haya recuperado el control.
- La contención de un paciente puede incluir contenciones físicas, como el uso de dispositivos mecánicos, o contenciones farmacológicas, como el uso de medicamentos para calmar al paciente y evitar la necesidad de la contención física.
- El personal de enfermería ha de estar familiarizado con las implicaciones legales, las normas de la institución y las leyes estatales que regulan el aislamiento y la contención, con el fin de evitar cualquier posible causa de reclamación de responsabilidades legales.
- El objetivo de la atención ambulatoria a la salud mental es proporcionar servicios para los individuos, las familias y la comunidad que promuevan la salud mental y mejoren la calidad de vida cotidiana.

- El personal de enfermería atiende a las personas que necesitan atención emocional y psicosocial en ámbitos sanitarios diferentes a las unidades psiquiátricas.
- La enfermedad física puede dar lugar a una respuesta psicológica que interfiera con el tratamiento y provocar la exacerbación de la enfermedad o un retraso en la recuperación.
- Los pacientes con un diagnóstico dual de una enfermedad médica y una enfermedad mental necesitan que se valoren sus necesidades en ambas situaciones y que éstas se cubran mediante una atención sistemática.
- El personal de enfermería de los centros penitenciarios debe aprender a separar la conducta manipuladora que pueden manifestar algunos internos de las necesidades legítimas de atención sanitaria en el paciente recluido en un centro por el sistema judicial.

BIBLIOGRAFÍA

The AGS Foundation for Health in Aging. (2005). *Aging in the know, ethical and legal issues.* Retrieved March 17, 2009, from http://www.healthinaging.org/agingintheknow/chapters_ch_trial.asp?ch=4

American Mental Health Counselors Association. (2004). *Code of ethics.* Retrieved March 17, 2009, from http://www.amhca.org/code/

American Psychiatric Association. (2000). *Diagnostic and statistical manual of mental disorders—text revision* (4th ed.). Washington, DC: Author.

American Psychological Association. (1997). *Mental health patient's bill of rights.* Retrieved March 17, 2009, from http://www.apa.org/topics/rights/. Accessed 9-22-09.

Department of Health & Human Services. (n.d.). *The Mental Health Parity Act.* Retrieved March 5, 2009, from http://www.cms.hhs.gov/healthinsreformforconsume/04_the mentalhealthparityact.asp

National Institute for Mental Health. (n.d.). *Getting help: Locate services.* Retrieved March 17, 2009, from http://www.nimh.nih.gov/health/topics/getting-help-locate-services/index.shtml

Samenow, S. E. (1984). *Inside the criminal mind.* New York, NY: Random House.

Simon, R. I. (2001). *Concise guide to psychiatry and the law for clinicians.* Washington DC: American Psychiatric Publishing.

Stefan, S. (2001). *Unequal rights: Discrimination against people with mental disabilities and the American Disabilities Act.* Washington, DC: American Psychological Association.

Rellenar los espacios

Rellenar los espacios con la respuesta correcta.

1. El desarrollo de medicamentos _____ permitió controlar conductas y síntomas sin necesidad de recurrir a las inmovilizaciones y a la cirugía.

2. _____ fue la primera enfermera psiquiátrica cualificada en Estados Unidos.

3. La _____ se refiere a una serie de principios o valores que proporcionan dignidad y respeto a los pacientes.

4. El _____ es una declaración de comprensión firmada que sirve de protección para el paciente y para la organización que proporciona los servicios.

5. La _____ se refiere al derecho del paciente a evitar la revelación a terceras personas de sus comunicaciones escritas o verbales sin contar con su autorización.

6. Aunque los profesionales de la psiquiatría consideran que algunos tipos de crímenes guardan relación con la inestabilidad mental, el vínculo habitual entre los criminales es la diferencia en sus _____ .

Relacionar las parejas

Relacionar los siguientes conceptos con la frase más adecuada.

1. _____ Omnibus Budget Reform Act
2. _____ Clorpromazina
3. _____ Responsabilidad
4. _____ Nurse Practice Act
5. _____ Aislamiento
6. _____ Contención farmacológica
7. _____ Crisis psicológica
8. _____ Manipulación

a. Conducta egoísta deliberada dirigida a satisfacer las propias necesidades
b. Ubicación en un entorno controlado
c. Estado temporal de aumento de la ansiedad en el que desaparecen los mecanismos de afrontamiento habituales
d. Primer fármaco antipsicótico desarrollado
e. Asumir la responsabilidad por las propias acciones
f. Prevención del ingreso inadecuado en residencias de individuos con enfermedad mental
g. Uso de fármacos para controlar la conducta del paciente
h. Define los límites del ejercicio de la enfermería

Preguntas de elección múltiple

Seleccionar la mejor respuesta posible de entre las disponibles.

1. ¿Cuál de las siguientes pioneras trabajó incansablemente para conseguir la legislación que regulara la construcción de hospitales mentales con estándares de atención?
a. Dorothea Dix.
b. Linda Richards.
c. Florence Nightingale.
d. Harriett Bailey.

2. ¿En cuál de las situaciones siguientes sería adecuado obtener una orden de internamiento preventivo?
a. El paciente tiene alucinaciones.
b. El paciente muestra una conducta sexual inadecuada.
c. El estado mental del paciente representa un peligro para sí mismo o para los demás.
d. El paciente se muestra enfadado y verbalmente hostil.

3. El miembro del personal de enfermería se está ocupando de un paciente diagnosticado de leucemia recientemente. ¿Cuál de los siguientes elementos debería incluirse en una valoración psicológica de este paciente?
a. Conductas de afrontamiento disponibles.
b. Técnicas de relajación.
c. Constancia de los cuidadores.
d. Explicar las pruebas diagnósticas.

4. Un miembro del personal de enfermería está realizando la valoración psiquiátrica de un interno en una institución penitenciaria. ¿Cuál de los siguientes factores indica la necesidad de una derivación para realizar una valoración más exhaustiva?
a. Problemas de insomnio.
b. Ira hacia el sistema judicial.
c. Antecedentes de tratamiento antidepresivo.
d. Sentimientos ambivalentes hacia los otros internos.

5. Se visita a un paciente en la sala de urgencias con síntomas agudos de ansiedad y crisis situacional. El médico que le examina solicita que se prepare su derivación a una clínica de salud mental para recibir consejo psicológico. ¿Cuál de los derechos del paciente a recibir un tratamiento adecuado es reconocido por esta acción del médico?

    a. A aceptar o rechazar el tratamiento.

    b. A conocer la cualificación de los profesionales que intervienen en su atención.

    c. A recibir explicaciones sobre el tratamiento.

    d. A ser tratado en el contexto menos restrictivo.

6. ¿En cuál de las siguientes situaciones se consideraría legalmente adecuado revelar la información del paciente?

    a. La esposa de un paciente llama por teléfono preguntando qué medicación recibe su marido.

    b. Audiencia judicial de un paciente con antecedentes de enfermedad mental acusado de violación.

    c. Un miembro del personal de enfermería que trabaja a tiempo parcial en su unidad le pregunta por el progreso de un paciente.

    d. Los medios de comunicación preguntan si una persona implicada en un accidente ha ingresado para recibir tratamiento.

7. Un miembro del personal de enfermería que trabaja en una unidad de hospitalización oye como un paciente grita a los otros pacientes en el pasillo. Sabiendo que el paciente tiene antecedentes de conducta violenta, ¿cuál de las siguientes acciones debería iniciar el personal de enfermería?

    a. Comprobar las órdenes del médico sobre la utilización de medicación calmante.

    b. Avisar al paciente de que si mantiene su conducta hará falta ponerle en aislamiento.

    c. Intentar mitigar la situación y redirigir a los otros pacientes.

    d. Permitir que los pacientes solucionen el conflicto por sí solos.

8. Después de repetidos intentos de conseguir la cooperación de un paciente que muestra una conducta agresiva, el personal de enfermería informa al médico de la necesidad de órdenes de contención. ¿Cuál de las siguientes órdenes de contención es la menos restrictiva?

    a. Medicación antipsicótica y sedante.

    b. Aislamiento hasta conseguir controlar la conducta.

    c. Sedación seguida de aislamiento.

    d. Contención física de cinco puntos.

9. ¿En cuál de las siguientes conductas el personal de enfermería consideraría que el aislamiento es una intervención inadecuada para el control de la conducta?

    a. Agresión verbal continuada hacia el personal y otros pacientes.

    b. Agresión física hacia el personal de enfermería y de otro tipo.

    c. Un paciente que sigue amenazando con suicidarse.

    d. Conducta molesta durante las sesiones de terapia de grupo.

10. Un miembro del personal de enfermería está ingresando a un paciente con trastorno bipolar en la unidad psiquiátrica. Durante el ingreso, el miembro del personal de enfermería observa falta de orientación y procesos de pensamiento delirantes. ¿Cuáles de las siguientes acciones de este miembro del personal serían importantes al explicarle al paciente sus derechos y las políticas de la unidad?

    a. Repetir la información más de una vez para reforzar el contenido.

    b. Esperar a más adelante para que el paciente se muestre más racional.

    c. Contar con la presencia de un familiar o tutor durante la explicación.

    d. Solicitar que un compañero de trabajo esté presente como testigo de la comunicación.

Tratamiento de la enfermedad mental

⊙ Objetivos didácticos

Después de leer el contenido de este capítulo, el estudiante debe ser capaz de:

1. Describir los objetivos del tratamiento en el ámbito de la salud mental.
2. Definir el significado de la expresión «entorno terapéutico».
3. Distinguir las funciones y responsabilidades de los distintos miembros del equipo de salud mental.
4. Comentar la función del personal de enfermería en el proceso psicoterapéutico.
5. Identificar los principios básicos de los métodos habituales de tratamiento psicoterapéutico.
6. Identificar la función de la psicofarmacología en el régimen de tratamiento psicoterapéutico.

⊙ Conceptos clave

Biorretroalimentación
Contrato
Entorno terapéutico
Psicólogo clínico
Psicoterapia
Psiquiatra
Terapia biomédica

Terapia cognitiva
Terapia conductual
Terapia de grupo
Terapia electroconvulsiva (TEC)
Terapia humanista
Terapia psicodinámica

El objetivo del tratamiento de los problemas de salud mental es aliviar los síntomas de los trastornos mentales y mejorar las habilidades personales e interpersonales del individuo afectado para permitir que viva y funcione en sociedad. Los pacientes reciben la ayuda de profesionales cualificados con el fin de identificar y modificar las actuales conductas o patrones de pensamiento que afectan a sus vidas de forma negativa. Este tratamiento ayuda al paciente a establecer objetivos vitales realistas. Los objetivos concretos del tratamiento se establecen en colaboración entre el equipo asistencial y el paciente.

Se han desarrollado distintos abordajes terapéuticos que cubren las necesidades individuales de los pacientes y sus familias. Entre los métodos de tratamiento se incluye la medicación, la orientación psicológica, distintos tipos de psicoterapia y otros sistemas. En este capítulo se comentan los componentes del tratamiento mental. Algunos aspectos integrales del plan de tratamiento en la atención a la salud mental son el entorno terapéutico, los profesionales que forman parte del equipo asistencial y los tipos de terapia más habituales en el proceso psicoterapéutico.

Establecimiento de un entorno terapéutico

En la atención a la salud mental, un **entorno terapéutico** es un entorno seguro y estructurado que facilita la interacción terapéutica entre los pacientes y los miembros del equipo asistencial. Esta combinación de entorno social y alentador proporciona una red de apoyo en la que está presente la sensación compartir objetivos. En un caso, este entorno podría ser la habitación particular del paciente, mientras que en otro podría ser una sala de estar diseñada para facilitar la interacción entre los pacientes y el equipo de apoyo. Estas salas suelen tener muebles cómodos y acolchados; mesas y sillas para jugar, montar rompecabezas o leer, y juegos como futbolines o mesas de billar. Estas actividades ayudan a alcanzar objetivos de participación a través de conductas socialmente aceptables y habilidades de comunicación. Se planifican actividades de grupo que aumentan al máximo la capacidad funcional de cada paciente y se les anima a comportarse con la máxima independencia durante el tratamiento. Con frecuencia el personal de enfermería se encuentra en una situación óptima para conseguir que el entorno conserve un clima de dignidad y aceptación que permita al paciente poner en práctica sus habilidades sin temor a las represalias.

Dado el tiempo que pasa en compañía del paciente, el personal de enfermería también sirve de modelo de conducta social y de habilidades de comunicación, reforzando la relación de confianza imprescindible para los resultados del tratamiento. Del personal de enfermería se espera que escuche y ayude al paciente cuando encuentre dificultades en sus esfuerzos diarios por mejorar su función mental. Este apoyo genera un clima favorable al crecimiento y al cambio.

Suele ser necesario fijar normas para conseguir establecer un entorno terapéutico seguro y estructurado. En los ámbitos de hospitalización, se explican las reglas y políticas de la unidad al paciente y a otras personas significativas durante el proceso de ingreso. De eta forma el paciente desarrolla una sensación de confianza. Estas reglas pueden variar entre instituciones, pero suelen incluir los siguientes aspectos:

- Horas de visita y autorización al paciente para que le visiten determinadas personas.
- Tipos de sesiones de terapia y horarios.
- Tiempo de ocio personal.
- Horarios de las comidas y del período de sueño.
- Restricciones al consumo de cafeína, alimentos disponibles o aperitivos.
- Utillaje para el afeitado o la cosmética.
- Objetos punzantes, cuerdas y cinturones.
- Conductas violentas o amenazadoras.
- Planificación de la medicación.
- Actividades.
- Normas de uso del teléfono.

Para asegurarse de que las normas de la unidad se cumplen hace falta una supervisión estrecha. Es importante que todos los miembros del equipo terapéutico de salud mental insistan en estas reglas y establezcan límites a la conducta con claridad. Se tiene que animar a los pacientes a respetar todas las reglas y asistir a todas las actividades y sesiones de terapia.

En ámbitos ambulatorios como en los grupos de tratamiento ambulatorio, el miembro del personal de enfermería que lidera el grupo da a los pacientes la oportunidad de expresar sus quejas, sus preocupaciones o sus comentarios sobre el personal que les atiende, el resto de pacientes o el entorno en general. Es esencial contar con un entorno seguro que permita expresar estos sentimientos. El líder del grupo fija y mantiene los tipos de conducta con claridad. Este entorno estructurado ayuda a que el paciente mejore sus habilidades sociales y su actividad como miembro de la sociedad. El paciente aprende a expresar sus preocupaciones de manera racional y aceptable, además de a tolerar y aceptar los puntos de vista de los demás.

En el entorno terapéutico no se toleran al paciente conductas como la agresión y la violencia física, el lenguaje grosero o los enfrentamientos. Se les anima a expresar los pensamientos y sentimientos que se presenten durante esas acciones. Se emplean intervenciones para ayudar al paciente a identificar conductas inaceptables y desarrollar enfoques constructivos que permitan tratar situaciones similares en el futuro. El paciente obtiene así una manera de ejercer un autocontrol efectivo y se le ayuda a modificar su conducta.

Consideraciones importantes

El personal de enfermería valora las conductas adaptativas y desadaptativas y colabora con los pacientes para identificar las que éste necesita cambiar.

Práctica reflexiva

¿Qué beneficios puede representar trasladar a un paciente que ha recibido el alta desde un entorno de hospitalización a otro de un hogar de grupo en lugar de devolverlo al contexto de la sociedad general?

Equipo terapéutico

En el marco de los diversos ámbitos desde los que se presta atención a la salud mental, los profesionales de la salud y de los servicios sociales colaboran para proporcionar un plan de tratamiento diversificado con un objetivo común. Cada uno de los miembros del equipo desempeña una función específica en el proceso terapéutico. Dado que las circunstancias bajo las que cada uno de los miembros tiene contacto con el paciente son diferentes, es importante que todos ellos puedan compartir sus percepciones personales y cualquier nueva información sobre el paciente (fig. 4-1). Este tipo de reuniones potencian el enfoque holístico y contribuyen a optimizar la vía de tratamiento. La frecuencia de las reuniones dependerá de las necesidades o problemas individuales del paciente, pero con frecuencia son diarias o semanales. El intercambio de ideas se centra en la determinación del enfoque individual ideal que permita obtener un resultado positivo en cada persona. Otro tema que se cubre durante la reunión es la planificación del alta. Desde el momento del ingreso, todas las estrategias comparten el objetivo del alta.

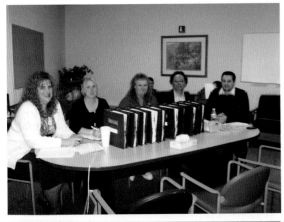

FIGURA 4-1

Este equipo terapéutico, que incluye un trabajador social, un terapeuta recreativo, un miembro del personal de enfermería, un psiquiatra y un psicólogo clínico se reúne con regularidad para coordinar la atención que se proporciona al paciente. (Fotografía reproducida con autorización de *Allegiance Behavioural Health*, Plainview, Texas.)

Miembros del equipo interdisciplinario

Aunque se considera que el enfoque del equipo terapéutico parte del médico o del psiquiatra, muchos otros profesionales contribuyen al esfuerzo de obtener el mejor resultado posible para cualquier paciente concreto. En el cuadro 4-1 se enumeran los miembros del equipo terapéutico.

Psiquiatras

Un **psiquiatra** es un médico titulado que se ha especializado en la atención a las enfermedades psiquiátricas o mentales. Los médicos colegiados han superado los exámenes del American Board of Psychiatry and Neurology. Un psiquiatra puede valorar, diagnosticar y tratar todo tipo de enfermedades mentales usando intervenciones farmacológicas, biomédicas y psicoterapéuticas. Algunos psiquiatras se subespecializan en el tratamiento de grupos de edad pediátricos, de adolescentes o geriátricos. Otros pueden especializarse en el área del abuso de sustancias y las adicciones. Como médicos, los psiquiatras están cualificados para recetar medicamentos y administrar psicoterapia individual. Pueden ofrecer sus servicios en entornos como hospitales, clínicas ambulatorias, unidades de psiquiatría geriátrica, consultas privadas o escuelas, o bien en instituciones en las que pueden ejercer como profesional de interconsulta.

Psicólogos clínicos

Los **psicólogos clínicos** administran e interpretan las pruebas psicológicas que se usan en el proceso diagnóstico. La mayoría de los psicólogos clínicos cualificados han completado un máster o un doctorado para especializarse en psicología con conocimientos y prácticas avanzados. Además, un psicólogo clínico administra terapias individuales, familiares, de pareja y de grupo para ayudar a resolver problemas de salud mental. Los psicólogos cualificados pueden ofrecer sus servicios de modo independiente o como miembros de un equipo de salud mental. Trabajan en el sector privado, hospitales, clínicas ambulatorias, escuelas, centros de investigación u otros entornos que prestan servicios de salud mental.

CUADRO 4-1

Equipo terapéutico en salud mental

- Psiquiatras
- Psicólogos clínicos
- Miembros del personal de enfermería psiquiátrica
- Técnicos de salud mental
- Trabajadores sociales
- Orientadores profesionales titulados
- Gestores de casos y trabajadores comunitarios
- Consejeros religiosos o espirituales
- Especialistas en terapia recreativa
- Terapeutas ocupacionales
- Dietistas

Consideraciones importantes

A menudo los psicólogos clínicos derivan a los pacientes a psiquiatras para que les receten medicamentos para complementar el asesoramiento psicológico o el tratamiento que están administrando.

Personal de enfermería psiquiátrica

La enfermería psiquiátrica es un área de especialización de la enfermería centrada en la prevención y el tratamiento de los problemas de salud mental. La mayoría de los profesionales de la enfermería psiquiátrica son enfermeros titulados (ET), con algunos enfermeros de práctica avanzada (EPA) que trabajan en áreas especializadas como la psicología geriátrica, las consultas o la gestión. El ET puede tener una diplomatura, una licenciatura técnica o una licenciatura en enfermería. Los EPA han completado como mínimo un máster o un doctorado en enfermería. En el ámbito psiquiátrico, los ET son responsables de la atención física y mental del paciente, así como de desarrollar un plan de atención individualizado y de garantizar que éste se implementa en un entorno seguro y terapéutico. En ciertos contextos, los EPA pueden diagnosticar y tratar enfermedades mentales.

Los auxiliares de enfermería (AE) obtienen su título tras superar un programa de estudios oficial de base universitaria, técnica u hospitalaria. El AE interviene en todos los aspectos del proceso de enfermería y puede tener responsabilidades relacionadas con aspectos básicos de la atención, como la observación de conductas y la recogida de información, la administración de medicamentos, el control de la aparición de efectos secundarios de los medicamentos, la participación en la comunicación terapéutica con los pacientes y la documentación del historial del paciente. A menudo, mientras aplica intervenciones básicas de enfermería como registrar los signos vitales, cambiar vendajes o ayudar con las necesidades de higiene, el miembro del personal de enfermería puede establecer y mantener una relación terapéutica con el paciente. Este profesional colabora estrechamente con otros miembros del equipo de salud mental para hacer posible que los esfuerzos de rehabilitación de los pacientes tengan el mejor resultado posible (v. apartado «Función del personal de enfermería» más adelante para una descripción detallada de las responsabilidades del personal de enfermería).

Técnicos de salud mental

Un técnico de salud mental proporciona la asistencia necesaria para cubrir las necesidades físicas y de higiene de los pacientes, supervisa la actividad de la unidad y presta apoyo a las actividades de grupo o de ocio. La formación de los técnicos suele tener lugar en el trabajo y por lo general, al menos han completado su educación secundaria. Algunos de ellos también pueden tener estudios de formación profesional, estudios técnicos o de nivel universitario. Estas funciones también pueden realizarlas

algunas personas con títulos de psicología o de campos relacionados.

Trabajadores sociales titulados

Los trabajadores sociales titulados (TST) se han formado para actuar como defensores de los pacientes y suelen completar un máster o un doctorado de su disciplina. Son responsables de derivar al paciente, actuar de enlaces del paciente con las organizaciones gubernamentales y civiles, y ayudar a los individuos a enfrentarse con sus problemas cotidianos, así como a satisfacer sus necesidades de readaptación a la vida en sociedad. Con frecuencia el TST trabaja con organizaciones de colocación como hogares colectivos comunitarios y residencias, con el fin de garantizar la continuidad del apoyo y la atención que necesita el paciente incapaz de vivir independientemente o en un ámbito domiciliario. Algunos TST se especializan en áreas concretas como la violencia doméstica, la violación o el abuso de sustancias.

Orientadores profesionales titulados

La mayoría de los orientadores profesionales titulados han completado un máster en psicología con formación especializada y disponen de licencia para ejercer la orientación profesional. La orientación incorpora los abordajes más adecuados para cubrir las necesidades del paciente y resolver los aspectos conflictivos, haciendo que el estilo de vida del paciente sea más satisfactorio y gratificante. Los orientadores pueden especializarse en aspectos como la orientación matrimonial o familiar o el abuso de sustancias, y pueden ejercer su trabajo en ámbitos comunitarios, en escuelas o en el sector privado.

Gestores de casos y trabajadores comunitarios

Los centros de salud mental, los programas de rehabilitación psicosocial y las organizaciones gubernamentales necesitan gestionar casos y a los trabajadores comunitarios para supervisar las necesidades del paciente y garantizar su cobertura. La mayoría de las personas con enfermedad mental grave necesitan atención médica, servicios sociales, alojamiento y apoyo económico. Los gestores de casos y los trabajadores comunitarios prestan el apoyo necesario para obtener estos servicios. También proporcionan apoyo continuado para mantener la capacidad del paciente de vivir en un ámbito comunitario.

Consejeros religiosos o espirituales

Los consejeros religiosos o espirituales proporcionan apoyo y consejo espiritual a los pacientes y a sus familias. Participan en las reuniones del equipo terapéutico, las sesiones de terapia y la planificación del alta.

Terapeutas recreativos

El terapeuta recreativo utiliza estrategias diversas, como el arte, la música, la gestión del ocio y la participación en actividades recreativas para ayudar a los pacientes a sacar el máximo provecho de sus vidas en sus dimensiones física, mental y social. Estos especialistas han obtenido una licenciatura o un máster, pueden ejercer en todo el país y su licencia la expide el estado en el que trabajan. La terapia recreativa proporciona al paciente métodos para ayudarse a sí mismo y que se sienta bien con los progresos realizados en los aspectos de la concentración, la toma de decisiones y la finalización de proyectos basados en tareas. Estos logros mejoran la confianza de los pacientes en sí mismos y su capacidad de trabajar en equipo usando habilidades sociales y de comunicación mejoradas.

Terapeutas ocupacionales

Los terapeutas ocupacionales han obtenido una licenciatura o un máster en terapia ocupacional y trabajan con los pacientes para mejorar su desempeño en las actividades cotidianas. Para ello utilizan actividades como la cocina, la gestión del dinero, la compra de alimentos y el uso de medios de transporte para mejorar la autoestima del paciente y alcanzar un nivel realista de independencia. Trabajan en colaboración con otros miembros del equipo terapéutico con el objetivo de conseguir la rehabilitación y de planificar el alta.

Dietistas

Los dietistas suelen tener un máster en nutrición y actúan como expertos, proporcionando información y orientación sobre la nutrición a pacientes con problemas y necesidades nutricionales concretas.

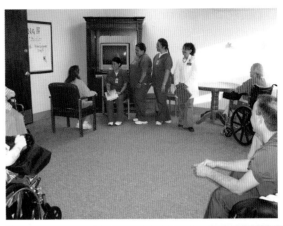

Estudiantes de enfermería se comunican con una paciente durante su formación clínica. (Fotografía utilizada con autorización de *Allegiance Behavioral Health*, Plainview, Texas.)

Práctica reflexiva

¿Qué beneficios terapéuticos reporta la atención a la salud mental proporcionada por un equipo de colaboradores?

Función del personal de enfermería

Ubicados en el centro neurálgico del equipo de salud mental, los miembros del personal de enfermería desempeñan distintas funciones: valoran, evalúan e interaccionan con los pacientes en el día a día, además de servir de enlace entre el paciente y el terapeuta o el médico. La relación que mantienen con el paciente proporciona múltiples oportunidades para que estos profesionales obtengan información que con frecuencia es vital para el resto del equipo. También contribuyen a mantener un entorno terapéutico que apoye y aliente a los pacientes a adoptar respuestas conductuales adecuadas, lo que es verdaderamente importante. Además, cada uno de estos profesionales sirve de modelo de conducta y ayuda al paciente a desarrollar habilidades de comunicación y a mantener interacciones sociales con otros miembros del entorno (fig. 4-2).

El personal de enfermería es una importante fuente de apoyo para el paciente, libre de sesgos y críticas. El estado psicológico de estos profesionales en el momento

de realizar la valoración puede influir en su percepción del paciente y de su conducta. Para conservar una visión objetiva de la situación del paciente pueden utilizar la comprensión de sus propios sentimientos y respuestas emocionales frente al paciente. La autoevaluación constante permite que el personal de enfermería distinga entre la reacción y la acción terapéutica y mantenga su concentración en buscar vías que promuevan un resultado positivo para el paciente y su familia.

Consideraciones importantes

El estado psicológico de un miembro del personal de enfermería puede influir en la percepción que tiene del paciente y en el mensaje conductual que le transmite.

El personal de enfermería como cuidador

El proceso de enfermería es básico para poner en marcha todas las intervenciones de enfermería. Una parte básica de la valoración realizada por el personal de enfermería es la detección de conductas adecuadas e inadecuadas, registrando los factores que las provocan y los refuerzos del contexto. Esa información se documenta en el historial del paciente y sirve para proporcionar información a otros miembros del equipo de salud mental, de forma que puedan valorar la efectividad y el progreso del plan de tratamiento. A menudo el personal de enfermería observa una respuesta a la terapia mientras realiza otras intervenciones de enfermería, como administrar medicación, realizar una exploración física o ayudar en la higiene personal. Es importante que este profesional refuerce positivamente la conducta adecuada y anime a los pacientes a participar en todos los aspectos del proceso psicoterapéutico.

El personal de enfermería como orientador

Con frecuencia el personal de enfermería es quien está disponible y dispuesto para ofrecer una escucha activa y la comunicación terapéutica con una actitud de preocupación genuina por el paciente. Se le debe animar a expresar abiertamente sus sentimientos y pensamientos, sin temor a las represalias. Aunque no todas las conductas son aceptables, hay que saber distinguir entre la conducta inadecuada y el propio paciente. La aceptación incondicional del paciente como persona es imprescindible para alcanzar un resultado terapéutico satisfactorio.

El personal de enfermería como educador

A menudo el personal de enfermería es el enlace entre los pacientes y la información sobre sus enfermedades y tratamientos. La probabilidad de cumplimiento del tratamiento aumenta cuando los pacientes tienen información sobre el problema y el funcionamiento del tratamiento. El personal de enfermería debe adaptar la información a un nivel comprensible para el paciente, recurriendo a explicaciones verbales, demostraciones y materiales impresos sobre la enfermedad y el régimen terapéutico. Es importante valorar el grado de comprensión que tiene el paciente de las instrucciones a través de sus respuestas verbales o de otras pruebas.

El personal de enfermería como defensor

Como defensor del paciente, el personal de enfermería protege sus derechos mediante la aceptación y el apoyo en la toma de decisiones. El cumplimiento del tratamiento suele mejorar cuando el personal de enfermería muestra una visión positiva y empática de las necesidades del paciente. La empatía implica la voluntad de comprender la situación desde el punto de vista del paciente. Gracias a su voluntad de escuchar, el personal de enfermería consigue ver un problema a través de los ojos del paciente y ayuda a conseguir los recursos necesarios para que éste pueda tomar una decisión.

Tipos de terapia

Los tipos concretos de terapia se seleccionan según el plan de tratamiento y los objetivos establecidos por el equipo de salud mental y el paciente. Los tipos de tratamiento habituales para los trastornos psiquiátricos son el tratamiento farmacológico, la psicoterapia, la terapia biomédica, la terapia electroconvulsiva y otras modalidades. La estrategia terapéutica más frecuente para los individuos con enfermedad mental es la combinación de psicofármacos y psicoterapia.

Tratamiento farmacológico

Existen pocas situaciones en las que los fármacos realmente consiguen «curar» los trastornos mentales. En la mayoría de los casos, es más frecuente que el objetivo del tratamiento farmacológico sea controlar o reducir los síntomas de los trastornos mentales que interfieren en la capacidad del paciente de funcionar con normalidad. Estos fármacos (también llamados psicofármacos) realizan su función afectando a la función psiquiátrica, a la conducta o a la experiencia del paciente. Combinados con la orientación psicológica u otras modalidades de tratamiento, los fármacos ayudan a restaurar un nivel de existencia manejable y funcional. En el capítulo 5 se trata la psicofarmacología con más detalle.

Psicoterapia

La **psicoterapia** consiste en un diálogo entre un profesional de la salud mental y un paciente, cuyo objetivo es reducir los síntomas de malestar o el trastorno emocional, así como mejorar el bienestar personal y social del individuo. El propósito de este diálogo no es ofrecer consejos, sino permitir que los pacientes aprendan sobre sí mismos, sobre sus vidas y sobre sus sentimientos, permitiéndoles tomar decisiones que favorezcan el cambio. La pretensión es que los pacientes se redescubran a ellos mismos, sus prioridades y el valor interior necesario para actuar según estas prioridades. Cuando es creíble, la psicoterapia fomenta la comprensión de los propios sentimientos, conductas y habilidades interpersonales, y sus resultados no dependen del tipo de terapia utilizado, sino de su calidad. La mayoría de los profesionales clínicos que ejercen en el ámbito de la salud mental tienen una orientación teórica ecléctica y usan recursos extraídos de numerosos tipos de terapia que, a su vez, utilizan en el ejercicio de su actividad profesional. Las personas somos seres complejos con problemas individuales diversos y únicos que pueden encararse con mayores perspectivas de solución si se adopta un enfoque flexible.

Con independencia del método utilizado, los resultados de la psicoterapia se alcanzan cuando se revelan cuestiones problemáticas de la vida de una persona y se libera la energía necesaria para provocar un cambio constructivo. Una variable importante en la consecución de resultados es la relación que se establece entre el paciente y el terapeuta, además de la visión que tiene aquél de dicha relación. Varias estrategias han demostrado tener una efectividad comparable, aunque cada una de ellas puede tener sus ventajas y desventajas en las situaciones particulares de cada paciente.

 Consideraciones importantes

La intervención terapéutica comienza con la asunción de que todo el mundo puede alcanzar un crecimiento funcional en las relaciones interpersonales y las exigencias de la vida diaria.

Terapia individual

Existen cinco enfoques principales de la terapia individual: el psicodinámico, el humanista, el conductual, el cognitivo y el basado en el contrato. La **terapia psicodinámica** se basa principalmente en la teoría psicoanalítica o en la asunción de que cuando un paciente alcanza a comprender sus primeras relaciones y experiencias como origen de sus problemas, puede resolverlos. También se da por supuesto que es posible analizar estas experiencias para resolver problemas emocionales actuales. Por lo general, el tratamiento con esta terapia de base freudiana dura varios años en los que se desarrolla en sesiones quincenales.

La **terapia humanista** se centra en la visión que tiene el paciente del mundo y de sus problemas. El objetivo es ayudarle a que sea consciente de todo su potencial a través de la valoración positiva, genuina e incondicional del terapeuta y de la empatía con que comprende el punto de vista del paciente, que fomenta la autoestima. En lugar de ser directiva, esta terapia se centra en ayudar al paciente a explorar y aclarar sus propios sentimientos y elecciones.

La **terapia conductual** no fomenta la comprensión, sino que enfatiza los principios del aprendizaje utilizando refuerzos positivos o negativos y el modelado a partir de la observación. El objetivo es provocar un cambio conductual en un período relativamente breve. Para este tipo de terapia, el problema es la conducta o el síntoma. La asunción subyacente es que las causas originales de la conducta desadaptativa pueden tener poca relación con los factores que producen cierta conducta en la actualidad. El terapeuta formula y pone en marcha el plan de tratamiento, con frecuencia mediante una serie de ejercicios que el paciente debe completar entre sesiones. Puede usarse la exposición gradual a una situación que provoca el estrés (como las fobias) combinada con ejercicios de relajación (p. ej., respiración, visualización, meditación). El terapeuta enseña y modela habilidades aplicables a situaciones de la vida real, haciendo hincapié en las estrategias más efectivas en situaciones con síntomas concretos. Es importante ser coherente en la supervisión de la programación, los límites y las consecuencias.

La **terapia cognitiva** se basa en el modelo cognitivo, centrado en la identificación y corrección de los patrones de pensamiento distorsionados que pueden dar lugar a malestar emocional y a conductas problemáticas. Los terapeutas cognitivos creen que la respuesta del paciente ante situaciones estresantes se basa en su percepción subjetiva del acontecimiento. Una vez se ha identificado la percepción errónea, los pacientes pueden cambiar sus conductas modificando su pensamiento desadaptativo acerca de sí mismos y sus experiencias. Los terapeutas enseñan a sus pacientes habilidades de resolución de problemas y métodos de reducción del estrés. Los pacientes aprenden que el procesamiento cognitivo les permite resolver sus dificultades o problemas psicológicos.

El **contrato** es una técnica conductual en la que el paciente y el terapeuta redactan un contrato que establece obligaciones mutuas. El contrato exige que el paciente demuestre conductas concretas incluidas en la terapia. A cambio, el terapeuta proporcionará ciertas recompensas solicitadas por el paciente. Los criterios que definen unos buenos resultados se describen con claridad en el contrato.

Terapia de grupo

En la **terapia de grupo,** un terapeuta titulado y competente dirige a un pequeño grupo de personas con problemas similares para comentar aspectos individuales y comunes. El tamaño de los grupos oscila entre 3 o 4 y 20 personas. La terapia de grupo rehabilitadora se centra en los individuos que no afrontan de manera efectiva el estrés y las tensiones de la vida. Estos grupos pueden ayudar a los individuos a aprender estrategias adecuadas para su edad, así como estrategias de resolución de conflictos, de problemas y de socialización y comunicación interpersonal. A menudo es necesario que los grupos trabajen contenidos negativos hasta conseguir que salgan a la superficie los resultados positivos. Los resultados de la interacción del grupo dependen del grado de confianza, franqueza y riesgo interpersonal que adopten sus miembros. La interacción entre los participantes permite que cada uno de ellos escuche las explicaciones de las percepciones y conductas de los demás, confirmando o contradiciendo las visiones equivalentes que ellos mismos tienen. Los desacuerdos y las controversias suelen indicar el intento de cada miembro por validar su propio sentido de la realidad.

La terapia de pareja es un modelo de terapia de grupo muy efectivo para ayudar a parejas que necesitan resolver conflictos interpersonales y mejorar sus habilidades de comunicación. En los casos de conflicto matrimonial, la terapia tiende a ser más efectiva si el período de evolución de las diferencias es breve. El terapeuta facilita el proceso escuchando los puntos de vista y la visión de la realidad de ambos miembros de la pareja.

La terapia familiar consiste en discusiones y sesiones diseñadas para ayudar a los miembros de la familia a desarrollar habilidades de resolución de problemas en el marco del sistema familiar. El problema puede ser común a todos los miembros de la familia (p. ej., problemas de comunicación entre los miembros de la familia) o estar centrado en la conducta de una persona concreta. La asunción subyacente es que el origen de los problemas individuales se encuentra en el seno del sistema familiar. Para tratar la cuestión básica es necesario que toda la familia participe en la terapia. El objetivo es facilitar y alentar que los miembros de la familia trabajen juntos, se escuchen unos a otros y se respeten a medida que mejora su comprensión de cómo sus conductas repercuten en el conjunto de la familia.

Terapia biomédica

La **terapia biomédica** es la aplicación de las ciencias biológicas y naturales al tratamiento de los trastornos psicológicos. Muchos pacientes con alteraciones y trastornos mentales se han beneficiado de alguna forma de terapia biomédica basada en la psicofarmacoterapia. Con frecuencia se combinan los fármacos con la psicoterapia para obtener un resultado más positivo. La medicación recetada depende del trastorno que se esté tratando y de la situación médica global del paciente.

Terapia electroconvulsiva

La **terapia electroconvulsiva (TEC)** es un tratamiento biomédico basado en la utilización de shocks eléctricos de bajo voltaje que atraviesan el cerebro causando breves períodos de actividad. Al parecer, las crisis ayudan a restaurar el equilibrio químico cerebral, contribuyendo a mitigar los síntomas graves de la enfermedad mental. Algunas afecciones que pueden mejorar con este tipo de terapia son la depresión mayor, la psicosis, el trastorno bipolar, la catatonía y la ideación suicida grave. La TEC suele reservarse para los pacientes con enfermedad mental grave que no responden a medicamentos ni a otras formas de intervención terapéutica. El tratamiento es voluntario y el paciente debe otorgar su consentimiento por escrito.

Durante la TEC se administra un shock eléctrico durante varios segundos para provocar la estimulación eléctrica. Se administra con anestesia general y relajantes musculares para reducir el riesgo al mínimo, así como el impacto negativo en el paciente. El uso de medicación adyuvante contribuye a evitar el impacto de la crisis sobre todo el organismo y a prevenir contracciones musculares graves que puedan provocar fracturas o dislocaciones óseas accidentales. La TEC suele administrarse dos o tres veces por semana, con una duración máxima de 6 a 12 sesiones. El uso de la terapia puede variar en la ubicación de los electrodos y en el tipo y duración de los estímulos eléctricos. Algunos efectos adversos son la pérdida de memoria temporal, cefalea, hipotensión, taquicardia y confusión. La mayor parte de la confusión desaparece a las pocas horas del tratamiento, mientras que la pérdida de memoria suele ser más persistente. Los efectos a largo plazo de la TEC todavía se están estudiando.

Otros tipos de terapia

La **biorretroalimentación** es un programa de formación que se usa para tratar ciertos tipos de ansiedad, diseñado para desarrollar la capacidad de control del paciente sobre su frecuencia cardíaca, su tensión muscular y otras funciones autónomas o involuntarias del sistema nervioso a través del uso de dispositivos de registro durante situaciones que provocan la reacción de interés. Esto se sigue de un ensayo o retroalimentación que permite que la persona reproduzca el cambio deseado y controle las funciones corporales en las circunstancias emocionales que provocan el estrés. La biorretroalimentación funciona mejor cuando se usa de manera habitual. Actualmente se usa la neurobiorretroalimentación para tratar el trastorno por déficit de atención.

La *terapia de agitación* puede usarse en personas problemáticas y agresivas que no presentan una respuesta positiva a otras terapias. La persona es expuesta a la agitación externa de otros pacientes en una atmósfera controlada. Esta situación está diseñada para aumentar la consciencia de la persona de sus propias conductas desadaptativas y limitaciones. Los objetivos de esta terapia son enseñar a sublimar los impulsos agresivos y de rabia a través del autoconocimiento y de la voluntad de cambio. El resultado deseado es que el paciente consiga dominar su propia conducta y asumir la responsabilidad de su crecimiento emocional y social. A menudo se usa en combinación con otros tipos de terapia.

La *terapia de juego* se suele usar con niños y permite que el terapeuta trate al niño durante el proceso dinámico del juego. El terapeuta valora el estado afectivo interno del niño y su respuesta psicológica durante las diversas etapas del tratamiento. Estas técnicas facilitan al niño la expresión de sus emociones y sentimientos, más que a través de la palabra.

El vínculo que se establece entre humanos y animales ha dado lugar al uso de la *terapia con mascotas*. Las personas ancianas y los jóvenes responden bien a la respuesta y al afecto incondicional de los animales. Un animal puede estimular a un paciente para que éste interaccione con otra persona a través de la creación de un tema de conversación. Además, acariciar al animal proporciona el bienestar del contacto y la aceptación que el paciente percibe en el animal. La terapia con mascotas puede usarse para tratar a niños y adolescentes y su uso en residencias e instituciones geriátricas de salud mental está muy extendido.

Otras terapias adyuvantes pueden ser las terapias ocupacionales, las recreativas y las basadas en la creación artística. Estos métodos proporcionan una atmósfera relajada en la que el paciente a menudo es capaz de expresar emociones y sentimientos difíciles de detectar con otras formas de terapia. También proporciona una válvula de escape para sublimar la frustración y los impulsos internos de la emoción, además de fomentar las habilidades de interacción social. En el contexto clínico se fomenta la participación en todas las formas de sesiones de terapia para proporcionar al paciente todas las oportunidades de obtener el máximo beneficio del tratamiento.

RESUMEN

- La atención a la salud mental incluye un conjunto de métodos terapéuticos dirigidos a aliviar los síntomas de la enfermedad mental y a mejorar la capacidad de los individuos de vivir y funcionar en sociedad.
- Un entorno terapéutico fomenta la interacción terapéutica entre los pacientes y los miembros del equipo profesional responsables de la atención. En esta atmósfera hay una red de apoyo que ayuda al paciente a establecer objetivos comunes en un marco protegido y seguro.
- El equipo terapéutico está compuesto de profesionales que colaboran para generar un enfoque variado que permita obtener un resultado común de mejora del acceso y el resultado de la atención a la salud mental.
- El médico o el psiquiatra diseña la estrategia del equipo, en la que cada miembro desempeña una función específica en el marco del enfoque holístico del tratamiento. Tras establecer diversos contactos con el paciente en diferentes circunstancias, los miembros se reúnen y colaboran aportando la perspectiva individual de cada uno de ellos.
- Las reuniones colaborativas del equipo se celebran cada día o cada semana con el fin de discutir las necesidades y los problemas recientes o persistentes del paciente. El intercambio se centra en decidir el enfoque óptimo para obtener un resultado positivo para cada persona.
- A menudo el personal de enfermería sirve de enlace entre el paciente y el terapeuta o el médico.
- El estado psicológico del personal de enfermería puede influir en su percepción del paciente y de su conducta. Comprender estos sentimientos y respuestas emocionales ayudará a este profesional a conservar una perspectiva objetiva de la situación del paciente.
- Entre las funciones del personal de enfermería en el entorno terapéutico se incluyen hacer de cuidador, de orientador, de educador y de defensor.
- Los psicofármacos modifican la función psiquiátrica, la conducta o la experiencia. No son curativos, pero combinados con el asesoramiento psicológico u otras modalidades de tratamiento contribuyen a reducir los síntomas discapacitantes hasta niveles manejables y funcionales.
- Existen distintos tipos de terapia que permiten que los pacientes interaccionen con los clínicos para reducir los síntomas de la alteración o el trastorno emocional y mejorar su bienestar personal y social.
- La intervención terapéutica comienza con la asunción de que todo el mundo es capaz de experimentar un crecimiento funcional en las relaciones interpersonales y las exigencias de la vida en sociedad.
- Con independencia del método utilizado, la psicoterapia da buenos resultados cuando se revelan problemas en la vida de la persona y se libera la energía necesaria para permitir el cambio constructivo.
- La terapia biomédica usa la psicoterapia y medios farmacológicos para proporcionar el tratamiento. La TEC puede usarse para tratar a pacientes con enfermedad mental grave que no responden a otros métodos de tratamiento.
- Otros métodos de terapia son la biorretroalimentación, la agitación, el juego, las mascotas, la terapia ocupacional, la recreativa y la basada en la creación artística, diseñadas todas ellas para apoyar diversas oportunidades de que el paciente mejore su funcionamiento.

BIBLIOGRAFÍA

Cohen, B. M. (2001 September). Mind and medicine drug treatments for psychiatric illnesses. *Social Research, 68*(3), 697–713.

Davis, D., Corrin-Pendry, S., & Savillo, M. (2008, June). A follow-up study of the long-term effects of counseling in a primary care counseling psychology service. *Counseling & Psychotherapy Research, 8*(2), 80–84.

Martens, W. H. (2003). Agitation therapy. *American Journal of Psychotherapy, 56*(3), 234–250.

Pharmacokinetics in the elderly. (2005). Retrieved March 18, 2009, from http://www.merck.com/mmpe/sec20/ch306/ch306b.html

Pinelli, E. (2003). Client-therapist relationship. *American Journal of Psychotherapy, 57*(3), 057–060.

Rogge, T. A. (2008). *Electroconvulsive therapy.* Retrieved October 30, 2009, from http://www.nlm.nih.gov/medlineplus/ency/article/003324.htm

Sternberg, R. J. (2001). *In Search of the human mind* (3rd ed.). Orlando, FL: Harcourt, Brace.

Wilson, B. A., Shannon, M. T., & Shields, K. M. (2009). *Prentice Hall nurse's drug guide* 2009. Upper Saddle River, NJ: Prentice Hall.

Rellenar los espacios

Rellenar los espacios con la respuesta correcta.

1. Un entorno terapéutico combina un entorno _____ y _____.

2. La _____ consiste en un diálogo entre un profesional de la salud mental y el paciente, cuyo objetivo es reducir los síntomas emocionales del paciente y mejorar su bienestar personal.

3. Debido a la cantidad de tiempo que pasa con el paciente, el personal de enfermería sirve de _____ de las conductas sociales y de las habilidades de comunicación.

4. Como cada miembro del equipo puede tener contacto con un paciente en circunstancias diferentes, es importante que el equipo terapéutico mantenga reuniones _____ para compartir la información.

5. Los _____ son fármacos que modifican la función psiquiátrica, la conducta o la experiencia.

Relacionar las parejas

Relacionar los siguientes conceptos con la frase más adecuada.

1. _____ Entorno terapéutico

2. _____ Contrato terapéutico

3. _____ Terapia cognitiva

4. _____ Terapia electroconvulsiva

5. _____ Terapia conductual

a. Se centra en la identificación y la corrección de patrones de pensamiento distorsionados

b. Métodos psicofarmacológicos y electroconvulsivos de tratamiento de los trastornos mentales

c. Método conductual con un acuerdo de obligación mutua entre el terapeuta y el paciente

d. Red de apoyo que proporciona una sensación de objetivos compartidos en un entorno protegido y seguro

e. Fomenta el refuerzo y el modelado a partir de la observación para resolver problemas

Preguntas de elección múltiple

Seleccionar la mejor respuesta posible de entre las disponibles.

1. La función del personal de enfermería que trabaja con el paciente con un trastorno mental incluye:
   a. Realizar pruebas psicológicas.
   b. Sesiones individuales diarias de psicoterapia.
   c. Supervisar las respuestas conductuales ante la terapia.
   d. Actuar de enlace con las organizaciones gubernamentales y civiles.

2. Al atender al paciente con estallidos incontrolables de ira, ¿cuál de las siguientes acciones del personal de enfermería reforzaría más el resultado deseado?
   a. Servir como modelo de una respuesta adecuada frente a la situación.
   b. Hacer que el paciente comprenda la causa de la respuesta observada.
   c. Reñir al paciente por sus acciones inadecuadas.
   d. Observar el incidente y proceder a documentarlo con detalle.

3. Un miembro del personal de enfermería trabaja con un paciente que recibirá el alta médica en pocos días. ¿Cuál de los siguientes miembros del equipo de atención mental participará en mayor medida en la búsqueda de un destino seguro para el paciente?
   a. Técnico de salud mental.
   b. Orientador profesional cualificado.
   c. Auxiliar de enfermería cualificado.
   d. Trabajador social clínico.

4. ¿Cuál de las siguientes funciones está asumiendo el personal de enfermería que muestra una percepción positiva empática de las necesidades del paciente en la relación personal de enfermería-paciente?
   a. Educación.
   b. Defensa.
   c. Consejo.
   d. Cuidado.

5. Un miembro del personal de enfermería observa a un paciente realizar movimientos protruyentes con la lengua que no se apreciaron en el momento del ingreso e informa a la persona responsable de enfermería y al médico. ¿Cuál de las siguientes funciones ha asumido este miembro del personal de enfermería mediante esta acción?
   a. Cuidado.
   b. Orientación.
   c. Educación.
   d. Defensa.

6. Un paciente ha establecido un contrato con el terapeuta para demostrar una reducción de los accesos de lenguaje inadecuado en la unidad de enfermería. ¿Cuál de las siguientes acciones de enfermería apoyaría mejor el esfuerzo del paciente para obtener un resultado positivo?

a. Ignorar las conductas negativas e informar al terapeuta.

b. Separar al paciente del resto de pacientes si se producen accesos.

c. Mostrar ejemplos de estrategias adecuadas para comunicar los sentimientos.

d. Reñir al paciente por sus accesos.

7. Mientras observa a un paciente sometido a terapia conductual, un miembro del personal de enfermería reconoce una respuesta positiva al tratamiento cuando el paciente:

a. Mejora su comprensión de sus primeras relaciones y experiencias como origen del problema.

b. Demuestra un cambio de conducta perceptible en un período relativamente breve.

c. Identifica patrones de pensamiento distorsionados que dan lugar a problemas de conducta.

d. Adopta conductas incluidas en el contrato firmado con el terapeuta.

8. Un terapeuta utiliza la terapia con mascotas como estrategia de tratamiento de un grupo de pacientes con demencia. ¿Cuál de las siguientes conductas indicaría una respuesta positiva a la terapia?

a. Un paciente con escasa o nula respuesta verbal sonríe y estira el brazo para alcanzar al animal.

b. Un paciente dice que el animal le pone nervioso y quiere salir de la habitación.

c. Un paciente que no puede hablar comienza a gritar de repente.

d. Un paciente va al piano y comienza a tocar una de sus canciones favoritas.

9. Mientras le administra la medicación, un miembro del personal de enfermería le recuerda al paciente sus posibles efectos secundarios y lo que tiene que decirle al médico si aparecen. En esta situación, este profesional está adoptando una función de:

a. Cuidado.

b. Educación.

c. Orientación.

d. Defensa.

10. Un miembro del personal de enfermería que está administrando un psicofármaco a un paciente con un trastorno mental reconocería que el objetivo principal del tratamiento farmacológico consiste en:

a. Curar la causa subyacente del trastorno mental.

b. Evitar la reaparición de los problemas conductuales.

c. Garantizar el cumplimiento del régimen terapéutico.

d. Controlar o reducir los síntomas del trastorno.

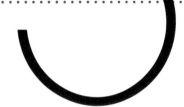

CAPÍTULO CINCO

Psicofarmacología

⊙ Objetivos didácticos

Después de leer el contenido de este capítulo, el estudiante debe ser capaz de:

1. Identificar la función de la psicofarmacología en el tratamiento de la enfermedad mental.
2. Describir la relación entre psicofármacos y neurotransmisores.
3. Nombrar cinco categorías de psicofármacos.
4. Asociar las acciones de los fármacos con su aplicación al tratamiento de los trastornos psiquiátricos.
5. Identificar los efectos secundarios, las dosis terapéuticas y las contraindicaciones de los psicofármacos.
6. Identificar los diagnósticos de enfermería aplicables a la administración de los psicofármacos.
7. Describir las intervenciones y las responsabilidades de la administración de psicofármacos.
8. Identificar los criterios de valoración de un resultado terapéutico de los psicofármacos.
9. Desarrollar un programa educativo sobre los psicofármacos para el paciente y su familia.
10. Comentar los efectós de los psicofármacos en los ancianos.

⊙ Conceptos clave

- Acatisia
- Acetilcolina
- Discinesia tardía
- Distonía
- Efectos secundarios extrapiramidales
- Espacio presináptico
- Fármacos antidepresivos
- Fármacos antipsicóticos
- Fármacos ansiolíticos (antiansiedad)
- Fármacos estabilizadores del estado de ánimo (antimaníacos)
- Hendidura sináptica
- Inhibidores de la monoaminooxidasa (IMAO)
- Inhibidores selectivos de la recaptación de serotonina (ISRS)
- Neurotransmisores
- Parkinsonismo causado por fármacos
- Psicofarmacología
- Psicofármacos
- Recaptación
- Receptor postsináptico
- Serotonina
- Síndrome neuroléptico maligno

A lo largo de la historia se han realizado numerosos esfuerzos para tratar los trastornos psiquiátricos mediante el uso de fármacos y la aplicación de distintos abordajes psicoterapéuticos. Los primeros intentos de tratamiento con fármacos recurrieron al uso de plantas, sales minerales y hierbas. Actualmente el tratamiento farmacológico combina los psicofármacos con las técnicas de psicoterapia.

El desarrollo de fármacos que permitan tratar la causa de un determinado trastorno psiquiátrico es difícil porque las causas reales de la mayoría de trastornos no se han identificado. En la mayor parte de los casos existe un patrón de factores genéticos y ambientales que crean una predisposición personal al desarrollo de una enfermedad particular. Con independencia de su etiología, los trastornos psiquiátricos se consideran enfermedades médicas con signos y síntomas característicos. En consecuencia, los diseñadores de fármacos se han centrado más en el tratamiento de los síntomas de estos trastornos que en el de sus causas.

Desde el punto de vista médico, los trastornos psiquiátricos suelen presentarse como un conjunto de síntomas que con frecuencia se denomina *síndrome*. Igual que el grupo de síntomas de enfermedades como la diabetes o el reflujo gastroesofágico, los síntomas de los trastornos psiquiátricos son reconocibles y están vinculados a trastornos particulares, tal como se describe en el DSM-IV-TR.

Los síntomas más frecuentes corresponden a las siguientes categorías:

- Trastornos del estado de ánimo.
- Trastornos de ansiedad.
- Trastornos de los procesos del pensamiento.
- Trastornos de la percepción.
- Trastornos de la comunicación y de la relación.
- Trastornos cognitivos.

Desde la década de 1950, el desarrollo de tratamientos farmacológicos para los trastornos psiquiátricos ha supuesto un alivio para los síntomas de muchas personas. Los **psicofármacos** o **fármacos psicoactivos** actúan en blancos o receptores del sistema nervioso para producir cambios que modifiquen la función psiquiátrica, la conducta, el estado de ánimo o la experiencia.

La **psicofarmacología** se refiere al estudio de los cambios resultado de la interacción entre los fármacos y la química cerebral. Estos fármacos han servido para que numerosos pacientes con alteraciones emocionales, de la percepción o del pensamiento recuperen una sensación de normalidad.

El uso de psicofármacos también ha ampliado nuestra comprensión de los mecanismos mediante los cuales los trastornos psiquiátricos afectan al cerebro y a la mente. Estos fármacos ni curan ni resuelven el problema subyacente, sólo reducen los síntomas de discapacidad y promueven la recuperación de un estilo de vida manejable y funcional mediante la combinación de la orientación psicológica y otras modalidades de tratamiento. La mayoría de los pacientes con trastornos psiquiátricos necesitan la combinación de dos fármacos para mantener la estabilidad.

Efecto de los psicofármacos sobre los neurotransmisores

Los psicofármacos ejercen su efecto primario en los sistemas de neurotransmisores del organismo. Los **neurotransmisores** son proteínas que actúan como mensajeros químicos y que se almacenan en el **espacio presináptico,** localizado antes de la sinapsis nerviosa. Existen distintos tipos de neurotransmisores, que se combinan con receptores individuales del organismo. Una vez un neurotransmisor se ha movilizado en la **hendidura sináptica** (el espacio entre dos neuronas), seguirá activando una respuesta en el **receptor postsináptico** (un componente celular ubicado en la neurona distal a la sinapsis) hasta que el neurotransmisor se haya inactivado. La inactivación de los neurotransmisores puede llevarse a cabo a través de la actividad enzimática o mediante la **recaptación**. En el caso de la recaptación, los neurotransmisores se reabsorben al espacio presináptico de la neurona anterior.

Los psicofármacos son eficaces porque aumentan o reducen la capacidad del cerebro para utilizar un neurotransmisor determinado. Algunos fármacos, como los antiparkinsonianos, provocan la liberación del neurotransmisor **acetilcolina,** que en teoría contribuye a la transmisión de los impulsos nerviosos en las sinapsis y en las uniones musculonerviosas. Otros, como el antipsicótico clozapina, interfieren en la unión de los mensajeros químicos con sus receptores cerebrales. El carbonato de litio es un fármaco utilizado para tratar los trastornos bipolares que acelera la destrucción de los neurotransmisores de la familia de las monoaminas (dopamina, noradrenalina y serotonina), inhibe su liberación y reduce la sensibilidad de los receptores postsinápticos a estos neurotransmisores. La tabla 5-1 identifica el vínculo entre los neurotransmi-

TABLA 5-1	Vínculo entre neurotransmisores concretos y trastornos mentales	
NEUROTRANSMISOR	**RELACIÓN CON EL TRASTORNO MENTAL**
Acetilcolina	Se reduce en la enfermedad de Alzheimer
Ácido γ-aminobutírico (GABA)	Se reduce en los trastornos de ansiedad
Dopamina	Se reduce en la enfermedad de Parkinson Aumenta en la esquizofrenia
Noradrenalina	Se reduce en la depresión Aumenta en la manía
Serotonina	Se reduce en la depresión Aumenta en la manía

Consideraciones importantes

Entre los neurotransmisores monoaminérgicos almacenados en los compartimientos presinápticos de las neuronas del sistema nervioso central (SNC) se incluyen los mensajeros químicos noradrenalina, dopamina y serotonina.

TABLA 5-2	Semivida de las benzodiazepinas comunes
FÁRMACO	**SEMIVIDA (h)**
Alprazolam	Corta duración (7-15 h)
Clordiazepóxido	Larga duración (5-30 h)
Clonazepam	Larga duración (20-40 h)
Clorazepato	Larga duración (30-40 h)
Diazepam	Larga duración (20-50 h)
Lorazepam	Corta duración (8-15 h)
Oxazepam	Corta duración (5-15 h)
Prazepam	Larga duración (30-100 h)

sores concretos y el déficit o el exceso observado en los trastornos mentales habituales.

No todos los fármacos penetran en igual medida en las células del cerebro. Uno de los principales determinantes de la infusión molecular de un fármaco en el tejido cerebral es la propiedad química conocida como *liposolubilidad*. La selectividad de la barrera entre la sangre y el cerebro regula el grado de penetración del fármaco y proporciona una medida de protección adicional del cerebro. La liposolubilidad de sustancias como el alcohol, la heroína y el diazepam es elevada y las células cerebrales las absorben con facilidad a través de la barrera hematoencefálica, aumentando su potencial de abuso. Por la misma regla de tres, la eficacia de una sustancia farmacológica se ve afectada por su ritmo de absorción. Los científicos siguen estudiando los efectos específicos de los psicofármacos sobre los procesos psicológicos y el uso de estos fármacos en el tratamiento de los trastornos psiquiátricos.

Clasificación de los psicofármacos

Los psicofármacos empleados en el tratamiento de los trastornos mentales se clasifican en cinco categorías principales:

- Ansiolíticos.
- Antidepresivos.
- **Estabilizadores del estado de ánimo (antimaníacos)**
- Antipsicóticos.
- Antiparkinsonianos (anticolinérgicos).

Aunque cada fármaco tiene su propia composición química, cada una de las categorías de psicofármacos incluye fármacos con similares efectos deseados, efectos secundarios, efectos adversos y propiedades relacionadas.

Ansiolíticos

Los **fármacos ansiolíticos (antiansiedad)** se utilizan para contrarrestar o reducir la ansiedad. Los ansiolíticos actuales fueron precedidos por estudios sobre los efectos calmantes del alcohol sobre el grado de malestar causado por la ansiedad. Los efectos del alcohol están limitados por la velocidad de su metabolismo, la tendencia al desarrollo de tolerancia y a la ansiedad de rebote. Los investigadores han intentado descubrir sustancias químicas que produzcan los mismos efectos calmantes del alcohol sin

sus propiedades adictivas. En la década de 1950 se desarrollaron sustancias emparentadas químicamente con los barbitúricos, todavía en circulación. No obstante, su uso se ha reemplazado por el de un grupo más de fármacos denominado benzodiazepinas. Las primeras sustancias de este grupo fueron el clordiazepóxido y el diazepam; se consideraba que eran sustancias mucho más seguras y menos adictivas que los barbitúricos. En la tabla 5-2 se muestran las benzodiazepinas de larga y corta duración disponibles en la actualidad y efectivas para tratar todos los niveles de ansiedad y de trastornos de ansiedad.

Es importante destacar que la tolerancia a los ansiolíticos es frecuente y que pueden aparecer tendencias adictivas. Si se usan de manera continuada y sin psicoterapia adyuvante, tienden a disminuir sus efectos de reducción de la ansiedad y a aparecer la tolerancia. Su utilidad radica en la rapidez con que se alivian los síntomas gracias a la potenciación de la unión a los receptores del ácido γ-aminobutírico (GABA), que tiene un efecto inhibidor o calmante en la respuesta de excitación cerebral. A dosis mayores, pueden tener un efecto más profundo, causando sueño o incluso el coma, lo que refleja su actividad depresiva en los niveles subcorticales del SNC. En la tabla 5-3 se muestran las benzodiazepinas y otros ansiolíticos de uso

 Prioridad en el paciente anciano

Los ancianos tienen una mayor sensibilidad a las benzodiazepinas. La utilización de dosis más reducidas puede mantener su efectividad y aumentar su seguridad. En la persona anciana, las benzodiazepinas tienen una semivida larga (a veces de días), provocan una sedación prolongada y aumentan el riesgo de caídas y lesiones. Para evitar lesiones después de administrar una forma inyectable, se debería supervisar la deambulación durante al menos 8 h. Si hace falta, es preferible recurrir a dosis bajas de fármacos de corta o media duración (v. tabla 5-3).

TABLA 5-3   Benzodiazepinas y otros fármacos ansiolíticos

GRUPO QUÍMICO	FÁRMACO	DOSIS DIARIA HABITUAL	REACCIONES ADVERSAS Y EFECTOS SECUNDARIOS
Antihistamínicos	Hidroxicina	100-400 mg[a]	Somnolencia, mareo, dolor en el punto de inyección intramuscular
Benzodiazepinas	Alprazolam	0,75–4 mg[a]	Somnolencia, vértigo, ataxia, letargo, hipotensión, visión borrosa, náuseas, vómitos, anorexia, trastorno del sueño, tolerancia, dependencia física/psicológica
	Clordiazepóxido	15–100 mg[a]	
	Clonazepam	1,5–20 mg[a]	
	Clorazepato	15–60 mg[a]	
	Diazepam	8–40 mg[a]	
	Lorazepam	2–6 mg[a]	
	Oxazepam	30–120 mg[a]	
	Prazepam	20–40 mg[a]	
Propanedioles	Meprobamato	400–2 400 mg (no se recomienda en ancianos)	Somnolencia, vértigo, ataxia, reducción del umbral epiléptico, tolerancia, dependencia
Varios	Buspirona	15–60 mg	Somnolencia, vértigo, excitación, fatiga, cefalea, insomnio, nervios, debilidad, visión borrosa, congestión nasal, palpitaciones, taquicardia, náuseas, sarpullidos, mialgia, descoordinación

[a]Se recomienda reducir la dosis en ancianos.

común, sus dosis habituales y sus efectos secundarios más frecuentes.

Otros fármacos útiles para tratar los trastornos de ansiedad y el dolor neuropático son el anticonvulsivo gabapentina y el propranolol, un bloqueante β usado de forma generalizada para tratar cardiopatías y la hipotensión. El propranolol se usa para controlar los picos de ansiedad en situaciones como el temor a hablar en público de un paciente que debe pronunciar un discurso.

Indicaciones de uso

Los ansiolíticos se usan como tratamiento de los trastornos y los síntomas de ansiedad, la abstinencia alcohólica aguda, los espasmos musculoesqueléticos, los trastornos convulsivos y epilépticos, el estado epiléptico, el dolor neuropático y la sedación preoperatoria. Dado el potencial de abuso y de tolerancia, dependencia y abstinencia de estos medicamentos, normalmente sólo se prescriben durante períodos breves. Aunque algunos pacientes pueden necesitar tratamiento a largo plazo, la mayoría de las recomendaciones se refieren a un marco temporal de días o semanas. La interrupción de un uso continuado a largo plazo debe realizarse gradualmente y bajo la supervisión de un médico, con una reducción progresiva de la dosis en lugar de una finalización brusca del tratamiento.

Contraindicaciones

Los ansiolíticos están contraindicados en los pacientes con hipersensibilidad, glaucoma de ángulo cerrado, depresión previa del SNC o psicosis, además de en mujeres embarazadas o en período de lactancia, menores de 12 años o en situación de shock o coma. Los ansiolíticos no deben com-

Práctica reflexiva

¿En qué se parecen los efectos de la abstinencia de los fármacos ansiolíticos a los provocados por la abstinencia alcohólica?

binarse con otros depresores del SNC y hay que utilizarlos con precaución en los ancianos y en los pacientes con disfunción hepática o renal, con antecedentes de dependencia o de abuso de drogas o depresión. Si se interrumpe bruscamente su administración, aparecen síntomas de abstinencia que ponen de manifiesto su dependencia física. En los pacientes que han tomado dosis elevadas durante más de 4 meses, es más probable que los síntomas de abstinencia sean graves. Los síntomas están provocados por la separación aguda de las moléculas del fármaco del receptor de destino y por la reducción rápida de la actividad de los neurotransmisores GABA. Estos síntomas suelen incluir un aumento de la ansiedad, agitación psicomotora, irritabilidad, cefaleas, temblores y palpitaciones cardíacas. En los casos graves pueden producirse manifestaciones psicóticas y crisis epilépticas.

Diagnósticos de enfermería

Los posibles diagnósticos de enfermería aplicables al paciente que recibe medicación ansiolítica son:

- Riesgo de lesión relacionado con los efectos del fármaco, las crisis epilépticas, el aumento de la ansiedad, los efectos tóxicos del fármaco o la sobredosis.
- Riesgo de intolerancia a la actividad relacionado

con efectos secundarios como la sedación, la confusión o el letargo.
- Confusión relacionada con los efectos del fármaco sobre el SNC.
- Conocimientos deficientes relacionados con el régimen farmacológico y los efectos del fármaco.

Intervenciones de enfermería

Las intervenciones de enfermería aplicables al paciente que toma ansiolíticos pueden consistir en:
- Valorar cada día el estado de ánimo y la orientación del paciente.
- Determinar cada día la presión sanguínea en decúbito y de pie.
- Valorar la excitación paradójica. Avisar al médico si se detecta.
- Aliviar la sequedad de boca ofreciendo trozos de hielo, caramelos duros, sorbos de agua frecuentes o chicle sin azúcar.
- Acompañar la medicación con alimentos o leche para evitar las náuseas y los vómitos.
- Informar de cualquier indicio de discrasias sanguíneas (dolor de garganta, fiebre, malestar, facilidad para provocarse hematomas o sangrados inusuales).
- Observar los efectos secundarios del tratamiento con ansiolíticos.

Valoración de resultados

Los criterios que pueden utilizarse para valorar la efectividad de los ansiolíticos en el paciente pueden incluir:
- Falta de lesiones físicas o actividad epiléptica.
- Se demuestra una reducción de la ansiedad y los síntomas asociados.
- Tolerancia de la actividad habitual sin sedación excesiva.
- Se conserva un patrón cognitivo libre de confusión.

Educación del paciente y su familia

Hay alguna información importante acerca de los ansiolíticos que hay que proporcionar al paciente y a sus familiares.
- Los efectos secundarios más frecuentes de los ansiolíticos son la somnolencia, la fatiga, la confusión y la pérdida de la coordinación.
- Estos medicamentos no deben combinarse con alcohol u otros fármacos como los anestésicos, los relajantes musculares, los depresores del SNC y otros que se hayan prescrito para tratar el dolor.
- El tabaco reduce el efecto sedante y ansiolítico de las benzodiazepinas.
- Hay que evitar conducir u operar maquinaria peligrosa mientras se está bajo los efectos del fármaco.
- No puede interrumpirse bruscamente el consumo del fármaco. La retirada súbita puede tener consecuencias mortales y provocar síntomas como depresión, ansiedad, calambres abdominales y musculares, temblores, insomnio, vómitos, diaforesis, convulsiones y delírium.
- Al levantarse de una posición reclinada hay que hacerlo lentamente.
- Los pacientes que toman buspirona pueden experimentar un retraso de entre 10 días y 2 semanas entre el inicio del tratamiento y la reducción de los síntomas de ansiedad. Tienen que seguir tomando el fármaco durante ese período.
- No hay que tomar fármacos genéricos o no recetados sin contar con la aprobación del médico.
- Hay que informar al médico de cualquier síntoma como fiebre, dolor de garganta, malestar, hematomas de fácil aparición o aumento de la agitación motora.
- Hay que conocer los efectos secundarios y los posibles efectos adversos.

Antidepresivos

La depresión se debe a una reducción de la concentración de los neurotransmisores monoaminérgicos (noradrenalina, serotonina y dopamina) hasta cifras insuficientes para estimular los receptores. Los efectos de estos neurotransmisores son más duraderos que los de las sustancias como el GABA. Los estudios han demostrado que la inhibición de la degradación de las monoaminas, o la promoción de su recaptación para aumentar su presencia en el cerebro son efectivas para mejorar el estado de ánimo. Los **antidepresivos** se usan en el tratamiento de la depresión para mejorar el estado de ánimo, los niveles de actividad física y de alerta mental, mejorar el apetito y el sueño, y recuperar el interés y la capacidad de sentir placer con las actividades cotidianas y todo lo que se disfrutaba antes de la depresión. Como los neurotransmisores que participan en la depresión afectan a muchas otras funciones corporales, también pueden utilizarse para tratar otras afecciones, como los trastornos de la alimentación y la disfunción del sueño. La mayoría de los medicamentos usados en el tratamiento de la depresión aumentan la cantidad de neurotransmisores en el cerebro para ayudar a equilibrar el estado de ánimo.

Los antidepresivos suelen clasificarse en tres categorías: los **inhibidores de la monoaminooxidasa (IMAO)**, los **antidepresivos tricíclicos (ADT)** y los **inhibidores selectivos de la recaptación de serotonina (ISRS)**. Los primeros estudios farmacológicos condujeron al desarrollo de un grupo de fármacos llamados IMAO. La monoaminooxidasa es una enzima que metaboliza o inactiva los neurotransmisores monoaminérgicos. Concretamente, los IMAO actúan a través de la liberación de neurotransmisores monoaminérgicos en el cerebro, bloqueando su recaptación hacia el espacio presináptico o mimetizando los efectos de las monoaminas en los receptores. Estos fármacos pueden interaccionar con muchos alimentos y fármacos (cuadro 5-1) y provocar crisis hipertensivas. Hay que evitar el consumo de alimentos con tiramina, un precursor de la noradrenalina.

Los ADT reciben esta denominación por su estructura de tres anillos químicos y fueron desarrollados en la década de 1950. Con estos fármacos se corrige el desequilibrio químico de la concentración de neurotrans-

Alimentos y fármacos que hay que evitar durante el tratamiento con IMAO

Alimentos

Queso curado (Cheddar, suizo, azul, parmesano, provolone, romano), bebidas alcohólicas (cerveza, vino tinto), aguacates, plátanos, bebidas con cafeína, carnes ahumadas y procesadas (salami, pepperoni, mortadela, salchichón), caviar, carne en conserva, hígado de pollo, chocolate, judías verdes, higos, ablandador de carnes, arenques en escabeche, uvas pasas, crema agria, salsa de soja, yogur

Fármacos

Anfetaminas, antihistamínicos con derivados de la efedrina, antidepresivos (ADT e ISRS), antialérgicos o antiasmáticos con derivados de la efedrina, fármacos antihipertensivos, levodopa, meperidina

misores en la hendidura sináptica de las células del SNC. Inhiben la recaptación de neurotransmisores hacia las células, favoreciendo una mayor concentración cerebral de neurotransmisores. Los ADT también afectan a otras

sustancias químicas presentes en el cerebro y se caracterizan por tener varios efectos secundarios adversos y potencialmente peligrosos, entre ellos arritmias cardíacas, por lo que es obligatorio someter a estos pacientes a una supervisión rigurosa.

Durante la década de 1980 apareció un nuevo tipo de antidepresivo diseñado para bloquear la recaptación de serotonina en lugar de actuar sobre la noradrenalina. La **serotonina** es un vasoconstrictor potente que supuestamente interviene en los mecanismos neuronales relacionados con la excitación, el sueño, los sueños, el estado de ánimo, el apetito y la sensibilidad al dolor. Los ISRS están relacionados químicamente entre sí y tienen una cantidad de efectos secundarios algo menor que los ADT, lo que los convierte en una alternativa más segura y deseable. En la figura 5-1 se muestra el mecanismo de acción de los ISRS en el bloqueo selectivo de la recaptación de serotonina hacia el espacio presináptico de la célula nerviosa. Esto provoca un aumento de la concentración de serotonina en los terminales nerviosos del SNC. Estos fármacos tienen un efecto escaso o nulo sobre el sistema cardiovascular y menos efectos secundarios anticolinérgicos. Desde la aparición de los ISRS, los médicos los han recetado de forma habitual y actualmente son muchos más los pacientes que reciben tratamiento y pueden beneficiarse de sus efectos.

El efecto de los antidepresivos sobre el estado depresivo no es inmediato. Antes de que los efectos del

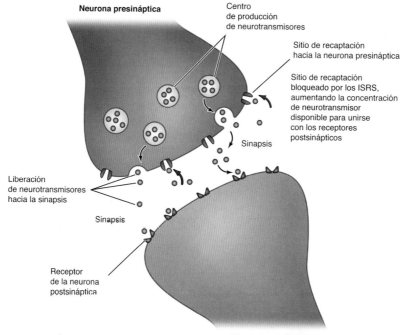

FIGURA 5-1

Liberación de serotonina desde el terminal nervioso hacia la hendidura sináptica, donde el neurotransmisor es libre de conectar con los receptores de la siguiente neurona. El neurotransmisor puede inactivarse a través de procesos químicos o ser devuelto al espacio presináptico (recaptación). Los ISRS bloquean el sitio de recaptación haciendo que haya más neurotransmisor disponible en los receptores de destino.

tratamiento sean evidentes y el paciente comience a sentirse mejor, hace falta tomar los antidepresivos de modo continuado durante varias semanas. El motivo es que se requiere una presencia continua del fármaco en el cerebro para que el nivel de neurotransmisores compense el déficit provocado por la depresión. Es importante que el paciente siga tomando la medicación, incluso si parece que no funciona. Aunque todos estos fármacos son efectivos, algunos funcionan mejor con determinados tipos de depresión. Un paciente en situación de abstinencia, por ejemplo, puede mejorar con un fármaco con efectos estimulantes, mientras que otro paciente puede mejorar con un fármaco con efectos calmantes. La dosis y el tipo de fármaco utilizados dependen del tipo y gravedad de la enfermedad y de la edad del paciente.

Es importante recordar que estos fármacos no son curativos y no resuelven los problemas subyacentes al estado mental del paciente. Las personas con tendencias suicidas deben ser observadas de forma continuada, ya que las concentraciones terapéuticas de estos fármacos pueden hacer que disponga de la energía necesaria para llevar a cabo un plan de suicidio. El enfoque preferido para tratar a pacientes con depresión suele ser la combinación de antidepresivos y terapia, junto con orientación psicológica.

En la tabla 5-4 se presentan los antidepresivos habituales, sus dosis y sus efectos secundarios.

Indicaciones para su uso

Los antidepresivos se usan para tratar la depresión mayor, los trastornos distímicos y bipolares, la depresión con

TABLA 5-4   Fármacos antidepresivos

GRUPO QUÍMICO	FÁRMACO	DOSIS DIARIA HABITUAL[a]	REACCIONES ADVERSAS Y EFECTOS SECUNDARIOS
Antidepresivos tricíclicos	Amitriptilina	50–100 mg	Letargo, sedación, visión borrosa, sequedad ocular, sequedad de boca, arritmias cardíacas, hipotensión, alteraciones en el ECG, estreñimiento, retención urinaria, fotosensibilidad, discrasias sanguíneas, náuseas y vómitos, aumento del apetito y de peso, alteraciones de la concentración de glucosa en sangre
	Amoxapina	50–100 mg	
	Desipramina	75–300 mg en dosis divididas	
	Doxepina	75–300 mg	
	Imipramina	75–150 mg	
	Nortriptilina	40–150 mg	
	Protriptilina	15–60 mg	
	Trimipramina	75–300 mg	
Heterocíclicos	Bupropión	100 mg (1–3 veces) (Wellbutrin XL® diario)	Agitación, cefalea, sequedad de boca, náuseas, vómitos, alteraciones del apetito, aumento o pérdida de peso, fotosensibilidad, temblores, alteraciones de la concentración de glucosa en sangre, crisis epilépticas (posible), priapismo, hipotensión, taquicardia
	Maprotilina	75–300 mg	
	Mirtazapina	15 mg	
	Trazodona	100–600 mg	
Inhibidores de la recaptación de serotonina (ISRS)	Citalopram	20–40 mg	Apatía, confusión, somnolencia, insomnio, debilidad, agitación, ansiedad, aumento de la depresión, tos, hipotensión ortostática, taquicardia, sequedad de boca, náuseas, alteración de los sabores, retraso de la eyaculación, impotencia, amenorrea, fotosensibilidad, sarpullidos, prurito, alteraciones del peso, temblores
	Fluoxetina	20–80 mg	
	Fluvoxamina	50–300 mg	
	Paroxetina	20–50 mg	
	Sertralina	50–200 mg	
	Escitalopram	5–20 mg	
Inhibidores no selectivos de la recaptación (serotonina y noradrenalina) (INSR)	Venlafaxina	75–225 mg	Sueños anormales, ansiedad, vértigo, cefalea, insomnio, nervios, debilidad, sequedad de boca, parestesias, rinitis, alteraciones visuales, alteración de los sabores, dolor abdominal, náuseas, vómitos, estreñimiento, diarrea, taquicardia, palpitaciones
	Desvenlafaxina	50–100 mg	
	Duloxetina	40–60 mg	
Inhibidores de la monoaminooxidasa (IMAO)	Isocarboxazida	20–40 mg	Vértigo, cefalea, hipotensión ortostática, estreñimiento, náuseas, arritmias, taquicardia
	Fenelzina	60–90 mg	
	Tranilzipromina	20–30 mg	Pueden interaccionar con numerosos alimentos y fármacos, provocando crisis hipertensivas (hipertensión y cefalea graves, fiebre, posible infarto de miocardio o hemorragia intracraneal) (v. cuadro 5-1)

[a] Recomendación de reducir la dosis en ancianos.

ansiedad, la enuresis infantil, la depresión relacionada con enfermedades orgánicas (alcoholismo, esquizofrenia, retraso mental), el trastorno obsesivo-compulsivo, el trastorno por déficit de atención con hiperactividad en niños, el trastorno de angustia, el dolor crónico y la bulimia. El bupropión está indicado para la interrupción del hábito tabáquico.

Contraindicaciones

Los antidepresivos están contraindicados en los pacientes con hipersensibilidad a la clase de fármaco y en pacientes embarazadas o en situación de lactancia. Los ADT también están contraindicados en el período de recuperación aguda de un infarto de miocardio. Deben usarse con precaución en los pacientes con antecedentes de crisis epilépticas, diabetes mellitus, tendencias suicidas, angina de pecho o hipertiroidismo. Con los antidepresivos hay muchas posibilidades de que se produzcan interacciones entre fármacos. Antes de combinar antidepresivos con cualquier otro fármaco, con o sin receta, hace falta consultar a un médico o a un farmacéutico.

Diagnósticos de enfermería

Los diagnósticos de enfermería aplicables al paciente que recibe antidepresivos pueden ser:

- Riesgo de lesión relacionado con efectos secundarios como sedación, hipotensión ortostática, fotosensibilidad, reducción del umbral de crisis epilépticas, priapismo, arritmias o crisis hipertensivas.
- Riesgo de violencia autodirigida relacionada con disforia del estado de ánimo.
- Aislamiento social relacionado con la depresión.
- Estreñimiento o retención urinaria relacionados con los efectos secundarios de la medicación.
- Déficit de autocuidado relacionado con la fatiga y la baja autoestima.
- Afrontamiento ineficaz relacionado con el estado de ánimo deprimido.
- Ansiedad relacionada con una crisis situacional.
- Trastorno del patrón de sueño relacionado con factores psicológicos.
- Disfunción sexual relacionada con los efectos de la medicación o la reducción de la libido.
- Baja autoestima situacional o crónica relacionada con la alteración del estado de ánimo.

Intervenciones de enfermería

Entre las intervenciones aplicables al paciente que toma antidepresivos se pueden incluir:

- Explicar la acción y los efectos secundarios del fármaco.
- Controlar los signos vitales.
- Controlar la hipotensión ortostática y recomendar cambiar de posición lentamente.
- Administrar los antidepresivos con alimentos o leche para evitar el malestar gastrointestinal.
- Ayudar con la deambulación o cualquier actividad que requiera alerta mental.
- Recomendar una mayor ingesta de líquidos.

- Ofrecer caramelos duros o chicles sin azúcar para aliviar la sequedad de boca.
- Valorar la ideación suicida.
- Controlar el estado de ánimo con frecuencia.
- Vigilar la acumulación de fármacos (p. ej., evitar ingerirlos ocultándolos en la boca u otros indicios que sugieran sobredosis).
- Asegurarse de que se usa protección solar al acceder al exterior (ADT).
- Recomendar que se eviten las bebidas con cafeína.

Valoración de resultados

Entre los criterios que pueden aplicarse para valorar la efectividad de los antidepresivos en el paciente se pueden incluir:

- El paciente no presenta lesiones o efectos adversos del fármaco.
- No se ha autolesionado.
- Interacciona y se comunica con el personal y otras personas.
- Demuestra una visión más positiva de sí mismo.
- Realiza las actividades cotidianas.
- Comunica sus sentimientos sobre su situación actual.
- Sus patrones de sueño y apetito son normales.
- Refiere una reducción de la ansiedad percibida.
- Participa en las actividades de la unidad.
- El paciente y su familia reconocen la necesidad de mantener el tratamiento.
- El paciente y su familia demuestran conocer la medicación y sus efectos secundarios.

Educación del paciente y su familia

La información importante sobre los antidepresivos que hay que enseñar al paciente y a sus familiares incluye:

- Tomar la medicación siguiendo las instrucciones exactas del médico.
- No usar más de un fármaco, no aumentar la frecuencia de consumo y no alargar la duración de su consumo más allá de lo indicado por el médico.
- Tomar el fármaco según las instrucciones recibidas, de forma regular durante varias semanas para empezar a detectar un efecto terapéutico.
- Tomar la medicación con alimentos o leche para evitar el malestar gastrointestinal.
- Concertar visitas regulares con el médico.
- Extremar la precaución al conducir, manejar maquinaria peligrosa o participar en actividades que exigen alerta mental y coordinación.
- No mezclar el fármaco con el alcohol u otros depresores del SNC.
- Informar a su médico de la aparición de cualquier efecto secundario.
- No interrumpir de golpe el uso de la medicación, debe retirarse gradualmente.
- En caso de olvidar una dosis, tomarla lo antes posible. No obstante, si han pasado varias horas o se acerca el momento de la dosis siguiente, no se puede doblar la dosis para compensar.

- Evitar el tabaco si se están tomando ADT (el tabaco acelera el metabolismo y puede hacer falta aumentar la dosis).
- Usar gafas de sol al acceder al aire libre (ADT).
- Levantarse con lentitud de una posición reclinada.

Estabilizadores del estado de ánimo

Los estabilizadores del estado de ánimo o antimaníacos se utilizan para tratar trastornos del estado de ánimo caracterizados por oscilaciones extremas del estado de ánimo, observadas sobre todo en el trastorno bipolar. El carbonato de litio fue el primero de estos fármacos considerado estabilizador del estado de ánimo por su combinación de propiedades antimaníacas y antidepresivas. En la actualidad, la expresión *estabilizador del estado de ánimo* se utiliza para describir los psicofármacos que reducen las oscilaciones del estado de ánimo y la probabilidad de sufrir episodios posteriores. Además del litio, en esta categoría se incluyen los anticonvulsivos y los antipsicóticos atípicos. Es importante señalar que el carbonato de litio se utiliza para tratar los dos espectros de los cambios en el estado de ánimo, mientras que otros fármacos que pertenecen a esta categoría principalmente se emplean para controlar los episodios maníacos.

El carbonato de litio es una sal metálica presente en la naturaleza, de modo muy similar al carbonato de sodio. Se utiliza en el control de la enfermedad bipolar, tanto para tratar episodios maníacos como para prevenir la recurrencia de los episodios. La efectividad del litio es mayor como tratamiento de los períodos de manía que de los depresivos. Se absorbe bien en el tracto gastrointestinal y puede administrarse en forma de cápsulas o como concentrado. Alcanza su máxima concentración en sangre entre 1 h y 3 h después de su administración, y su semivida se sitúa en torno a las 24 h. El organismo no metaboliza el litio y lo elimina inalterado a través de los riñones, por lo que un requisito para usarlo es que exista una función renal adecuada. La mayor parte de la dosis de litio se reabsorbe en los túbulos renales proximales. La reabsorción del sodio y la del litio mantienen una relación estrecha, de modo que cualquier reducción de la ingesta de sodio o su pérdida a través de la sudoración, los vómitos o diarrea repercute en un aumento de la reabsorción del litio y aumenta su riesgo de toxicidad. Una ingesta excesiva de sodio provoca una mayor excreción de litio y puede reducir sus concentraciones plasmáticas hasta cifras no terapéuticas. Las concentraciones plasmáticas terapéuticas se sitúan entre 0,6 mEq/l y 1,2 mEq/l y la existencia de reacciones tóxicas graves es posible a partir de 2 mEq/l a 2,5 mEq/l. Es importante destacar la cercanía entre la concentración plasmática terapéutica de litio y la tóxica. La dosis de litio se determina a partir de la respuesta clínica y de las concentraciones plasmáticas del fármaco.

En los últimos años ha aumentado la disponibilidad de fármacos para el tratamiento del trastorno bipolar. En la tabla 5-5 se enumeran los estabilizadores del estado de ánimo, sus dosis habituales y sus efectos secundarios.

Indicaciones para su uso

Los estabilizadores del estado de ánimo están indicados como tratamiento de los episodios maníacos asociados con el trastorno bipolar y como tratamiento de mantenimiento para evitar o reducir futuros episodios. El litio también se usa en el tratamiento de la migraña y de los trastornos esquizoafectivos. El mecanismo de acción de los anticonvulsivos y los bloqueantes de los canales de calcio en este trastorno no está claro; no obstante, se han usado con buenos resultados en la estabilización de episodios maníacos en trastornos bipolares.

Contraindicaciones

Los estabilizadores del estado de ánimo están contraindicados en pacientes con hipersensibilidad al fármaco, enfermedad cardíaca o renal y desequilibrios del sodio en pacientes embarazadas o en situación de lactancia. Hay que ser prudente al administrarlos a personas ancianas o con retención urinaria o trastornos metabólicos o epilépticos.

No se deben usar anticonvulsivos o bloqueantes de los canales de calcio en individuos con hipersensibilidad, historia de supresión medular o que han tomado un IMAO en los últimos 14 días. Hay que usarlos con precaución en ancianos, mujeres embarazadas o en situación de lactancia y en personas con enfermedades hepáticas o cardíacas.

Diagnósticos de enfermería

Los diagnósticos de enfermería aplicables al paciente que recibe estabilizadores del estado de ánimo pueden ser:
- Riesgo de lesión relacionado con efectos secundarios como somnolencia y vértigo.
- Riesgo de intoxicación relacionado con la toxicidad del litio.
- Riesgo de lesión relacionado con el desequilibrio de los niveles de sodio.
- Riesgo de violencia autodirigida o dirigida a otros, relacionada con la excitación maníaca y la conducta impulsiva.
- Riesgo de déficit de volumen de líquidos relacionado con los efectos secundarios de la medicación (náuseas, vómitos, diarrea).
- Trastorno de la percepción sensorial relacionado con alteraciones químicas.
- Baja autoestima crónica relacionada con la percepción de falta de control.
- Conocimientos deficientes relacionados con el fármaco prescrito y sus efectos secundarios.

Intervenciones de enfermería

Entre las intervenciones aplicables al paciente que toma estabilizadores del estado de ánimo se pueden incluir:
- Administrar la medicación junto con alimentos para evitar la dispepsia y las náuseas.
- Aumentar la ingestión de líquidos hasta 2 000 ml a 3 000 ml al día.
- Mantener una dieta con una cantidad habitual de sodio y aumentar el consumo de sodio si se realizan actividades que produzcan sudoración intensa.
- Valorar la presencia de signos de toxicidad en el

TABLA 5-5 Fármacos estabilizadores del estado de ánimo

GRUPO QUÍMICO	FÁRMACO	DOSIS DIARIA HABITUAL[a]	REACCIONES ADVERSAS Y EFECTOS SECUNDARIOS
Antimaníacos	Carbonato de litio	900-1 200 mg (mantenimiento) 1 800-2 400 mg (manía aguda)	Letargo, somnolencia, cefalea, sequedad de boca, sabor metálico, náuseas, vómitos, diarrea, sed, poliuria, leucocitosis, debilidad muscular, temblores finos **Potencialmente mortales:** arritmias, bradicardia, toxicidad renal, crisis epileptiformes, coma
Anticonvulsivos	Carbamazepina Clonazepam Divalproex, ácido valproico Gabapentina[b] Lamotrigina Oxcarbazepina	800-1 200 mg 3-20 mg 500-1 500 mg 300-1 200 mg 25-200 mg 600-2 400 mg	Sedación, cefalea, náuseas, vómitos, indigestión, diarrea, diplopía, aumento de las enzimas hepáticas, somnolencia, sangrado de encías, aumento del apetito con aumento de peso, vértigo, ataxia, sequedad de boca, confusión, alucinaciones, prolongación de la hemorragia **Potencialmente mortales:** insuficiencia cardíaca, arritmia, empeoramiento de las crisis epilépticas, discrasias sanguíneas, hepatitis tóxica, depresión respiratoria
Bloqueantes de los canales de calcio	Verapamilo	240-320 mg	Vértigo, cefalea, hipotensión transitoria, estreñimiento, náuseas, aumento de las enzimas hepáticas, prolongación de la hemorragia **Potencialmente mortales:** insuficiencia cardíaca, bradicardia, arritmias ventriculares, bloqueo auriculoventricular
Psicofármacos de nueva generación (antipsicóticos atípicos)	Aripiprazol Clozapina Olanzapina Quetiapina Risperidona Ziprasidona	10-30 mg 75-900 mg 10-20 mg 500-800 mg 2-6 mg 120-160 mg	Sedación, aumento de peso, sequedad de boca, posible confusión mental, hipotensión ortostática, taquicardia, hipersalivación, náuseas y vómitos, agranulocitosis, crisis epilépticas, síntomas parkinsonianos (afecto aplanado, rigidez muscular, lentitud de movimientos), sentimientos de inquietud o agitación (acatisia), fotosensibilidad, rinitis

[a] Recomendación de reducir la dosis en ancianos.
[b] Sin aprobación de la Food and Drug Administration (FDA) como tratamiento del trastorno bipolar, pero empleada por numerosos psiquiatras.

paciente que toma carbonato de litio (debilidad muscular, diplopía o visión borrosa, diarrea grave, náuseas y vómitos persistentes, tinnitus y vértigo).
- Informar de cualquier indicio de toxicidad del litio.
- Supervisar las trastornos del estado de ánimo.
- Educar al paciente para que detecte los efectos secundarios previsibles del fármaco sin que ello le provoque ansiedad.
- Enseñar al paciente que los efectos secundarios como las náuseas, boca seca, flatulencias, mareos, ligeros temblores e insomnio van mitigándose a medida que progresa el tratamiento.

Valoración de resultados

Entre los posibles criterios para valorar la efectividad de los estabilizadores del estado de ánimo se pueden incluir:
- El paciente no sufre lesiones físicas durante el tratamiento farmacológico.
- Mantiene concentraciones terapéuticas estables de litio.
- Es capaz de participar normalmente en las actividades cotidianas.
- Mantiene una dieta con cantidades estables de sodio y líquidos.
- No sufre oscilaciones extremas del estado de ánimo.
- No se ha provocado daños a sí mismo ni a otros.
- El paciente y su familia verbalizan la importancia de mantener el tratamiento farmacológico incluso sintiéndose bien.
- El paciente y su familia verbalizan la importancia de programar citas regulares con el médico y de realizar análisis periódicos para determinar la concentración plasmática del fármaco.
- El paciente y su familia verbalizan su comprensión de los efectos secundarios de la medicación y de los síntomas de cuya aparición deberían informar al médico.

Educación del paciente y su familia

La información importante de los estabilizadores del estado de ánimo que hay que proporcionar al paciente y a sus familiares incluye:

- Extremar la precaución al conducir un vehículo a motor o manejar maquinaria peligrosa.
- No interrumpir de forma brusca el uso del fármaco, pueden producirse síntomas graves de abstinencia.
- Tomar la medicación con regularidad, incluso si el paciente se siente bien.
- Informar a su médico de cualquier síntoma provocado por los efectos secundarios del fármaco.
- Acudir a las citas con el médico.
- Si se está tomando carbonato de litio, hacerse análisis de sangre con regularidad (extraída de 8 h a 12 h después de la última dosis).
- Tomar la medicación a la misma hora cada día. Si se salta una dosis, no doblar la siguiente (podría dar lugar a toxicidad).
- Si está tomando litio, consultar con un médico o un farmacéutico antes de tomar cualquier otro medicamento de venta con o sin receta.
- Informar al médico de cualquier oscilación extrema del estado de ánimo.
- Si está tomando litio, aumentar la ingestión diaria de líquidos hasta los 8-10 vasos de 250 ml. Mantener un nivel diario estable de sodio en la dieta y aumentar su consumo si se realizan actividades que producen sudoración intensa.
- Si está tomando un bloqueante del canal de calcio, levantarse lentamente si estaba sentado o reclinado.

Antipsicóticos

Las personas con psicosis no suelen percibir la complejidad patológica de sus síntomas y a menudo no se dan cuenta de que están enfermos. Esta inusual falta de comprensión característica de muchos individuos psicóticos, tanto durante los períodos de bienestar como durante las exacerbaciones agudas de los síntomas, es otra de las dimensiones propias de la naturaleza incapacitante y extraña de estos trastornos. A menudo, al recibir una medicación que controla sus síntomas, la persona con psicosis cree equivocadamente que puede dejar de tomar esa medicación. Eso da lugar a exacerbaciones agudas y a la necesidad de hospitalización para volver a estabilizar al paciente.

Los **antipsicóticos** o neurolépticos se usan para tratar enfermedades mentales graves como el trastorno afectivo bipolar, las psicosis depresivas o inducidas por drogas, la esquizofrenia y el autismo. Como la mayoría de los afectados consideran que los síntomas de la psicosis provocan un malestar extremo, los efectos de los antipsicóticos se cuentan entre los más sustanciales de la medicina moderna. En la actualidad, estos fármacos pueden eliminar la mayoría o todos los síntomas de la enfermedad psicótica. Los primeros, como la clorpromazina, eliminaban de forma considerable los síntomas y reducían de forma notable la cantidad de pacientes confinados en centros y hospitales mentales. Esta tendencia se mantiene en la actualidad y muchas personas con síntomas controlados por los medicamentos antipsicóticos se benefician de estancias hospitalarias más breves y de mayores períodos de vida funcional en la comunidad. No obstante, la falta de comprensión que muchos de estos pacientes muestran sobre la complejidad de su enfermedad y la necesidad de mantener el tratamiento hacen que el cumplimiento en general sea irregular. Esto explica en gran medida las recaídas y la necesidad de ingresar al paciente para volver a estabilizar los regímenes farmacológicos individuales.

Los antipsicóticos típicos o tradicionales bloquean varios receptores dopaminérgicos del cerebro. Estos fármacos se agrupan en clases de alta, moderada y baja potencia, según sus diversas estructuras químicas y potencias (v. cuadro 5-2). El término *potencia* indica la cantidad de fármaco necesaria para que éste sea efectivo. La potencia del fármaco también influye en la intensidad y la frecuencia de los efectos secundarios que sufre el paciente. Eso explica por qué algunos pacientes necesitan mayores dosis para alcanzar resultados clínicos óptimos. Por ejemplo, para alcanzar igual control de los síntomas puede requerirse una dosis mucho mayor de un fármaco de baja potencia (p. ej., tioridazina) que de uno de alta potencia (p. ej., haloperidol). No obstante, las diferencias de los efectos secundarios que producen son significativas. Los fármacos de baja potencia provocan más efectos anticolinérgicos, mientras que los fármacos de alta potencia causan más efectos extrapiramidales (esto se trata con detalle en el apartado siguiente). Conocer los efectos secundarios

---

CUADRO 5-2

Grupos de antipsicóticos habituales (neurolépticos) según su potencia química

Alta potencia

- Haloperidol
- Tiotixeno
- Trifluoperazina
- Flufenazina
- Pimozida

Potencia moderada

- Loxapina
- Molindona
- Perfenazina
- Droperidol
- Acetofenazina

Baja potencia

- Tioridazina
- Mesoridazina
- Clorprotixeno
- Clorpromazina
- Promazina
- Triflupromazina

permite que el personal de enfermería prepare al paciente para que espere los beneficios terapéuticos del fármaco tanto como sus potenciales efectos adversos.

La más reciente generación de fármacos antipsicóticos se clasifica como antipsicóticos atípicos y no pertenecen a una clase química concreta. Los más recientes han tenido un impacto muy importante en la reducción de los síntomas negativos de las psicosis (los desarrollados a lo largo de un período prolongado, por ejemplo afecto aplanado, déficits verbales y disminución de la voluntad) con una reducción del riesgo de efectos secundarios extrapiramidales. En última instancia, el resultado que persigue el tratamiento antipsicótico es reducir los síntomas negativos, lo que también sirve como instrumento para determinar el progreso del tratamiento. Como norma, los síntomas psicóticos típicos o positivos (alucinaciones y delirios) son los que dan lugar a las conductas más extravagantes. Estos síntomas son muy sensibles al efecto de los antipsicóticos típicos. Además de reducir los síntomas, mejoran la capacidad de razonamiento y reducen los sentimientos ambivalentes y los procesos cognitivos delirantes que frustran y asustan a la persona que los padece. Al reducir la confusión interior del individuo, estos fármacos movilizan en el paciente una mayor cantidad de energía para realizar actividades externas y mantener relaciones interpersonales.

En la tabla 5-6 se muestran los fármacos antipsicóticos y sus categorías, dosis habituales, efectos secundarios y reacciones adversas. Además de la inhibición de los receptores postsinápticos de los neurotransmisores, estos fármacos también tienen propiedades que afectan a los receptores colinérgicos, α_1-adrenérgicos y de la histamina. Esto permite que puedan usarse además como antieméticos y como tratamiento de afecciones neurológicas, como el hipo resistente al tratamiento o los tics (síndrome de la Tourette).

Efectos secundarios extrapiramidales

Los antipsicóticos pueden provocar múltiples efectos secundarios. Los fármacos de baja potencia tienden a producir efectos anticolinérgicos (sequedad de boca, retención de orina, estreñimiento, visión borrosa) y antiadrenérgicos (hipotensión), mientras que los fármacos de más potencia pueden provocar efectos secundarios extrapiramidales graves. Estos efectos secundarios bloquean el neurotransmisor dopamina provocando irritación de los tractos piramidales del SNC que coordinan los movimientos involuntarios. Estas reacciones son mucho más perjudiciales que los efectos secundarios anticolinérgicos y antiadrenérgicos, contribuyendo a la falta de cumplimiento característica de muchos pacientes que reciben tratamiento con antipsicóticos. La resistencia al tratamiento conduce a la recaída y al regreso de los síntomas, motivando el reingreso en un servicio de hospitalización aguda. El facultativo puede realizar ajustes de la dosis o prescribir medicamentos que contrarresten estos efectos si se detectan en los primeros momentos de su aparición. Entre los efectos secundarios extrapiramidales se incluyen:

- **Acatisia:** inquietud motora, incapacidad para permanecer inmóvil.
- **Distonía:** rigidez de los músculos que controlan la postura, la marcha o el movimiento ocular.
- **Discinesia tardía**: movimientos de aparición tardía e irreversibles de la boca y de la cara, incluidos muecas, chasquidos de labios, rechinar de dientes y movimientos de retorcer y sacar la lengua. Algunos indicadores comunes del uso a largo plazo de estos fármacos son la apariencia de máscara del rostro, los temblores, la marcha arrastrando los pies, la rigidez en rueda dentada, el temblor de «contar monedas» y la postura encorvada.
- **Parkinsonismo provocado por fármacos:** síntomas similares a los del parkinsonismo, como temblores, rigidez, acinesia o ausencia de movimientos con un estado mental reducido.
- **Síndrome neuroléptico maligno:** reacción potencialmente mortal que se observa sobre todo con los antipsicóticos de alta potencia. Esta respuesta suele iniciarse ente 3 y 9 días después del comienzo del tratamiento. Entre los síntomas se incluyen rigidez muscular, temblores, incapacidad de hablar, alteración del nivel de consciencia, hipertermia, disfunción autónoma (hipertensión, taquicardia, taquipnea, diaforesis) y aumento del recuento leucocitario. Aunque el síndrome neuroléptico maligno aparece en una pequeña proporción de los pacientes que reciben estos medicamentos, la necesidad de reconocer su aparición con rapidez y de una intervención médica inmediata es imperativa.

Indicaciones para su uso

Todos los antipsicóticos se usan para el tratamiento agudo y crónico de las psicosis, la manía y la psicosis causada por demencia. Las fenotiazinas y el haloperidol también están indicados en el tratamiento del hipo resistente al tratamiento y el control de los tics y los trastornos vocales. Además, las fenotiazinas pueden emplearse como antieméticos.

Contraindicaciones

Los antipsicóticos están contraindicados en los pacientes con hipersensibilidad, coma o depresión grave, insuficiencia hepática, renal o cardíaca, así como discrasias sanguíneas y enfermedad de Parkinson. Estos fármacos deben emplearse con cuidado en los pacientes ancianos, en pacientes con diabetes mellitus, enfermedad pulmonar crónica o hipertrofia prostática, así como en pacientes embarazadas o en período de lactancia.

Diagnósticos de enfermería

Los diagnósticos de enfermería aplicables al paciente que recibe antipsicóticos pueden ser:

- Control ineficaz del régimen de tratamiento relacionado con la suspicacia y la falta de confianza en los profesionales sanitarios.

TABLA 5-6 Antipsicóticos típicos y atípicos

GRUPO QUÍMICO	FÁRMACO	DOSIS DIARIA HABITUAL[a]	REACCIONES ADVERSAS Y EFECTOS SECUNDARIOS
Antipsicóticos típicos			
Fenotiazinas	Clorpromazina	40–800 mg	Reacciones extrapiramidales, discinesia tardía, sedación, seudoparkinsonismo, alteraciones en el ECG, somnolencia, vértigo, visión borrosa, sequedad de boca, estreñimiento, aumento del apetito, retención urinaria, aumento de peso, fotosensibilidad leve
	Flufenazina	1–40 mg	
	Mesoridazina	30–400 mg	
	Perfenazina	12–64 mg	
	Proclorperazina	15–150 mg	
	Promazina	40–1 200 mg	
	Tioridazina	150–800 mg	
	Trifluoperazina	4–40 mg	
	Triflupromazina	60–150 mg	**Potencialmente mortales:** crisis epilépticas, síndrome neuroléptico maligno, discrasias sanguíneas
Butirofenona	Haloperidol	1–15 mg (máximo 100 mg)	Reacciones extrapiramidales graves, discinesia tardía, sedación, somnolencia, letargo, cefalea, insomnio, confusión, vértigo, taquicardia, hipotensión, visión borrosa, sequedad de boca, anorexia, náuseas, estreñimiento, diarrea, dispepsia, retención de orina, sarpullido
	Pimozida	1–2 mg	
Dibenzoxazepina	Loxapina	60–100 mg	Reacciones extrapiramidales, sedación, somnolencia, entumecimiento, discinesia tardía, seudoparkinsonismo, vértigo, taquicardia, hipotensión ortostática, visión borrosa, sequedad de boca, estreñimiento, retención de orina, aumento de peso, sarpullido
Dihidroindolona	Molindona	15–225 mg	
Tioxanteno	Tiotixeno	20–60 mg	
	Clorprotixeno	30–200 mg	**Potencialmente mortales:** síntoma neuroléptico maligno, discrasias sanguíneas
Antipsicóticos atípicos			
Benzisoxasol	Risperidona	2–6 mg	Somnolencia, síntomas extrapiramidales, cefalea, insomnio, agitación, ansiedad, discinesia tardía, artralgias, agresividad, taquicardia, rinitis, estreñimiento, náuseas, vómitos, dispepsia, tos, sarpullido, sequedad cutánea, fotosensibilidad
			Potencialmente mortales: síndrome neuroléptico maligno, alargamiento del intervalo QT
Dibenzodiazepina	Clozapina	25–450 mg	Síntomas extrapiramidales, distonía, hipotensión ortostática, alargamiento del intervalo QT, taquicardia, aumento del riesgo de miocarditis, dolor abdominal, náuseas, sequedad de boca, estreñimiento, hipersalivación, retención urinaria, edema facial, mialgia, fotosensibilidad, agitación, disnea, dermatitis micótica, aumento de peso
Dibenzotiazepina	Quetiapina	25–50 mg	
Tienobenzodiazepina	Olanzapina	10–15 mg	
	Ziprasidona	20–80 mg	
			Potencialmente mortales: agranulocitosis, síndrome neuroléptico maligno, insuficiencia cardíaca

[a]Recomendación de reducir la dosis en ancianos.

- Conocimientos deficientes relacionados con el tratamiento farmacológico.
- Intolerancia a la actividad relacionada con los efectos secundarios de la medicación.
- Riesgo de lesión relacionado con los efectos secundarios de la medicación.
- Afrontamiento ineficaz relacionado con los efectos secundarios de la medicación.

Intervenciones de enfermería

Entre las intervenciones aplicables al paciente que toma antipsicóticos se pueden incluir:
- Supervisar los efectos secundarios extrapiramidales del tratamiento con antipsicóticos con la Escala de movimientos anormales involuntarios (AIMS) (este instrumento de valoración y su funcionamiento se muestran en el cuadro 5-3).

CUADRO 5-3

Escala de movimientos anormales involuntarios (AIMS) del National Institute of Mental Health

A. Movimientos faciales y orales

1. Músculos de la expresión facial (fruncimiento del ceño, parpadeo, sonrisas y muecas involuntarias)
2. Labios y área peribucal (fruncimiento, pucheros y chasquidos involuntarios)
3. Mandíbula (movimientos involuntarios de mordedura, masticación y cierre y apertura de la boca y movimientos laterales)
4. Lengua (protrusión involuntaria, temblor, movimientos coreoatetósicos)

B. Movimientos de las extremidades

5. Extremidades superiores (incluyen movimientos coreicos o rápidos sin finalidad objetiva, irregulares y espontáneos; atetósicos o lentos, irregulares, complejos y serpenteantes); NO incluyen temblores (movimiento repetitivo, regular y rítmico)
6. Extremidades inferiores (movimientos laterales de la rodilla, golpes con los pies, retorcerlos, invertirlos y evertirlos)

C. Movimientos del tronco

7. Cuello, hombros y caderas (balanceo, torsión contorsión y giros pélvicos)

D. Valoración global

8. Gravedad de los movimientos anormales
9. Discapacidad provocada por los movimientos anormales
10. Grado de consciencia que tiene el paciente de los movimientos anormales

E. Estado dental

11. ¿Tiene el paciente problemas dentales o con la dentadura postiza?
12. ¿Suele usar el paciente dentadura postiza?
13. Grado de cooperación

Escala de valoración de las secciones A-C

0: No se observan movimientos anormales
1: Mínimos, pueden ser bastante normales
2: Leves, infrecuentes, pero fáciles de detectar
3: Moderados, frecuentes, fáciles de detectar
4: Graves, casi continuos

Escala de valoración de la sección D

0: Falta de consciencia
1: Consciente, sin malestar
2: Consciente, malestar leve
3: Consciente, malestar moderado
4: Consciente, malestar intenso

Escala de valoración de la sección E

0: Nula
1: Parcial
2: Total

Procedimiento para la exploración de la discinesia tardía

Observar al paciente en reposo y con discreción. La silla utilizada para la exploración debe ser firme, pesada y sin apoyabrazos

1. Preguntar al paciente si tiene algo en la boca (p. ej., chicle, caramelo), y si es así, pedirle que lo retire
2. Preguntar al paciente sobre el estado actual de su dentadura. Preguntarle si la lleva postiza y si la dentadura natural o postiza le molesta actualmente
3. Preguntar al paciente si nota algún movimiento en la boca, la cara, las manos o los pies. Si los nota, pedirle que los describa y que valore en qué medida le molestan o interfieren en sus actividades
4. Sentar al paciente con las manos en las rodillas, las piernas levemente separadas y los pies planos en el suelo. Observar todo el cuerpo para ver los movimientos en esta posición
5. Pedir al paciente que se siente con las manos colgando (si es un hombre) entre las piernas o sobre las rodillas (si es mujer y viste una falda). Observar las manos y otras zonas corporales
6. Pedir al paciente que abra la boca. Observar la lengua en reposo dentro de la boca. Hacerlo dos veces
7. Pedir al paciente que saque la lengua. Observar la lengua en reposo dentro de la boca. Hacerlo dos veces
8. Pedir al paciente que se golpee el pulgar con cada dedo lo más rápido posible durante 10-15 s, primero con la mano derecha y después con la izquierda. Observar los movimientos faciales y de las piernas
9. Flexionar y estirar cada uno de los brazos del paciente (por separado). Prestar atención a cualquier rigidez
10. Poner al paciente de pie. Observarlo de perfil, observar todo el cuerpo otra vez, incluidas las caderas. Pedir al paciente que extienda los brazos rectos hacia delante con las palmas hacia el suelo. Observar el tronco, las piernas y la boca
11. Hacer que el paciente dé unos pasos, se vuelva y camine de vuelta a la silla. Observar las manos y la marcha. Hacerlo dos veces

- Reforzar de la importancia del cumplimiento habitual del tratamiento farmacológico.
- Asegurar al paciente que se iniciarán intervenciones para controlar la conducta.
- Supervisar la reducción de síntomas de la psicosis.
- Mantener una actitud de serenidad con respuestas prácticas para reforzar la realidad.
- Ofrecer caramelos o chicles sin azúcar, o sorbos frecuentes de líquidos para combatir la sequedad de boca.
- Fomentar la higiene oral frecuente.
- Observar los patrones de eliminación para detectar dificultades al orinar o problemas de estreñimiento.
- Supervisar la relación entre ingestión y eliminación.

Valoración de resultados

Entre los criterios que pueden aplicarse para valorar la efectividad de los antipsicóticos en el paciente se pueden incluir:
- La frecuencia de aparición de los síntomas se reduce al mínimo.
- El paciente controla y evita las conductas violentas.
- Aprende a utilizar canales adecuados para canalizar su rabia y frustración.
- Percibe cuando los síntomas son abrumadores y busca ayuda.
- Toma la medicación según las instrucciones.

Educación del paciente y su familia

Es esencial que el paciente y los familiares responsables reciban información sobre los fármacos antipsicóticos y sus potenciales efectos adversos. Al mismo tiempo, hay que destacar la importancia de seguir el tratamiento de forma continuada. La información importante acerca de los antipsicóticos que hay que enseñar al paciente y a sus familiares incluye:
- Seguir siempre las instrucciones sobre el modo de empleo de la medicación. Comentar las consecuencias de la falta de cumplimiento y el regreso de los síntomas cuando se interrumpe la medicación.
- Pueden aparecer efectos secundarios. Comentar las intervenciones necesarias para ayudar a mitigarlos.
- Informar al médico de cualquier signo o síntoma de discinesia tardía.
- Tomar la medicación con alimentos o leche para reducir la irritación gástrica.
- Evitar tomar antipsicóticos antes de una hora de haber tomado antiácidos o antidiarreicos (pueden reducir la efectividad del antipsicótico).
- Pueden hacer falta de varios días a varias semanas de tratamiento para conseguir el efecto completo.
- Respetar las citas con el médico y someterse a las pruebas de laboratorio.
- Extremar la precaución al conducir vehículos de motor o manejar maquinaria que exija coordinación y atención mental, ya que la medicación puede provocar somnolencia.
- Evitar la exposición directa a la luz solar o usar protección solar al exponerse al sol.
- Evitar el ejercicio vigoroso o los excesos de temperatura mientras se toma la medicación.
- Es posible que las fenotiazinas tiñan la orina con tonos rosados, rojos o marronosos (es un efecto inofensivo y esperable).
- No interrumpir la medicación bruscamente sin consultar al médico.
- Evitar las bebidas alcohólicas mientras se consume el fármaco (potenciarán el efecto en el SNC).
- Evitar la hipotensión ortostática levantándose lentamente de las posiciones sentadas o reclinadas.

Antiparkinsonianos

Los fármacos antiparkinsonianos se usan para aliviar los efectos secundarios extrapiramidales asociados con los antipsicóticos. Los dos fármacos antiparkinsonianos más utilizados son la benztropina y el trihexifenidil. Ambos son fármacos anticolinérgicos sintéticos con estructuras químicas similares a la atropina y a la difenhidramina, respectivamente. Sólo están disponibles con receta médica y su dosis depende de la gravedad de los síntomas.

Están contraindicados sobre todo en los pacientes hipersensibles al fármaco o con glaucoma de ángulo cerrado, miastenia grave, retención de orina, úlcera péptica o hipertrofia prostática, así como en niños de menos de 3 años de edad. Estos fármacos deben administrarse con precaución en los ancianos debido a sus importantes efectos secundarios, entre los que se incluyen la retención de orina, las alteraciones visuales, las palpitaciones y el aumento de la presión intraocular.

Psicofármacos y paciente anciano

En el caso de los pacientes ancianos con síntomas relacionados con la demencia, como agresividad, conductas repetitivas preocupantes, reacciones catastróficas, delirios, alucinaciones o agitación, los antipsicóticos se han convertido en una manera habitual para controlar la incidencia de estos síntomas. La *Omnibus Budget Reconciliation Act* (OBRA) de 1987 restringió el uso de psicofármacos a los residentes en instituciones de larga estancia. Esta directriz se ha modificado, pero mantiene especificaciones diagnósticas y de supervisión estrictas. Los medicamentos antipsicóticos pueden provocar efectos secundarios graves, como la discinesia tardía u otros efectos secundarios extrapiramidales. La nueva generación de psicofármacos se asocia con menos efectos secundarios y, por tanto, se han convertido en el fármaco de elección para los pacientes de mayor edad. Las directrices instauradas por la OBRA establecen que estos fármacos sólo pueden usarse para diagnósticos concretos y cuando las medidas conductuales y ambientales no consiguen mejorar los síntomas. Los resultados de los estudios sobre la seguridad y la respuesta de los ancianos ante los psico-

Prioritario en el paciente anciano

En los ancianos, la semivida de los fármacos tiende a aumentar hasta alcanzar valores cinco o seis veces los valores habituales, lo que incrementa el riesgo de toxicidad. Los efectos se acumulan lentamente y pueden no ser evidentes hasta días o semanas después de haberse iniciado el tratamiento (Merck, 2005).

TABLA 5-7 Cambios fisiológicos relacionados con la edad y administración de fármacos en el paciente anciano	
CAMBIO FISIOLÓGICO	**RIESGO FARMACOLÓGICO**
Mayor proporción masa grasa-masa magra	Mayor riesgo de efectos acumulativos
Menor concentración de albúmina sérica y de fármaco unido a proteínas	Mayor cantidad de fármaco en circulación libre en el torrente sanguíneo
Menor cantidad total de líquido corporal	La deshidratación aumenta la concentración del fármaco en el organismo
Reducción del metabolismo hepático	El aclaramiento del fármaco se retrasa o ralentiza
Reducción de la eliminación renal	La eliminación del fármaco del sistema se ralentiza

fármacos son limitados, lo que refuerza la idea de que es necesario proceder con precaución al utilizarlos.

El impacto de los cambios fisiológicos relacionados con la edad sobre el tratamiento farmacológico explica muchos de los efectos secundarios graves que aparecen en los ancianos. Muchos antipsicóticos, ya sea por sí mismos o al interaccionar con otros fármacos, pueden provocar los mismos síntomas que pretenden tratar, como agitación o delirios. Dado que muchos pacientes ancianos suelen tomar medicamentos para varias enfermedades, esta situación es muy familiar. Además, los efectos adversos de un fármaco pueden confundirse con el síntoma de otra enfermedad y provocar un tratamiento innecesario. Como los ancianos tienen una mayor proporción de masa grasa-masa magra, una concentración de albúmina sérica más baja, menor cantidad total de líquido, menor cantidad de neuronas y una reducción del ritmo de metabolismo hepático y aclaramiento renal que los adultos jóvenes, necesitan dosis mucho menores de fármacos para obtener un efecto terapéutico. Cuanto mayor sea la cantidad de grasa en los tejidos, mayor será la retención del fármaco, lo que dará lugar a efectos terapéuticos y secundarios más persistentes, en ocasiones incluso hasta después de haber retirado el fármaco. Como los pacientes ancianos tienen menos proteínas disponibles para que el fármaco pueda unirse, la proporción de fármaco en circulación libre es mayor. El ritmo metabólico más lento y el mayor tiempo de excreción renal permiten que el fármaco permanezca más tiempo en el organismo. En la tabla 5-7 se muestran estos cambios fisiológicos y los riesgos que plantean en las personas de mayor edad cuando se administra un antipsicótico u otro psicofármaco.

Todos estos factores destacan la importancia de supervisar la respuesta y la identificación de los efectos adversos de los antipsicóticos en el anciano. Es extremadamente importante considerar todos los posibles abordajes antes de usar el fármaco y, si se llega a recetar, interrumpir el tratamiento si aparecen efectos adversos.

 Prioritario en el paciente anciano

En el anciano, determinar siempre si un nuevo síntoma o conducta puede tener relación con el tratamiento farmacológico.

RESUMEN

- Los psicofármacos por sí solos no curan la enfermedad, pero pueden ayudar a que el paciente con enfermedad mental cumpla una función adaptativa en la sociedad.
- Los psicofármacos alivian los síntomas de los importantes efectos de las enfermedades psicóticas. Ejercen su principal efecto sobre los sistemas neurotransmisores.
- Los psicofármacos son efectivos porque incrementan o reducen la capacidad del cerebro para usar un neurotransmisor específico.
- Los ansiolíticos (antiansiedad) se usan para tratar los trastornos y los síntomas de ansiedad, la abstinencia alcohólica aguda y los trastornos convulsivos o epilépticos.
- Los antidepresivos se usan en el tratamiento de la depresión para mejorar el estado de ánimo, aumentar la actividad física y la alerta mental, mejorar el apetito y el sueño, además de para restaurar el interés y el placer por las actividades que resultaban placenteras antes de la depresión.
- Los antidepresivos deben tomarse de forma continua durante varias semanas antes de que sus efectos terapéuticos sean evidentes. Hace falta tiempo para que los niveles reducidos de neurotransmisores se recuperen y compensen el deterioro que provoca la depresión.
- Los pacientes con tendencias suicidas deben ser observados de cerca, ya que las concentraciones terapéuticas de antidepresivos pueden proporcio-

narles la energía necesaria para llevar a cabo su plan de suicidio.
- Los fármacos estabilizadores reducen las oscilaciones del estado de ánimo y la probabilidad de sufrir episodios sucesivos.
- Los fármacos antipsicóticos ayudan a reducir o suprimir el malestar provocado por delirios, alucinaciones y conductas desorganizadas frecuentes en los trastornos.
- La incidencia de los efectos adversos y la falta de comprensión de la necesidad de mantener el tratamiento de forma continuada para estabilizar la enfermedad contribuyen a la falta de cumplimiento que se observa en muchos pacientes con psicosis.
- La potencia de un antipsicótico influye en el nivel y frecuencia de efectos secundarios experimentados por el paciente.
- La escala de valoración AIMS puede usarse para supervisar los efectos secundarios extrapiramidales de los antipsicóticos. Los antiparkinsonianos y los anticolinérgicos se usan para reducir los efectos secundarios extrapiramidales que se observan en los individuos que toman antipsicóticos.
- Todos los psicofármacos deben usarse con precaución en el paciente anciano debido a los cambios fisiológicos relacionados con la edad. Los efectos del fármaco pueden mantenerse más tiempo y persistir en el organismo. Es obligada una supervisión cuidadosa para evitar las consecuencias adversas de su uso.

BIBLIOGRAFÍA

American Psychiatric Association. (2000). *Diagnostic and statistical manual of mental disorders—text revision* (4th ed.). Washington, DC: Author.

Karch, A. M. (2009). *Lippincott's nursing drug guide.* Philadelphia, PA: Lippincott Williams & Wilkins.

Merck Manual On-line Medical Library (2005). *Pharma-cokinetics in the elderly.* Retrieved October 31, 2009, from http://www.merck.com/mmpe/sec20/ch306/ch306b.html#CHDCDDJB

Wilson, B. A., Shannon, M. T., & Shields, K. M. (2009). *Prentice Hall nurse's drug guide 2009.* Upper Saddle River, NJ: Prentice Hall.

Rellenar los espacios

Rellenar los espacios con la respuesta correcta.

1. Los psicofármacos ejercen su efecto principal sobre los _____ del organismo.

2. Los neurotransmisores son proteínas que actúan como mensajeros químicos y se almacenan en el _____ localizado antes de cada sinapsis nerviosa.

3. La utilidad de los ansiolíticos (antiansiedad) radica en su _____, que provoca un efecto inhibidor o calmante en la respuesta de excitación del cerebro.

4. El paciente que toma medicación antidrepesiva se encuentra en riesgo de lesión relacionada con _____, _____ y _____.

5. Los antipsicóticos de baja potencia provocan más efectos secundarios de tipo _____, mientras que los de alta potencia provocan más efectos secundarios de tipo _____.

6. Los efectos secundarios extrapiramidales pueden supervisarse utilizando el _____.

7. La propiedad química conocida como _____ es uno de los principales determinantes de la infusión molecular en el tejido cerebral.

8. Debido a su mayor proporción materia grasa-materia magra, el paciente anciano tiene mayor riesgo de _____ _____.

Relacionar las parejas

Relacionar las siguientes sustancias con el grupo farmacológico más adecuado.

1. _____ Venlafaxina

2. _____ Buspirona

3. _____ Litio

4. _____ Tioridazina

5. _____ Clonazepam

6. _____ Lorazepam

7. _____ Bupropión

8. _____ Escitalopram

9. _____ Haloperidol

10. _____ Benztropina

a. Ansiolítico (antiansiedad)

b. Antidepresivo

c. Estabilizador del estado de ánimo (antimaníaco)

d. Antipsicótico

e. Antiparkinsoniano

Preguntas de elección múltiple

Seleccionar la mejor respuesta posible de entre las disponibles.

1. El personal de enfermería se encarga de la educación de un paciente al que se le ha prescrito el antipsicótico risperidona. ¿Cuál de las siguientes declaraciones del paciente indicaría la necesidad de proporcionar más información?

a. «Tengo que tomar la medicación mientras como para que no me altere el estómago.»

b. «Pueden pasar 1 o 2 semanas hasta que me sienta bien de verdad.»

c. «Todavía puedo seguir saliendo en bicicleta por la tarde como solía hacer.»

d. «Lo mejor es que me quede sentado un rato en el borde de la cama antes de levantarme por la mañana.»

2. El médico ha recetado benztropina a un paciente que ha estado tomando el antipsicótico haloperidol.

¿Cuál de los siguientes síntomas esperaría detectar el personal de enfermería al valorar al paciente?

a. Aumento de las ideas delirantes.

b. Hipo resistente al tratamiento.

c. Reducción de la voluntad y apatía.

d. Movimientos involuntarios de sacar la lengua.

3. Un miembro del personal de enfermería se está ocupando de un paciente con concentraciones plasmáticas de carbonato de litio de 1,5 mEq/l. ¿Cuál de las siguientes decisiones puede esperar que tome el médico?

a. Ordenar una única dosis adicional.

b. Aumentar la dosis diaria de la medicación.

c. Ordenar que se mantenga la siguiente dosis del fármaco.

d. Interrumpir la medicación.

4. De las siguientes intervenciones adicionales para combatir los efectos adversos del fármaco, ¿cuál consideraría importante el personal de enfermería que administra el fármaco antipsicótico haloperidol a un paciente?

a. Añadir más sal a los alimentos y bebidas preparadas.

b. Ofrecer caramelos duros sin azúcar o líquidos frecuentes.

c. Enjuagarse la boca tras la toma del fármaco.

d. Fijarse en si la lengua tiene un tono grisáceo.

5. ¿Cuál de las siguientes instrucciones es importante incluir en la información que proporciona el personal de enfermería a un paciente que toma ADT?

a. Tomar la medicación con café o te para aumentar su efecto.

b. La medicación puede interrumpirse después de unas pocas semanas de tratamiento.

c. Puede omitir la dosis matinal de su medicación si le provoca somnolencia.

d. Usar un sombrero y una camisa de manga larga cuando salga al exterior y esté expuesto al sol.

6. Un miembro del personal de enfermería observa movimientos de protrusión de la lengua y «de contar monedas» con los dedos en un paciente que recibe haloperidol. ¿Cuál de los siguientes efectos secundarios reconocería?

a. Signos de efectos secundarios extrapiramidales del fármaco.

b. Respuesta normal del uso a largo plazo de la medicación.

c. Parte de la enfermedad sin relación con la medicación.

d. Indicativo de la necesidad de una dosis mayor.

7. ¿Cuál de los siguientes componentes de la dieta debe evitar a un paciente al que se le ha recetado un IMAO?

a. Leche o derivados lácteos.

b. Carne ahumada o procesada.

c. Alimentos ricos en sodio.

d. Legumbres y frutos secos.

8. ¿Cuál de los siguientes pacientes necesitaría más información sanitaria sobre los efectos de una benzodiazepina que le han prescrito?

a. Un paciente de 32 años que fuma dos paquetes de tabaco diarios.

b. Un paciente de 50 años que bebe tres tazas de café cada mañana.

c. Un paciente de 28 años que trabaja de corredor de bolsa en internet.

d. Un paciente de 47 años que es directivo de una empresa y trabaja un promedio de 50 horas semanales.

9. Un miembro del personal de enfermería se está encargando de la educación de un paciente que toma un ansiolítico que le acaban de recetar por primera vez. ¿Cuál de las siguientes afirmaciones del paciente le alertaría de la necesidad de proporcionarle más información?

a. «Seguiré tomando el fármaco aunque me provoque somnolencia.»

b. «Quizá ahora pueda disfrutar de una noche cenando con vino en compañía de mi mujer.»

c. «Creo que este medicamento no va hacer que me sienta bien inmediatamente.»

d. «Espero no tener que tomar esto durante mucho tiempo.»

10. A un paciente que ha recibido un nuevo diagnóstico de trastorno bipolar le recetan varios psicofármacos. ¿Cuál de los siguientes hechos sería mejor guía para que el personal de enfermería le explicara al paciente las acciones de los medicamentos?

a. Los psicofármacos resolverán los problemas subyacentes del trastorno.

b. Estos fármacos reducirán los síntomas y ayudarán a recuperar niveles de actividad funcionales.

c. Estos fármacos devolverán al paciente a un nivel de existencia libre de síntomas.

d. Si se toman correctamente, los medicamentos pueden ayudar a curar esta enfermedad.

11. Un miembro del personal de enfermería se está ocupando de un paciente anciano que toma un psicofármaco. ¿Cuál de los siguientes factores contribuye al mayor riesgo de efectos adversos en este paciente?

a. Lentificación de la tasa metabólica y del tiempo de excreción renal.

b. Reducción de la proporción de grasa en el tejido corporal.

c. Aumento de la cantidad de fármaco unido a proteínas en el torrente sanguíneo.

d. Aumento de la albúmina plasmática total disponible para la unión al fármaco.

12. Un miembro del personal de enfermería que trabaja en una clínica ambulatoria está preparando a un paciente anciano para que le visite el médico. ¿Cuál de las siguientes afirmaciones del paciente le alertaría de la necesidad de plantear más preguntas?

a. «No entiendo por qué tengo que tomar todos estos medicamentos.»

b. «Tomo muchos medicamentos cada día, pero luego sólo parece que me encuentro peor.»

c. «Acabo de conseguir mis medicamentos, así que espero que el médico no cambie nada.»

d. «Como sólo tomo una o dos dosis a la vez, tardo mucho en tomar todos los medicamentos.»

13. Un miembro del personal de enfermería que trabaja en una institución de ingreso de larga duración se está preparando para administrar un antidepresivo a un paciente anciano. ¿Cuál de las siguientes valoraciones le alertaría de la existencia de un mayor potencial de efectos acumulados de este fármaco?

a. El paciente necesita un caminador para desplazarse hasta el baño.

b. Duerme más siestas de lo habitual durante el día.

c. Muestra falta de interés por participar en actividades de grupo.

d. Su piel está seca y la ingestión de líquidos se ha reducido.

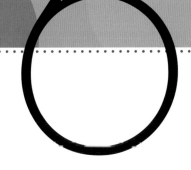

El proceso de enfermería en la atención a la salud mental

⊙ Objetivos didácticos

Después de leer el contenido de este capítulo, el estudiante debe ser capaz de:

1. Identificar los cinco pasos de la atención mediante el proceso de enfermería.
2. Describir los tipos de información que se obtienen a través de una valoración psicosocial.
3. Determinar los diagnósticos de enfermería aplicables a los problemas identificados en un paciente.
4. Evaluar el resultado en terminos de previsión de mejoría de la actividad y el bienestar en el paciente.
5. Aplicar el proceso de enfermería a la atención del paciente en el contexto psiquiátrico.

⊙ Conceptos clave

Diagnóstico
  de enfermería
Evaluación
Información objetiva
Información subjetiva
Intervenciones
  de enfermería

Priorizar
Proceso
  de enfermería
Resultados
  previstos
Valoración

Comprender el proceso de enfermería en la atención a la salud mental

El **proceso de enfermería** es un método científico y sistemático diseñado para proporcionar una atención de enfermería efectiva e individualizada para ayudar a resolver los problemas del paciente. Consta de cinco pasos: valoración, diagnóstico, planificación, intervención y evaluación (fig. 6-1). Este enfoque de la resolución de problemas permite que el personal de enfermería ayude al paciente a alcanzar el máximo nivel de actividad y bienestar. El colectivo de enfermería acepta este proceso como un patrón de la provisión de la atención de enfermería adaptable a las necesidades individuales de cada paciente. Una parte integral de este enfoque es un método organizado de resolución de problemas llamado plan de atención o vía clínica, desarrollado a partir de la información reunida durante la fase inicial. A medida que se desarrolla el plan de atención aumenta la transparencia hacia el paciente y la comunicación entre los miembros del equipo de salud mental. La aplicación del proceso de enfermería también permite que el personal de enfermería comparta información importante para la continuidad de la atención y el tratamiento del paciente. El personal de enfermería puede reevaluar cada uno de los pasos del proceso para ajustar, revisar o finalizar el plan de atención, a partir de informaciones nuevas o ampliadas. Es importante recordar que la respuesta a la terapia y al tratamiento de cada paciente puede ser diferente. A medida que el grado de enfermedad y disfunción del paciente afectan a su independencia y bienestar se pueden y se deben realizar ajustes al plan.

Un elemento fundamental del proceso de enfermería es el clima de interacción terapéutica entre el paciente y los miembros del equipo de salud mental. A menudo, el miembro del personal de enfermería es el primero que entra en contacto con el paciente. Es en ese momento cuando se establece un entorno terapéutico. Se modifica el entorno para crear un contexto en el que el paciente se sienta protegido, seguro y libre de expresar sus sentimientos y temores sin miedo al rechazo, las represalias o el castigo. Los miembros del personal de enfermería son las personas mejor situadas para construir una relación y establecer una sensación de confianza, acercándose al paciente con una actitud de aceptación e imparcialidad. Conseguir una relación de confianza es un paso crucial para alcanzar mejorar la actividad y el bienestar del paciente.

Al igual que sucede en otras áreas de la enfermería, en la salud mental el proceso de enfermería es la base de la atención al paciente, a través de un enfoque sistemático y organizado. Sus frecuentes contactos con el paciente hacen que el personal de enfermería de salud mental se encuentre en una posición óptima para obtener nueva información, aplicar el plan de atención y observar la respuesta al tratamiento. Además, estos profesionales se encuentran en situación de actuar como modelo de las estrategias de afrontamiento más efectivas y adaptativas del paciente usando el método de resolución de problemas del proceso de enfermería.

Valoración psicosocial

La **valoración** o reunión de información comienza cuando se admite al paciente en una institución sanitaria o establece su primer contacto con el sistema, y se mantiene durante todo el progreso del ciclo del proceso de enfermería, aumentando continuamente la información obtenida. La valoración psicosocial suele realizarse en un ámbito psiquiátrico. No obstante, los síntomas de necesidad psicosocial pueden observarse en cualquier ámbito sanitario y, por tanto, forman parte de cualquier valoración de

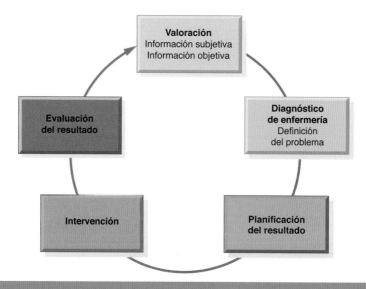

FIGURA 6-1

Pasos del proceso de enfermería.

TABLA 6-1   Componentes de la valoración psicosocial

COMPONENTE	OBSERVACIONES QUE HAY QUE INCLUIR
Apariencia	Acicalamiento, vestido, higiene, contacto visual, marcas cutáneas, postura, expresión facial
Actividad motora	Ritmo, lentitud, rigidez, relajación, inquietud, combatividad, marcha extravagante, hiperactividad, retrasos, agresividad
Actitud	Cooperativa o no cooperativa, amistosa, hostil, apática, suspicaz
Patrón del habla	Velocidad, volumen, articulación, congruencia, fabulación, arrastrar las palabras, disfasia
Estado de ánimo	Intensidad, profundidad, duración, ansiedad, tristeza, euforia, labilidad, temor, irritabilidad, depresión
Afecto	Aplanado o ausencia de expresión emocional, embotado, congruente con el estado de ánimo, adecuado o inadecuado
Nivel de alerta	Nivel de conciencia, capacidad de atención, comprensión, procesamiento
Orientación	Tiempo, lugar, persona
Memoria	Reciente o a corto plazo y remota o a largo plazo
Comprensión de la enfermedad	Capacidad de percibir y entender los síntomas como relativos a la enfermedad
Descripción de las fuentes de estrés	Capacidad de describir todos los factores de estrés, internos o psicológicos/físicos, o una pérdida real
Procesos cognitivos	Velocidad, contenido, organización, lógica o falta de lógica, delirios, abstractos o concretos
Percepción	Alucinaciones, ilusiones, despersonalización o distorsiones
Juicio	Capacidad de resolución de problemas y de toma de decisiones
Adaptación	Mecanismos de afrontamiento disponibles, afrontamiento adaptativo o desadaptativo
Relaciones	Obtención y mantenimiento de relaciones interpersonales satisfactorias

enfermería. Aunque la valoración suele ser responsabilidad del personal de enfermería titulado, el apoyo al proceso de recogida y observación de la información también es competencia de los auxiliares de enfermería.

Para reunir la información cognitiva, emocional y conductual se utiliza un instrumento de valoración estándar, que también ayuda al personal de enfermería a clasificar la información obtenida. En la tabla 6-1 se presenta un resumen de los componentes de una valoración psicosocial (en el Apéndice B puede encontrarse el Miniexamen cognoscitivo, la adaptación española del *Mini-Mental Status Exam*). Una valoración psicosocial básica suele incluir los antecedentes del paciente y su estado mental o emocional, que incluye información subjetiva y objetiva.

Información subjetiva

La **información subjetiva** la proporciona el paciente y suele incluir los antecedentes y la percepción que tiene de la situación o problema actuales, además de los sentimientos, pensamientos, síntomas o emociones que puede estar experimentando (cuadro 6-1). En ocasiones la información aportada por el paciente se pone en cuestión o se contradice por la información obtenida a partir de otras fuentes, y puede hacer falta validarla recurriendo a la familia, amistades, agentes de la autoridad u otras personas relacionadas con el paciente.

 Consideraciones importantes

La familia del paciente puede proporcionar información sobre la dinámica familiar y sus posibles problemas, y cómo ello puede afectar a otros miembros de la familia.

CUADRO 6-1

Ejemplos de valoración de información subjetiva

Física
- Información general sobre el paciente
- Síntomas somáticos
- Antecedentes de uso de sustancias o consumo actual
- Deterioros o pérdidas sensoriales (audición, visión)

Social
- Relaciones anteriores y actuales
- Relaciones familiares
- Antecedentes de problemas de relación
- Intereses o actividades que solían proporcionar placer
- Actividad o problemas sexuales
- Cambios vitales recientes como matrimonio, divorcio, separación, muerte de la pareja o de un familiar cercano, pérdida de trabajo
- Situación vital o domiciliaria actual
- Situación laboral

Emocional
- Actual situación emocional y estado de ánimo
- Sentimientos actuales
- Autoconcepto
- Fortalezas
- Percepción de la actual fuente de estrés o problema

Cognitiva
- Nivel académico
- Percepción de la situación actual o problema
- Orientación

Al reunir la información subjetiva es importante que el personal de enfermería sea tan preciso y descriptivo como sea posible. Una manera de incluir la información del paciente en la valoración sin reinterpretar su significado es citar sus palabras. Con frecuencia, el uso de las propias palabras del paciente para describir sentimientos o pensamientos ayuda a comprender las distorsiones perceptivas o los procesos cognitivos ilógicos.

La información subjetiva reunida durante la valoración inicial permitirá que el personal de enfermería establezca un punto de partida para formular el plan de atención. Al plantear preguntas directas, centradas y directivas, el personal de enfermería obtiene una imagen clara de determinados problemas o cuestiones que afectan al paciente. Conseguir un clima que garantice la privacidad y la confidencialidad permite que el paciente se sienta libre de comunicar abiertamente sus sentimientos personales. La voluntad y la capacidad del personal de enfermería de escuchar activamente al paciente son elementos fundamentales que influyen en el resultado de este paso. A continuación se muestran ejemplos de preguntas que pueden usarse para obtener información del paciente durante la entrevista de valoración:

- ¿Por qué ha venido hoy al hospital?
- ¿Se había producido alguna situación que hizo que se sintiera de esa manera?
- ¿Cómo reaccionó frente a esa situación?
- ¿Cómo se siente por estar aquí?
- ¿Dónde vive?
- ¿Con quién vive?
- ¿Qué clase de trabajo tiene?
- ¿Ha podido dedicarse a su trabajo antes de ser ingresado?
- ¿Cuál es la mayor fuente de estrés en su vida?
- ¿Qué hace para aliviar el estrés?
- ¿Se culpa a usted mismo por las cosas malas que le suceden?
- ¿Hay cosas que hacen que se sienta abrumado cada día?
- ¿Toma medicamentos que le ayuden a superar los períodos de estrés?

Información objetiva

La **información objetiva** es observada y reunida por el personal de enfermería o aportada por otras personas relacionadas con el paciente, incluidos otros miembros del equipo terapéutico. El personal de enfermería puede basarse en las valoraciones físicas, emocionales y cognitivas del paciente (cuadro 6-2) para reunir información objetiva acerca de su historia y su situación mental o emocional. En la mayoría de las situaciones se utiliza un instrumento de valoración estandarizado para compilar esta información. Las valoraciones no sólo deben incluir los factores que hicieron que el paciente estuviera en una situación de riesgo emocional y psicológico (es decir, cambios o fuentes de estrés recientes en su vida, antecedentes de trastorno mental, uso o abuso de drogas), sino también los factores positivos que hacen pensar que la recuperación del paciente de la situación actual es probable, como estra-

---

CUADRO 6-2

Ejemplos de valoración de información objetiva

Física
- Apariencia
- Exploración física/valoración completa por sistemas
- Signos vitales
- Altura/peso
- Alergias
- Dieta/hábitos alimentarios
- Nivel de actividad: cualquier retraso o agitación psicomotores

Social
- Respuesta al entorno
- Capacidad de interacción con los demás
- Conducta
- Antecedentes familiares de enfermedad mental
- Creencias religiosas/culturales o prácticas sanitarias
- Cualquier problema legal actual
- Problemas económicos

Emocional
- Estado de ánimo y afecto: cualquier indicio de depresión
- Estrategias de afrontamiento
- Riesgo de suicidio

Cognitiva
- Alerta
- Procesos cognitivos: atención, coherencia, progresión y lógica
- Paranoia
- Delirios
- Juicio
- Capacidad de percepción: alucinaciones o ilusiones

---

tegias positivas de afrontamiento, un sistema de apoyo sólido y la voluntad de recibir tratamiento.

Como el miembro del personal de enfermería suele ser la primera persona que realiza una valoración física del paciente cuando ingresa, también es quien puede empezar a reunir la información informalmente a partir de indicios no verbales y de la interrogación directa. La información objetiva resultado de la valoración física debería incluir los antecedentes médicos del paciente, sus enfermedades o intervenciones quirúrgicas, sus antecedentes medicamentosos, alergias, signos vitales, altura y peso, dieta y una evaluación completa por sistemas.

La valoración psicosocial es una parte importante de cualquier valoración de enfermería, pero para el profesional de enfermería de salud mental el propósito concreto

 Práctica reflexiva

¿De qué manera pueden ayudar a identificar posibles problemas los antecedentes médicos y psiquiátricos?

es ayudar a delinear cualquier problema en la vida del individuo que pueda haber tenido un impacto psicológico en su bienestar inmediato. Los aspectos sociales pueden incluir relaciones, antecedentes personales y familiares de enfermedad mental, creencias religiosas y culturales y costumbres concretas relacionadas con la salud. Con frecuencia, los antecedentes médicos y psiquiátricos ayudan a identificar posibles problemas relacionados con la situación actual.

Es muy importante detectar los manierismos verbales y no verbales de la comunicación, las expresiones y las emociones. El personal de enfermería debería fijarse en la congruencia entre lo que dice el paciente y lo que evidencia a través de su conducta. También es de gran importancia detectar si el paciente plantea amenazas o peligros inmediatos hacia sí mismo o hacia los demás, en cuyo caso la seguridad pasa a ser prioritaria y debe garantizarse.

Diagnóstico de enfermería

El segundo paso del proceso de enfermería es establecer un diagnóstico de enfermería a partir de la información recogida. El personal de enfermería la analiza y la compara con la actividad normal o con valores de referencia para descubrir si existe o es posible algún problema. Un **diagnóstico de enfermería** no es un diagnóstico médico, sino una identificación de un problema del paciente basada en las conclusiones de la información recogida. Según la situación, un diagnóstico de enfermería puede ser un problema de salud real o potencial. El estándar más difundido es el de NANDA International. Este sistema consiste en una lista aprobada de problemas a los que el personal de enfermería puede referirse legalmente en su esfuerzo por alcanzar un resultado medible. En el Apéndice C se incluye una lista de diagnósticos de enfermería aprobados por la NANDA, utilizados con frecuencia en el ámbito de la enfermería de salud mental.

La formulación de un diagnóstico de enfermería consta de tres partes: *a)* el problema actual o potencial relacionado con la condición del paciente, *b)* los factores causales o contribuyentes y *c)* un comportamiento o síntoma que refuerza el problema. La manera correcta de redactar un diagnóstico de enfermería es la siguiente: (problema) relacionado con (factor contribuyente), manifestado por (conducta) (p. ej., riesgo de lesión relacionado con rotura del matrimonio manifestado por ideación y tentativas suicidas). Aunque un diagnóstico médico no se use como etiología de un problema de enfermería, los signos y síntomas de la enfermedad pueden reflejarse en la causa. Un ejemplo de esta situación podría ser el paciente que tiene una alteración de la percepción relacionada con alucinaciones auditivas manifestadas por diálogos con personas que no están presentes. La determinación del problema sirve como base para planificar las intervenciones del personal de enfermería para satisfacer las necesidades del paciente.

Una vez establecidos los diagnósticos de enfermería aplicables, éstos se **ordenan por prioridades** según su intensidad y la urgencia inmediata del problema. Cualquier alteración de la salud que ponga en peligro la vida se considera de prioridad alta. Las situaciones recurrentes o crónicas pueden considerarse de menor prioridad y tratarse más adelante. Por ejemplo, un paciente con ideación o intención suicida tendría un riesgo de violencia autodirigida inmediato. Éste sería el problema que debería ser atendido en primer lugar por el personal de enfermería. Según la jerarquía de necesidades de Maslow, las necesidades fisiológicas básicas como el oxígeno, los alimentos, el agua, el abrigo, la eliminación y el sueño deben satisfacerse antes de poder atender otras necesidades de mayor nivel. Puede pensarse en este modelo como una escalera en la que el paciente puede vacilar entre escalón y escalón. Como puede subir un escalón para luego bajarlo, es necesario que el personal de enfermería entienda que la prioridad que se le otorga a un problema puede variar en cualquier momento del proceso terapéutico. Para ilustrar este ejemplo, un paciente le dice a otra paciente que ha empezado a identificar sus fortalezas y a manifestar un autodiscurso positivo (nivel de necesidad de la autoestima), que es estúpida y fea. Ahora, la paciente se ha negado a comer las dos últimas comidas. En este punto la prioridad pasan a ser las necesidades nutricionales de la paciente.

También es importante priorizar el problema actual del paciente (real) frente a un problema que podría llegar a suceder (potencial). Un problema real tiene prioridad sobre uno que podría llegar a suceder en el curso de la enfermedad. Los síntomas de abstinencia aguda del paciente con múltiples abusos de sustancias deberían priorizarse frente al potencial de aislamiento social de dicho individuo.

Consideraciones importantes

Los diagnósticos y la atención de enfermería deberían planearse de tal manera que incluyan las prácticas religiosas, culturales y étnicas del paciente.

Planificación de los resultados esperados

La siguiente fase del proceso de enfermería incluye la planificación de **resultados esperados** medibles y realistas que prevean la mejoría o estabilización del problema identificado en el diagnóstico de enfermería. Estos resultados se definen en términos de objetivos a corto plazo (que cubran las necesidades más inmediatas del paciente) y de objetivos a largo plazo (que alcancen el máximo nivel realista de salud para el paciente individual en el momento del alta y como miembro de la sociedad). Estos objetivos deben determinarse en colaboración con el paciente para aumentar la cooperación y el cumplimiento en relación con las intervenciones terapéuticas.

La planificación de etapas medibles que se acerquen a la mejoría y la recuperación proporciona un mapa que sirve de referencia para contrastar los progresos del paciente en su ruta hacia la recuperación. Al realizar observaciones diarias del progreso del paciente en relación con

CASO PRÁCTICO 6-1

«Perdido y solo»

Matthew es un carpintero de 26 años que hasta hace 5 días estaba contratado por un constructor. En el momento de su despido, el supervisor de Matthew le dijo que su trabajo no había sido tan satisfactorio como esperaba y que le despedía para evitar problemas legales. Durante los últimos 3 años Matthew había vivido con su novia y los dos hijos de ésta. Dos días después de que le despidieran, su novia le dijo que se estaba viendo con otra persona y le pidió que se fuera de casa. Matthew llegó a la sala de urgencias acompañado por la policía, que declaró que le habían encontrado vagabundeando por las cercanías de un aparcamiento a las dos de la madrugada. Está desorientado y no es capaz de decir quién es o qué estaba haciendo en el aparcamiento. Le había dicho a la policía que se había perdido y que no sabía dónde tenía que ir.

¿Qué información objetiva sobre Matthew debería obtener el personal de enfermería en el momento del ingreso?

_____

_____

¿Qué información objetiva puede aportar la gente que conoce su situación?

_____

_____

¿Cómo formularía los siguientes diagnósticos de enfermería aplicando el proceso de enfermería?

_____

_____

Ansiedad (grave) relacionada con _____, manifestada por _____.

Afrontamiento ineficaz relacionado con _____, manifestado por _____.

Trastorno de la identidad personal relacionado con _____, manifestado por _____.

---

la superación de esos objetivos, el personal de enfermería de salud mental puede contribuir significativamente a la continuidad del plan de atención o a la necesidad de cambios en el mismo.

A continuación se presentan ejemplos de criterios de resultados a corto y largo plazo para un diagnóstico de enfermería de salud mental frecuente: trastorno de la percepción sensorial relacionado con alucinaciones auditivas.

Resultados a corto plazo

- Los síntomas de alucinaciones auditivas del paciente se reducirán en 48 h.
- El paciente no se hará daño ni se lo hará a otras personas durante las próximas 48 h.
- El paciente identifica los sentimientos asociados con las alucinaciones en cada episodio.
- El paciente refiere una reducción del nivel de ansiedad en 24 h.

Resultados a largo plazo

- Al llegar el momento del alta, el paciente demuestra que comprende la necesidad del tomar la medicación de forma continuada.

- En una semana, el paciente demuestra ser consciente de que las alucinaciones son el resultado de un conflicto interno.
- Al llegar el momento del alta, el paciente identifica y demuestra formas de mantener el contacto con la realidad cuando comienzan los síntomas.
- Al llegar el momento del alta, el paciente identifica factores ambientales que precipitan las alucinaciones.
- En una semana, el paciente participa en actividades durante la hospitalización que refuerzan la realidad.

Intervenciones de enfermería

Las **intervenciones de enfermería** son acciones realizadas por el personal de enfermería para ayudar al paciente a alcanzar el resultado previsto. Es importante planificar acciones adecuadas para cada paciente y tener en cuenta de modo realista el nivel de actividad posible de esa persona. Algo que para una persona es realista puede representar un hito inalcanzable para otra. El plan escrito es un esfuerzo colaborativo entre todos los miembros del equipo terapéutico y se comparte con cada uno de los profesionales sanitarios. Eso contribuye a garantizar la continuidad de la atención y la consistencia entre todo el personal en las

CUADRO 6-3

Estrategias de enfermería para el personal de salud mental

- Respetar y aceptar a cada paciente tal y como es cuando viene a visitarse
- Permitir que el paciente tenga la oportunidad de marcar su propio ritmo al trabajar con sus problemas
- Las intervenciones de enfermería deben centrarse en el paciente como persona, no en el control de los síntomas. Los síntomas son importantes, pero tanto como la persona que los tiene
- Recordar que *todos las conductas significan algo*, un intento de evitar la aparición de la ansiedad o reducir su intensidad
- Identificar los propios sentimientos hacia los pacientes y asumir el control de los mismos
- Atender al paciente más necesitado de ayuda
- No permitir que aparezca o se mantenga una situación en la que el paciente se convierte en el foco de atención de manera negativa
- Si la conducta de un paciente es extravagante, basar la decisión de intervenir en el posible peligro que pueda representar el paciente para él mismo o para los demás
- Pedir ayuda; no actuar de forma heroica intentando controlar a un paciente fuera de control
- Evitar las actividades con un componente intenso de competición
- Establecer contactos frecuentes con los pacientes para que se den cuenta de que merecen su tiempo y esfuerzo
- Recordar valorar las necesidades físicas de cada paciente
- Tener paciencia. Ajustarse al ritmo y la capacidad del paciente
- Las recomendaciones, peticiones y preguntas funcionan mejor que las órdenes
- El pensamiento terapéutico no consiste en pensar sobre o en lugar del paciente, sino en pensar con él
- Ser honesto y franco para que el paciente pueda confiar en el personal de enfermería
- Conseguir que la realidad sea bastante interesante para que el paciente la prefiera a la fantasía
- Elogiar, dar confianza y mostrar conductas adecuadas para servir de modelo

Consideraciones importantes

Las intervenciones de enfermería tienen como objetivo alentar, mantener y restablecer un nivel de actividad mental y física que promueva el bienestar del paciente.

Práctica reflexiva

¿De qué manera puede influir en el plan de atención el deseo y la motivación del paciente de participar en el logro de objetivo?

concreto, el plan de atención de enfermería identifica las intervenciones responsabilidad del personal de enfermería. Las necesidades y problemas únicos de cada paciente tienen que ser el centro de atención del plan de atención de dicha persona.

Las intervenciones de enfermería centradas en la atención a la salud mental no requieren habilidades de enfermería de cuidados físicos intensos. Más bien, el personal de enfermería se centra en la observación de conductas y síntomas, la mejora de las estrategias de comunicación y el apoyo a la resolución de problemas del paciente con una mejoría global de su actividad. Las intervenciones de enfermería se aplican según el nivel de experiencia del personal que las aplica. A menudo, para los pacientes psiquiátricos es difícil alcanzar los resultados previstos. Muchos de ellos requieren un grado considerable de refuerzo y reafirmación para modificar sus conductas y comprender los problemas emocionales subyacentes. En el cuadro 6-3 se enumeran estrategias de intervención de enfermería para trabajar con pacientes psiquiátricos.

La fase de **intervención** en el proceso de enfermería debe centrarse en ayudar a los pacientes a canalizar sus energías de manera constructiva. Para resolver el problema identificado, las intervenciones de enfermería deben basarse en principios científicos y ser seguras para el paciente y el resto de personas involucradas. En otros capítulos de esta obra se presentan acciones de enfermería adecuadas para pacientes de las diversas categorías de trastornos mentales. A medida que se aplican y se documentan las estrategias se va definiendo una imagen del paciente. Durante esta fase la obtención de información es continua. La respuesta del paciente a las intervenciones aporta información muy valiosa que ayuda al personal de enfermería a determinar si el paciente está realizando algún progreso hacia los criterios de resultados definidos. La información adicional también contribuye a la planificación de la atención continuada de enfermería.

Evaluación

Durante la fase de **evaluación** del proceso, el personal de enfermería evalúa el resultado de las intervenciones de enfermería realizadas para satisfacer los criterios descritos en los resultados esperados: se ha alcanzado el objetivo, se

intervenciones. La consistencia es un componente crucial del entorno terapéutico.

Muchas unidades clínicas utilizan planes de atención o guías clínicas estandarizados o generados informáticamente. Según el actual concepto de atención gestionada, estos documentos han sido diseñados para ser rentables y mejorar la eficiencia con la que se administra el tratamiento. Independientemente del método utilizado, el plan de atención identifica los resultados y las intervenciones a cargo de cada disciplina del equipo terapéutico. En

ha realizado algún progreso hacia el objetivo planeado o no se han observado ni documentado progresos. El equipo terapéutico de salud mental se puede reunir para revisar las conductas concretas del paciente y determinar los resultados generales del plan de tratamiento. Si se ha alcanzado parcialmente algún objetivo, es posible que exista información adicional que permita justificar que se mantenga el actual plan de atención. Este enfoque reconoce que el paciente puede necesitar más tiempo para realizar cambios y adaptarse a ellos. Debe diferenciarse entre la falta de motivación de un paciente y la necesidad de mantener el plan actual para ayudar al paciente a alcanzar los resultados. Algunas intervenciones pueden haber sido ineficaces, por lo que puede hacer falta recurrir a nuevas estrategias para ayudar a cubrir las necesidades del paciente. También es importante reevaluar los criterios de resultado; el resultado esperado puede no ser asequible para el paciente.

La fase de evaluación es una forma de validación de todo el proceso de enfermería en el marco de la administración de la atención al paciente. La obtención continua de información puede revelar nuevos problemas o la necesidad de alterar los diagnósticos de enfermería originales. Hay que reevaluar los criterios para establecer términos

realistas y medibles para el paciente. Hay que reevaluar la eficacia de las estrategias de enfermería. Esta insistencia en mantener un enfoque terapéutico orientado a la resolución de los problemas del paciente garantiza la continuidad necesaria para agilizar el proceso terapéutico.

Ejemplo de aplicación del proceso de enfermería

A medida que vaya estudiando los diversos trastornos mentales y situaciones contenidos en este libro, en la mayoría de los capítulos encontrará una sección que refuerza la aplicación del proceso de enfermería. Sin embargo, para facilitar su comprensión de este proceso en el contexto de la salud mental, tenemos que aplicar este concepto a una situación real con un paciente.

Situación de la paciente

Freda tiene 47 años y es profesora en una escuela pública. Días atrás recibió la noticia de que su único hijo, Benjamín, de 23 años, había sido arrestado por asalto armado. Benjamín está casado y es padre de dos niños pequeños. Dos meses atrás Freda había descubierto que el que ha sido su marido durante 26 años tenía una aventura. Freda se culpa del desliz de su marido, afirmando que tiene sobrepeso y no es atractiva. Afirma que, de todas maneras, su marido estaría mejor sin ella. Siente que ha fracasado como madre y como esposa. Es incapaz de concentrarse en clase y ha valorado la posibilidad de pedir una excedencia del trabajo. La noche pasada el marido de Freda le dijo que quería dejarla y pedir el divorcio. Después de encontrarla inconsciente por la mañana, Andrea, su nuera, la lleva a urgencias. Andrea le da a la enfermera una botella vacía de alprazolam. También le explica que durante los últimos meses Freda ha estado bebiendo una gran cantidad de

 Consideraciones importantes

El personal de enfermería es el único miembro del equipo de salud mental que puede evaluar de forma continua la respuesta del paciente al plan de atención.

 Práctica reflexiva

¿Por qué la documentación es un componente fundamental del paso de evaluación en el proceso de enfermería?

TABLA 6-2 Ejemplo de plan de atención

DIAGNÓSTICO DE ENFERMERÍA	RESULTADOS ESPERADOS	INTERVENCIONES DE ENFERMERÍA	EVALUACIÓN
Violencia autodirigida, actual, relacionada con intento de suicidio, manifestada por sobredosis suicida con uso de alcohol	No inicia conductas autodestructivas durante la hospitalización En 48 h comienza a explorar los motivos del abuso de sustancias En 24 h firma un contrato comprometiéndose a no autolesinarse	Controlar con frecuencia los signos de sedación excesiva Controlar los signos vitales cada media hora Valorar retraimiento y aislamiento social Valorar pensamientos autodestructivos Retirar de la habitación objetos potencialmente peligrosos Proporcionar un entorno tranquilo y relajante Supervisar el estado de ánimo, el afecto y la conducta	Se recupera de la sobredosis sin complicaciones Expresa sus sentimientos acerca del abuso de sustancias Comenta los efectos perjudiciales del uso de sustancias Participa en sesiones de planificación de objetivos Identifica autodiscursos destructivos No se autolesiona durante el ingreso Desarrolla una red de apoyo compuesta de familiares, amigos y grupos de apoyo

(Continúa.)

TABLA 6-2	Ejemplo de plan de atención *(cont.)*		
DIAGNÓSTICO DE ENFERMERÍA	**RESULTADOS ESPERADOS**	**INTERVENCIONES DE ENFERMERÍA**	**EVALUACIÓN**
Afrontamiento ineficaz, relacionado con acontecimientos vitales, manifestado por un aumento del consumo de alcohol y la incapacidad de satisfacer las expectativas de su rol	En los siguientes 2 días realiza actividades cotidianas En los siguientes 2 días comunica sus sentimientos sobre la situación actual En los siguientes 2 días participa en la decisión de objetivos de la mejoría Al final de la primera semana inicia una estrategia de afrontamiento adaptativa Al final de la primera semana identifica sistemas de apoyo a los que tiene acceso	Ayudar a realizar las actividades cotidianas Fomentar la toma de decisiones sobre autocuidados Fomentar la expresión de sentimientos Ayudar a identificar los factores internos que explican el sentimiento de culpa Enseñar y mostrar estrategias de afrontamiento adaptativas Fomentar el uso de habilidades de afrontamiento adaptativas Alabar los esfuerzos de afrontamiento y los resultados	Realiza las actividades cotidianas de manera independiente Toma decisiones independientes sobre el autocuidado Comenta abiertamente sus sentimientos y la respuesta emocional a las situaciones de la vida Identifica los pensamientos y conductas derrotistas Demuestra el uso de estrategias de afrontamiento adaptativas
Baja autoestima situacional, relacionada con la incapacidad de controlar los acontecimientos vitales, manifestada por sentimientos de culpa e inadecuación	Al final de la primera semana evita culparse y el autodiscurso negativo En 2 días participa en su autocuidado con interés por mejorar En 3 días identifica logros vitales positivos y recursos personales En una semana identifica factores internos que perjudican la autoestima En 2 días participa en las actividades de la unidad Al recibir el alta comenta objetivos realistas de automejora	Establecer una relación de confianza Proporcionar un entorno seguro y de confianza Fomentar la discusión de los acontecimientos de la vida Ayudar a distinguir entre las situaciones vitales sobre las que tiene y sobre las que no tiene control Ayudar a reconocer el discurso autodestructivo Fomentar que mantenga un diario de pensamientos negativos y derrotistas Fomentar la interacción social con otras personas Ayudar a identificar fortalezas y logros personales Proporcionar refuerzo positivo a la expresión de sentimientos y pensamientos positivos	Demuestra confianza en el equipo de salud mental Identifica opiniones realistas de los acontecimientos vitales Demuestra capacidad de reconocer patrones de pensamiento negativos Reformula el autodiscurso negativo desde un punto de vista más realista Usa frases positivas para describirse Identifica fortalezas y reconoce sus logros Interacciona con los demás adoptando un enfoque positivo

vino. Después de administrarle un tratamiento inicial, se ingresa a Freda en la unidad de psiquiatría con un diagnóstico de episodio depresivo: crisis situacional con tentativa de suicidio.

Valoración

El personal de enfermería de salud mental obtiene la siguiente información:

Información objetiva

- Intento de suicidio con alprazolam y alcohol.
- Su nuera la encontró inconsciente.
- Tiene sobrepeso y su aspecto es desaliñado.
- Han detenido a su hijo por atraco.
- Tiene dos nietos pequeños a los que quiere.
- Su marido le ha pedido el divorcio después de varios meses de infidelidad.
- Durante los últimos meses ha aumentado su consumo de alcohol.

Información subjetiva

- «No le culpo por buscar otra mujer. Yo soy gorda y fea.»
- «De todas maneras estaría mejor sin mí. Soy un desastre.»
- «Algo debo haber hecho mal para que mi hijo se haya metido en tantos problemas. No consigo hacer nada bien.»
- «Ni siquiera puedo pensar con la claridad suficiente para enseñar a mis alumnos lo que se supone que tienen que aprender. Más me valdría retirarme.»
- «Lo único bueno que hay en mi vida son mis nietos pequeños. Se merecen a alguien mejor que yo.»

Diagnósticos, resultados esperados, intervenciones y evaluación

La tabla 6-2 ejemplifica la aplicación del proceso de enfermería a la situación de Freda para tres diagnósticos de enfermería aplicables.

RESUMEN

- El proceso de enfermería es un método científico y organizado de resolución de problemas, diseñado para controlar las situaciones que son competencia legal de enfermería.
- Como miembro del equipo de atención mental, el personal de enfermería es responsable de valorar y comunicar al médico y al resto de miembros del equipo la información relativa a la situación actual del paciente.
- Una valoración psicosocial básica de enfermería suele incluir los antecedentes del paciente y su situación mental y emocional, incluyendo información subjetiva y objetiva.
- La información subjetiva la aporta el paciente. Esta información incluye una historia y su percepción de la actual situación o problema, además de los sentimientos, pensamientos y síntomas que el paciente pueda estar sufriendo actualmente.
- La información objetiva la observa el personal de enfermería y la registra en documentos médicos anteriores, también la proporcionan otras personas relacionadas con el paciente. Esta información incluye la valoración física, los antecedentes médicos, los antecedentes medicamentosos, las alergias y la valoración psicosocial.
- Los diagnósticos de enfermería se formulan poniéndolos en relación con la causa o factor contribuyente de los síntomas.
- La planificación de resultados medibles o realistas que prevean la mejoría o la estabilización del problema identificado proporciona una estrategia para desarrollar intervenciones de enfermería.
- Las intervenciones de enfermería pretenden fomentar, mantener y restablecer un nivel de actividad mental y física que promueva el bienestar del paciente.
- La fase de valoración es una forma de validación del conjunto del proceso de enfermería en relación con la provisión de la atención al paciente. La obtención continua de información y la revisión del plan de atención permiten que el personal de enfermería disponga de un sistema para gestionar los problemas del paciente de la manera más efectiva para acercarse a su resolución.
- El proceso de enfermería es un continuo en desarrollo desde el ingreso hasta el alta y la condición de paciente ambulatorio.

BIBLIOGRAFÍA

Doenges, M. E., Moorhouse, M. F., & Murr, A. C. (2008). *Nursing diagnosis manual* (2nd ed.). Philadelphia, PA: F. A. Davis Co.

NANDA International. (2009). *NANDA nursing diagnoses: Definitions and classifications, 2009–2011*. Oxford, UK: Wiley Blackwell.

Schultz, J. M., & Videbeck, S. L. (2009). *Lippincott's manu-al of psychiatric nursing care plans* (8th ed.). Philadelphia, PA: Lippincott Williams & Wilkins.

Rellenar los espacios

Rellenar los espacios con la respuesta correcta.

1. El proceso de enfermería es un método _____ que ayuda al paciente a alcanzar el máximo nivel de actividad y bienestar.

2. La información proporcionada por el paciente recibe el nombre de información _____.

3. La información observada por el personal de enfermería o proporcionada por otras personas relacionadas con el paciente recibe el nombre de información _____.

4. Un diagnóstico de enfermería consta de un problema relacionado con un _____ y la conducta o síntomas que refuerzan el problema.

5. Los objetivos y los resultados deben planearse de modo _____ con el paciente.

Relacionar las parejas

Relacionar los siguientes conceptos con la frase más adecuada.

1. _____ Valoración
2. _____ Priorizar
3. _____ Diagnóstico de enfermería
4. _____ Intervenciones de enfermería
5. _____ Evaluación
6. _____ Resultado previsto

a. Problema actual o potencial que puede ser legalmente tratado por el personal de enfermería
b. Objetivo medible y realista que prevé la mejoría o estabilización del paciente
c. Acumulación de información subjetiva y objetiva acerca de las necesidades psicosociales de un paciente
d. Definición de la inmediatez o la intensidad de los problemas para determinar el orden en el que serán tratados
e. Acciones adoptadas para ayudar al paciente a alcanzar los resultados previstos
f. Determina los resultados de las estrategias usadas para alcanzar los criterios previstos

Preguntas de elección múltiple

Seleccionar la mejor respuesta posible de entre las disponibles.

1. Un miembro del personal de enfermería está valorando a un paciente con esquizofrenia crónica que ha dejado de tomar la medicación y que ingresa con síntomas psicóticos agudos. La mejor manera que tiene el personal de enfermería para documentar la percepción que tiene el paciente del actual problema sería:
   a. Registrar las palabras exactas usadas por el paciente en sus declaraciones.
   b. Usar información obtenida de algún miembro de la familia.
   c. Observar la conducta del paciente durante varias horas.
   d. Interpretar los pensamientos del paciente.

2. ¿Cuál de los siguientes factores es más importante para establecer un ambiente de confianza para la administración organizada de la atención de enfermería a un paciente?
   a. La cooperación del paciente.
   b. Una valoración psicosocial completa.
   c. La percepción que tiene el paciente de la situación actual.
   d. La actitud de aceptación e imparcialidad del personal de enfermería.

3. ¿Cuál de los siguientes es un componente de la valoración del estado mental del paciente realizada por el personal de enfermería?
   a. Antecedentes médicos.
   b. Estado de ánimo y afecto.
   c. Diagnóstico médico.
   d. Diagnóstico de enfermería.

4. ¿Cuál de los siguientes términos describiría la actitud de un paciente?
   a. Embotada.
   b. Remota.
   c. Retrasada.
   d. Apática.

5. Al recoger información de la actual situación mental de un paciente, ¿cuál de los siguientes elementos sería identificado por un miembro del personal de enfermería como un trastorno de la percepción?
   a. Uso persistente de la racionalización para explicar la situación actual.
   b. Descripción de voces que le hablan.
   c. Incapacidad de mantener la concentración en la pregunta que se le ha planteado.
   d. Retención reducida de los hechos inmediatos.

6. Un miembro del personal de enfermería trabaja con un paciente que tiene dificultades para comprender y asociar los síntomas actuales con la enfermedad. ¿En cuál de los siguientes componentes de la valoración del estado mental se registraría esta información?

a. Comprensión.
b. Nivel de alerta.
c. Orientación.
d. Juicio.

7. Después de instruir a un paciente sobre un fármaco recetado recientemente, un miembro del equipo de enfermería le pide que explique de qué manera tomará el fármaco y qué efectos secundarios puede esperar. ¿Qué paso del proceso de enfermería está ejecutando este profesional?

a. Valoración.
b. Planificación de los diagnósticos de enfermería.
c. Intervención.
d. Evaluación.

8. ¿En cuál de las fases del plan de atención es más evidente la validación del proceso de enfermería en relación a la provisión de la atención?

a. Valoración.
b. Planificación de los diagnósticos de enfermería.
c. Intervenciones.
d. Evaluación.

Comunicación en la enfermería de la salud mental

⊙Objetivos didácticos

Después de leer el contenido de este capítulo, el estudiante debe ser capaz de:

1. Describir cómo se aplica la comunicación como instrumento terapéutico para interactuar con los pacientes.
2. Comentar las técnicas que facilitan la comunicación entre el paciente y el profesional sanitario.
3. Describir el significado de la comunicación no verbal como intercambio terapéutico.
4. Explicar la relación del espacio personal con la efectividad de la comunicación.
5. Identificar las cuestiones que afectan al intercambio de mensajes entre el personal de enfermería y el paciente.
6. Identificar distintas formas de comunicación no terapéutica o que la impiden.

⊙Conceptos clave

Asociaciones vagas
Bloqueo
Circunstancialidad
Concentración
Ecolalia
Escucha activa
Fuga de ideas

Neologismos
Objetividad
Qinésica
Reflejo
Reformulación
Señalamiento
Verbigeración

L a comunicación es un proceso de intercambio de información en el que intervienen la persona que emite el mensaje, la persona que lo recibe y el propio mensaje (fig. 1-7). El medio a través del que se desarrolla una idea o un mensaje es el pensamiento, pero éste por sí mismo no sirve para comunicar dicha idea. El contenido cognitivo debe comunicarse a través de uno de los métodos posibles, verbales o no verbales. La comunicación verbal es el intercambio de información mediante la utilización de palabras, por ejemplo a través del habla, la escucha, la escritura o la lectura. La comunicación no verbal es el intercambio de información sin palabras, por ejemplo a través del lenguaje corporal, la distancia o el contacto. Estos procesos de comunicación se producen cuando respondemos al impulso instintivo de conectar con otros seres humanos.

En el ámbito de la enfermería, la comunicación está orientada a un objetivo y se centra en las necesidades y los problemas del paciente. La comunicación es la herramienta con la que cuenta el personal de enfermería para construir la relación terapéutica y establecer un clima de confianza. Para que este esfuerzo sea efectivo, el personal de enfermería debe desarrollar habilidades de comunicación terapéutica efectivas como las descritas en este capítulo.

Patrones habituales en el discurso de los pacientes con enfermedad mental

Antes de comentar técnicas concretas de comunicación terapéutica, es importante comprender los patrones habituales en el discurso de los pacientes con enfermedad mental. A menudo estos patrones del habla reflejan la presencia de pensamientos distorsionados y defectos del procesamiento cognitivo de la persona que está intentando transmitir un mensaje. Entre los patrones del habla habituales se incluyen los siguientes:

- **Asociaciones vagas:** el discurso del paciente es continuo, saltando entre temas vagamente relacionados (p. ej., «Marta se casó con Jim. Sabes que Jim es buen cocinero. Yo sé cocinar. Una cosa que podemos cocinar es pollo. El cocinero llega antes de que se haga de día. Yo me levanto cuando se hace de día. ¿Conoces a Jim?»).
- **Bloqueo:** el paciente bloquea inconscientemente la información, dando lugar a una pérdida del procesamiento cognitivo y a la interrupción del discurso del paciente (p. ej., «Entonces mi padre… ¿qué estaba diciendo?»).
- **Circunstancialidad:** el paciente no puede ser selectivo y realiza descripciones extensas y muy detalladas (p. ej., cuando se le pregunta «¿Tiene alguna enfermedad médica?», el paciente responde: «Me duele la cabeza pero mi nariz ha estado goteando, no consigo que mi pelo se quede en su lugar, tengo este calambre en las articulaciones…»).
- **Ecolalia:** el paciente repite verbalmente la última palabra que ha escuchado (p. ej., «Por favor, espere aquí» recibe la respuesta: «aquí, aquí, aquí, aquí…»).
- **Fuga de ideas:** el paciente cambia rápidamente a un tema sin relación con el anterior (p. ej., «Mi gato es gris. Gris es día y día es gris. Aquí la comida está buena. Necesito una permanente para mi pelo. ¿Crees que mis pantalones son demasiado ajustados? ¿De qué color debería teñirme el pelo?»).
- **Neologismos:** el paciente acuña nuevas palabras y definiciones (p. ej., «Los hiptomitas son un pueblo

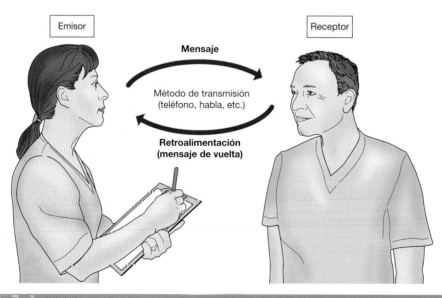

La comunicación es un proceso de intercambio de información en el que intervienen la persona que emite el mensaje, la persona que lo recibe y el propio mensaje.

muy poderoso» en referencia a un técnico de la salud mental de la unidad que es esquimal).

- **Verbigeración:** el paciente repite varias veces palabras, expresiones o frases (p. ej., cuando un miembro del personal de enfermería le dice que «es la hora de tomar la medicación», el paciente responde «tomar la medicación, tomar la medicación, tomar la medicación, tomar la medicación…»).

No todos los pacientes manifiestan todos estos patrones del habla. Cuando estudie las características de los trastornos individuales, los patrones más comunes de cada uno le irán resultando familiares.

Comunicación terapéutica

La comunicación terapéutica es una interacción entre el paciente y el personal de enfermería y el resto de miembros del equipo, con el objetivo específico de obtener información sobre el paciente y su problema. Este tipo de comunicación especializada es una habilidad aprendida y requiere práctica. Aunque el centro de atención es el paciente, quien planifica y dirige el intercambio es el personal de enfermería. El objetivo es utilizar técnicas verbales y no verbales que estimulen la participación activa del paciente y le animen a expresar sentimientos e ideas que puedan estar contribuyendo a su problema. Para conseguir este objetivo es importante considerar la relación entre el personal de enfermería y el paciente como parte de un entorno complejo influido por las experiencias individuales, la cultura, los valores y las creencias del paciente. Otros factores que inciden en la dinámica de esta interacción son el trasfondo educativo, el sexo y las emociones personales. Cada mensaje que se introduce en la red de comunicación es filtrado por los procesos mentales del emisor y del receptor.

Consideraciones importantes

La **objetividad** o capacidad de considerar los hechos y los acontecimientos sin ser distorsionados por los sentimientos personales, los prejuicios o las valoraciones permite que el personal de enfermería evite los sesgos y se muestre receptivo a lo que dicen los pacientes acerca de sus problemas y de ellos mismos.

El profesional de enfermería debe mostrarse vigilante, demostrando ser consciente de las necesidades del paciente y mostrándose sensible a ellas. En ocasiones la percepción que tiene el paciente del poder del personal de enfermería puede hacer que perciba una actitud de condescendencia. Muchos pacientes no confían en nadie y se muestran especialmente suspicaces hacia las personas con autoridad, y el personal de enfermería se percibe como una figura de autoridad. Sin olvidar este hecho, para mantener el clima terapéutico de la relación el profesional debe supervisar continuamente sus propias acciones y la respuesta del paciente. Es importante ser flexible y conseguir que durante la interacción terapéutica el paciente se sienta cómodo a nivel físico y emocional. Aprenda a prever las necesidades del paciente y satisfacerlas de la manera más completa y congruente posible en el marco de las guías terapéuticas.

Técnicas de comunicación verbal

La comunicación verbal mejora si se habla con claridad, se utiliza un vocabulario comprensible para el receptor y se evita la ambigüedad. Tanto el sonido de nuestra voz como el tono que usamos para transmitir el mensaje influyen en cómo se recibe el mensaje. Las diferencias entre los participantes hacen que el significado pretendido por el emisor nunca sea exactamente igual al comprendido por el receptor. Los significados se interpretan según las experiencias y conocimientos individuales. El efecto de las dinámicas no verbales que acompañan a la verbalización tanto puede hacer que mejore la comunicación verbal como que empeore.

Al entablar la comunicación verbal con un paciente, el *silencio,* en el que el profesional de enfermería permanece callado con una actitud atenta, transmite la voluntad de seguir escuchando. Permite que tanto el personal de enfermería como el paciente tengan tiempo para ordenar sus pensamientos. Además, el paciente también puede darse cuenta de que sus emociones superan a su capacidad de comunicar los sentimientos verbalmente. El silencio demuestra respeto por las emociones y le invita a recuperar el control y seguir con la conversación.

En la tabla 7-1 se describen algunas técnicas de comunicación efectivas. Estas técnicas se utilizan con la intención específica de facilitar la interacción con el paciente. El método utilizado depende de la situación y de la capacidad de comunicación verbal del paciente. Por ejemplo, si el objetivo fuese animar al paciente a hablar de los sentimientos relacionados con un problema actual, el personal de enfermería usaría métodos de reflejo o señalamiento. Por otro lado, si no está seguro del mensaje que el paciente está intentando comunicar, podría elegir la clarificación, la reformulación o la concentración de la atención. Sea cual sea la situación, es importante valorar qué técnica es más adecuada para alentar un resultado terapéutico para el paciente.

Técnicas de comunicación no verbal

La comunicación no verbal puede confirmar, reforzar y enfatizar el mensaje oral. Puede acompañar las palabras con emociones o contradecir el mensaje transmitido. A menudo la conducta que acompaña al mensaje verbal es más importante y más poderosa que lo que se está diciendo. El mensaje no verbal irá más allá del contenido verbal y transmitirá emociones inconscientes o pensamientos que pueden negar con claridad el mensaje verbal.

Los aspectos no verbales del intercambio terapéutico deben transmitir una sensación de atención e interés auténticos hacia lo que el paciente tiene que decir. Los movimientos corporales o **quinésica,** como los gestos manuales, expresiones faciales, movimiento, posición de

TABLA 7-1 Técnicas de comunicación verbal efectivas

TÉCNICA EFECTIVA	EJEMPLO	EFECTO TERAPÉUTICO
Clarificación	**Enfermera:** «¿Le he entendido bien» «Deje que compruebe si lo he entendido bien…» «Creo que me he perdido algo. Podría repetir…»	Aclara cualquier posible malentendido y confirma que el mensaje pretendido es el mensaje que se recibe
Señalamiento	**Enfermera:** «Parece ansioso por algo…» «Tengo la sensación de que algo le preocupa…» «Esta mañana se le ve deprimido. ¿Le gustaría hablar de ello?»	Trata de confirmar la percepción que el miembro del personal de enfermería tiene del sentimiento transmitido por el mensaje, verbal o no verbal, del paciente
Reflejo (también llamado frases de repetición)	**Paciente:** «No creo que mi hija vuelva a necesitarme después de casarse» **Enfermera:** «¿Le preocupa dejar de ser necesario después de la boda de su hija?» **Paciente:** «Estoy harto de todo este lío» **Enfermera:** «¿Harto de este lío?»	Demuestra la percepción que el personal de enfermería tiene del mensaje del paciente, tanto del contenido como de aspectos emocionales (paráfrasis del mensaje que el paciente ha transmitido al personal de enfermería)
Reformulación	**Enfermera:** «Me ha explicado algo sobre los problemas que tiene con su mujer…»	Repite el contenido de la interacción con el paciente y le invita a ampliar la discusión
Concentración de la atención	**Enfermera:** «Volvamos al problema que tiene con su hijo….»	Ayuda al paciente a concentrarse en un tema concreto
Facilitación	**Enfermera:** «Continúe…» «Adelante…» «Y entonces…»	Demuestra que el miembro del personal de enfermería está escuchando y tiene interés, anima al paciente a seguir hablando
Dar información	**Enfermera:** «El doctor ha ordenado que tome una nueva medicación. Déjeme repasar esta información con usted»	Aumenta el grado de participación del paciente en el plan de atención, ayuda a demostrar el esfuerzo realizado por el equipo para mejorar el bienestar del paciente
Silencio funcional	El miembro del personal de enfermería permanece en silencio con actitud atenta	Transmite la voluntad de seguir escuchando, permite que el personal de enfermería y el paciente tengan tiempo de ordenar sus pensamientos
Exploración de alternativas	**Enfermera:** «¿Ha valorado la posibilidad de pasar un fin de semana solo con su mujer?»	Guía al paciente en la búsqueda de alternativas de resolución de problemas
Disponibilidad	**Enfermera:** «Estaré aquí un rato por si quiere hablar…»	Confirma la presencia y el interés en el problema del paciente
Refuerzo de la realidad	**Enfermera:** «Sé que escucha las voces, pero yo no las oigo. Usted y yo somos las únicas personas en esta habitación»	Confirma que las voces son síntomas de la enfermedad, ayuda a que el paciente confíe en la apreciación del personal de enfermería

los brazos y otros manierismos, pueden fomentar la confianza del paciente o bloquear la posibilidad de interacciones adicionales. El cuadro 7-1 recuerda algunas maneras mediante las que la quinésica puede hacerse oír mejor que las palabras. El uso efectivo de técnicas no verbales debe ser una elección consciente del miembro del personal de enfermería, orientado a mantener una relación terapéutica con el paciente.

 Práctica reflexiva

¿Qué postura corporal reflejaría una actitud de aceptación y franqueza?

Entre las técnicas no verbales concretas que puede usar el personal de enfermería para mejorar la comunica-

ción durante el intercambio terapéutico con el paciente se pueden incluir:

- **Contacto visual intermitente:** ayuda a confirmar su interés y concentración en lo que dice el paciente.
- **Expresión facial congruente con otros gestos:** hace que el paciente sienta la seguridad de que cuenta con el interés y atención del personal de enfermería. La inconsistencia entre los mensajes verbales y no verbales da lugar a malentendidos del significado pretendido.
- **Brazos o piernas sin cruzar:** transmiten al paciente una sensación de franqueza. Una posición sentada con las piernas juntas y ambos pies en el suelo, sin cruzar los brazos, refleja una actitud de aceptación y franqueza.
- **Respeto del espacio físico o personal entre el paciente y usted:** ayuda a que el paciente se sienta

seguro. El nivel de ansiedad, la suspicacia, las distorsiones cognitivas y la zona de seguridad personal son elementos que influyen en el valor que toma esta distancia. El cuadro 7-1 proporciona una buena guía de orientación para el personal de enfermería, a menos que la conducta del paciente indique lo contrario.

- **Uso del contacto físico:** ayuda a transmitir atención y comprensión. No obstante, al trabajar con un paciente con una enfermedad mental, se debe ser prudente y prever la interpretación que éste pueda realizar de sus acciones. Por ejemplo, un paciente que se muestra suspicaz puede reaccionar con violencia a una simple palmada en el hombro. Un paciente con preocupaciones de tipo sexual puede malinterpretar cualquier forma de contacto y atribuirle connotaciones de seducción. Además, algunas culturas pueden considerar que el contacto personal es apropiado sólo en circunstancias muy concretas.

Escucha activa

La **escucha activa** es una habilidad aprendida que comporta la observación de las conductas no verbales, la atención crítica a los comentarios verbales, la atención a posibles incoherencias que puedan requerir una clarificación y el intento de comprender la percepción que tiene el paciente de la situación. La escucha activa del personal de enfermería demuestra su deseo de ocuparse del paciente y de ayudarle. Permite que el paciente exprese sus sentimientos y pensamientos sin temor a que le juzguen o le critiquen. El personal de enfermería debe escuchar de

CUADRO 7-1

Práctica de la comunicación no verbal

- **Apariencia:** recuerde comprobar su aspecto; usted sirve de modelo de conducta socialmente apropiado
- **Quinésica:** observe los movimientos corporales porque pueden indicar emociones y estados de ánimo.
- **Expresión facial:** ¿es congruente con el mensaje verbal?
- **Gestos:** en ocasiones los dedos y las manos pueden transmitir mucho más que las palabras
- **Contacto visual:** el contacto visual escaso o nulo indica baja autoestima, mientras que un contacto excesivo es intimidante
- **Postura:** las conversaciones verticales pueden ser intimidantes y bloquear la posibilidad de seguir con la comunicación, mientras que las conversaciones laterales a nivel de la vista invitan más a la participación
- **Espacio personal:** para la mayoría de las personas este espacio equivale a la longitud de un brazo, entre medio metro y algo más de un metro; para otras personas puede ampliarse a distancias de hasta entre 4 y 8 metros

forma continuada y realizar una revisión cognitiva de los comentarios y las conductas del pacientes antes de responder a ellos. Dado que los pacientes tienden a consi-

«Sin salida»

Olivia tiene 26 años y es madre de tres hijos. La llevan al servicio de urgencias de un hospital local después de un intento de suicidio. Ha ingerido una dosis excesiva de un antidepresivo que le habían recetado. El miembro del personal de enfermería observa que, durante las intervenciones para reducir las consecuencias físicas de los fármacos que ha ingerido, Olivia evita el contacto visual. Gira la cabeza hacia un lado, pero el profesional de enfermería se fija en que las lágrimas no dejan de caer por sus mejillas. En voz baja, Olivia dice: «Parece que nunca hago nada bien. Mi familia estaría mucho mejor si yo no estuviera. ¿Por qué no me deja morir?»

¿Qué respuesta de reflejo sería adecuada para Olivia en ese momento?

_____

_____

¿Qué puede hacer el personal de enfermería para dar validez a los sentimientos de Olivia en ese momento?

_____

_____

¿Qué técnicas podrían animar a Olivia a explicar al personal de enfermería más cosas sobre los sentimientos y pensamientos que le han llevado a intentar suicidarse?

_____

_____

CASO PRÁCTICO 7-1

derar que el miembro del personal de enfermería es una persona con poder, que se ocupa de ellos y es accesible, las oportunidades de interacción son más frecuentes. Algunas respuestas del personal de enfermería pueden no ser efectivas o correctas. El mensaje pretendido puede ser malinterpretado por el paciente o por el personal de enfermería. Es importante que ambos participantes estén abiertos a la posibilidad de error. De hecho, en ocasiones eso da pie a que el personal de enfermería se disculpe y actúe como modelo de conducta adecuado. La voluntad de intentar otros enfoques también puede reforzar la autenticidad del esfuerzo del personal de enfermería por ayudar al paciente.

 Consideraciones importantes

Aceptar que en su práctica como miembro del personal de enfermería puede sentir irritación o impaciencia hacia un paciente. Prestar atención a sus propios sentimientos y respuestas ante la situación del paciente puede ayudarlo a crecer y a mejorar su efectividad.

Comunicación no terapéutica

Es importante ser consciente de que la comunicación también puede desviarse de su propósito y no ser eficaz para alcanzar el objetivo de ayudar al paciente. Comparada con la comunicación terapéutica efectiva, la comunicación no terapéutica contiene mensajes y conductas que, de hecho, perjudican el proceso terapéutico. Por ejemplo, el lenguaje corporal hermético, con los brazos cruzados y dando la sensación de estar ocupado o incómodo con la conversación, transmitiría al paciente el mensaje de que la relación es superficial. Si el personal de enfermería interpone sus opiniones o valores personales o resta importancia a los sentimientos del paciente, demuestra una actitud condescendiente que hace que el paciente se ponga a la defensiva. Este tipo de enfoque negará al paciente la posibilidad de confiar en el personal de enfermería como recurso al que recurrir buscando ayuda y esperanza. En la tabla 7-2 se muestra de qué manera las respuestas inefectivas pueden

bloquear la comunicación terapéutica y se sugieren alternativas terapéuticas.

 Consideraciones importantes

Una respuesta comunicativa intimidadora, demasiado crítica o despreciativa **no** es terapéutica.

Además, hay varios factores que pueden evitar que un mensaje se comprenda. Las diferencias de edad, idioma, étnicas o culturales pueden actuar como barreras a la interpretación correcta de un mensaje. Las dificultades físicas, como las discapacidades auditivas o visuales, también pueden interferir en la transferencia de información. El ruido de fondo o la confusión pueden provocar distracciones en momentos en que hace falta atender a lo que se escucha. La comunicación sólo es terapéutica cuando el paciente participa activamente en el proceso. El personal de enfermería debe permanecer alerta ante cualquier indicio de que la comunicación no está llegando a buen término y prever o ajustar el proceso para mejorar el resultado.

Es preciso un abordaje que apoye al paciente con una enfermedad mental en su esfuerzo hacia la resolución de sus propios problemas. El personal de enfermería debería abstenerse de dar consejos o responder al paciente con críticas. Aunque hace falta contar con la capacidad de mostrar empatía, la necesidad de dar respuestas adecuadas es igual de importante. Los pacientes necesitan sentirse valorados, respetados y aceptados por el personal de enfermería. Hay que ser consciente de que no siempre se obtendrá la respuesta o la cooperación que se preveía. Sin embargo, si se usan con congruencia, estas técnicas pueden resultar de gran ayuda para alcanzar el objetivo de entablar y mantener una relación terapéutica entre el personal de enfermería y el paciente.

 Práctica reflexiva

¿En qué sentido la comunicación entre el personal de enfermería y el paciente es una cuestión de ensayo y error?

TABLA 7-2 Bloqueos o barreras a la comunicación terapéutica

RESPUESTA INEFICAZ	EJEMPLO	EFECTO DE BLOQUEO
Discusión/desaprobación	**Paciente:** «Quiero tratar de recuperar a mi novia» **Enfermera:** «¿Por qué quiere hacer eso después de lo que ella le hizo?» **Respuesta terapéutica:** «Hábleme más sobre eso...»	Presenta opiniones del personal de enfermería o interfiere en las acciones del paciente al expresar valoraciones de lo que está bien y lo que está mal; esto puede evitar que el paciente elabore las opciones para resolver el problema

(continúa)

TABLA 7-2 Bloqueos o barreras a la comunicación terapéutica *(cont.)*

RESPUESTA INEFICAZ	EJEMPLO	EFECTO DE BLOQUEO
Dar consejos	**Enfermera:** «No debería ser tan duro con sus hijos.» «Si yo fuera usted, haría lo que dice el médico.» **Respuesta terapéutica:** «Parece que sus hijos son un problema para usted…» «¿Puede explicarme qué le preocupa sobre lo que le ha dicho el médico?»	Sugiere que los valores del personal de enfermería son correctos y resta valor a las acciones del paciente
Falso consuelo	**Enfermera:** «Va a salir de aquí tan rápido que ni se va a enterar» **Respuesta terapéutica:** «Aquí le ayudaremos a fortalecerse y a sentirse mejor»	Resta importancia a los sentimientos y preocupaciones del paciente, transmite una actitud superficial
Preguntar «¿por qué?»	**Enfermera:** «¿Por qué se comportó así» «¿Por qué se altera tanto?» **Respuesta terapéutica:** «¿Me puede explicar cómo se siente en este momento?» «Parece alterado por algún motivo. ¿Me puede hablar de eso?»	Pone al paciente a la defensiva, exige una respuesta Es una exploración invasiva y directa del problema
Preguntas cerradas	**Enfermera:** «¿Quiere hablar de eso?» «¿Se siente mejor esta mañana?» «No me parece buena idea. ¿Y a usted?» **Respuesta terapéutica:** «Hábleme de ….» «Explíqueme cómo se siente esta mañana» «Hablemos de…»	Permite una respuesta de «sí» o «no» sin animar al paciente a ampliar la información (si el paciente responde «sí» o «no», el personal de enfermería puede usar una respuesta más efectiva para estimular la conversación)
Cambiar de tema	**Paciente:** «No creo que pueda soportar el regreso a casa» **Enfermera:** «Hablemos de lo que sucedió ayer entre usted y Mike» **Respuesta terapéutica:** «Explíqueme que le preocupa del regreso a casa»	Resta importancia a las preocupaciones del paciente, desalienta la exploración en profundidad de sus sentimientos y pensamientos Puede demostrar la inseguridad que siente el personal de enfermería al comentar ese aspecto
Estar de acuerdo o aprobar	**Enfermera:** «Tiene toda la razón» «Me parece una gran idea» «Debería hacer eso» **Respuesta terapéutica:** «Explíqueme mejor su idea…» «Examinémoslo otra vez»	Puede provocar una sentimiento de fracaso en el paciente si la idea no funciona Puede parecer valorativo
Restar importancia o subestimar	**Enfermera:** «Todo el mundo se siente así en el momento del ingreso» «A nadie le gusta que le digan lo que tiene que hacer» **Respuesta terapéutica:** «Estoy seguro que le resulta difícil aguantar que le digan lo que tiene que hacer. Explíqueme cómo se siente»	Transmite una actitud que sugiere al paciente que sus sentimientos son vulgares y menosprecia su singularidad como persona
Centrar la atención en el profesional de enfermería	**Paciente:** «Hace pocas semanas que rompí con mi novio» **Enfermera:** «Eso me ha pasado varias veces…» **Respuesta terapéutica:** «Debe resultarle difícil… explíqueme cómo se sentía…»	Aparta la atención del problema de la paciente y retrasa la exploración de los sentimientos o la obtención de información sobre la pareja
Usar estereotipos	**Enfermera:** «Mañana será otro día» «Aguante» **Respuesta terapéutica:** «Hoy le veo bajo de ánimo, ¿le gustaría hablar de ello?»	Son tópicos vacíos que impiden otras respuestas del paciente

RESUMEN

- Los pacientes con enfermedad mental tienden a mostrar patrones de discurso inusuales que reflejan la distorsión tanto de sus pensamientos como del procesamiento del contenido de sus pensamientos al traducirlos a la comunicación verbal.
- La comunicación terapéutica incluye técnicas verbales y no verbales para el intercambio de información entre el personal de enfermería y el paciente.
- Las técnicas de comunicación son tan diversas como las propias situaciones. Ninguna estrategia funcionará en todas las situaciones o con todos los pacientes.
- Los intentos eficaces se apoyan en la voluntad del paciente de revelar información personal y en la naturaleza de su problema. Así, el objetivo es utilizar técnicas que guíen al paciente hacia la expresión de las emociones y los pensamientos que rodean la situación.
- Es importante comprender que el paciente es una confluencia de distintos factores, entre los que se cuentan la edad y el sexo, la cultura, las creencias y valores, la educación recibida y sus experiencias. Las ideas atraviesan ese álbum de fotografías y forman la base de la comunicación.
- Nuestro tono de voz y nuestra forma de hablar pueden transmitir un mensaje de atención y preocupación o uno de intimidación y condescendencia.

- El silencio permite que el paciente recupere la compostura u ordene sus pensamientos, y es un modo de demostrar respeto y atención a lo que tiene que decir.
- La escucha activa y la actitud franca son elementos cruciales para proyectar autenticidad y voluntad de ayudar al paciente. El contacto visual debe ser intermitente y atento, evitando mirar fijamente hasta llegar a la intimidación.
- El personal de enfermería debe ser consciente de los manierismos que puedan comportar un efecto no terapéutico. Muchos pacientes no confían en nadie, especialmente en las personas con autoridad.
- Podemos comunicarnos de maneras que no evocan una interacción terapéutica con el paciente. Las preguntas cerradas, poner al paciente a la defensiva o desaprobar sus afirmaciones son posibles formas de impedir el intercambio comunicativo. Las afirmaciones que menosprecian al paciente e interponen las opiniones o valoraciones del profesional de enfermería no son terapéuticas. Los estereotipos ofrecen una respuesta tópica y suelen evitar otras respuestas del paciente.
- Usada con eficacia, la comunicación abre la puerta al desarrollo de la relación terapéutica y ayuda a los pacientes a alcanzar sus objetivos de mejoría.

BIBLIOGRAFÍA

Chambers, S. (2003). Use of non verbal communication skills to improve nursing care. *British Journal of Nursing, 12*(14), 874–878.

Corey, G. (1996). *Theory and practice of counseling and psychotherapy* (5th ed.). Belmont, CA: Brooks/Cole.

Forchuk, C., & Boyd, M. A. (2007). Communication and the therapeutic relationship. In M. A. Boyd, *Psychiatric : Contemporary practice* (4th ed., pp. 137–143). Philadelphia, PA: Lippincott, Williams & Wilkins.

Horsfall, J. (1998). Structural impediments to effective communication. *Australian and New Zealand Journal of Mental Health Nursing, 7,* 74–80.

Varcolaris, E. M., Carson, V. B., & Shoemaker, N. C. (2006). *Foundations of psychiatric mental health nursing* (5th ed.). Philadelphia, PA: Saunders/Elsevier.

Wachtel, P. L. (1998). *Therapeutic communication: Knowing what to say when.* New York: Guilford Press.

Rellenar los espacios

Rellenar los espacios con la respuesta correcta.

1. Es importante que enfermería transmita un mensaje _____ a través de la comunicación verbal y no verbal.

2. El contacto visual _____ confirma que está interesado y concentrado en lo que el paciente está diciendo.

3. Un _____ es un obstáculo inconsciente al procesamiento cognitivo que hace que la persona deje de hablar.

4. La invención de nuevas palabras y definiciones de palabras recibe el nombre de _____.

5. La _____ de _____ describe un discurso continuo con saltos de un tema a otro con vaga relación entre sí.

6. Los movimientos corporales o _____, como los gestos de las manos, las expresiones faciales, la posición de los brazos, el movimiento y otros manierismos pueden estimular o bloquear la interacción con el paciente.

7. Para la mayoría de la gente el espacio personal es _____, equivalente a entre medio metro y algo más de un metro.

Relacionar las parejas

Relacionar los siguientes conceptos con la frase más adecuada.

1. _____ Bloqueo

a. «Su pelo es rojo. Yo tengo un vestido rojo. Me gustan las manzanas rojas… manzanas, naranjas, peras… tu tienes forma de pera…»

2. _____ Neologismo

b. «Y necesito ayuda… ayuda, ayuda, ayuda, ayuda…»

3. _____ Asociaciones vagas

c. «Necesito un baño, necesito un baño, necesito un baño, necesito un baño»

4. _____ Verbigeración

d. «*Buaimozig* se usa para describir un rompecabezas»

5. _____ Fuga de ideas

e. «Me gusta ir de acampada. Ese libro es viejo. Mi collar se ha roto. El cielo está nublado. Los peces tienen suerte…»

6. _____ Ecolalia

f. «Hace cinco años que no veo a mi madre… Tengo que ir al baño…»

Preguntas de elección múltiple

Seleccionar la mejor respuesta posible de entre las disponibles.

1. Un paciente le dice al personal de enfermería: «Las voces dicen que soy malvado y que voy a recibir un castigo.» ¿Cuál de las siguientes respuestas sería la más terapéutica?
  a. «Las voces no son reales así que, ¿por qué preocuparse?»
  b. «No oigo las voces, pero sus palabras deben resultarle atemorizadoras.»
  c. «Lstu imuginuindo… [ilegible] pasar nada…»
  d. «¿Cómo es posible que oiga esas voces si somos las únicas dos personas en la habitación?»

2. El personal de enfermería atiende a un paciente que dice: «Tengo la sensación de que nunca saldré del hospital». La respuesta más terapéutica sería:
  a. «Eso no tiene que preocuparle. Sólo podemos tenerle aquí durante un tiempo determinado.»
  b. «Siga esforzándose por superar su problema y habrá salido de aquí antes de darse cuenta.»
  c. «Todo el mundo se siente como si no hubiera esperanza; cuando esté mejor le daremos el alta.»
  d. «¿Se siente como si no fuera a mejorar y a salir de la unidad?»

3. Durante una conversación, una paciente le dice a un miembro del personal de enfermería: «Mi marido me dejó hace 6 meses.» El profesional de enfermería observa que la paciente no puede dejar de retorcerse el pelo. La técnica más adecuada que puede aplicarse en ese momento en el caso descrito es:
  a. Silencio.
  b. Verificación.
  c. Reformulación.
  d. Concentración.

4. ¿Cuál de las siguientes preguntas sería más adecuada o que el profesional de enfermería planteara para abrir la comunicación al iniciar la interacción con un paciente?
  a. «¿Cómo describiría sus sentimientos de hoy?»
  b. «Hábleme de su familia.»
  c. «¿Siempre tiene una visión tan negativa de las cosas?»
  d. «¿Hoy se siente triste porque nadie habla con usted?»

5. Un paciente que al día siguiente debe someterse a varias pruebas diagnósticas se queja de problemas para dormir. Cuando el paciente dice: «Tengo tanto miedo de tener algo malo de verdad…», ¿cuál de las siguientes respuestas sería más terapéutica?

a. «Parece preocupado por los resultados de las pruebas. ¿Le gustaría hablar de ello?»

b. «Es importante que duerma un poco. Veré qué le ha recetado el médico para dormir.»

c. «Tiene que convencerse de que todo irá bien.»

d. «Su médico hace las mismas pruebas todos los días. Todo irá bien.»

6. Un paciente alto y musculado bromea diciendo: «Ustedes las enfermeras son tan mandonas como mi mujer. De hecho, todas las mujeres que conozco intentan ponerme una correa.» ¿Cuál de las siguientes preguntas ayudaría más a la enfermera a clarificar su percepción de la declaración del paciente?

a. «¿Por qué cree que las mujeres tratan de controlarle?»

b. «¡No puedo creer que las mujeres se comporten así con alguien como usted!»

c. «No tiene por qué tolerar ese tipo de trato.»

d. «¿Siente que no controla toda su vida?»

7. Un paciente con antecedentes de abuso del alcohol le dice a un miembro del personal de enfermería: «No siempre he bebido tanto, pero últimamente mi vida se ha ido al carajo.» Este profesional observa que el paciente se frota las manos y se retuerce en su asiento. ¿Cuál de las siguientes sería la mejor respuesta?

a. «Continúe…»

b. «¿Por qué cree que su vida se ha ido al carajo?»

c. «¿Está culpando a otra persona de su comportamiento con la bebida?»

d. «¿Qué puede ser tan malo como para hacer que necesite beber más?»

8. Un paciente está hablando de su familia y de repente cambia de tema y empieza a habar de su programa de televisión favorito. ¿Cuál de las siguientes estrategias sería más útil para obtener información adicional sobre la situación familiar de este paciente?

a. «¿Existe alguna relación entre el programa de televisión y su familia?»

b. «¿Por qué ha cambiado de tema?»

c. «¿Le incomoda hablar de su familia?»

d. «Volvamos a su familia…»

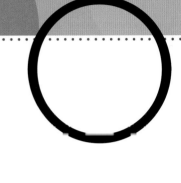

CAPÍTULO OCHO

Establecimiento y mantenimiento de la relación terapéutica

◉ Objetivos didácticos

Después de leer el contenido de este capítulo, el estudiante debe ser capaz de:

1. Definir el significado de relación terapéutica.
2. Definir las fases y las características importantes del establecimiento de una relación terapéutica.
3. Aplicar el concepto de los límites profesionales en la relación entre el personal de enfermería y el paciente.
4. Describir el significado de autoconocimiento y su influencia sobre la conducta.
5. Identificar respuestas terapéuticas adecuadas ante las conductas problemáticas del paciente.

◉ Conceptos clave

Aceptación
Autenticidad
Autoconocimiento
Empatía

Fase de finalización
Fase de orientación
Fase de trabajo
Límites profesionales

Relación terapéutica

El concepto de ser holístico considera que la suma de la actividad biológica, psicológica, social y espiritual del individuo da lugar a una persona única. Un aspecto integral de este concepto es que cada persona resulta influida por una combinación diferente de elementos genéticos y ambientales. Cada persona tiene una visión subjetiva del entorno derivada de sus experiencias y relaciones anteriores. La persona aprende a adaptarse a la vida y al entorno a través de la observación del mundo que la rodea. Esta naturaleza compleja de cada individuo es un factor que interviene en el desarrollo de la relación terapéutica. Las diferencias psicosociales existentes entre los pacientes y el personal de enfermería hacen que no exista un único modelo efectivo para establecer esta asociación. Es posible que pacientes que comparten un mismo diagnóstico tengan patrones de síntomas diferentes según sus experiencias anteriores, su situación actual y sus necesidades individuales. Las exigencias externas del entorno y las fuerzas internas de cada persona condicionarán la adopción del enfoque individual de la interacción entre el personal de enfermería y el paciente.

La relación terapéutica se considera un vínculo beneficioso en el que una persona contribuye al crecimiento personal y al bienestar de otra. Durante esta relación personal se produce un conjunto de interacciones entre el personal de enfermería y el paciente que proporcionan información sobre sus necesidades y problemas. El personal de enfermería colabora con el resto de miembros del equipo de salud mental para alcanzar el objetivo compartido de ayudar a que el paciente alcance un nivel de actividad en la sociedad adaptativo y mejorado.

Características importantes del establecimiento de la relación entre el personal de enfermería y el paciente

El establecimiento de una relación terapéutica entre el personal de enfermería y el paciente depende de la presencia de ciertas características del personal de enfermería. En el cuadro 8-1 se muestran los componentes esenciales de esta relación personal beneficiosa. Una de las características más importantes es la **empatía** o capacidad de escuchar lo que otra persona tiene que decir, obteniendo un acceso temporal a sus sentimientos y la posibilidad de percibir la situación desde su punto de vista. La empatía es fundamental para el establecimiento de la confianza. Al mismo tiempo, es importante que el personal de enfermería mantenga suficiente distancia respecto a la situación como para conservar la objetividad y mantenerse en contacto con sus propios sentimientos. El exceso de compasión y de implicación en el problema del paciente no es terapéutico. Para llegar a comprender el punto de vista del paciente, el personal de enfermería debe dedicar la atención de su cuerpo y de su mente a la escucha activa. Adoptar una postura sentada, manteniendo una distancia aproximada de un metro, respeta el espacio personal

CUADRO 8-1
Características fundamentales de la relación terapéutica
• Empatía
• Atención
• Aceptación (opinión positiva incondicional)
• Confianza mutua
• Honestidad
• Integridad
• Constancia
• Autenticidad
• Autoconocimiento
• Establecer límites
• Dar confianza
• Dar explicaciones

y permite una proximidad suficiente para transmitir el interés y evitar las barreras. El contacto visual, mirando al paciente cara a cara desde una actitud de relajación y franqueza, demuestra la voluntad de escuchar lo que la otra persona tiene que decir. Esta posición permite que el personal de enfermería mantenga su atención mental en la interacción significativa con el paciente.

La confianza es un aspecto vital de la relación entre el personal de enfermería y el paciente, relacionado con la situación de vulnerabilidad del paciente. Debido a la facilidad con que se puede quebrar esta confianza, construirla es un proceso lento y sin garantías hasta que no se pone a prueba. El paciente puede percibir al personal de enfermería como una figura de autoridad equivalente a una forma de poder. La falta de confianza que muchos pacientes con problemas mentales sienten hacia las personas con autoridad obliga al personal de enfermería a ganarse su confianza a través de la constancia y la adopción de estrategias que refuercen la sensación incipiente de seguridad. La **autenticidad** es un atributo que da lugar a un sustrato de honestidad y atención para la confianza creciente.

Otro aspecto necesario para establecer un clima de confianza es la **aceptación** del paciente como persona valiosa y digna a quien no se juzgará ni etiquetará según los valores del personal de enfermería. La voluntad del personal de enfermería de reconocer a la persona mentalmente enferma como alguien merecedor de respeto y necesitado de aprobación es el elemento que ayuda a que el paciente acepte el entorno terapéutico. Los cimientos de esta relación se basan en la fiabilidad de la honestidad, integridad y constancia que muestran las intervenciones. Un elemento que contribuye a esa honestidad es el establecimiento de fronteras y límites con consecuencias prefijadas. Esa medida ayuda al paciente a ejercer el autocontrol y gestionar su conducta. Una reafirmación constante ayuda al paciente a desarrollar una sensación de seguridad emocional hacia su entorno.

El **autoconocimiento** es la consciencia de la propia individualidad y personalidad, o la capacidad de ver el propio reflejo. El autoconocimiento como persona completa sólo puede hacerse realidad a través del despertar gradual de la personalidad. Sólo podemos comprender a los demás si antes aprendemos a comprendernos a nosotros mismos, los mecanismos que sostienen nuestras vidas y las respuestas a nuestras propias inseguridades y ansiedades. El cuadro 8-2 muestra un instrumento con preguntas sobre uno mismo que ayudan a comprender la cuestión «¿quién soy?». El conocimiento de uno mismo como persona completa se acompaña de una actitud de franqueza y del deseo de evaluar nuestra conducta con honestidad y de realizar cambios. Hace falta escuchar el registro diario de nuestro autodiscurso y tener la voluntad de modificar los guiones negativos recurrentes. Cuando vamos más allá de nosotros mismos y observamos el mundo desde el punto de vista de los demás, abrimos la puerta a la posibilidad de crecimiento. La comprensión del vínculo existente entre nuestro pensamiento y nuestra conducta nos da la oportunidad de modificar esta última. ¡La clave está en nuestro pensamiento! Son precisamente esa honestidad y esa franqueza los sentimientos que tratamos de evocar en nuestros pacientes con problemas emocionales y mentales para ayudarles a dar por una visión más realista de ellos mismos y de sus conductas.

Práctica reflexiva

¿Cómo puede el autoconocimiento ayudar al personal de enfermería a apoyar a los pacientes para que tengan una visión más realista de ellos mismos y de sus conductas?

Consideraciones importantes

Ocuparse de los pacientes requiere compasión, confianza en las propias habilidades, el deseo de hacer lo correcto y el valor de intervenir cuando está indicado.

Consideraciones importantes

Protegerse uno mismo mientras se ocupa de los demás exige admitir y reconocer las propias limitaciones, disfrutar con lo que se hace, tener conocimientos, estar orgulloso de los propios logros y obtener placer de los desafíos del día a día.

CUADRO 8-2

Herramienta para la autoevaluación/autoconocimiento

- ¿Cómo respondo al mundo que me rodea?
- ¿Cómo respondo a las otras personas?
- ¿Soy capaz de discutir los problemas con los demás?
- ¿Tengo relaciones cercanas? ¿Con quién?
- ¿Cómo respondo cuando no estoy de acuerdo con los demás?
- ¿Cómo responden los demás cuando no están de acuerdo conmigo?
- ¿Qué tipos de fuentes de estrés son más frecuentes en mi vida?
- ¿Cómo respondo al estrés?
- En general, ¿pienso primero en mí o tengo en cuenta a los demás?
- ¿Qué tipo de espacio personal hace que me sienta cómodo?
- ¿Qué explicación doy a mis propios problemas?
- ¿Cómo respondo si me siento amenazado o asustado?
- ¿Reconozco mi propia ansiedad? ¿Qué síntomas tengo?
- ¿Qué mecanismos de afrontamiento suelo adoptar? ¿Los uso con frecuencia u ocasionalmente?
- ¿Cómo respondo ante el retraimiento, la ansiedad o la agresividad de los demás?
- ¿Culpo a terceras personas de mis problemas y mi ansiedad?
- ¿Qué pensamientos tengo con mayor frecuencia? ¿Están centrados en mí o en los demás?
- ¿Qué puedo cambiar para mejorar mis interacciones con los demás?

Fases de una relación terapéutica

La relación terapéutica depende de la situación y las necesidades individuales del paciente. La interacción interpersonal que tiene lugar en esta clase de relación exige que el personal de enfermería que trabaja con un paciente mentalmente enfermo base su uso de las habilidades de observación y comunicación en el conocimiento de la conducta humana. No se trata de una interacción social, sino de una interacción centrada en la identificación de los problemas del paciente, el desarrollo de objetivos orientados a su mejoría y el fomento del regreso a una situación de vida independiente dentro de las normas sociales.

Las fases de esta asociación entre el personal de enfermería y el paciente se centran en la capacidad funcional del paciente a lo largo del proceso. La relación puede variar en términos de intensidad, duración y elementos que hay que priorizar según las necesidades particulares del paciente. Las tres fases del contacto con el paciente son elementos básicos de la relación terapéutica: la fase de orientación, la de trabajo y la finalización.

Fase de orientación

La **fase de orientación** consiste en llegar a conocer al paciente. Durante ésta hay que explicarle el propósito de la interacción entre el personal de enfermería y el paciente como mecanismo para construir la confianza, establecer roles e identificar problemas y expectativas. El personal de enfermería y el paciente pactan un momento y un lugar de reunión, durante el cual la atención se centrará en el problema del paciente; el personal de enfermería adopta el papel de facilitador. Al explicar los términos de la confidencialidad, hay que aclarar que la información sólo se compartirá con los miembros del equipo terapéutico en virtud del bienestar del paciente. Hay que explicarle las reglas y los límites para proporcionar una estructura que sirva de guía de conducta. Eso le permite disponer de un entorno organizado congruente con el de la sociedad, la ley y el orden. Es importante valorar el contenido de cualquier sentimiento negativo que el paciente pueda estar experimentando sin dejar de reforzar los límites de la conducta. También puede aprovecharse ese momento para valorar otras conductas, preocupaciones y necesidades inmediatas y razones percibidas del tratamiento. Esta información inicial sirve de punto de partida para la siguiente fase de la relación. Es fundamental que el personal de enfermería transmita una sensación de preocupación atenta y honesta hacia el paciente, sirviéndose de la comunicación verbal y no verbal para enviar un mensaje constante. Al mostrar un interés genuino y una actitud de apoyo, el personal de enfermería ayuda a que el paciente se sienta valorado y merecedor del tiempo y el respeto del personal de enfermería.

Consideraciones importantes

Establecer normas y límites a la conducta es congruente con los patrones de ley y orden de la sociedad.

Fase de trabajo

La segunda fase suele recibir el nombre de **fase de trabajo.** Consiste en un período durante el cual se planifican los resultados y las intervenciones que hay que utilizar para modificar la conducta; también se deciden objetivos para la mejoría del bienestar del paciente. Esta fase requiere que el personal de enfermería y el paciente colaboren para adquirir consciencia del problema y pensar en posibles soluciones. El personal de enfermería usa sus habilidades de resolución de problemas para ayudar al paciente a expresar sus sentimientos y pensamientos sobre la situación actual. Para el paciente puede resultar útil mantener un diario de sus sentimientos y de los progresos realizados entre sesiones. Durante esta etapa, el personal de enfermería se convierte en un modelo de conducta y enseña las habilidades de afrontamiento adecuadas. Se anima al paciente a poner en práctica respuestas adaptativas y evaluar la efectividad de los cambios realizados. Hay que realizar todos los esfuerzos necesarios para reforzar y apoyar cada pequeño paso del paciente que le acerque al objetivo del cambio. Ayudarle a establecer prioridades le proporciona un sistema que le permitirá que los resultados obtenidos a corto plazo le acerquen a un paso o desafío de mayor magnitud.

Finalización

La tercera fase o **finalización** de la relación es necesaria para que el paciente dependa de sus propias fuerzas mientras desarrolla y mejora sus habilidades adaptativas. El personal de enfermería debe animar al paciente a aumentar su grado de interacción social y a participar en todas las actividades. Eso promueve su independencia en las relaciones con los demás, preparándoles para el alta y el regreso a las exigencias de la sociedad. Es importante discutir la finalización con el paciente y responder a cualquier sentimiento o preocupación. No es infrecuente que el personal de enfermería tenga la sensación de estar abandonando la confianza del paciente a medida que se acerca la conclusión terapéutica. No obstante, llegados a este extremo, algunos rasgos observados en buenos profesionales de la enfermería (como el compromiso, el altruismo y la responsabilidad) pueden convertirse en un obstáculo a la independencia del paciente. Hay que señalarle el valor y la importancia de la relación para ayudarle a confiar en su propia capacidad de enfrentarse a los problemas.

Práctica reflexiva

¿Qué conductas podrían indicar dependencia en una relación entre el personal de enfermería y el paciente?

Límites profesionales

La enfermería es una profesión dedicada a ayudar, en la que la compasión y la atención forman parte integral de los cuidados proporcionados. Sin embargo, para el personal de enfermería de salud mental, los problemas emocionales y psicológicos del paciente son un desafío particular. El deseo de ayudar a los pacientes o de facilitar su carga puede arrastrar fácilmente a una implicación personal que trascienda los límites de la profesionalidad.

En el marco de la relación terapéutica entre personal de enfermería y paciente, es responsabilidad del primero establecer y mantener unos **límites o barreras profesionales.** Las guías de la conducta profesional se centran en una situación de prestación de ayuda. Tanto el exceso como la falta de atención pueden considerarse infracción de esta norma. Según el National Council of State Boards of Nursing, los límites profesionales son «la diferencia entre el poder del profesional de enfermería y la vulnerabilidad del paciente». Puede ponerse remedio a estos espacios estableciendo normas que sirvan de límite y protejan las interacciones con el paciente.

Es importante que el personal de enfermería recuerde que sus necesidades son muy diferentes de las del paciente. Mientras que algunas intervenciones son beneficiosas y fomentan su independencia, otras hacen que desarrolle algún grado de dependencia hacia la relación. Hace falta dar una explicación que ayude a los pacientes a comprender cómo influye esta diferencia en la respuesta del personal de enfermería a sus necesidades y solicitudes. En las situaciones en las que hay riesgo de violación de los límites, puede ser necesario aclarar la función del personal de enfermería. Hace falta comprender bien determinadas situaciones, como la participación en relaciones personales con el paciente, cuestiones económicas sin relación con el proceso terapéutico o relaciones con terceras personas ajenas al tratamiento. Se deben identificar y reforzar las explicaciones sobre la situación de los límites con el paciente. Por ejemplo, si un paciente le pide que transmita un mensaje personal a su novia, que resulta ser vecina suya, es necesario recalcarle el límite con firmeza y explicarle que esa petición excede la función profesional del personal de enfermería. Los hechos que rodean cualquier situación que se desvíe del punto de partida de la prestación de ayuda y en los que intervengan los límites profesionales deben documentarse con claridad en la historia clínica del paciente.

 Consideraciones importantes

En cierto punto, las cualidades de los buenos profesionales de la enfermería, como el compromiso, el altruismo y la responsabilidad, pueden convertirse en obstáculos al progreso del paciente hacia la independencia.

Las interacciones y las acciones concretas con el paciente en las que se clarifiquen los límites deben documentarse en la historia clínica del paciente.

A medida que los pacientes mejoran, es de esperar que aumente su independencia. Cuando el personal de enfermería permite que su intenso sentido del compromiso y su necesidad de ayudar eclipsen las necesidades del paciente, se produce una transgresión de los límites profesionales. El personal de enfermería no puede pretender que la relación satisfaga una necesidad personal y, al mismo tiempo, mantener la objetividad respecto a las necesidades del paciente. Cada vez que se demuestra más preocupación por un paciente que por otro, se encuentra en una situación de riesgo de implicación excesiva. Si se consigue que el paciente siga siendo el centro de atención, es menos probable que el personal de enfermería sea manipulado y viole la ética profesional. La relación entre el personal de enfermería y el paciente no debe prolongarse después de la fase de finalización de la terapia. Cualquier contacto adicional, ya sea telefónico, por correo, correo electrónico o de tipo social, supone una violación del código ético profesional. Si se producen encuentros casuales con antiguos pacientes fuera del ámbito de la salud, es importante evitar el reconocimiento o hablar con ellos a no ser que sean ellos los que nos reconozcan o se dirijan a nosotros en primer lugar. Deben evitarse las explicaciones detalladas o las interacciones adicionales.

 Práctica reflexiva

¿Por qué el fuerte sentido del compromiso de un profesional de la enfermería puede dar lugar a una violación de los límites profesionales?

Pueden producirse violaciones de los límites profesionales cuando existen áreas grises en la provisión de la atención a la salud mental. A menudo, las desviaciones de las normas de conducta son actos no deliberados que buscaban ayudar, pero que acaban cruzando la línea.

CUADRO 8-3

Desafío del personal de enfermería

- Estar atento
- Ser consciente de los propios sentimientos y conductas
- Observar la conducta de los otros profesionales
- Actuar siempre pensando en el interés del paciente

Extraído del National Council of State Boards of Nursing. (n.d.). Professional boundaries: A nurse's guide to the importance of appropriate professional boundaries. Último acceso: 21 de marzo de 2009. Disponible en: https://www.ncsbn.org/Professional_Boundaries_2007_Web.pdf

Entre los actos que se pueden clasificar como violaciones de los límites se incluyen la revelación innecesaria de información personal del personal de enfermería, el secretismo, la conducta sexual inapropiada, el exceso de ayuda, la conducta controladora y la inversión de papeles en la relación terapéutica. Las experiencias y sentimientos personales asociados con un tema pueden transferirse a la situación del paciente e influir en la respuesta del personal de enfermería. El personal de enfermería debe mantener una vigilancia y supervisión constante de sus sentimientos para establecer un límite con el paciente. También hay que evitar todo tipo de flirteo o atención especial hacia el paciente. Es evidente que la existencia de un triángulo en el que el personal de enfermería desarrolle una implicación excesiva hacia el problema del paciente que llegue a excluir a otros miembros del equipo terapéutico supone un alejamiento del papel profesional. En el cuadro 8-3 se muestran algunas recomendaciones del National Council of State Boards of Nursing para mantener una conducta profesional.

Respuesta a la conducta de pacientes difíciles

La relación entre el personal de enfermería y el paciente puede incluir situaciones que obligan al primero a afrontar breves períodos de conducta inadecuada o difícil de comprender, especialmente en el caso de pacientes con enfermedad mental. Es importante que el personal de enfermería observe y prevea las conductas que pueden exigir una respuesta inmediata o dirigida. La mayor parte de las muestras de respuesta conductual excesiva se deben a problemas de la personalidad o del carácter, o de respuestas a otros problemas como la enfermedad o el aumento de los niveles de ansiedad. La dinámica básica de estas situaciones difíciles es la respuesta del individuo frente a la ansiedad provocada por factores de estrés internos o del entorno. La reacción puede reflejar las características de la personalidad o ser una excepción en la conducta habitual de la persona. Al encontrarse sometida a niveles de estrés elevados, una persona puede responder de manera atípica respecto a la conducta normal que podría esperarse de ella.

Algunas de las situaciones difíciles más frecuentes tienen que ver con la manipulación, la violencia o la agresión, la distorsión de los procesos cognitivos (p. ej., alucinaciones, ilusiones, delirios) y las agresiones o conductas sexuales inadecuadas.

Manipulación

Los pacientes manipuladores tienden a ser impulsivos e incapaces de tolerar la frustración o la negación de sus exigencias. Existe una exigencia de gratificación inmediata de sus necesidades y una falta de autocontrol. El enfoque del personal de enfermería consiste en identificar qué intenta hacer el paciente y reforzar los límites que todo el personal debe mantener de forma constante. Un paciente manipulador puede darse cuenta de cuándo no se están reforzando con firmeza los límites. Esto le da la oportunidad de planificar estrategias que minen el plan terapéutico.

Los límites deben ser justos y explicarse al paciente de manera exhaustiva. Ante la manipulación, hay que evitar reforzar la conducta negativa y centrarse en los sentimientos que el paciente experimenta en ese momento. Por ejemplo, ante un paciente que pide insistentemente que alguien acuda a la habitación, una respuesta adecuada puede ser: «Parece que no se siente cómodo cuando se queda solo. Hablemos de lo que le asusta». Luego durante el resto de la interacción puede centrarse en los pensamientos y la respuesta del paciente.

Práctica reflexiva

¿Cómo se puede usar el establecimiento de límites para fijar parámetros de conducta efectivos sin que parezca un castigo?

Violencia o agresión

No es extraño que durante un episodio de hostilidad o violencia del paciente, el personal de enfermería tema por su seguridad personal. Si eso sucede durante una sesión de trabajo, es importante tomar medidas de precaución para protegerse usted y proteger al paciente. Por ejemplo:

- Mantener una distancia de al menos un metro y medio entre usted y el paciente.
- No intentar tocar al paciente sin contar con su permiso.
- Pedir ayuda (muchas unidades tienen un código para este tipo de situación).
- No provocar la conducta ni amenazar al paciente mediante acciones físicas.
- No entrar solo en una habitación en la que hay un paciente fuera de control.
- Ofrecerle tiempo para que recupere el control y cambie la conducta.
- Cambiar de tema y abandonar el que resultaba amenazador para el paciente.

Lo más importante es no olvidar la seguridad del paciente y de las personas cercanas. Antes de cualquier conducta agresiva, los pacientes suelen comunicar un estado de ansiedad creciente. A menudo, el personal de enfermería que reconoce estos signos en sus etapas iniciales puede interrumpir la escalada de la conducta mediante la comunicación y adoptando una actitud tranquila que conceda al paciente el tiempo y el espacio necesarios para recuperar el control. En algunas situaciones puede ser mejor garantizar la seguridad de los otros pacientes y apartarse del lugar, permitiendo que el paciente tenga tiempo para calmarse.

Alteración de los procesos cognitivos

Con frecuencia los pacientes con procesos cognitivos alterados (p. ej., alucinaciones, ilusiones, delirios) muestran una conducta suspicaz y precavida. Como los sentimientos básicos del paciente son el miedo y la desconfianza, el personal de enfermería deber ser especialmente cuidadoso al proporcionar información, asegurándose de usar un lenguaje y un contexto comprensibles para él. Durante el transcurso de un encuentro terapéutico, es importante transmitir un sentimiento de preocupación genuina por el posible malestar del paciente. Todas las acciones del personal de enfermería deben tener un objetivo y ejecutarse con cuidado para evitar que se malinterpreten. Se evitará el contacto físico y se respetará el espacio personal para que el paciente no se sienta encerrado ni atrapado.

Al principio, si el paciente ve o escucha algo que para el personal de enfermería no es evidente, hay que reconocer y aclarar el contenido. Por ejemplo, si un paciente ve a alguien que no está presente en la habitación, se le puede responder: «Yo aquí no veo a nadie aparte de usted y de mí. Explíqueme qué está haciendo esa persona». Si el paciente escucha voces, una respuesta adecuada sería: «Yo no oigo a nadie. Explíqueme qué están diciendo». Cuando el personal de enfermería ha alcanzado a comprender el contenido, se debe desviar la atención de la alucinación o el pensamiento delirante. Discutir con la persona o explicarle que lo que está experimentando no es real no resulta eficaz. Hay que recordar que son síntomas de la enfermedad y que para la persona que los padece son reales. Hay que intentar restaurar el contacto con la realidad del paciente y centrarse en sus sentimientos actuales. Por ejemplo, si un paciente le dice que «se están riendo de mí y me dicen cosas desagradables», una vez se ha aclarado el contenido, una respuesta adecuada podría ser: «Entiendo que le resulte difícil, pero hablemos de la sensación de rechazo que está sufriendo». Si el contenido del proceso cognitivo alterado resulta amenazador para el paciente, hay que realizar todos los esfuerzos necesarios para protegerle (a él y a los demás) del riesgo de lesión.

Conductas sexuales inapropiadas o agresiones sexuales

En el caso de la mayoría de pacientes, bastará pedir que se abstengan de hacer comentarios o intentos de seduc-

«Conducta descontrolada»

CASO PRÁCTICO 8-1

Connie es una paciente de 35 años con diagnóstico de trastorno bipolar. La traen a la unidad de psiquiatría después de haber estado detenida en la cárcel local por mala conducta. En su actual estado maníaco, Connie es agresiva verbal y físicamente. Se acaba de quitar toda la ropa en el pasillo reclamando a gritos la atención de algún hombre. En las 6 horas que lleva en la unidad, no se ha sentado ni ha comido nada. Afirma ser la «Reina del Nilo en un cuerpo de tiburón». Algunos pacientes muestran ansiedad o temor ante su conducta.

¿Cuál sería la mejor forma de abordar esta situación?

_____

_____

¿Cuál es su responsabilidad hacia Connie? ¿Cuál es su responsabilidad hacia el resto de pacientes?

_____

_____

¿Qué pensamiento crítico hace falta para iniciar una relación terapéutica con Connie?

_____

_____

_____

¿Cómo pueden establecerse límites al control de la conducta de Connie?

_____

_____

_____

ción o de tipo sexual. El personal de enfermería debe ser directo y hacer saber al paciente que esas conductas son molestas e inaceptables. Una vez establecidos los límites, la opción del paciente es aplicar el autocontrol. A partir de ese momento, el personal de enfermería puede comentar el problema subyacente con el paciente. Si la conducta persiste, puede darse la sesión por terminada y mencionar la conducta como razón (p. ej., «No toleraré esta conducta. Ahora me voy. Volveré en otro momento»). Eso dará al paciente tiempo para reflexionar sobre sus acciones y se abre la puerta a la posibilidad de comentar su conducta más adelante. Si la situación llega a ser incontrolable, el personal de enfermería debe pedir consejo a un supervisor o a un colega.

RESUMEN

- La relación terapéutica es un intercambio interactivo beneficioso entre un paciente y un profesional de la salud mental. Este pacto se establece con el objetivo de mejorar el nivel de actividad y de bienestar del paciente.
- La relación entre el personal de enfermería y el paciente se basa en la confianza, con una comunicación honesta centrada en los sentimientos y problemas del paciente. Se requiere un abordaje empático y comprensivo que nos ayude a ver al paciente como una persona única con necesidades y problemas individuales. La empatía permite comprender y valorar la actual situación desde el punto de vista del paciente. La escucha activa hace que el personal de enfermería dedique toda la atención de su cuerpo y de su

- mente a captar los mensajes verbales y no verbales que el paciente intenta transmitir.
- El autoconocimiento es un proceso de autoevaluación y un intento de verse a uno mismo a través de los ojos de los demás. Este esfuerzo ayuda a comprender nuestras respuestas ante nuestro entorno y las reacciones de los demás ante nuestra conducta.
- La voluntad de conseguir una visión realista de nosotros mismos puede abrir la puerta a un cambio positivo y a mejorar las relaciones interpersonales. En el paciente con problemas de salud mental se fomenta esta misma consciencia.
- Aunque para los pacientes puede resultar difícil identificar los problemas relacionados con su conducta, hacerlo puede permitir que se haga cargo de su pro-

blema y se comprometan con un plan orientado al cambio.

- La relación terapéutica consta de una fase de orientación, una fase de trabajo y un punto de finalización.
- El contacto inicial con el paciente identifica el propósito y las guías de la orientación. Además garantiza un entorno seguro y de confianza diseñado para facilitar y fomentar la expresión de las necesidades y problemas del paciente sin miedo a las críticas o las represalias.
- Se realiza una serie de sesiones interactivas con técnicas de comunicación terapéutica diseñadas para explorar e identificar los problemas del paciente y posibles soluciones. Estas sesiones mantienen la atención centrada en el paciente para ayudar a establecer prioridades y objetivos a corto plazo que den lugar a una mejoría de la actividad.
- La relación finaliza en el momento en que se considera que el paciente tiene habilidades adecuadas y los recursos emocionales necesarios para funcionar con independencia. Es un paso importante para ayudar al paciente a regresar a la sociedad de manera adaptativa.
- Los límites profesionales son las diferencias entre el poder indirecto que tiene el personal de enfermería y el estado de vulnerabilidad del paciente. Como el personal de enfermería tiene el conocimiento y el control inherente a su papel profesional, es fundamental conservar el enfoque de la prestación de ayuda.
- El personal de enfermería camina por una senda muy estrecha entre lo excesivo y lo insuficiente. Las necesidades del paciente deben ser la consideración principal y el centro de todas las intervenciones terapéuticas de enfermería. Se debe ir con cuidado y no invertir estos papeles en el proceso de mantenimiento de la relación.
- Para evitar una violación involuntaria de las normas éticas de conducta, el personal de enfermería debe mantener una vigilancia constante y ser consciente de las acciones que pueden percibirse como una implicación excesiva en la situación de un paciente particular.
- Algunas situaciones relacionadas con el paciente pueden representar una amenaza o un desafío para el personal de enfermería que se encuentra en determinadas circunstancias. Es importante mantener la concentración y prever las conductas que puedan exigir una respuesta inmediata o dirigida. La manipulación, la violencia, la agresión, la alteración de los procesos cognitivos y las conductas sexuales inadecuadas pueden exigir la observación e intervenciones agudas por parte del personal de enfermería.

BIBLIOGRAFÍA

Corey, G. (2008). *Theory and practice of counseling and psychotherapy* (8th ed.). Belmont, CA: Brooks/Cole Pub.

Jungham, U. M., Leese, M., Priebe, S., & Slade, M. (2007). Improving therapeutic relationships by focusing on unmet needs. *British Journal of Psychiatry, 191*, 543–547.

Kaempf, A., & McSherry, B. M. (2006). Confidentiality in therapeutic relationships: The need to develop comprehensive guidelines for mental health professionals. *Psychiatry, Psychology and Law, 13*(1), 124–131.

Mattson, J. E. (2008, February 25). Therapeutic relationships: Caring for caregivers, empowering families. *Reflections on nursing leadership*. Retrieved March 21, 2009, from http://nursing society.org/RNL

National Council of State Boards of Nursing. (n.d.). *Professional boundaries: A nurse's guide to the importance of appropriate professional boundaries*. Retrieved March 21, 2009, from https://www.ncsbn.org/Professional_Boundaries_2007_Web.pdf

Varcarolis, E. M., Carson, V. B., & Shoemaker, N. C. (2008). *Foundations of psychiatric mental health nursing* (5th ed.). Philadelphia, PA: W. B. Saunders.

Rellenar los espacios

Rellenar los espacios con la respuesta correcta.

1. La capacidad de escuchar lo que dice otra persona y de adoptar esos sentimientos con el fin de percibir una situación desde su punto de vista recibe el nombre de _____.

2. El _____ es la consciencia de nuestra propia personalidad y conducta en respuesta al mundo que nos rodea.

3. Las relaciones terapéuticas dependen de la _____ y la _____ del paciente individual.

4. La fase de finalización de la relación terapéutica fomenta la _____ del paciente para que se relacione con otras personas en preparación del alta.

5. Cuando el personal de enfermería permite que su necesidad de ayudar eclipse las necesidades del paciente, se cruzan los _____ profesionales.

6. Antes de dar comienzo a una conducta agresiva los pacientes suelen demostrar un creciente estado de _____.

Relacionar las parejas

Relacionar los siguientes conceptos con la frase más adecuada.

1. _____ Autoconocimiento

2. _____ Holístico

3. _____ Fase de orientación

4. _____ Fase de trabajo

5. _____ Escucha activa

6. _____ Límites profesionales

a. Escuchar con atención dedicando cuerpo y alma

b. Período de planificación de los resultados y las intervenciones dirigidas al cambio de la conducta para mejorar el bienestar del paciente

c. Consciencia de la propia individualidad y personalidad

d. Suma de la actividad biológica, psicológica, social y espiritual de un individuo

e. Diferencia entre el control del personal de enfermería y el estado de vulnerabilidad del paciente

f. Tiempo dedicado a construir la confianza, establecer funciones e identificar problemas y expectativas

Preguntas de elección múltiple

Seleccionar la mejor respuesta posible de entre las disponibles.

1. Al establecer un entorno terapéutico, ¿cuál de los siguientes factores sería más importante para cimentar una relación de confianza entre el personal de enfermería y el paciente?
   a. Mostrarle simpatía al paciente.
   b. Trasfondo educativo del paciente.
   c. Tiempo que se pasa con el paciente.
   d. Honestidad e integridad constantes del personal de enfermería.

2. Un miembro del personal de enfermería trabaja con un paciente que dice: «Usted es la única persona que se preocupa por mí de verdad. Tengo la sensación de que los demás me dan la espalda solamente porque la semana que viene me voy de aquí». ¿Cuál de las siguientes actitudes refleja la afirmación del paciente?
   a. Evitación.
   b. Retraimiento.
   c. Ambivalencia.
   d. Manipulación.

3. Durante una conversación entre un miembro del personal de enfermería y el paciente, este último empieza a gritar y a cerrar sus puños repentinamente. ¿Cuál de las siguientes sería la acción adecuada del personal de enfermería?
   a. Cambiar el tema de la conversación.
   b. Decirle al paciente que si continúa le aislarán.
   c. Tomar al paciente por el brazo y pedirle que se tranquilice.
   d. Alejarse del paciente sin responder.

4. ¿Cuál de los siguientes elementos prepara al personal de enfermería para ayudar a los pacientes a tener una visión más realista de ellos mismos y de sus conductas?
   a. Desarrollo de una evaluación honesta de uno mismo.
   b. Valoración psicosocial del paciente.
   c. Conocer las teorías del desarrollo de la personalidad.
   d. Técnicas de comunicación.

5. El personal de enfermería está en la unidad explicando el contenido de un contrato con guías para la conducta a un paciente. ¿Qué fase de la relación terapéutica está facilitando?

a. Fase de orientación.
b. Fase de trabajo.
c. Fase de finalización.
d. Autoconocimiento.

6. ¿Cuál de las siguientes afirmaciones describe mejor el papel del personal de enfermería en el momento de terminar la relación terapéutica con el paciente?

a. Reducir la cantidad de tiempo en compañía del paciente.
b. Fomentar la independencia y la autoconfianza.
c. Reforzar el apoyo continuado después del alta.
d. Discutir soluciones para la situación actual.

7. ¿En cuál de las siguientes situaciones el personal de enfermería ha violado los límites profesionales de la relación ente él y el paciente?

a. Animar a un paciente a discutir sus sentimientos de remordimiento por el rechazo de otro paciente.
b. Acceder a comunicar información personal sobre el paciente al terapeuta.
c. Devolver una llamada de teléfono de un paciente que recibió el alta 2 semanas atrás.
d. Ayudar a un paciente discapacitado a ocuparse de su higiene personal y a bañarse.

8. Un paciente le dice al personal de enfermería, «Cuando estoy con usted me siento tan seguro. No se lo diga a los demás, pero usted es el mejor profesional de enfermería que hay aquí». ¿Cuál es la respuesta más adecuada que puede dar el personal de enfermería en este momento?

a. «Me alegro de que se sienta seguro conmigo. Intentaré pasar más tiempo con usted.»
b. «No lo dice en serio. Aquí hay muy buenos profesionales.»
c. «¿Por qué se siente más seguro conmigo que con el resto del personal de enfermería?»
d. «Parece que se siente ansioso. ¿Puede hablarme de ello?»

9. Al administrar la medicación de un paciente que tiene alucinaciones, ¿cuál de las siguientes intervenciones tendría que recordar incluir el personal de enfermería?

a. Dar las explicaciones en un lenguaje y un contexto comprensibles para el paciente.
b. Utilizar el contacto físico y tranquilizar al paciente diciendo que la medicación le ayudará con su problema.
c. Recordar al paciente que lo que experimenta es absurdo e irreal.
d. Situarse entre el paciente y la salida de la habitación.

9

Trastornos de ansiedad

⊙ Objetivos didácticos

Después de leer el contenido de este capítulo, el estudiante debe ser capaz de:

1. Distinguir entre la ansiedad normal y la ansiedad como síntoma.
2. Identificar los factores que desencadenan las crisis de angustia descontrolada.
3. Describir los signos y los síntomas característicos de cada tipo de trastorno de ansiedad.
4. Describir los métodos de tratamiento de los trastornos de ansiedad.
5. Identificar los diagnósticos de enfermería relacionados con los trastornos de ansiedad.
6. Prover resultados realistas para los pacientes con trastornos de ansiedad.
7. Planificar intervenciones de enfermería adecuadas dirigidas a la mejoría del paciente.
8. Valorar la efectividad de las intervenciones de enfermería planeadas en relación con los objetivos.

⊙ Conceptos clave

Agorafobia
Ansiedad de anticipación
Ansiedad generalizada
Ansiedad inesperada
Ansiedad libre flotante
Ansiedad situacional
Compulsión

Conductas automáticas de alivio
Crisis de angustia
Embotamiento emocional
Fobia específica
Fobia social
Obsesión

La ansiedad es una sensación emocional difusa de incomodidad que suele experimentarse como respuesta a la percepción de una amenaza o un peligro. Cuando el cerebro procesa el estímulo de una situación amenazante, el resultado es el miedo. La ansiedad se siente al aparecer el miedo. Cuando la ansiedad aumenta hasta el punto del malestar o el sufrimiento, el individuo tiene la sensación de que algo no va bien. En ocasiones la persona es capaz de identificar el estímulo que provoca su sensación de malestar. En otros casos no se puede identificar una causa. La **ansiedad libre flotante** aparece cuando una persona es incapaz de conectar su ansiedad con un estímulo. Este factor puede provocar ansiedad adicional por sí mismo.

Las manifestaciones de la ansiedad pueden adoptar formas diversas. Las experiencias van desde un malestar vago hasta una angustia extrema. Pueden padecerse niveles elevados de ansiedad de modo continuado o periódicamente. A medida que aumenta la ansiedad, se van afectando los pensamientos, los sentimientos y las conductas. Una persona puede actuar de manera diferente o extravagante, por ejemplo contando incesantemente o gritando. Un ejemplo de esta situación es el de aquel que llega tarde a una cita y se encuentra en un atasco de tráfico. Cuando un agente de policía se acerca y le dice que se ha producido un accidente y que tardarán una media hora en despejar la escena, el hombre empieza a gritar al agente.

En otras situaciones pueden detectarse manifestaciones sutiles de la ansiedad, como tensar la mandíbula, tamborilear con los dedos, movimientos nerviosos u otras conductas que se denominan **conductas automáticas de alivio,** que son conductas inconscientes sutiles cuyo objetivo es aliviar la ansiedad. Aunque el individuo puede no ser consciente de sus acciones, éstas pueden ser molestas para los demás. Por ejemplo, usted está en una conferencia y la mujer que se sienta a su lado no deja de chasquear su bolígrafo. Después de 30 min así, usted le pregunta si le importaría guardar su bolígrafo, pues no le deja escuchar al conferenciante. Ella, sin ser consciente de su conducta, le pide disculpas. Dice que se siente «muy nerviosa en esta habitación llena de gente». Luego afirma «me han obligado a venir si quería conservar mi trabajo». Los dos protagonistas de este ejemplo experimentan ansiedad, pero es probable que la ansiedad de la persona que se siente mal en una habitación llena de gente siga aumentando si no abandona la sala. Esta situación ilustra cómo se desarrolla la ansiedad. Si no se toman medidas para eliminar la causa, la ansiedad no deja de aumentar. Si no recibe alivio y persiste en el tiempo, puede llegar a identificarse un trastorno subyacente.

Práctica reflexiva

¿Qué síntomas fisiológicos suelen acompañar a un aumento de la ansiedad?

Más allá de las experiencias normales de la ansiedad, los *trastornos de ansiedad* son un grupo de trastornos caracterizados por una ansiedad descontrolada que da lugar a la alteración de la actividad social, interpersonal y laboral.

Aunque los signos y síntomas pueden variar según el trastorno, el punto de contacto o característica compartida de estas enfermedades es la presencia de una ansiedad abrumadora que no se puede controlar. A diferencia de la ansiedad breve que se siente durante una tormenta, si no se trata el nivel de ansiedad que da lugar a un trastorno, ésta resulta incapacitante y es progresiva.

Tipos de trastornos de ansiedad

Crisis de angustia

Una **crisis de angustia** se describe como un sentimiento de miedo o terror intenso que aparece de modo repentino e intermitente sin aviso previo. La persona que sufre la angustia es incapaz de determinar cuándo se producirán o reaparecerán estas crisis. Cuando la persona es incapaz de conectar algún estímulo concreto con la crisis de angustia se dice que ésta es **inesperada.** Si se puede identificar un desencadenante asociado con la crisis, se dice que es **situacional.** Algunas personas pueden sufrir una única crisis, mientras que otras llegarán a desarrollar un trastorno de angustia.

Un trastorno de angustia se caracteriza por la presencia de crisis de angustia recurrentes e inesperadas. La frecuencia y la gravedad de estas crisis puede variar. Algunas personas puede soportar exposiciones breves a la situación que provoca la angustia. Otras pueden no ser capaces de exponerse a dicha situación de ninguna manera. En esta última situación, las consecuencias del trastorno son mucho mayores y la capacidad funcional de la persona se reduce significativamente.

Práctica reflexiva

¿Qué tipo de situaciones pueden desencadenar crisis de angustia recurrentes?

Signos y síntomas

Un estado de angustia provoca síntomas relacionados con la actividad del sistema nervioso autónomo, como aumento de intensidad de los latidos cardíacos, palpitaciones, vértigo, sudoración, debilidad y entumecimiento. También pueden aparecer temblores y escalofríos con náuseas, dolor torácico, sensación de asfixia y pérdida de control (cuadro 9-1). La frecuencia de las crisis puede ser diaria, semanal o mensual. Las crisis también pueden aparecer por la noche. La mayoría de ellas sólo duran unos minutos, pero también pueden ser mayores. Las personas con crisis de angustia suelen tener miedo de «volverse locas» o de «volverse chaladas». También puede verse afectada la autoestima en mayor o menor medida. El miedo a tener una enfermedad que ponga en peligro su vida convierte a muchos pacientes en usuarios frecuentes de los servicios sanitarios. El temor a la «próxima crisis» puede alterar de manera significativa el nivel de actividad general del individuo.

CUADRO 9-1

Signos y síntomas de la crisis de angustia

- Aumento de la frecuencia y la intensidad del ritmo cardíaco
- Aumento de la sudoración
- Escalofríos o rubor
- Cosquilleo o entumecimiento de las manos
- Náuseas
- Dolor de pecho
- Sensación de asfixia
- Miedo a perder el control
- Miedo a morir o a tener un ataque de corazón
- Agorafobia
- Depresión

 Consideraciones importantes

Las personas que adquieren consciencia de su ansiedad aprenden a identificar los temores concretos que les abruman durante una crisis de angustia.

Con frecuencia los individuos con trastorno de angustia desarrollan **agorafobia** o la evitación de determinados lugares o situaciones que tienden a desencadenar las crisis de angustia. Su miedo a la repetición del estado de angustia hace que a menudo limiten sus actividades para evitar la posibilidad de que éste se reproduzca. Se pueden evitar las actividades cotidianas como hacer la compra, ir a la iglesia o asistir a las celebraciones familiares por el temor a la posible dificultad de abandonar esas situaciones. Estos individuos pueden tener miedo de estar en una multitud, o en un puente, o viajar en un autobús, avión o coche. Si llegan a encontrarse atrapados en una de estas situaciones, su ansiedad dará lugar a una sensación de indefensión y angustia. A menudo, en su intento de limitar las posibilidades de que esto suceda, la persona acaba confinándose en su casa o en su entorno inmediato.

El desempleo y el abandono de los estudios son frecuentes. La reducción de la actividad laboral se manifiesta en la incapacidad de completar tareas, las ausencias frecuentes y las dificultades para interaccionar con los demás. Hasta dos terceras partes de las personas con trastorno de angustia también tienen depresión o inician abusos de sustancias para afrontar la ansiedad.

Incidencia y etiología

Aunque se pueden producir a cualquier edad, generalmente los trastornos de angustia se inician entre la adolescencia tardía y la mitad de la tercera década. El trastorno es más frecuente en la primera generación de familiares biológicos. La agorafobia y los trastornos de angustia también son más prevalentes en las mujeres que en los hombres. Más del 95 % de los pacientes diagnosticados de agorafobia tienen un diagnóstico asociado de trastorno de angustia.

 Práctica reflexiva

¿Qué impacto puede tener la agorafobia en el estilo de vida de una persona?

Fobia específica

Una **fobia específica** se caracteriza por un miedo irracional, excesivo y persistente a objetos o situaciones concretas que, en realidad, no suponen una amenaza o peligro. Las categorías comunes de fobia incluyen animales, alturas, agua, tormentas, sangre o agujas, volar, ascensores o espacios cerrados. Otras personas pueden tener miedo a sensaciones como el atragantamiento o las caídas. El cuadro 9-2 presenta algunos ejemplos de fobias específicas.

 Práctica reflexiva

¿Qué efecto puede tener el miedo a ir en coche en la calidad de vida de una persona?

Signos y síntomas

Cuando una persona entra en contacto con el objeto o la situación que le provoca temor, suele experimentar un episodio inmediato de ansiedad grave o una crisis de angustia. La distancia entre la persona y el objeto temido afectará a la intensidad de la respuesta. Una persona con miedo a los perros sentirá el mayor grado de ansiedad cuando se encuentre cerca del animal. La facilidad de acceso a una vía de escape del estímulo temido también influye en la intensidad de la ansiedad que siente la persona. Un individuo que tiene miedo a los puentes, por ejemplo, experimentará el grado más intenso de ansiedad si no tiene forma de evitar la necesidad de cruzar el puente. Aunque los niños pueden no ser conscientes de los estímulos que provocan su ansiedad, los adolescentes y los adultos suelen saber que sus respuestas son extremas y poco realistas. Los individuos con miedos intensos pueden experimentar síntomas de ansiedad sólo con pensar en

CUADRO 9-2

Ejemplos de fobias específicas

- Temor a los animales: zoofobia
- Temor al fuego: pirofobia
- Temor a ir en coche: amaxofobia
- Temor al sueño: somnifobia
- Temor a los espacios cerrados: claustrofobia
- Temor a las arañas: aracnofobia
- Temor al color amarillo: xantofobia
- Temor a los fantasmas: fasmofobia
- Temor a la sangre: hematofobia
- Temor al número trece: triskaidekafobia
- Temor a las alturas: acrofobia
- Temor a cruzar puentes: gefirofobia
- Temor a los gérmenes: microfobia
- Temor al dolor: algofobia
- Temor al trueno: brontofobia

«Jack va al béisbol»

Jack es un hombre de 42 años que adora el béisbol. Sin embargo, tiene miedo a los sitios abarrotados sin una salida fácilmente accesible. Normalmente consigue reservar un asiento cercano a la rampa de salida. Al llegar al estadio se da cuenta de que su entrada no tiene asignado un asiento de pasillo. De repente es totalmente consciente de que el estadio está abarrotado de gente y que para llegar a su asiento tendrá que pasar entre mucha gente. Nota que su corazón empieza a palpitar y tiene una sensación general de sofoco. En su cabeza se forman pequeñas gotas de sudor que empiezan a deslizarse por su espalda. En lugar de ir a su asiento, se da la vuelta y empieza a bajar rápidamente por la rampa dirigiéndose a la salida principal del estadio. Pensando que no llegará nunca, se ve obligado a atravesar una multitud durante todo el trayecto. En ese momento tiene una crisis de angustia y es presa del terror. Súbitamente es incapaz de pensar y se siente casi paralizado. Un desconocido se da cuenta de su sufrimiento y se ofrece a llevarle al hospital. Jack se las arregla para hacer un movimiento afirmativo con la cabeza pero es incapaz de pronunciar el nombre del hospital. El desconocido le lleva a la sala de urgencias del hospital local en el que usted trabaja.

¿Por qué la conducta de Jack respalda la presencia de un trastorno de angustia?

_____

_____

_____

¿En qué se diferencia la conducta de Jack de la ansiedad libre flotante?

_____

_____

_____

¿Qué efecto negativo tiene este problema sobre su capacidad de actuar en un contexto social?

_____

_____

_____

---

el factor precipitante. El cuadro 9-3 describe los síntomas de una fobia específica.

Algunas personas evitan las actividades de la vida cotidiana porque al enfrentarse con el estímulo temido padecen malestar o un aumento de su ansiedad. Sin embargo, si no existe exposición al objeto o situación temidos, su nivel de ansiedad no es superior al normal. El diagnóstico de fobia social se establece cuando esta evitación deteriora significativamente la capacidad de la persona de mantener su actividad en los ámbitos social y laboral.

Consideraciones importantes

Aunque las fobias específicas pueden dar lugar a crisis de angustia, su impacto en la vida cotidiana suele ser pequeño, ya que la persona puede prever sistemas que le permitan evitar el estímulo temido.

CUADRO 9-3

Signos y síntomas de una fobia específica

- Miedo irracional y persistente a un objeto o situación
- Ansiedad inmediata al entrar en contacto con el objeto o situación temidos
- Pérdida de control, desfallecimiento o respuesta de angustia
- Evitación de las actividades relacionadas con el estímulo temido
- Ansiedad al pensar en el estímulo
- Preocupación por la ansiedad de anticipación
- Posible afectación de la actividad social o laboral

Incidencia y etiología

Las fobias específicas afectan a más de seis millones de estadounidenses adultos. Su frecuencia es dos veces mayor en las mujeres que en los hombres. Aunque las fobias son frecuentes, casi nunca son lo bastante graves como para ser diagnosticadas. Los síntomas suelen iniciarse durante la infancia o la adolescencia y persisten durante toda la vida adulta. El temor a un estímulo concreto suele estar presente desde algún tiempo antes de ser lo bastante grave como para considerarse un trastorno. Las fobias que siguen a un acontecimiento traumático, como el miedo al agua después de un situación de peligro próxima al ahogamiento, pueden desarrollarse a cualquier edad.

Fobia social (trastorno de ansiedad social)

La **fobia social,** también llamada *trastorno de ansiedad social,* se caracteriza por un temor excesivo a cualquier situación social en la que exista la posibilidad de sentir vergüenza. Al ser observada o estar en situación de ser juzgada o ridiculizada por los demás, la persona que sufre este trastorno padece un intenso malestar. Generalmente esta experiencia se produce durante las actividades sociales y en las ocasiones en que la persona va a tener que hablar, comer o escribir en público. Aunque el individuo puede darse cuenta de que su miedo es extremado y poco realista, es incapaz de ponerle freno. La ansiedad social puede tener relación con una situación concreta, como las actividades en espacios cerrados o la música a volumen elevado, o con las situaciones sociales en general. Los síntomas pueden ser lo suficientemente graves como para interferir en la actividad laboral o en los estudios de la persona. Puede desembocar en una situación de aislamiento social en la que la persona tenga pocos amigos o contactos.

 ## Práctica reflexiva
¿Por qué la fobia social puede evitar que una persona cumpla sus objetivos vitales?

Signos y síntomas

La persona con fobia social suele experimentar los síntomas físicos de la ansiedad. Entre estos síntomas se encuentran la hiperventilación, el temblor de manos o de la voz, la incapacidad para hablar correctamente, el rubor, la sudoración, la tensión muscular y la diarrea (cuadro 9-4). La presencia de los síntomas puede avergonzar a la persona, sumándose a su malestar. La mayoría de la gente evitará completamente la situación, aunque algunas personas tolerarán la actividad aunque sufran una ansiedad intensa.

 ## Consideraciones importantes
A menudo la persona con fobia social intenta reducir la ansiedad abrumadora que siente en presencia de la situación temida recurriendo al consumo de drogas y/o alcohol.

La **ansiedad de anticipación** se produce mucho antes de que llegue una situación concreta, como un discurso en público o un acontecimiento social. Esa ansiedad da lugar a pensamientos de terror que preceden al acontecimiento. El resultado de este exceso de ansiedad es el fracaso, real o percibido, en la situación, dando lugar a una situación de vergüenza y a un aumento de la ansiedad. Este patrón da comienzo a un círculo vicioso de malestar persistente que puede resultar incapacitante. Muchas personas con fobia social rinden por debajo de sus capacidades por culpa de la ansiedad ante los exámenes, el bajo rendimiento laboral o las escasas habilidades de comunicación. Estos individuos pueden tener pocas

---

CUADRO 9-4

Signos y síntomas de la fobia social

- Hiperventilación
- Sudor de manos, manos frías y pegajosas
- Ruborización
- Palpitaciones
- Confusión
- Síntomas gastrointestinales
- Temblor de manos y de voz
- Urgencia urinaria
- Tensión muscular
- Ansiedad de anticipación
- Temor a la vergüenza o al ridículo

amistades o ninguna, un sistema de apoyo reducido y relaciones interpersonales limitadas.

Incidencia y etiología

La incidencia de la fobia social tiende a distribuirse homogéneamente entre hombres y mujeres. El trastorno suele iniciarse en la infancia o en la adolescencia temprana. Su inicio puede ser repentino, después de un acontecimiento que ha provocado vergüenza, o insidioso y lento. Esta enfermedad tiende a agruparse en familias.

Trastorno obsesivo-compulsivo

El **trastorno obsesivo-compulsivo** (TOC) se caracteriza por la presencia de **obsesiones** o la reaparición de pensamientos o imágenes indeseados persistentes que son una fuente de ansiedad intensa, y **compulsiones,** conductas o rituales repetitivos que el individuo lleva a cabo para reducir su alto nivel de ansiedad. La tabla 9-1 muestra los tipos de contenidos habituales de los pensamientos obsesivos. Para establecer un diagnóstico es necesario que las obsesiones y las compulsiones sean lo bastante graves como para afectar de manera significativa al nivel de actividad del paciente, consumiendo las acciones al menos una hora diaria.

 ## Consideraciones importantes
Las personas con síntomas obsesivo-compulsivos a menudo tienen un doloroso sentimiento de vergüenza y ridículo por su conducta.

Signos y síntomas

Es normal tener algunos pensamientos o preocupaciones recurrentes molestos sobre cuestiones como si ha cerrado la puerta del coche o del garaje. Sin embargo, en el TOC, los pensamientos tienden a tener relación con la sexualidad, la violencia, la enfermedad, la muerte o la contaminación. Con frecuencia estos pensamientos son invasivos e inadecuados. La persona puede identificarlos como elementos inusuales y autogenerados, pero es incapaz de controlarlos. Esta falta de control da lugar a una ansiedad extrema.

TABLA 9-1	Tipos de contenidos habituales de los pensamientos obsesivos
TIPO	**DESCRIPCIÓN DEL CONTENIDO DEL PENSAMIENTO**
Contaminación	Pensamientos de estar contaminado por gérmenes (p. ej., al tocar los pomos de las puertas o dar la mano a otras personas)
Repetición de dudas	Pensamientos que cuestionan si hemos hecho o no algo (p. ej., desconectar el horno o cerrar la puerta)
Orden	Pensar que es necesario ordenarlo todo de una determinada manera (p. ej., colocando las cosas simétricamente en la mesa o en el armario, ordenar los zapatos por orden alfabético del color, o llevando ropa que siempre encaja perfectamente con los zapatos o los accesorios)
Impulsos agresivos o que horrorizan al paciente	Pensamientos recurrentes sobre acciones que pueden provocar un gran malestar a los demás (p. ej., hacer daño a alguien que está completamente indefenso, como un bebé o una persona con una discapacidad física)
Imágenes sexuales	Pensamientos que giran en torno a imágenes sexualmente explícitas o pornografía (p. ej., una persona ve a todos los miembros del sexo opuesto como si llevaran ropa transparente o una persona monógama y casada piensa en actividad sexual con múltiples compañeros)

En su intento de enfrentarse con su ansiedad, el individuo realiza actos repetitivos que no tienen otro objetivo que aliviar la ansiedad. Quien se siente contaminado por sus pensamientos de naturaleza sexual puede lavarse el pelo repetidamente hasta llegar a sangrar. La persona que tiene pensamientos violentos en los que hace daño a su familia puede comprobar las cerraduras o el gas de la cocina cada pocos minutos. En el individuo con TOC, estos síntomas interfieren gravemente en su actividad social y laboral. La capacidad de completar tareas está deteriorada por la falta de concentración, la invasión de pensamientos intrusivos y la necesidad de realizar las acciones compulsivas. Los síntomas pueden ser intermitentes o empeorar progresivamente (cuadro 9-5).

«Todo el mundo me mira»

JoAnn es una mujer de 28 años que ingresa con un diagnóstico de trastorno de ansiedad y fobia social para recibir tratamiento. Tiene problemas para participar en las actividades de grupo con otros pacientes. Su familia explica que durante la semana anterior al ingreso se ha mostrado muy retraída. Tiene la sensación de que todos se reirán de ella y criticarán su aspecto y su modo de hablar. Su familia explica que últimamente no se ha alimentado bien y parece haber perdido interés por las cosas que le gustaban. Los miedos de JoAnn hacen que sea incapaz de conservar un trabajo. Durante su interacción inicial con JoAnn, nota que sus manos tiemblan mientras se acerca a ella. También está hiperventilando e inmediatamente pide permiso para ir al baño.

¿Qué estrategia elegiría para establecer una relación terapéutica con JoAnn?

_____

_____

¿Qué síntomas objetivos respaldan el diagnóstico de fobia social?

_____

_____

¿Cómo puede ayudarla a reducir su nivel de ansiedad?

_____

_____

¿Qué puede hacer el personal de enfermería para ayudar a JoAnn en sus intentos de interaccionar con los demás?

_____

_____

CUADRO 9-5

Signos y síntomas del trastorno obsesivo-compulsivo

- Pensamientos indeseados recurrentes referentes a la contaminación, la sexualidad, la violencia, la necesidad de perfección y las dudas anómalas
- Intentos de reducir el efecto de esos pensamientos con otros pensamientos
- Acciones repetitivas, impulsos o rituales como ducharse, lavarse el pelo o las manos, comprobar, acumular, reordenar cosas buscando un alineamiento perfecto, repetir palabras o frases
- Reconocimiento de los pensamientos como elementos producidos por la propia mente
- Falta de concentración y dificultad para completar tareas
- Afectación de la actividad social o laboral

Incidencia y etiología

El TOC se distribuye de manera homogénea entre hombres y mujeres, aunque tiende a aparecer a edades más tempranas entre los primeros. Su prevalencia en la población general es inferior al 5 %. Suele iniciarse en la infancia o la adolescencia. La mayoría de los adultos afectados por el trastorno han experimentado los síntomas desde su infancia. El trastorno tiende a agruparse en familias.

Trastorno por estrés postraumático

Generalmente el **trastorno por estrés postraumático** (TEPT) se observa cuando una persona ha atravesado una situación en la que se ha producido una muerte o una amenaza de lesión grave. La persona con TEPT sufre una intensa sensación de miedo y terror con cada recurrencia mental de la vivencia. El acontecimiento traumático puede tener relación con el propio bienestar físico, con haber presenciado la muerte o lesión grave de otra per-

«No lo bastante buena»

Meredith es una estudiante universitaria de 25 años que sufre TOC. Vince es su hermano mayor y ejerce de abogado. Los padres de Meredith le han dicho que «no está a la altura de Vince». No importa lo que haga o los buenos resultados que obtenga en la universidad, nunca es tan buena como su hermano. Recientemente Meredith ha empezado a tener pensamientos recurrentes según los cuales, si su hermano no existiera, sus padres tal vez pensarían que ella es «alguien». Se sorprende a sí misma deseando que su hermano muera en un accidente o le alcance un rayo. Es consciente de la naturaleza extrema e irracional de esos pensamientos, pero no puede evitar que se formen continuamente en su mente ni la ansiedad que provocan. Ha empezado a llamar a Vince de 20 a 30 veces cada día y cada noche para asegurarse de que está bien. Él no parece capaz de convencerla de que no le pasa nada malo. Meredith tiene problemas para concentrarse y ha estado saltándose clases para hacer las llamadas telefónicas. Vince no entiende qué problema tiene Meredith, pero las llamadas están empezando a molestarle. Al final hace que cambien el número de su teléfono móvil y el de su casa y le pide a su secretaria que filtre las llamadas a su despacho. Esa acción hace que la ansiedad de Meredith aumente. Ha decidido abandonar la universidad y trasladarse a vivir a un lugar cercano a la casa de Vince.

¿Por qué la conducta de Meredith es característica del trastorno obsesivo-compulsivo?

_____

_____

¿Qué impacto tiene esa conducta en su actividad?

_____

_____

¿Qué efecto tiene en Meredith el cambio de los números de teléfono?

_____

_____

¿Qué factores psicológicos pueden estar provocando su conducta obsesivo-compulsiva?

_____

_____

CASO PRÁCTICO 9-3

sona, o con el conocimiento de que una persona próxima ha sufrido una herida grave o ha muerto.

Consideraciones importantes

Los acontecimientos traumáticos pueden incluir el combate en situaciones bélicas, ataques terroristas, robos, accidentes de tráfico, agresiones sexuales, asesinatos, secuestros o desastres naturales.

Signos y síntomas

La persona con TEPT es víctima de una gran ansiedad que no existía antes del acontecimiento precipitante. Algunas personas pueden tener un sentimiento de culpa extrema por haber sobrevivido donde otros murieron. Se produce la evitación de la gente, las actividades o los lugares que pueden tener alguna conexión con la situación o con el **embotamiento emocional** que acompaña a la exposición. Este embotamiento se manifiesta por una expresión de poca o nula emoción que aparece poco después del acontecimiento como intento de evitar el futuro sufrimiento mental. Esta reducción del afecto puede persistir durante toda la vida. Es habitual que la persona vuelva a experimentar el acontecimiento mentalmente o que reviva el trauma en sus sueños. Eso puede provocar insomnio, dificultades de concentración y afectación de la actividad social o laboral. El cuadro 9-6 muestra síntomas frecuentes de TEPT. Para diagnosticar un TEPT la duración de los síntomas debe ser superior a un mes.

No es infrecuente que la persona con síntomas de TEPT sufra una disociación o una despersonalización como resultado de su angustia mental (para obtener más información sobre la disociación, v. cap. 13). Las personas con TEPT pueden sufrir una falta de confianza general que deteriore su capacidad de interacción con los demás. También pueden aparecer crisis de angustia, alteraciones de la percepción o alucinaciones y depresión. Algunas personas pueden recurrir a la violencia, a las drogas o al suicidio en su intento de afrontar las imágenes mentales recurrentes que les perturban. La exposición a hechos similares también puede provocar imágenes mentales que aumenten el riesgo de que aparezcan estas complicaciones. Este retorno al trauma puede aumentar la probabilidad de que la persona recurra a medidas extremas para resolver el continuo dolor emocional.

Consideraciones importantes

Cuando la imagen de los hechos traumáticos aparece, la persona se siente como si estuviera reviviendo la experiencia.

Práctica reflexiva

¿Por qué cree que el abuso de sustancias tiende a ser más frecuente entre las personas con TEPT?

Incidencia y etiología

No todas las personas que viven una experiencia traumática desarrollan un trastorno por estrés postraumático. Los factores que contribuyen a hacerlo más probable son la velocidad con que se produce el hecho, como por ejemplo en un accidente de avión o mortal; la gravedad de la situación, como por ejemplo el horror que rodea los bombardeos de objetivos civiles durante contiendas bélicas, los ataques terroristas o la devastación provocada por catástrofes naturales, así como la duración de la exposición, como sucede en los secuestros o las situaciones con rehenes. El TEPT es más frecuente en mujeres y se puede observar en cualquier grupo de edad. Cuando aparece en niños, tal vez no son conscientes de sus pensamientos y, no obstante, demuestran el trauma mediante el juego repetitivo. Hay evidencias que sugieren que el TEPT es más habitual si existen antecedentes familiares del trastorno.

CUADRO 9-6

Signos y síntomas del trastorno por estrés postraumático

- Intenso sentimiento de temor y pavor después de un hecho traumático
- Repeticiones mentales del hecho traumático
- Embotamiento emocional después del hecho traumático
- Evitación de personas, lugares o cosas asociadas con el hecho traumático
- Insomnio
- Aumento de la vigilancia o la alerta
- Facilidad para el sobresalto
- Irritabilidad y agresividad
- Depresión
- Afectación de la actividad social o laboral
- Dificultades en las relaciones interpersonales

CUADRO 9-7

Signos y síntomas del trastorno de ansiedad generalizada

- Exceso de preocupación y ansiedad (sin un estímulo concreto)
- Autodiscurso negativo
- Fatiga
- Problemas para conciliar o mantener el sueño
- Aumento del reflejo de sobresalto
- Incapacidad para relajarse
- Tensión muscular
- Temer que ocurra «lo peor»
- Incapacidad para controlar la ansiedad
- Temblores
- Irritabilidad
- Cefaleas
- Dificultad para respirar
- Polaquiuria
- Molestias gastrointestinales
- Rechinar de dientes (bruxismo)

Trastorno de ansiedad generalizada

En el **trastorno de ansiedad generalizada** se experimenta un aumento del nivel de ansiedad y preocupación por varias situaciones, la mayoría de los días, durante un período de al menos 6 meses. La persona tiene problemas para controlar su ansiedad, llegando a experimentar un malestar notable, falta de concentración y el deterioro de su actividad general.

Signos y síntomas

Además de la preocupación y la ansiedad excesivas por varias actividades o acontecimientos diferentes, la persona experimenta al menos otros tres síntomas, entre ellos inquietud, irritabilidad, tensión muscular, problemas para conciliar o mantener el sueño y fatiga (cuadro 9-7). También pueden detectarse síntomas somáticos como dolor torácico, hiperventilación o molestias gastrointestinales. La existencia continua de una sensación de tensión y de estar al límite provoca la pérdida de calidad de vida e insatisfacción general con uno mismo y con los demás. Aunque la aparición de los síntomas puede ser cíclica, su naturaleza tiende a ser crónica.

Consideraciones importantes

Los temores habituales de la persona con trastorno de ansiedad generalizada incluyen el miedo a las lesiones físicas, a las enfermedades importantes o a la muerte, a la enfermedad mental, a la pérdida de control y al rechazo.

Práctica reflexiva

¿Qué factores podrían contribuir a la tendencia familiar al trastorno de ansiedad generalizada?

«Todo es un desastre»

Josephine es una paciente de 46 años que ingresa con un diagnóstico de trastorno de ansiedad generalizada y depresión, después de que perder su trabajo la haya dejado muy abatida. Declara: «no culpo a mi jefe. No podía concentrarme ni acabar nada. No quería tomar ninguna decisión porque tenía miedo de herir los sentimientos de alguien». Josephine está llorosa, se sobresalta con facilidad y se muestra nerviosa durante toda la entrevista de valoración. Dice: «no se qué voy a hacer. Tengo que pagar las facturas porque mi marido no puede trabajar. Los niños necesitan ropa para la escuela. Debo de ser la peor madre y esposa del planeta. No puedo dormir. Todo lo que intento acaba siendo un desastre. ¡Me siento tan fracasada! Mi familia estaría mejor sin mí». Usted nota que su discurso es rápido y que tiene círculos oscuros bajo los ojos. No deja de manosear un pañuelo de papel en su mano.

¿Qué información debe recoger acerca de la situación de Josephine?

_____
_____

¿Cómo puede ayudar a reducir su nivel de ansiedad?

_____
_____

¿Qué tipo de confianza necesita ella en este momento? ¿Qué técnicas de comunicación ayudarán al personal de enfermería a aproximarse a ella?

_____
_____
_____

¿Qué resultados espera que alcance Josephine?

_____
_____

¿Cómo valorará el resultado?

_____
_____

CASO PRÁCTICO 9-4

Incidencia y etiología

La mayoría de las personas que reciben un diagnóstico de trastorno de ansiedad generalizada han sentido preocupación y ansiedad excesivas durante toda su vida, aunque la mayor parte no buscan tratamiento hasta la mitad de la tercera década de la vida. El inicio del trastorno suele tener lugar en la infancia o la adolescencia temprana y, a menudo, se asocia con situaciones vitales estresantes. La ansiedad tiende a agregarse en familias y es más frecuente en las mujeres. A menudo existen diagnósticos simultáneos de depresión y trastorno de ansiedad generalizada.

Tratamiento de los trastornos de ansiedad

El tratamiento de los trastornos de ansiedad se centra en reducir el nivel de ansiedad del paciente. Las dos principales estrategias de tratamiento son la medicación y la psicoterapia, ya sea como tratamiento único o combinado. Los fármacos que se utilizan son los ansiolíticos, como las benzodiazepinas (v. cap. 5). La mayor tasa de resultados positivos se consiguen con la combinación de fármacos ansiolíticos y sesiones de psicoterapia.

Para el componente psicoterapéutico del tratamiento, la investigación demuestra que la terapia cognitivo-conductual alcanza su mayor nivel de efectividad cuando se usa para ayudar al individuo a reemplazar sus pensamientos y conductas negativas por otros más positivos y productivos. La base de este planteamiento es que somos capaces de controlar y modificar nuestro pensamiento y, por tanto, nuestras acciones. Los grupos de apoyo a la ansiedad también pueden proporcionar un espacio en el que compartir experiencias y obtener recomendaciones de métodos de afrontamiento.

♻ Aplicación del proceso de enfermería a un paciente con un trastorno de ansiedad

Al establecer una relación personal de enfermería-paciente con una persona que padece un exceso de ansiedad es importante comenzar dando pasos para reducir el nivel de ansiedad. El paciente no puede identificar el problema hasta que no se ha conseguido este objetivo. La mejor manera de fomentar la confianza de que dispone el personal de enfermería es adoptar un enfoque sereno y tranquilizador.

Valoración de enfermería

Al recoger información sobre pacientes con niveles elevados de ansiedad, hay que fijarse en aspectos básicos, como los procesos cognitivos, el afecto, la comunicación, las respuestas psicomotoras y fisiológicas, y la capacidad de completar tareas (cuadro 9-8). Se deben utilizar preguntas directas para obtener información subjetiva sobre los hechos anteriores al inicio de los síntomas. El cuadro 9-9 muestra ejemplos de frases interrogativas que pueden ayudar a comprender la situación desde el punto de vista del paciente. Debe preguntarse al paciente por otros síntomas somáticos, como dolores musculares, hábitos intestinales, y patrones de sueño y fatiga que puedan reforzar la idea de un origen psicológico de sus síntomas.

Observe al paciente mientras realiza sus actividades cotidianas e interacciona con los demás para determinar en qué momento son más evidentes los síntomas. Valorar al paciente durante sus actividades habituales también puede dar pistas de sus procesos cognitivos. Una cosa que no signifique demasiado para otras personas puede ser muy significativa para el paciente. Por ejemplo, un paciente que está sentado en la sala de día viendo una película con sus compañeros abandona la sala sin decir nada y no regresa. Al valorar lo que acaba de suceder, un miembro del personal de enfermería descubre que una parte de la película transcurría en un circo parecido al lugar en el que violaron al paciente de niño. Aunque la visión de un circo en una película es un detalle insignificante para la mayoría de las personas, para él fue muy significativo. El alejamiento del estímulo muestra un intento de reducir la ansiedad.

CUADRO 9-8

Información importante sobre los pacientes ansiosos

- Procesos cognitivos
- Afecto
- Capacidad comunicativa
- Respuestas psicomotoras y fisiológicas
- Capacidad de completar tareas

CUADRO 9-9

Frases interrogativas que ayudan a que el paciente proporcione información

- Explíqueme qué sucedió
- Déme detalles de lo que sucedió
- ¿Cómo se sintió en ese momento?
- ¿Qué pensaba cuando sucedió aquello?
- ¿Qué emoción sentía en ese momento?
- Déme un ejemplo concreto de cómo fue aquello para usted
- Cuénteme más sobre eso
- Continúe... y...
- ¿Con quién estaba?
- ¿En qué año sucedió aquello?
- ¿Qué le dijeron sus amigos y su familia?
- ¿Puede describir sus sentimientos?
- ¿Cómo se siente en este momento?
- ¿Qué emoción siente?
- ¿Qué hace para reducir ese sentimiento?
- ¿Qué puede hacer para reducir ese sentimiento cuando esa situación ocurre fuera de esta habitación?

Al interrogar al paciente, tenga presente que sus preguntas pueden aumentar su ansiedad y afectar a su capacidad de responder. Al afrontar una situación que le provoca temor, sus niveles de ansiedad aumentan y sus pensamientos pueden volverse más desorganizados o centrarse de manera extrema en esa situación. El paciente puede manifestar su incapacidad para ordenar sus pensamientos o bien controlarlos. En cualquier caso, es incapaz de pensar, hablar o realizar las tareas con el mismo grado de efectividad que antes. Por ejemplo, un estudiante que está examinándose conoce la respuesta a una pregunta, pero no puede recordarla; es capaz de recordar en qué página y en qué párrafo estaba la respuesta, pero no puede recordarla. Este ejemplo muestra cómo el aumento de la ansiedad afecta a los procesos cognitivos relacionados con la memoria. El bloqueo mental o incapacidad de recordar información es una respuesta frecuente al tener que enfrentarse de repente con un aumento de la ansiedad. Esa misma noche, al llegar a casa y relajarse, ese estudiante puede acordarse de la respuesta sin dificultad. De modo similar, al interrogar a los pacientes, recuerde que pueden sufrir un bloqueo mental que aumente aún más su ansiedad. Más tarde los pacientes pueden abordar al personal de enfermería para ofrecer la información que se les había pedido antes.

Es importante prestar atención al afecto del paciente. No es fácil disimular las expresiones faciales, que pueden revelar información más significativa sobre los sentimientos del paciente. Una persona puede decir que está bien mientras muestra un gesto que lo desmiente. La expresión facial suele reflejar los auténticos sentimientos mejor que la conducta o las palabras. Es posible notar un afecto aplanado varias veces al día, cuando el paciente no es consciente de que le observan. La congruencia entre los mensajes no verbales y los verbales en cada observación o contacto con el paciente debe tenerse presente.

Determine hasta qué punto el paciente es capaz de comunicarse. Al valorar sus habilidades de interacción, tenga en cuenta su nivel educativo. Por ejemplo, un paciente que lleva 4 días en el hospital protesta cada día por la comida y pide al personal que le traigan algo diferente. Al fijarse en cómo el paciente elige la comida en el menú del día siguiente, un miembro del personal de enfermería se da cuenta de que se muestra muy ansioso y es incapaz de decidir o controlar sus procesos cognitivos durante el tiempo necesario para señalar sus preferencias en el menú. Con mucha sensibilidad, el personal de enfermería averigua que el paciente es analfabeto y no comprende las opciones de comida disponibles. También es importante determinar la capacidad de comunicación de sus pensamientos. Si el discurso es entrecortado y apresurado, es posible que el paciente sienta ansiedad y malestar a consecuencia de la afectación de sus habilidades comunicativas. Durante una interacción con él, hay que ser consciente de los propios mensajes verbales y no verbales. La ansiedad es contagiosa y puede acrecentar los problemas de comunicación del paciente.

Fíjese también en la capacidad del paciente de realizar y completar las tareas. Cuando la ansiedad es elevada, las respuestas psicomotoras pueden alcanzar niveles de hiperactividad y llegar a ser contraproducentes. Por otro lado, cuando la ansiedad se incrementa de forma extrema, las respuestas psicomotoras pueden llegar a lentificarse, reduciéndose también la capacidad funcional. La suma de observaciones ayuda a determinar si la incapacidad de un paciente de realizar tareas se debe a una alteración de los procesos cognitivos o de las respuestas motoras. Por ejemplo, al observar cómo trata de vestirse un paciente deprimido, un miembro del personal de enfermería observa que en la cama hay diversas piezas de ropa. El paciente llora y se retuerce las manos en el otro extremo de la habitación. En ese momento, el profesional de enfermería concluye que el paciente puede estar sufriendo un episodio de ansiedad provocado por la necesidad de elegir qué ropa ponerse; eso sería un proceso cognitivo alterado.

La observación del paciente, dedicando una atención especial a conductas concretas dirigidas a reducir la ansiedad, debe formar parte de las valoraciones inicial y posterior de todos los pacientes. En ocasiones, los síntomas se expresan de modos sutiles, como abandonando la terapia de grupo para ir al baño o evitando una actividad en la que participan varias personas. Es importante observar si la administración de ansiolíticos mejora estas conductas o si el paciente sufre algún efecto secundario causado por el fármaco.

Diagnósticos de enfermería

Una vez realizada la valoración y recogida la información, hace falta revisarla y agruparla en categorías significativas. A partir de esta información es posible identificar problemas y determinar los diagnósticos de enfermería aplicables. Los diagnósticos de enfermería relevantes para el paciente con un trastorno de ansiedad pueden incluir:

- Ansiedad relacionada con un sentimiento de amenaza real o percibida.
- Ansiedad relacionada con procesos cognitivos intrusivos.
- Afrontamiento ineficaz relacionado con necesidades no cubiertas.
- Temor relacionado con percepciones extremas o poco realistas.
- Impotencia relacionada con la falta de control de la ansiedad.
- Riesgo de violencia autodirigida o dirigida a otros relacionada con pensamientos intrusivos recurrentes.
- Alteración del patrón de sueño relacionado con preocupación y ansiedad excesiva.
- Aislamiento social relacionado con sentimientos de culpa o entumecimiento emocional.
- Interrupción de los procesos familiares relacionado con una situación de crisis.
- Afectación de la integridad cutánea relacionada con conductas compulsivas repetitivas.
- Baja autoestima situacional o crónica relacionada con sentimientos de inadecuación.

Resultados esperados

Una vez realizado el diagnóstico de enfermería, pueden determinarse los resultados adecuados para los pacientes. Debe valorarse cuidadosamente un marco temporal realista en el que puedan alcanzarse los resultados. Éstos siempre están centrados en el paciente y tienen una limitación temporal. Algunos ejemplos de resultados pueden ser que, en un período de 7 días, el paciente:

- Identifique los signos y síntomas iniciales de la ansiedad.
- Identifique métodos de afrontamiento efectivos que pondrá en práctica cuando empiece la ansiedad.
- Ponga en práctica estrategias efectivas de reducción de la ansiedad.
- Experimente un aumento de la energía.
- Identifique métodos de afrontamiento alternativos que reduzcan su aislamiento social.
- Reduzca los rituales de limpieza.
- Participe en grupos de discusión de tamaño reducido con un menor nivel de ansiedad.
- Mire fotografías de estímulos fóbicos sin sentir una ansiedad excesiva.
- Afronte la ansiedad de manera adecuada y segura para los demás.
- Experimente una mejoría del patrón de sueño.
- Demuestre una mejora del control de impulsos.

Intervenciones de enfermería

Al enfrentarse con la ansiedad de otras personas, tenga en cuenta su propio nivel de ansiedad y como éste puede afectar a su trabajo de enfermería. Conductas sutiles como alterar el tono de voz, los movimientos apresurados o reducir el tiempo que pasa con el paciente pueden comunicarle su ansiedad. A su vez, eso puede generar un aumento de la ansiedad del paciente y producir una disminución de su capacidad funcional. Establecer una sensación de confianza incluye mantener un entorno tranquilo y de apoyo en el que el paciente se sienta seguro y protegido. Es importante actuar con precaución al tocar o acercarse a una persona que sufre una crisis de angustia, pues para ella puede representar una amenaza más o una invasión de su espacio personal.

Las intervenciones de enfermería deben ser oportunas, centrarse en el paciente y ser realistas. Las intervenciones sólo deben incluir los elementos que el paciente es capaz de realizar en ese momento. Para él puede ser difícil dar algo más que pequeños pasos que le acerquen a los resultados esperados. Abrumarle con expectativas poco realistas puede reflejar la ansiedad del personal de enfermería y producir resultados negativos. Al planificar intervenciones de enfermería adecuadas centradas en el paciente, es fundamental valorar su tolerancia al cambio. Deben realizarse todos los esfuerzos necesarios para ayudarle a identificar las situaciones que precipitan sus sentimientos de ansiedad. Vincular la conducta del paciente con una situación concreta puede ayudarle a tomar conciencia de los sentimientos que preceden a las crisis de angustia. El personal de enfermería puede actuar de modelo y ayudar al paciente a ensayar estrategias de afrontamiento nuevas y más adaptativas.

Otras intervenciones de enfermería pueden ser:
- Fomentar su participación en actividades que requieran interacción social y actividad física.

- Proporcionar refuerzo positivo a los esfuerzos de participación del paciente.
- Enseñar técnicas de control del estrés (relajación progresiva, musicoterapia, respiración profunda).
- Ayudar a los pacientes con conductas compulsivas a descubrir maneras de poner límites a sus rituales.
- Reconocer las conductas pero no centrarse en ellas. Es más importante expresar una respuesta empática que criticar la conducta. Por ejemplo, ante un paciente que se ha lavado el pelo cuatro veces en 2 h, es mejor decir: «Estoy seguro de que su cabeza se está irritando de tanto lavarse el pelo» en lugar de «sólo hace falta que se lave el pelo una vez al día».
- Fijarse en las conductas automáticas de alivio.
- Fomentar la comunicación franca de sentimientos y pensamientos.
- Controlar la aparición de indicios de escalada de la ansiedad.
- Utilizar tiempos muertos para que los pacientes impulsivos recuperen el autocontrol.
- Educar al paciente sobre la ansiedad y los factores que la precipitan.
- Administrar los ansiolíticos prescritos.
- Proporcionar explicaciones al paciente y a su familia sobre los medicamentos y sus efectos secundarios.
- Evitar dar consejos al paciente.
- Proporcionar fuentes de información sobre los trastornos de ansiedad (v. Información para pacientes 9-1 a continuación).

Evaluación

La evaluación del plan de atención se realiza al final del período fijado para que el paciente logre resultados. Éstos

---

INFORMACIÓN PARA PACIENTES 9-1

Fuentes de información sobre los trastornos de ansiedad

- Recursos de salud mental del Ministerio de Sanidad de España: www.msc.es/organizacion/sns/planCalidadSNS/ec04_enlaces.htm#salud
- Sociedad Española para el Estudio de la Ansiedad: www.ucm.es/info/seas
- Recursos de la Biblioteca Nacional de Medicina de Estados Unidos sobre la ansiedad (en español): vsearch.nlm.nih.gov/vivisimo/cgi-bin/query-meta?v:project=medlineplus-spanish&query=ansiedad
- Sociedad Española de Psicología Clínica y de la Salud Siglo XXI: www.sepcys.org
- Unidad de Trastornos de Ansiedad de la Asociación Española de Psicología Clínica Cognitivo-Conductual: www.aepccc.es/unidades/unidad-trastornos-ansiedad

se valoran según si se han alcanzado los criterios establecidos. El plan de atención se revisa si no se alcanzan los resultados, si el problema persiste o si se ha desarrollado un nuevo problema.

La efectividad de las intervenciones planeadas se demostrará a través de la capacidad del paciente para identificar y gestionar los factores que le provocan estrés. Cuando el paciente identifica la relación entre pensamientos irracionales y conductas posteriores, la previsión del uso de estrategias de afrontamiento más efectivas para reducir su ansiedad es más realista. Es importante que el paciente exprese abiertamente sus sentimientos y pensamientos sobre la situación. La efectividad de la escucha activa del personal de enfermería y de las habilidades de afrontamiento aprendidas se demuestra cuando el paciente declara que su ansiedad se ha reducido hasta alcanzar niveles manejables. También puede manifestarse por la participación relajada del paciente en las actividades y por que éste declara que consigue períodos más prolongados de sueño reparador. Se puede observar otro indicador de las habilidades aprendidas cuando el paciente impulsivo resuelve situaciones conflictivas usando su autocontrol mejorado. Se prevé que si el paciente aprende a identificar los factores precipitantes susceptibles de cambiarse y los pasos que pueden darse para reducir la ansiedad ante factores que no pueden cambiarse, demostrará dominar métodos de resolución de problemas más efectivos que mejorarán su nivel general de actividad y de bienestar.

RESUMEN

- La ansiedad es un sentimiento inconsciente de intranquilidad que todo el mundo siente en alguna ocasión. Aunque a menudo no somos conscientes de la causa, nos las arreglamos para afrontar la ansiedad y gestionar la vida cotidiana.
- Cuando la percepción de la ansiedad como una amenaza aumenta hasta niveles elevados, algunos individuos son incapaces de encontrar una estrategia de afrontamiento efectiva.
- La incapacidad para asociar un factor precipitante con la conducta ansiosa descontrolada es común a todos los trastornos de ansiedad.
- El nivel de ansiedad que da lugar a un trastorno es intenso e incapacitante.
- La crisis de angustia produce una sensación de terror y miedo que resulta extenuante y emocionalmente agotadora. Algunos individuos que sufren crisis de angustia desarrollan agorafobia y evitan los hechos o lugares desencadenantes.
- Las fobias específicas aparecen cuando se reacciona con una ansiedad intensa al exponerse a ciertos objetos o situaciones.
- La fobia social (trastorno de ansiedad social) aparece en situaciones en las que la exposición puede dar lugar a la vergüenza y el individuo es incapaz de controlar sus síntomas.
- El TOC se caracteriza por la presencia de *obsesiones* (pensamientos o imágenes recurrentes, persistentes e indeseados que provocan ansiedad intensa) y *compulsiones* (conductas o rituales repetitivos del individuo dirigidos a reducir el elevado nivel de ansiedad).

- Las acciones del TOC son repetitivas y ritualizadas y tienen un efecto incapacitante para el trabajo, la actividad social y las relaciones interpersonales. A pesar de ser consciente de que los pensamientos tienen un origen psicológico, la persona afectada es incapaz de controlarlos.
- Vivir o presenciar un acontecimiento horrible puede precipitar un TEPT que provoca embotamiento emocional e imágenes mentales continuas que atormentan de forma intermitente la mente inconsciente.
- El trastorno de ansiedad generalizada conlleva un aumento del nivel de ansiedad y de la preocupación por diversas situaciones, la mayoría de los días, durante un período de al menos 6 meses de duración.
- El tratamiento de la ansiedad se centra en reducirla hasta un punto en el que la persona esté en condiciones de identificar los factores precipitantes y su conexión con las conductas resultantes.
- Los fármacos ansiolíticos combinados con psicoterapia han demostrado ser el abordaje de tratamiento que aporta mayores beneficios.
- Cuando se identifican habilidades ineficaces en el paciente, se le pueden enseñar y demostrar mejores métodos de adaptación.
- La función del personal de enfermería es valorar los síntomas y la respuesta del paciente al tratamiento. Hace falta un enfoque sereno y tranquilizador que proporcione al paciente la sensación de estar en un entorno seguro que le da confianza.

BIBLIOGRAFÍA

American Psychiatric Association. (2000). *Diagnostic and statistical manual of mental disorders text revision* (4th ed.). Washington, DC: Author.

Beck, A. T., & Emery, G. (with Greenberg, R. L.). (Rev. ed. 2005). *Anxiety disorders and phobias: A cognitive perspective.* New York, NY: Basic Books.

Calbring, P., Bohman, S., Brunt, S., Buhrman, M., Wrestling, B. E., Ekselius, L., & Andersson, G. (2006). Remote treatment of panic disorder: A randomized trial of internet-based cognitive behavior therapy supplemented with telephone calls. *American Journal of Psychiatry, 163*(12), 2119–2125. (http://ajp.psychiatryonline.org) Accessed 3-24-2009.

Doenges, M. E., Townsend, M. C., & Moorhouse, M. F. (1995). *Psychiatric care plans* (3rd ed.) Philadelphia, PA: FA Davis Co.

Guiterrez, M. A., Roper, J. M., & Hahn, P. (2001). Paradoxical reactions to benzodiazepines, *American Journal of Nursing, 7*(101), 34–39.

Karch, A. M. (2010). *2010 Lippincott's nursing drug guide.* Philadelphia, PA: Lippincott Williams & Wilkins.

Leger, E., Ladouceur, R., Dugas, M. J., & Freeston, M. H. (2003). Cognitive-behavioral treatment to generalized anxiety disorder among adolescents: a case series. *Journal of the American Academy of Child and Adolescent Psychiatry, 42*(3), 327–330.

National Institute of Mental Health. (2007). Anxiety Disorders Research, NIH Publication (http://www.nimh.nih.gov/health/publications/anxiety-disorders/summary.shtml). Accessed 3-24-2009.

Wilson, B. A., Shannon, M. T., & Shields, K. M. (2010). *Prentice Hall nurse's drug guide 2010.* Upper Saddle River, NJ: Pearson Prentice Hall.

Rellenar los espacios

Rellenar los espacios con la respuesta correcta.

1. La ansiedad libre flotante aparece cuando una persona es incapaz de _____ la ansiedad a (un) _____.

2. Las conductas _____ _____ son conductas sutiles e inconscientes dirigidas a aliviar la ansiedad.

3. Un temor irracional, excesivo y persistente a objetos o situaciones que en realidad suponen escaso peligro o amenaza recibe el nombre de _____ _____.

4. La fobia social se caracteriza por un temor excesivo a cualquier situación social en el que es posible sentir _____.

5. Las _____ son pensamientos o imágenes recurrentes, persistentes e indeseadas que provocan ansiedad intensa a la persona que los padece.

Relacionar las parejas

Relacionar los siguientes conceptos con la frase más adecuada.

1. _____ Microfobia
2. _____ Hematofobia
3. _____ Amaxofobia
4. _____ Zoofobia
5. _____ Claustrofobia
6. _____ Aracnofobia
7. _____ Gefirofobia
8. _____ Bruxismo

a. Rechinar de dientes
b. Temor a cruzar puentes
c. Temor a la arañas
d. Temor a los espacios cerrados
e. Temor a ir en coche
f. Temor a los gérmenes
g. Temor a la sangre
h. Temor a los animales

Preguntas de elección múltiple

Seleccionar la mejor respuesta posible de entre las disponibles.

1. En un principio, ¿cuál de las siguientes intervenciones de enfermería sería más importante aplicar cuando un paciente sufre una crisis de angustia?
a. Administrar una dosis a demanda de un ansiolítico.
b. Proporcionar una explicación detallada de los factores que provocan la crisis de angustia.
c. Asegurar al paciente que se quedará con él hasta que la crisis de angustia remita.
d. Abrazar al paciente para demostrarle su empatía hacia el malestar que padece.

2. Un paciente con trastorno de ansiedad generalizada se acerca a un miembro del personal de enfermería y le dice que se siente mareado. ¿Cuál de las siguientes afirmaciones sería más adecuada para responder al paciente?
a. «No se preocupe. Es sólo uno de los síntomas posible que puede esperar.»
b. «Espere aquí. Iré a buscar algún medicamento para ayudarle.»
c. «Le acompañaré a su habitación para que pueda estirarse y descansar hasta que se sienta mejor.»
d. «¿Puede explicarme qué había sucedido cuando comenzó a sentirse así?»

3. Un paciente acaba de ser diagnosticado de trastorno de angustia. ¿Cuál de los siguientes síntomas esperaría observar el personal de enfermería?
a. Hipotensión.
b. Sensación de sofoco.
c. Estreñimiento.
d. Procesos cognitivos lógicos.

4. ¿Cuál de las siguientes preguntas directas sería más adecuado plantear al paciente durante la primera entrevista después de sufrir una crisis de angustia?
a. «¿Alguien más en su familia tiene estas sensaciones?»
b. «¿Se había sentido así alguna otra vez?»
c. «Explíqueme qué siente en este momento.»
d. «Explíqueme qué hace que se sienta así.»

5. Al planificar el tratamiento de un paciente que sufre niveles de ansiedad cercanos a la angustia, ¿cuál de los siguientes resultados iniciales es más adecuado que el personal de enfermería fije para el paciente?
a. Desarrollar una relación de confianza con el personal de enfermería.
b. Comprender la causa de la ansiedad y manifestarla.
c. Identificar métodos de afrontamiento alternativos.
d. Reducir la ansiedad en al menos un nivel.

6. El personal de enfermería está documentando el progreso de un paciente que sufre agorafobia. ¿Qué opción significa que el paciente está mejorando?

   a. Asistir a sesiones de terapia de grupo cuatro veces a la semana de las cinco posibles.

   b. Conversar con otros 2 pacientes durante la hora de la comida.

   c. Participar en una salida al parque por la tarde.

   d. Ducharse y lavarse la cabeza una vez.

7. Inicialmente, ¿qué intervención de enfermería sería más prioritaria en un paciente con TOC?

   a. Enfrentar al paciente con la naturaleza ridícula de su conducta.

   b. Aislarle para reducir su proximidad con otras personas.

   c. Fijarle límites para que se ajuste al horario de la unidad.

   d. Concederle tiempo adicional para que lo dedique a sus rituales.

8. Una paciente está en tratamiento porque sus síntomas de crisis de angustia han aumentado. Le pide al médico «algo para mis nervios». ¿Cuál de los siguientes comentarios de la paciente debería comunicar el personal de enfermería al médico para hacerle notar que es mejor no recetar un fármaco?

   a. «Las crisis de angustia son más frecuentes cuando estoy en una habitación llena de gente.»

   b. «Nadie en mi familia parece entender lo mala que es esta sensación.»

   c. «Me siento más feliz cuando le doy el pecho a mi hija de 2 meses.»

   d. «A veces me siento como si me estuviera volviendo loca y tengo que salir de la habitación.»

9. El miedo excesivo a los puentes hace que un hombre joven rechace un ascenso que le obligaría a cruzar un gran puente que une su domicilio con el lugar de trabajo. ¿Qué término sería más adecuado para describir el temor intenso que hace que este paciente rechace una oportunidad de mejora personal?

   a. Fobia específica.

   b. Fobia social.

   c. Crisis de angustia.

   d. Ansiedad compulsiva.

10. A un estudiante universitario con una fobia social o trastorno de ansiedad social conocido le encargan un trabajo que le obligará a realizar una presentación ante el resto de la clase. Se siente tan angustiado por este encargo que se salta la clase, aunque es obligatoria en su plan de estudios. ¿Qué término podría aplicarse al terror que siente este estudiante que le ha llevado a adoptar esta conducta?

   a. Ansiedad libre flotante.

   b. Conducta automática de alivio.

   c. Ansiedad inesperada.

   d. Ansiedad de anticipación.

CAPÍTULO DIEZ

Trastornos del estado de ánimo

◉ Objetivos didácticos

Después de leer el contenido de este capítulo, el estudiante debe ser capaz de:

1. Definir el estado de ánimo y su relación con un estado anómalo.
2. Identificar los cuatro niveles de tendencia o intención suicida.
3. Describir los signos y síntomas de los trastornos del estado de ánimo más frecuentes.
4. Identificar métodos de tratamiento adecuados para los individuos con trastornos del estado de ánimo.
5. Describir la valoración de enfermería de los pacientes con un trastorno del estado de ánimo.
6. Desarrollar diagnósticos de enfermería correctivas para los trastornos del estado de ánimo.
7. Planificar los resultados esperados para las categorías de trastornos del estado de ánimo.
8. Identificar intervenciones de enfermería adecuadas para los pacientes con trastornos del estado de ánimo.
9. Valorar la efectividad de las estrategias de enfermería planeadas para alcanzar los objetivos.

◉ Conceptos clave

Afecto
Astenia
Amenaza de suicidio
Anhedonía
Ciclación rápida
Depresión
Erosión suicida
Estado de ánimo
Euforia
Gesto suicida
Grandiosidad

Hipomanía
Ideación suicida
Intento de suicidio
Manía
Negativismo
Persecución
Trastorno del estado de ánimo
Trastornos bipolares
Trastornos depresivos unipolares

La vida conlleva una serie de situaciones cotidianas que nos provocan una serie de emociones. En un extremo del espectro emocional se encuentran los sentimientos de tristeza y pérdida. La mayor parte de las personas experimenta una sensación de tristeza al sufrir decepciones como, por ejemplo, perder un partido de fútbol o no recibir un ascenso que esperaba en el trabajo. Algunas personas también sienten tristeza durante las vacaciones o cuando han sufrido una pérdida. La tristeza se considera un estado normal de depresión al que solemos referirnos diciendo que nos sentimos «desanimados» o «decaídos». En la mayoría de los casos, la duración de esa tristeza es limitada y, cuando remite, los individuos son capaces de recuperar un estado normal de actividad. En el extremo opuesto del espectro emocional se sitúan los sentimientos de felicidad y alegría. La euforia es un sentimiento normal de bienestar que se siente en situaciones importantes o de éxito. En la mayoría de la gente, las oscilaciones entre felicidad y tristeza suelen ser leves y congruentes con la situación que provoca el sentimiento. Sin embargo, la incapacidad prolongada para recuperar el equilibrio emocional se considera anormal.

El **estado de ánimo** es una emoción que se extiende hasta impregnar toda la psicología del individuo. Los sentimientos son mutables, en función de la percepción que tiene el individuo de los estímulos sensoriales. Por ejemplo, ante una separación o un divorcio, una persona puede responder con profundos sentimientos de tristeza, arrepentimiento y fracaso, mientras que otra puede tener una sensación de alivio y libertad que la hace más feliz. El **afecto** describe la expresión facial que muestra el individuo asociado con el estado de ánimo (p. ej., sonríe si está feliz, hace una mueca si está enfadado).

Las alteraciones del estado de ánimo pueden oscilar entre leves e intensas. Cuando son leves, la persona puede soportar cambios menores de sus actividades diarias con un deterioro mínimo de su nivel de actividad. (Por ejemplo, uno puede sentirse decepcionado por la cancelación de una cita para comer que esperaba con ganas, pero considerar que no es más que un simple cambio de planes, o después de la muerte de una mascota otra persona puede sentirse triste durante un tiempo, pero decidir que la sustituirá por una nueva mascota.) Sin embargo, las alteraciones intensas del estado de ánimo pueden provocar un deterioro significativo de la capacidad funcional de la persona. (Por ejemplo, la cancelación de la cita para comer puede percibirse como un rechazo personal y como un motivo para aislarse socialmente, y la pérdida de una mascota puede dar lugar a la desesperación y la depresión.)

La incapacidad prolongada para recuperar una sensación de equilibrio emocional se considera anormal. En un *estado de ánimo deprimido,* la tristeza se intensifica y persiste más tiempo del que se esperaría en una situación determinada. En cambio, la **euforia** es un sentimiento excesivo de felicidad o excitación. Este estado eufórico puede alcanzar niveles de estado de ánimo de **manía** frenética e inestable, en el que la persona puede perder el contacto con la realidad, o de **hipomanía**, una forma menor de manía de intensidad leve a moderada. En la hipomanía existe un período bien definido con hiperac-tividad y euforia sin rasgos psicóticos, claramente diferenciado del estado de felicidad normal del individuo. La anormalidad se hace evidente por la impermeabilidad del estado de ánimo a las buenas o malas noticias. El concepto de **trastorno del estado de ánimo** hace referencia a una afección en la que el individuo padece una alteración prolongada del estado de ánimo.

Tipos de trastornos del estado de ánimo

Los trastornos del estado de ánimo pueden ser depresivos o bipolares. Los individuos con un trastorno depresivo sólo sufren síntomas de depresión. En el **trastorno bipolar** se sufren tanto síntomas de manía como de depresión. Los síntomas de estos trastornos tienden a reaparecer, dando lugar a episodios que provocan un deterioro significativo de la actividad social, física y laboral.

Trastornos depresivos

La **depresión** se describe como un estado de ánimo con tristeza persistente y prolongada que dura más de 2 semanas. Este estado puede tener lugar en un único episodio o en un patrón recurrente a lo largo del tiempo. A menudo los trastornos depresivos se califican de **unipolares,** indicando que la persona no padece episodios de manía o hipomanía. Entre los tipos concretos de trastornos depresivos se incluyen el trastorno depresivo mayor y el trastorno distímico.

Trastorno depresivo mayor

El trastorno depresivo mayor se produce cuando el individuo sufre un estado de ánimo deprimido o una pérdida de interés en la mayoría de actividades, que dura la mayor parte del día durante un período de 2 semanas. Puede tratarse de un único episodio o de episodios depresivos recurrentes. La persistencia y la gravedad de los síntomas durante el episodio depresivo mayor ayudan a diferenciarlo de otros trastornos psicóticos o delirantes. El episodio depresivo puede estar precipitado por una circunstancia, por ejemplo el dolor crónico, la pérdida de un trabajo, la falta de un sistema de apoyo, los problemas económicos o un conflicto con una amistad o una persona querida. Las personas tímidas y ansiosas suelen tener más problemas para adaptarse a la pérdida y al aumento de las presiones de la vida que las personas decididas, seguras de sí mismas y tranquilas. Al intentar recuperarse del impacto de las situaciones difíciles puede aparecer la depresión en los individuos con habilidades de afrontamiento inadecuadas. La depresión que aparece sin que exista un fenómeno precipitante suele asociarse con una reducción de la disponibilidad de neurotransmisores cerebrales y suele responder a la medicación antidepresiva. La depresión estacional se asocia con la reducción de las horas de luz diurna durante los meses de invierno. Normalmente un episodio de depresión mayor suele ser bastante grave como para requerir tratamiento.

Consideraciones importantes

Las personas con trastorno depresivo mayor sufren un promedio de cuatro episodios durante su vida.

Signos y síntomas

Los indicios de depresión incluyen sentimientos de desesperanza, culpa, acusación, melancolía, fatiga, pérdida de apetito, alteraciones del peso y reducción de la libido o el deseo sexual (cuadro 10-1). Además, una persona con depresión puede sufrir episodios de llanto, irritabilidad, preocupación excesiva, ansiedad y aumento de los síntomas somáticos (p.ej., cefaleas, dolores corporales, molestias gastrointestinales). Pueden aparecer lapsus de memoria, falta de concentración y problemas para tomar decisiones. Hasta las tareas sencillas pueden resultar abrumadoras, dando lugar a una reducción de la eficiencia y de la productividad. Por ejemplo, una madre que nunca había tenido problemas para hacer la compra diaria ahora es incapaz de decidir qué comprar en el supermercado. En lugar de elegir, se siente derrotada y abandona la tienda sin comprar nada. La **astenia,** o una reducción acusada del nivel de energía, puede provocar que el individuo dependa de los demás incluso para cubrir las necesidades más básicas.

Muchos individuos aquejados de depresión padecen problemas del patrón de sueño, como despertarse demasiado temprano o tener dificultades para conciliar el sueño. Otros pueden despertarse en mitad de la noche y ser incapaces de dormirse de nuevo, y otros pueden dormir durante períodos prolongados. El individuo puede necesitar más tiempo para completar tareas básicas como bañarse y vestirse. A menudo se desatiende la higiene como resultado de una autoimagen negativa y de la sensación de la propia inutilidad. Con frecuencia el estado depresivo se acompaña de **anhedonía** o falta de placer de

aquello que solía disfrutarse. Un ejemplo es la persona que solía disfrutar explicando cuentos infantiles en la biblioteca y que ahora evita las sesiones porque ha dejado de sentirse merecedora de la atención de los niños. Al obsesionarse con la percepción exagerada de sus fracasos, la persona deja de ser capaz de percibir sus fuerzas y sus puntos fuertes. El afecto de la persona con depresión es de tristeza y de sufrimiento, con falta de contacto visual y apatía. Son frecuentes los pensamientos recurrentes de muerte y de suicidio (v. más adelante).

Práctica reflexiva

¿Qué impacto tendrían los síntomas de la depresión mayor de un individuo en su familia, su entorno de trabajo y su vida social?

Incidencia y etiología

La depresión es más frecuente en las mujeres y en aquellos con tendencia familiar al trastorno. La incidencia de depresión mayor es más elevada entre los adolescentes con edades comprendidas entre los 14 y los 16 años y los adultos mayores de 65 años. Al menos una cuarta parte de la población sufrirá una depresión en algún momento de su vida. Alrededor del 15 % de las personas con trastorno depresivo mayor intentarán suicidarse. El desarrollo de un episodio depresivo mayor puede llevar días o semanas y durar varios meses. Algunas personas pueden sufrir un único episodio, mientras que otras pueden experimentar un patrón recurrente de síntomas. Se puede producir un episodio mayor a cualquier edad, aunque la edad de inicio promedio se sitúa entre los 20 y los 30 años. Los estudios demuestran que alrededor de la mitad de las personas que padecen un episodio depresivo mayor sufrirán otro en el futuro.

Varias teorías intentan explicar la causa de la depresión. Quizá la más extendida sea la que explica déficits funcionales de serotonina en el cerebro que dan lugar a un desequilibrio químico. Esta teoría está respaldada por los buenos resultados del uso de antidepresivos en el tratamiento. Otros posibles factores contribuyentes que se han citado son la predisposición genética o biológica, los efectos de los medicamentos, los virus, las insuficiencias tiroideas y los trastornos endocrinos.

Trastorno distímico

La persona con distimia experimenta un estado de depresión recurrente durante al menos 2 años. Los síntomas depresivos se convierten en parte de la experiencia cotidiana del individuo y nunca desaparecen durante períodos superiores a 2 meses. El paciente que sufre un trastorno distímico nunca ha tenido un episodio depresivo mayor ni muestra síntomas de conducta maníaca. Los síntomas de la distimia son menos graves que los de la depresión mayor, pero la cronicidad del trastorno tiende a ser mayor.

Signos y síntomas

Las personas con trastorno distímico tienden a batallar con sus síntomas depresivos durante toda su vida y muchas

---

CUADRO 10-1

Signos y síntomas de la depresión

- Preocupación y ansiedad
- Desesperanza e inutilidad
- Culpa y autoacusación
- Episodios de llanto
- Fatiga, astenia
- Trastornos del sueño
- Alteraciones del peso y del apetito
- Reducción del deseo sexual
- Problemas de concentración y lapsus de memoria
- Dificultad para tomar decisiones
- Reducción de la productividad
- Irritabilidad
- Tristeza extrema con afecto triste
- Síntomas físicos
- Anhedonía
- Pensamientos de muerte y de suicidio

veces se dan cuenta de que son ineficaces e inadecuados para afrontar las pérdidas. Los sentimientos de incompetencia, fracaso y vacío interior suelen desembocar en una actitud pesimista hacia la mayoría de los aspectos de la existencia de la persona. El **negativismo** es un sentimiento de impotencia aprendido. Mal equipados para afrontar su desesperación constante, en su intento de huir del dolor mental los afectados por el trastorno distímico pueden recurrir al consumo de sustancias, a los arranques de compras desenfrenadas, a la promiscuidad sexual o a conductas impulsivas. La persona puede sufrir problemas de insomnio, alteraciones de los hábitos alimentarios, fatiga, baja autoestima, desesperación y dificultades de concentración y para la toma de decisiones (cuadro 10-2).

Consideraciones importantes

Los individuos con trastorno distímico tienen una sensación continua de que, para ser felices, a sus vidas les falta un elemento crucial.

Práctica reflexiva

¿Qué situaciones de la vida pueden hacer que un paciente con trastorno distímico sea vulnerable? ¿Qué puede haber sucedido para que las defensas del paciente se hayan derrumbado?

Incidencia y etiología

La distimia es de dos a tres veces más frecuente entre las mujeres que entre los hombres. La probabilidad de que se produzca el trastorno es más elevada entre los familiares biológicos de primer grado afectados por trastornos depresivos. El inicio del trastorno suele ser precoz, en algún momento entre la infancia y el principio de la vida adulta. Algunas de las personas que experimentan su primer episodio depresivo acabarán desarrollando un trastorno. En la mayoría de los casos en que esto sucede, suelen existir antecedentes familiares de trastorno bipolar.

CUADRO 10-2

Signos y síntomas de la distimia

- Síntomas depresivos crónicos
- Sentimientos de incompetencia, fracaso, vacío interior
- Desesperanza
- Negativismo
- Habilidades de afrontamiento desadaptativas
- Trastornos del sueño
- Aumento o reducción del apetito
- Fatiga
- Baja autoestima
- Problemas de concentración
- Reducción de la capacidad de toma de decisiones

Práctica reflexiva

¿Por qué cree que la distimia y la depresión son más frecuentes en las mujeres?

Trastornos bipolares (depresión maníaca)

En los **trastornos bipolares** existe una disfunción cerebral que provoca alteraciones anómalas e irregulares del estado de ánimo, la energía y la capacidad funcional. Existen oscilaciones entre estados de ánimo extremos, que van desde episodios de elevación maníaca a períodos de bajo estado de ánimo depresivo, relacionados a menudo con aumentos del estrés en la vida de la persona. En otras ocasiones la oscilación del estado de ánimo no tiene explicación. La frecuencia de las oscilaciones del estado de ánimo entre los dos estados es impredecible y varía entre personas. La gravedad de los síntomas puede ser leve o grave.

Trastorno bipolar I y II

El trastorno bipolar I se caracteriza por episodios recurrentes graves de manía y depresión. La recurrencia se refleja en una inversión de la polaridad de un episodio mayor de depresión o manía hacia un episodio mayor del extremo opuesto. Cuando el patrón clínico evidencia uno o más episodios depresivos mayores seguidos por, al menos, un episodio hipomaníaco sin antecedentes de episodios maníacos, se clasifica como trastorno bipolar II. Si la persona sufre cuatro o más inversiones del estado de ánimo al año, se dice que es una **cicladora rápida.** Esta característica es más frecuente en etapas tardías de la enfermedad.

Consideraciones importantes

Generalmente el trastorno bipolar I comienza con depresión acompañada de un episodio maníaco como mínimo.

Signos y síntomas

Aunque en los primeros momentos de su aparición el trastorno puede no ser identificado como tal, su primer indicio puede ser la hipomanía con una duración mínima de 4 días. La persona se mostrará inusualmente alegre, con un exceso de energía y la capacidad de mantener la actividad hasta mucho después que los demás se hayan agotado. La necesidad de sueño de la persona puede reducirse a 3 o 4 h por noche. La persona puede percibir este nivel de aceleración como algo positivo, y se puede negar la existencia de un problema. Durante este período se exagera de forma evidente la autoestima (sentimiento de **grandiosidad**), una sensación poco realista o exagerada del propio valor, importancia, riqueza o capacidad. Puede manifestarse un aumento de la actividad dirigida a objetivos con un aumento de la irritabilidad y la labilidad emocional. El individuo suele hablar sin cesar, con fuga de ideas o saltos de un tema a otro, y puede calificar sus pensamientos de acelerados o apresurados. La atención

CUADRO 10-3

Signos y síntomas de la hipomanía/manía

- Euforia extrema
- Exageración de la autoestima o grandiosidad
- Hablador con discurso rápido y atropellado
- Fuga de ideas
- Exceso de energía
- Reducción de la necesidad de sueño
- Facilidad para la distracción
- Irritabilidad y labilidad emocional extremas
- Conductas imprudentes e impulsivas
- Falta de criterio
- Aumento de la actividad motora
- Compras compulsivas o negocios irresponsables
- Promiscuidad sexual
- Delirios de grandeza o de persecución (manía)
- Alucinaciones auditivas y visuales (manía)
- Ropa y accesorios extravagantes
- Deterioro de la higiene

encadenarse en frases rimadas o en **asociaciones fonéticas** sin significado asociado (p. ej., «la mosca enrosca y rosca la tosca, la tosca es poca y poca la coca…»). El individuo proyecta un patrón expansivo de pensamientos de grandiosidad con falsas creencias de riqueza, poder e identidad. Durante el punto álgido del episodio maníaco se pueden producir alucinaciones auditivas y visuales. Las mujeres pueden vestirse de forma extravagante, con colores brillantes y llamativos, una cantidad excesiva de adornos y un maquillaje inadecuado. A menudo, cuando se disparan los procesos cognitivos y se acelera la actividad, se desatiende la higiene. A medida que la hiperactividad absorbe una parte mayor del tiempo de la persona se pueden coleccionar y acumular objetos como fotografías de revistas, contenedores y alimentos.

 Consideraciones importantes

Durante un estado de manía, la persona experimenta una inundación mental continua de expectativas irracionales con un exceso de autoconfianza, lo que da lugar a una actividad psicomotora frenética.

se distrae con facilidad dirigiéndose a elementos insignificantes del entorno (cuadro 10-3).

La labilidad emocional y la irritabilidad pueden acompañarse de conductas irresponsables e impulsivas. Es frecuente que se gasten grandes cantidades de dinero en objetos innecesarios o se hagan negocios absurdos. La preocupación por los pensamientos de seducción acaba con frecuencia en promiscuidad sexual. Las alteraciones del estado de ánimo resultan evidentes para los demás, pero no suelen ser lo suficientemente graves como para exigir el ingreso hospitalario. La persona con hipomanía no experimenta síntomas psicóticos de delirios o alucinaciones.

 Práctica reflexiva

Algunos intérpretes y artistas han creado sus mejores trabajos mientras estaban en un estado de hipomanía. ¿Qué características del estado de ánimo podrían explicar este hecho?

Durante los períodos de incremento agudo del estado de ánimo o episodios maníacos totalmente desarrollados, los síntomas son más extremos y pronunciados. El incremento del estado de ánimo dura al menos una semana y provoca una disrupción de la capacidad funcional de la persona. La falta de comprensión de la persona y el excesivo nivel de actividad la predisponen a sufrir estados psicóticos peligrosos y volátiles. Puede resultar ofensiva a otros y violar sus derechos. Cuando sus deseos no se satisfacen, el estado de ánimo puede cambiar desde la euforia hasta la irritabilidad agresiva extrema. Durante estos conflictos interpersonales, la persona puede percibir injusticias y tener pensamientos delirantes de **persecución** que llevan a pensar que existe una amenaza de peligro. En la fuga de ideas se observa un cambio constante de la atención de un pensamiento a otro. Las palabras pueden

Incidencia y etiología

En muchos casos de trastorno bipolar parece existir un factor genético que se manifiesta a través del patrón familiar de la enfermedad. Existen estudios que predicen un aumento de la gravedad en generaciones futuras. También se citan los factores ambientales como causa, ya que en algunos casos no hay antecedentes familiares del trastorno. A pesar de estas teorías, no se sabe con exactitud qué provoca la enfermedad. Los datos de estudios ha relacionado los síntomas bipolares con alteraciones de los neurotransmisores cerebrales. El abuso de sustancias y los hechos vitales estresantes también se ha relacionado con los episodios.

Las mujeres tienen un mayor riesgo de desarrollar episodios maníacos que los hombres, y los episodios pueden aparecer en cualquier momento. La media de edad de inicio del primer episodio maníaco es cercana a los 20 años, pero también puede producirse durante la adolescencia o incluso a los 50 años. Cuando aparecen en la adolescencia, los episodios maníacos pueden acarrear

 Consideraciones importantes

Los trastornos bipolares tienen una edad de inicio más temprana y ciclos más cortos que el trastorno depresivo mayor.

 Práctica reflexiva

¿Qué factores relacionados con el posparto pueden contribuir a un estado psicótico de manía o depresión? ¿Por qué eso puede dar lugar a una situación de peligro?

CUADRO 10-4

Signos y síntomas de la ciclotimia

- Episodios recurrentes de hipomanía y distimia
- Estados menos graves que los trastornos bipolares
- Breves períodos de normalidad
- Ausencia de síntomas psicóticos
- Actividad sin deterioro grave

CUADRO 10-5

Signos de alerta del suicidio

- Dificultad para comer y dormir
- Aumento del abuso de sustancias
- Retraimiento social
- Pérdida de interés en la escuela, el trabajo o las actividades placenteras
- Regalar posesiones
- Intento previo de suicidio
- Adoptar riesgos innecesarios
- Pérdida importante reciente
- Preocupación por la muerte
- Falta de atención a la higiene personal
- Hablar sobre el suicidio

el fracaso escolar, problemas de la conducta y abuso de sustancias. En las mujeres, los episodios maníacos también pueden producirse durante el posparto.

Trastorno ciclotímico

El trastorno ciclotímico es una forma más leve del trastorno bipolar, caracterizado por alteraciones del estado de ánimo que incluyen períodos de síntomas hipomaníacos y períodos de depresión. Los síntomas hipomaníacos no son tan graves como los que se observan en el episodio maníaco y los depresivos son más leves que los del trastorno depresivo mayor.

Signos y síntomas habituales

Los síntomas de la ciclotimia incluyen episodios recurrentes de hipomanía y distimia (cuadro 10-4). Estos períodos alternantes son recurrentes, con breves períodos de normalidad que no suelen durar más de 2 meses. No se observa pensamiento delirante ni alucinaciones. La actividad de la persona no se deteriora de forma grave y la hospitalización no suele ser necesaria.

Incidencia y etiología

El trastorno ciclotímico es tan frecuente en los hombres como en las mujeres y se inicia durante la adolescencia o al principio de la vida adulta. Suele ser crónico y tener un inicio insidioso. La mayor parte de las personas no se dan cuenta de la existencia del trastorno hasta que se acumula un gran número de síntomas a lo largo de muchos años. La persona afectada por este trastorno tiene un mayor riesgo de trastorno bipolar.

Suicidio

Por desgracia, algunas personas con trastornos del estado de ánimo contemplan la posibilidad del suicidio o muerte autoprovocada o acaban por llevarla a cabo. Muchos de ellos acaban con sus vidas por su necesidad de terminar con su agónico dolor emocional. Según el National Institute of Mental Health, el suicidio se sitúa en la undécima posición de la lista de principales causas de muerte en Estados Unidos. Según un informe reciente del NIMH, la tasa de suicidios es de alrededor de 11 muertes por cada 100 000 personas. Aunque algunos individuos tienen un riesgo de suicidio más elevado, nadie está excluido. El suicidio lo cometen personas de todas las edades, procedencias étnicas y situaciones socioeconómicas.

Los trastornos depresivos y bipolares se cuentan entre los factores de riesgo de suicidio, acompañados por otros trastornos mentales, acontecimientos vitales estresantes, antecedentes familiares de trastorno mental o suicidio, abuso de alcohol o drogas, malos tratos infantiles, enfermedad física crónica y reducción de los niveles de neurotransmisores cerebrales, incluida la serotonina. Se ha observado una reducción de los niveles de serotonina en los cerebros de los individuos con depresión u otros trastornos del estado de ánimo y en los cerebros de los sujetos que han muerto por suicidio. Durante la precipitación que supone el estado depresivo en la persona con trastorno bipolar existe un aumento firme del número de intentos de suicidio y de fallecimientos por esta causa como resultado de la situación del estado de ánimo. A menudo el suicidio es evitable. El cuadro 10-5 muestra una lista de signos de alerta que indican que una persona puede estar valorando la posibilidad de suicidarse como una vía de salida a sus problemas.

Determinados factores pueden hacer que la persona adopte un marco mental que la predisponga a tomar la decisión de acabar con su vida. Por ejemplo, una persona puede distanciarse de los demás con un sentimiento de desesperanza e inutilidad. Este abatimiento puede tener relación con la pérdida de un objeto amado, la salud o con una huida de la realidad de la vida. Otros factores que intervienen pueden ser el abuso de sustancias o la pérdida de control sobre situaciones que parecen desprovistas de esperanza. Cualquier tipo de pérdida tiene el potencial para precipitar síntomas depresivos. Es posible que los familiares o los amigos de una persona deprimida no detecten sus síntomas. La **erosión suicida** o el efecto a largo plazo de la acumulación de experiencias negativas a lo largo de la vida que puede llevar a tener pensamientos suicidas no se produce por el efecto de un único factor, sino por una combinación de situaciones a lo largo del tiempo.

Existen cuatro niveles de riesgo aplicables a la persona que puede estar contemplando el suicidio. La verbalización de un pensamiento o idea que indica el deseo de la persona de provocarse daño o de autodestruirse recibe el nombre de **ideación suicida**. Esa persona puede tener procesos cognitivos recurrentes centrados en la muerte como vía para acabar con la angustia mental y física. La persona puede dar un paso más si diseña un plan para acabar con su vida. Una declaración de intenciones se considera una **amenaza de suicidio** y suele ir acompañada de alteraciones de la conducta que indican que la persona ya ha definido su plan. Una acción que indica que la persona puede estar a punto de ejecutar su plan se considera un **gesto suicida.** Si la persona llega a ejecutar un **intento de suicidio,** la posibilidad de éxito pasa a ser una realidad.

 Consideraciones importantes

Para la persona incapaz de percibir una manera diferente de mejorar su actual situación, el suicidio puede parecer una solución lógica y racional.

Los individuos que revelan que están pensando en matarse o que tienen ese deseo deben recibir ayuda. Es esencial escuchar a la persona y encontrar una fuente adecuada de apoyo. En el cuadro 10-6 se muestran los pasos que cualquier persona puede dar si piensa que otra persona está en riesgo de suicidio. Con frecuencia, el mero hecho de hablar con alguien cualificado que proporcione un oído atento es una intervención que puede salvar la vida. En Información para pacientes 10-1 se facilitan los datos para ponerse en contacto con el Teléfono de la Esperanza.

CUADRO 10-6

Si cree que alguien se encuentra en riesgo de suicidio

- No deje sola a la persona
- Intente obtener ayuda médica inmediata para la persona en riesgo
- Llame al 112
- Evite el acceso a armas de fuego o a otros objetos que pueden usarse para cometer suicidio
- Evite cualquier acceso no supervisado a fármacos con o sin receta

National Institute of Mental Health, 2008

INFORMACIÓN PARA PACIENTES 10-1

 Si se encuentra en medio de una crisis y necesita ayuda inmediata

Llame al número del teléfono de emergencias (112) o contacte con el Teléfono de la Esperanza (www.telefonodelaesperanza.org/llamanos). Puede llamar usted o cualquier otra persona de su parte.

Tratamiento de los trastornos del estado de ánimo

El tratamiento de los trastornos del estado de ánimo puede incluir estrategias farmacológicas, psicoterapéuticas, psicosociales y de terapia electroconvulsiva (TEC). Los psicofármacos tienen una gran tasa de buenos resultados en el control de la depresión. El tratamiento farmacológico incluye antidepresivos y estabilizadores del estado de ánimo (v. cap. 5). Normalmente, a medida que la medicación ejerce su efecto de restauración de los niveles de neurotransmisores, el estado de ánimo y el nivel de energía del paciente también mejoran. La estrategia habitual de tratamiento de individuos con trastorno bipolar I o II es administrar más de un fármaco. En general, se considera que los fármacos ayudan a que el paciente acepte otras intervenciones con mayor facilidad, pero no son eficaces como tratamiento único a largo plazo. A pesar de que el tratamiento farmacológico puede equilibrar la química cerebral para reducir al mínimo los síntomas del trastorno, muchos pacientes no mejoran con el tratamiento porque no lo siguen.

Según cuál sea la situación, las dos psicoterapias más comunes aplicadas al tratamiento de los trastornos del estado de ánimo son la terapia interpersonal y la terapia cognitivo-conductual. Las dos han demostrado su efectividad como tratamientos de la depresión y la distimia. La psicoterapia del paciente deprimido consiste en ayudarle a explorar cómo afectan a su conducta los pensamientos y sentimientos negativos. Cuando llega a comprender los pensamientos y sentimientos subyacentes, el paciente está en condiciones de identificar sistemas de afrontamiento más eficaces.

Para que se produzca alguna mejoría, el paciente debe estar dispuesto a explorar y comentar pensamientos dolorosos. Puede que sea necesario recurrir a psicoterapias individuales, de grupo y familiares. El tipo de psicoterapia depende de las circunstancias y de la gravedad de la enfermedad del paciente. Los grupos de apoyo o de autoayuda son de gran utilidad para el control de la depresión a largo plazo.

La TEC consiste en aplicar una corriente eléctrica que atraviesa el cerebro (v. cap. 4). No se conoce el mecanismo real que explica la efectividad de la TEC. Se cree que la alteración de los sistemas de neurotransmisores da lugar a la esperada mejora del estado de ánimo. Por desgracia, los múltiples cambios provocados en el cerebro hacen que se produzcan déficits de memoria. Según se use la TEC unilateral o bilateral, los déficits de memoria del individuo pueden ser a corto o a largo plazo, respectivamente. La TEC se utiliza en los casos en los que el paciente ha padecido diversos episodios de depresión grave y ningún otro tratamiento ha resultado útil. Este tipo de depresión suele ser el resultado de un largo período de acontecimientos y pérdidas que, en última instancia, acaban provocando la depresión. Cuando se produce un incidente que da lugar a la depresión, ésta suele ser de un tipo más agudo.

⟳ Aplicación del proceso de enfermería a un paciente con un trastorno del estado de ánimo

Valoración

Durante la valoración de una persona con trastorno del estado de ánimo, hay que reunir información sobre el estado de ánimo y el afecto, la capacidad cognitiva y perceptiva, los síntomas somáticos, los trastornos del sueño, las alteraciones del nivel de energía y el carácter de los patrones de habla. Debe valorarse la congruencia del estado de ánimo y del afecto. Por ejemplo, un paciente al que se observa llorar debería declarar sentirse triste o decaído. Un paciente que afirma estar triste pero que está riendo no manifiesta esa congruencia. Como el estado de ánimo es una experiencia subjetiva, es importante preguntar al paciente qué sentimiento o emoción está experimentando. Es probable que los pacientes que padecen un episodio maníaco manifiesten un afecto brillante o feliz, mientras que una persona con depresión acostumbrará a manifestar un afecto aplanado con falta de contacto visual.

Durante la manía, los procesos cognitivos se aceleran y se pueden llegar a fragmentar, dando lugar a patrones de habla desorganizados. La persona puede ser incapaz de completar un proceso cognitivo antes de que comience el siguiente. En la gente que experimenta un episodio maníaco es habitual la aceleración de los pensamientos, o puede existir preocupación por el pensamiento delirante.

A continuación se muestran algunas guías para obtener información de la persona con un trastorno del estado de ánimo:

- Determinar si el paciente puede comprender lo que se está comentando.
- Fijarse en si el paciente es capaz de verbalizar pensamientos y sentimientos.
- Si el paciente no responde verbalmente, observar los indicios conductuales que pueden reflejar su pensamiento.
- Determinar el nivel de orientación del paciente. En los estados depresivos, los procesos cognitivos están retrasados o lentificados. La concentración puede ser difícil tanto para el paciente maníaco como para el deprimido.
- Valorar la posibilidad de que exista ideación suicida y si se ha preparado algún plan.
- Supervisar los patrones del discurso verbal. El tono de voz, el ritmo del procesamiento y la comunicación de los pensamientos y la velocidad a la que se pronuncian las palabras son datos relevantes. Las alteraciones del tono y de la velocidad pueden reflejar el estado de ánimo y el nivel de energía. Los pacientes con un estado maníaco hablan apresuradamente o son ruidosos y enérgicos. Algunos pacientes pueden ser incapaces de comunicar verbalmente sus sentimientos, pero sí de hacerlo a través de dibujos o por escrito.
- Preguntar a los pacientes por cualquier síntoma somático. Durante la depresión puede reducirse la tolerancia al dolor, dando lugar a dolores generalizados, cefaleas y molestias gastrointestinales.
- Valorar la presencia de indicios que sugieran el aumento o la reducción de los patrones del sueño. Con frecuencia, durante un episodio maníaco la gente pasa 2 o 3 días sin dormir. Las personas deprimidas suele tener insomnio y problemas para conciliar o mantener el sueño. Otras personas pueden tener hipersomnia y dormir durante períodos prolongados.
- Valorar el nivel de energía del paciente. Los que padecen episodios de manía suelen referir elevaciones drásticas de la energía, mientras que los pacientes deprimidos manifiestan astenia o unos niveles de energía reducidos.
- Valorar el apetito, los patrones de alimentación reciente y las alteraciones del peso. Los pacientes con depresión pueden tener poco apetito o sobrealimentarse como un mecanismo de afrontamiento. Es posible que durante una fase maníaca se detecte pérdida de peso, ya que el exceso de actividad reduce la percepción de la necesidad de comida. La persona no dedica tiempo a comer o es incapaz de permanecer sentada el tiempo suficiente para comer.
- Determinar qué nivel de ayuda es necesario para llevar a cabo la higiene personal, vestirse y atender a las necesidades de eliminación. Tanto las personas maníacas como las deprimidas pueden no prestar suficiente atención la higiene y a los hábitos intestinales.

Selección de los diagnósticos de enfermería

Una vez reunida la información, identifique las necesidades individuales del paciente. Las necesidades de la persona deprimida pueden ser muy diferentes a las de la persona que sufre un episodio maníaco. Para diferenciar el proceso de planificación para el paciente individual se redactan diagnósticos de enfermería que permitan tratar los problemas de cada estado.

Los diagnósticos de enfermería para el *paciente en un estado de depresión* pueden ser:

- Intolerancia a la actividad relacionada con fatiga y anhedonía.
- Ansiedad relacionada con el conflicto psicológico.
- Afrontamiento ineficaz relacionado con una crisis situacional y habilidades ineficaces.
- Desesperanza relacionada con el estrés o la falta de un sistema de apoyo.
- Riesgo de violencia autodirigida relacionada con pensamientos suicidas.
- Impotencia relacionada con el negativismo y los fracasos anteriores.
- Aislamiento social relacionado con sentimientos de inutilidad.

- Deterioro del patrón de sueño relacionado con insomnio o hipersomnia.
- Baja autoestima crónica relacionada con la percepción de necesidades no cubiertas.
- Patrón sexual ineficaz relacionado con una reducción del impulso sexual.
- Procesos familiares disfuncionales relacionados con cambios en los roles.
- Desequilibrio nutricional por defecto: ingesta inferior a las necesidades relacionada con pérdida de apetito y sentimientos de inutilidad.
- Déficit de autocuidado relacionado con sentimientos de desesperanza e indefensión.

Los diagnósticos de enfermería para el *paciente en un estado de hipomanía o manía* pueden incluir:

- Ansiedad relacionada con amenazas al autoconcepto.
- Deterioro de la comunicación verbal relacionada con el discurso apresurado.
- Afrontamiento ineficaz relacionado con ideas delirantes.
- Procesos de pensamiento interrumpidos relacionados con delirios de grandeza o persecución.
- Trastorno de la percepción sensorial relacionado con pensamiento extravagante y sobrecarga.
- Procesos familiares disfuncionales relacionados con la manipulación y la irresponsabilidad de un miembro de la familia.
- Desequilibrio nutricional por defecto: ingesta inferior a las necesidades relacionado con una inadecuada ingesta de alimentos y un exceso de actividad.
- Trastorno de la identidad personal relacionado con pensamiento delirante.
- Trastorno del patrón de sueño relacionado con la incapacidad de reconocer la fatiga y la hiperactividad.
- Riesgo de violencia autodirigida o dirigida a otros relacionado con irritabilidad y pensamiento delirante.
- Riesgo de lesión relacionado con el aumento del consumo de sustancias.
- Déficit de autocuidado relacionado con hiperactividad y pensamientos delirantes.

Resultados esperados

Una vez identificados los problemas, deben formularse previsiones de resultados que sean realistas para el paciente individual. Con frecuencia, en el momento de ser ingresados en una unidad psiquiátrica, el estado de ánimo de los pacientes es grave. Antes de que sea capaz de identificar y manejar las cuestiones subyacentes hace falta conseguir la estabilización. Los resultados deben formularse en relación con el tipo y nivel de alteración del estado de ánimo manifestada.

Los resultados previstos para el *paciente en un estado de depresión* incluyen:

- Aumento de su nivel de energía.
- Identificación de sus fuerzas personales.
- Puesta en práctica de habilidades mejoradas para enfrentarse con la pérdida.
- Reducción de sus sentimientos de culpa y de duda.

- Expresión abierta de sus sentimientos.
- Recuperación de la actividad sexual con su pareja.
- Aumento de la interacción con los demás.
- Participación en dos actividades de la unidad al menos dos veces al día.
- Ingestión de al menos el 75 % de cada comida.
- Sentirse descansado con 4-6 h de sueño antes de despertar.
- Reformulación de los pensamientos en declaraciones afirmativas.
- Realización de las actividades de la vida diaria (AVD) de forma independiente.

Los resultados previstos para el *paciente en un estado de hipomanía o de manía* incluyen los siguientes:

- Demostración de autocontrol con reducción de la agitación.
- Verbalización de sus sentimientos adecuamente.
- Mostrar una reducción de su nivel de actividad.
- Ingestión de al menos el 75 % de cada comida.
- Realización de las AVD de forma independiente dentro de los límites de su capacidad.
- Dormir de 4 h a 6 h sin interrupción.
- Demostración de habilidades para completar tareas sencillas.
- Participación en las actividades de la unidad de forma adecuada.
- Interacción con los demás de forma adecuada.
- Verbalización de expectativas realistas para sí mismo.
- Experimentación de la participación familiar en el proceso de planificación.
- Canalización de la energía psicológica en actividad productiva.
- Mantenimiento de una percepción exacta de la realidad.

Intervenciones

Las intervenciones de enfermería deben planearse individualmente para cada paciente. Todos los pacientes con una alteración de los estados de ánimo pueden ser muy sensibles a las conductas y declaraciones verbales de los demás. Es importante planificar acciones que permitan que la persona progrese hacia una mejoría de su nivel de actividad y a una sensación de bienestar. Las intervenciones deben implementarse según la priorización de necesidades. Las intervenciones serán diferentes en función del estado de ánimo que experimente el paciente. El paciente con depresión suele mostrarse retraído y evitativo, dificultando la interacción. El personal de enfermería debe emplear métodos que le ayuden a cubrir sus necesidades hasta que sea psicológica y físicamente capaz de hacerlo por sí mismo.

Las intervenciones de enfermería para el *paciente en un estado de depresión* pueden incluir:

- Establecer y mantener una relación terapéutica con él/ella.
- Supervisar los cambios de los síntomas depresivos actuales o el desarrollo de otros nuevos.
- Preguntarle acerca de pensamientos suicidas que nos puedan alertar de la existencia de un plan que pre-

vea cómo, cuándo o dónde podría hacerse daño o matarse.

- Valorar su nivel de energía: a medida que ésta aumenta, también lo hace su capacidad de llevar a cabo un plan de suicidio.
- Animarle a participar en las actividades que lleva a cabo la unidad.
- Realizar comentarios alentadores cuando haga esfuerzos que le acerquen a sus objetivos.
- Valorar su capacidad para realizar las AVD y si requiere ayuda.
- Proporcionar un entorno seguro, procediendo a eliminar todos aquellos objetos potencialmente peligrosos.

- Educarle acerca de la depresión y su tratamiento.
- Recalcar la importancia de seguir las indicaciones del médico al tomar los medicamentos.
- Ayudarle a realizar las peticiones de derivación por razones espirituales.
- Animarle a que explore sus sentimientos y los comunique de forma segura.
- Animarle a expresar rabia u otros sentimientos negativos de forma adecuada.
- Ayudarle a identificar las situaciones que puede controlar y a explorar alternativas para las que no puede controlar.
- Animarle a que identifique todos los pensamientos negativos y enseñarle técnicas de reformulación.

«Triste y sola»

Doris ingresa en la unidad después de ser derivada desde el servicio de urgencias. Lo primero que nota el personal de enfermería es su afecto aplanado, su postura encorvada y su aspecto desaliñado. Durante el ingreso llora a menudo y evita el contacto visual. Afirma que «mi marido no sólo me ha dejado sola en el mundo, también me ha dejado todas las facturas». Empieza a sollozar y afirma: «ya no creo que valga la pena».

¿Cuál es la mejor respuesta del personal de enfermería en este punto?

_____

_____

Doris está en la sala de día hablando con su familia y despidiéndose de ellos. El médico ha dado instrucciones de adoptar precauciones para evitar que se suicide. ¿Qué objetos deberían eliminarse de su habitación?

_____

_____

Una vez se ha conseguido que la habitación sea el máximo de segura posible, se deja que Doris entre en su nuevo entorno temporal. El personal de enfermería prevé establecer un contrato de «no daño» con ella antes de salir de la habitación. ¿Qué razones justifican esa intervención?

_____

_____

Después de 3 semanas recibiendo psicoterapia y tratamiento contra la depresión, Doris va a recibir el alta. Ha estado participando en todas las actividades de la unidad, socializa con todos los miembros de la unidad y parece ansiosa por volver a casa. Se comentan con ella y con su familia los planes de alta. Doris le dice al miembro del personal de enfermería: «Tal vez ahora pueda hacer las cosas que había planeado hacer antes de venir aquí.»

¿Cómo debería responder el personal de enfermería a esta afirmación?

_____

_____

¿Por qué el período inmediatamente posterior al alta es especialmente vulnerable para el paciente?

_____

_____

CASO PRÁCTICO 10-1

- Enseñarle métodos de afrontamiento alternativos que sean constructivos y seguros.
- Centrarse en sus fortalezas y atributos positivos.
- Ayudarle a establecer objetivos realistas.

Es importante recordar que, debido a la naturaleza de la manía, puede ser difícil aplicar las intervenciones de enfermería. Evitar reaccionar emocionalmente ante las conductas impulsivas del paciente. Entre las modalidades de tratamiento durante el episodio maníaco se encuentran varios tipos de psicoterapia y el tratamiento con psicofármacos. El más popular para la manía es el carbonato de litio, que ayuda a estabilizar las oscilaciones del estado de ánimo.

Entre las intervenciones de enfermería para el *paciente en un estado de manía o hipomanía* se encuentran las siguientes:

- Proporcionar un entorno seguro.
- Reducir los estímulos ambientales.
- Observarle con frecuencia.
- Valorar el riesgo de sus accidentes o de los demás.
- Supervisar su propio nivel de ansiedad y usar un tono de voz tranquilizador para comunicar mensajes.

- Evitar enfadarse con los pacientes hostiles o que se comportan de modo inadecuado.
- Evitar las discusiones con los pacientes o dejarse convencer por ellos.
- Cuando el paciente manifieste conductas extravagantes o sexualmente inadecuadas, transmitir una actitud natural o no reactiva.
- Educar al paciente acerca de los medicamentos y otros métodos de tratamiento.
- Fomentar las actividades de tipo no competitivo para evitar la escalada de ansiedad y de ira.
- Cuando sea incapaz de permanecer sentado durante el tiempo suficiente para comer, proporcionarle raciones reducidas que sean nutritivas.
- Supervisar la ingesta y la eliminación: evitar la deshidratación dándole botellines de agua y zumos que pueda llevar consigo fácilmente.
- Supervisar el aumento de la ansiedad que puede dar lugar conductas explosivas.
- Fijar y mantener límites como las normas y las políticas de la unidad.
- Acompañarle y si no puede sentarse, caminar con él.

«Fuera de control»

CASO PRÁTICO 10-2

Byron ingresó en el hospital cuando padecía un episodio maníaco de trastorno bipolar I. Durante los últimos 4 días se ha ido volviendo más ruidoso y animándose. Se describe como un diplomático que ha recibido la misión de reunir información. En el bolsillo de la camisa lleva varias tarjetas personales de quienes dice que son sus contactos. Hoy el personal de enfermería se está preparando para administrar la medicación a otro paciente y escucha cómo Byron le plantea preguntas muy personales, de contenido sexual, a una paciente del sexo femenino que se sienta a su lado. Cuando el miembro del personal de enfermería se acerca a ellos, Byron dice que es una conversación privada y que está obteniendo información clasificada.

¿Qué acciones debería adoptar el personal de enfermería en este punto?

_____

_____

¿Qué otros síntomas pueden preverse de la conducta de Byron?

_____

_____

Dos días después, Byron se acerca al miembro del personal de enfermería y le dice que tiene que irse porque esa noche tiene una reunión con otros líderes de países de todo el mundo. A continuación afirma que como le han nombrado jefe de la CIA, ya no tiene tiempo para las cuestiones triviales.

¿Cómo debería responder el personal de enfermería a este pensamiento delirante de grandiosidad?

_____

_____

¿Cuál es la responsabilidad del personal de enfermería hacia los otros pacientes?

_____

_____

- Cuando sea oportuno, hacer comentarios positivos sobre su desempeño.
- Animarle a vestir adecuadamente y redirigir su conducta cuando muestre un conducta sexual impulsiva.

Intervenciones específicas para el paciente suicida

En el momento del ingreso hay que valorar los factores de riesgo actuales que respalden la posibilidad de suicidio. Determinar el contenido de los pensamientos o ideaciones suicidas. El hecho de que el paciente tenga un plan suele reflejar la mayor seriedad de su intención de cometer suicidio. Determinar la letalidad del método. Un método más letal suele indicar una probabilidad de tentativa más elevada. También es importante preguntar por el momento en que el paciente pretende ejecutar el plan. Cuanto más tarde un paciente en poner en práctica una tentativa, más tiempo estará dispuesto a dedicar a encontrar otra solución. Si el paciente ha decidido en qué lugar ejecutará el plan, determinar la facilidad o la dificultad de acceso.

En el caso de los individuos con riesgo de autólisis, las precauciones para evitar el suicidio suelen aplicarse durante el ingreso en la unidad de psiquiatría. Estas precauciones pueden variar entre unidades y, con frecuencia, se aplican por niveles. Si el paciente ha realizado un intento reciente de suicidio, puede estar indicado establecer una supervisión con vigilancia continua. Hay que retirar los objetos afilados y potencialmente peligrosos (p. ej., bufandas, cinturones, cordones, limas de uñas, tijeras, cables de aparatos eléctricos) de su habitación y de sus efectos personales. Se puede establecer un contrato de «no daño» con el paciente para cada turno, y renovarlo en un momento acordado. El contrato debe incluir una declaración del paciente según la cual no se matará ni se lesionará deliberadamente y avisará al personal de la unidad cuando aparezcan los primeros pensamientos suicidas. Para evitar que el paciente adivine cuándo se van a realizar comprobaciones de que se encuentra sano y salvo, se harán aleatoriamente. A menudo los pacientes llevan a cabo sus intentos de autólisis en los momentos en los que el servicio de enfermería está más ocupado, como durante los cambios de turno. Hay que estar alerta a los intentos del paciente de ocultar los medicamentos en

CASO PRÁCTICO 10-3

«Viviendo al límite»

Bianca es una mujer de 32 años que los últimos 4 años ha estado dirigiendo unos grandes almacenes locales. Hace 2 años que se divorció y tiene dos hijas de 6 y 9 años de edad. Ha ingresado en la unidad de psiquiatría después de que su madre la llevara al servicio de urgencias diciendo que su nieta de 9 años la había llamado por teléfono diciendo «¡No puedo despertar a mamá!». La madre le da a la enfermera una botella vacía que tiene una etiqueta de alprazolam. Dice que su hija también bebía alcohol. Explica que «desde su divorcio, Bianca ha bebido más. Parece que ha dejado de cuidarse».

¿Cuál es la prioridad de enfermería para Bianca en ese momento?

_____

_____

¿Por qué es peligroso mezclar un psicofármaco con alcohol?

_____

_____

El médico receta a Bianca el antidepresivo citalopram. ¿Qué educación debe proporcionar el personal de enfermería a la paciente acerca de este fármaco?

¿Qué efectos secundarios pueden producirse con un inhibidor de la recaptación de serotonina?

_____

_____

¿Cómo puede valorar el personal de enfermería la efectividad del fármaco?

_____

_____

el interior de las mejillas para evitar tener que tragarlos. Puede acumular la medicación para intentar provocarse una sobredosis después.

Es especialmente importante pasar tiempo con el paciente que está considerando que su única opción es el suicidio. Por el mero hecho de escuchar activamente y estar presente, el personal de enfermería transmite una sensación de atención y apreciación del valor del paciente incapaz de descubrir ese sentimiento en su interior.

Evaluación

La evaluación se centrará en determinar si el paciente muestra alguna mejoría en sus procesos cognitivos, su conducta y su actividad general. La efectividad de las intervenciones relacionadas con la ansiedad y la capacidad de afrontamiento se pondrá de manifiesto cuando el paciente verbalice adecuadamente sus sentimientos y pensamientos. Las modificaciones de la conducta reflejan una mejoría del autocontrol y la aplicación de habilidades de afrontamiento más eficaces. El interés en participar en las actividades de autocuidado e higiene demuestra una mayor valoración de sí mismo. El aumento de la esperanza y la revalorización alivian la necesidad autodestructiva aguda, aunque el riesgo de que algunas personas obtengan suficiente energía para ejecutar un plan preconcebido es real.

A medida que se reducen los estados de ansiedad y maníacos, el paciente recupera la capacidad de alimentarse y dormir con menos molestias. La mejora de la comunicación y de la interacción social dará lugar a procesos cognitivos más racionales y centrados en la realidad. Lo ideal es que el paciente recupere un estado de productividad y viva independientemente. Mantener la estabilidad del estado de ánimo dependerá del cumplimiento del régimen farmacológico y del plan de seguimiento del tratamiento.

RESUMEN

- El efecto de las alteraciones de los niveles del estado de ánimo se extiende a todos los aspectos de la vida de la persona, dando lugar a problemas y conductas que resultan destructivas para el individuo y para quienes le rodean.
- Los trastornos del estado de ánimo comportan una serie de emociones que pueden provocar un deterioro significativo de la capacidad funcional.
- La depresión puede aparecer como episodio único o en un patrón recurrente. También puede existir una causa precipitante, como una pérdida, o suceder sin motivo evidente.
- Los pacientes con depresión mayor no manifiestan ninguno de los signos de los estados eufóricos. La tristeza y la melancolía permean todas las áreas de la vida de la persona, con deterioro de la actividad personal, social y laboral. Algunas personas no son conscientes de la presencia de los signos de la depresión, en ellos o en los demás.
- Un paciente con distimia muestra un nivel reducido de depresión y manifiesta un ciclo recurrente del estado de ánimo deprimido durante un período de 2 años. Hay sentimientos de desesperanza y de desesperación combinados con una actitud negativista y autocompasión excesiva.
- Los trastornos bipolares se caracterizan por oscilaciones entre la manía y la depresión que provocan cambios dramáticos en la conducta. Durante la fase maníaca, los procesos cognitivos irracionales del individuo y la exagerada y poco realista autoimagen llevan a los individuos a emprender acciones que culminarán en arrepentimiento y perjudicarán a la gente que les rodea.
- El trastorno ciclotímico se caracteriza por trastornos del estado de ánimo, con períodos de síntomas hipomaníacos que no son tan graves como los que se observan en un episodio maníaco, y síntomas depresivos que no son tan graves como los del trastorno depresivo mayor.
- Aunque el tratamiento farmacológico puede restaurar el equilibrio de la química cerebral reduciendo al mínimo los altibajos, muchos pacientes no cumplen bien el tratamiento. En parte esto tiene relación con el pensamiento grandioso de la hipomanía que les hace creer que están bien y no necesitan medicación. Cuando las concentraciones sanguíneas del fármaco se reducen, se inicia un círculo vicioso.
- Durante la precipitación del estado depresivo de la persona con trastorno bipolar, las estadísticas de tentativas de suicidio y de fallecimientos son alarmantes.
- El tratamiento de los trastornos del estado de ánimo puede incluir abordajes farmacológicos, psicoterapéuticos, psicosociales y TEC.
- La psicoterapia del paciente deprimido implica ayudar al paciente a explorar cómo los pensamientos y sentimientos negativos afectan a su conducta, é identificar sistemas de afrontamiento más efectivos.
- La valoración de la persona con un trastorno del estado de ánimo debe incluir el estado de ánimo y el afecto, la capacidad cognitiva y perceptiva, los síntomas somáticos, los trastornos del sueño, las alteraciones del nivel de energía y el carácter de los patrones del habla. Debe supervisarse la congruencia del estado de ánimo y del afecto.
- Hay que valorar la presencia de factores de riesgo actuales que pueden indicar que el suicidio del paciente es una posibilidad. Determinar el contenido de cualquier pensamiento o ideación suicida. Si el paciente tiene un plan, determinar la letalidad del método.
- Los pacientes con tendencias suicidas deben ser sometidos a observación constante, ya que las concentraciones terapéuticos de antidepresivos pueden darle la energía para ejecutar su plan de suicidio.

- A medida que se reducen la ansiedad y los estados de ánimo exagerados, el paciente recupera la capacidad de comer y dormir. A medida que los procesos cognitivos se vuelven más racionales y centrados, mejoran la comunicación y la interacción social.

- Se prevé el regreso del paciente a un estado de productividad y de vida independiente.
- Mantener la estabilidad del estado de ánimo dependerá del seguimiento de la medicación y del plan de seguimiento del tratamiento.

BIBLIOGRAFÍA

American Psychiatric Association. (2000). *Diagnostic and statistical manual of mental disorders—text revision* (4th ed.). Washington, DC: Author.

Berkow, R., & Fletcher, A. J. (2002). Mood disorders. *The Merck manual* (18th ed., Section 15, Chapter 189), Rahway, NJ: Merck & Co.

Cohen, B. M. (2001). Mind and medicine drug treatments for psychiatric illnesses. *Social Research, 68,* 697–713.

Fountoulakis, K. N., Grunze, H., Panagiotis, P., & Kaprinis, G. (2008). Treatment of bipolar depression: An update. *Journal of Affective Disorders, 109*(1–2), 21–34.

Kaye, N. S. (2005). Is your depressed patient bipolar? *Journal of the American Board of Family Practice, 18,* 271–281. Retrieved April 2, 2009, from http://www.jabfm.org/cgi/content/full/18/4/271

Khalsa, H. M., Salvatore, P., et al. (2008). Suicidal events and accidents in 216 first-episode bipolar I disorder patients: Predictive factors. *Journal of Affective Disorders, 106*(1–2), 179–184.

Koukopoulos, A., Sani, G., Minnaik, G. P., et al. (2003). Rapid cycling may predict bipolar prognosis. *Journal of Affective Disorders, 73,* 75–85.

National Institute of Mental Health. (2009, July). *Suicide in the U.S.: Statistics and prevention* (Publication No. 06-4594). Retrieved December 7, 2009, from http://www.nimh.nih.gov/health/publications/suicide-in-the-us-statistics-and-prevention/index.shtml

Spearing, M. (2001, September). *Bipolar disorder* (Publication No. 02-3679). Retrieved April 2, 2009, from http://www.nimh.nih.gov/publicat/bipolar.cfm

Suppes, T., & Keck, P.E., Jr. (2005). *Bipolar disorder: Treatment & management.* Kansas City, MO: Compact Clinicals (Dean Psych Press Corp).

Torpy, J. M., Lynm, C., & Glass, R. M. (2005). Suicide. *Journal of the American Medical Association, 293*(20), 2558.

Werner, A. (2000). Book forum: Mood disorders: Interpersonal psychotherapy for dysthymic disorder (John C. Markowitz, 1998). *American Journal of Psychiatry, 157,* 1900–1901. Retrieved March 30, 2009 from http://ajp.psychiatryonline.org/cgi/content/full/157/11/1900

Ficha de trabajo del estudiante

Rellenar los espacios

Rellenar los espacios con la respuesta correcta.

1. Cuando se combinan diferentes experiencias negativas o pérdidas y se acumulan en un período pueden dar lugar a un _____ _____.

2. Un pensamiento o una idea verbalizados que indican el deseo de una persona de dañarse a sí misma o su deseo de destrucción recibe el nombre de _____ _____.

3. La _____ es un estado de depresión recurrente durante un período de al menos 2 años.

4. Los delirios de _____ se producen durante los conflictos interpersonales en los que se percibe una injusticia como una amenaza de daño.

5. Los pacientes en los que se sospecha riesgo de suicidio deben ser supervisados a intervalos _____ para evitar que prevea las comprobaciones.

Relacionar las parejas

Relacionar los siguientes conceptos con la frase más adecuada.

1. _____ Euforia
2. _____ Anhedonía
3. _____ Asociación fonética
4. _____ Ocultación en el interior de la mejilla
5. _____ Astenia
6. _____ Negativismo
7. _____ Ciclación rápida
8. _____ Grandiosidad
9. _____ Gesto suicida
10. _____ Unipolar

a. Estado de cansancio con reducción de la energía
b. Sensación de indefensión aprendida
c. Episodio depresivo sin hipomanía ni manía
d. Cadenas de palabras en frases rimadas
e. Acción que indica que la autólisis es inminente
f. Ausencia de placer al realizar las actividades que se solían disfrutar
g. Mantener la medicación en la boca sin tragarla
h. Cuatro o más oscilaciones del estado de ánimo en un año
i. Exagerar la propia importancia en los pensamientos
j. Sentimientos de felicidad excesiva

Preguntas de elección múltiple

Seleccionar la mejor respuesta posible entre las disponibles.

1. El personal de enfermería está observando a un paciente con manía que no deja de dar vueltas por el pasillo y que parece incapaz de permanecer sentado mientras el resto de pacientes está comiendo. ¿Cuál de las siguientes intervenciones de enfermería sería más adecuada para cubrir las necesidades del paciente en este momento?
   a. Guardar comida en la sala de enfermería hasta que el paciente pida algo para comer.
   b. Permitir que el paciente coma en un lugar separado para evitar la distracción.
   c. Dar al paciente raciones reducidas de comida y zumos mientras dure la actividad.
   d. Enseñarle la importancia que tiene la nutrición para obtener energía.

2. El personal de enfermería está documentando observaciones de un paciente con un episodio maníaco y se muestra muy hablador, extremadamente feliz y risueño. ¿Cuál de las siguientes descripciones sería más adecuada para el paciente?
   a. Eufórico con afecto inadecuado.
   b. Distímico con afecto inadecuado.
   c. Afecto brillante con estado de ánimo disfórico.
   d. Afecto aplanado con estado de ánimo eufórico.

3. Al ocuparse de un paciente con un episodio maníaco, ¿cuál de las siguientes intervenciones de enfermería comunicaría una actitud terapéutica de aceptación?
   a. Decirle que permanezca aislado hasta que se hayan controlado las acciones impulsivas.
   b. Permitirle que describa sus ideas delirantes todo el tiempo que haga falta.
   c. Caminar a su lado a intervalos mientras se mantenga la marcha.
   d. Reñirle por los gestos sexuales inadecuados que hace con la mano.

4. Al valorar los posibles indicios de suicidio de un paciente, ¿cuál de los siguientes datos supondría el mayor riesgo?
   a. Amenaza de suicidio.
   b. Gesto suicida.
   c. Ideación suicida.
   d. Plan suicida.

5. Una paciente explica al personal de enfermería lo complicadas que han sido las últimas semanas. Dice que solía disfrutar llevando a sus nietos al parque pero ha dejado de sentir placer haciendo lo mismo. ¿Con cuál de los síntomas siguientes se corresponden los sentimientos que describe la paciente?

a. Anhedonía.
b. Astenia.
c. Euforia.
d. Negativismo.

6. Una paciente que ha sido ingresada después de un intento de suicidio con una sobredosis de antidepresivos le dice al personal de enfermería: «¿Por qué no podía morir? Aquí no me queda nada.» La respuesta más terapéutica sería:

a. «¿Por qué quería morir?»
b. «Piense que las cosas siempre suceden por algún motivo.»
c. «¿Qué quiere decir con que aquí no le queda nada?»
d. «¿Se siente como si la vida no tuviera ningún significado?»

7. ¿A cuál de las siguientes necesidades individuales daría prioridad el personal de enfermería que planifica las intervenciones para un paciente con trastorno depresivo mayor?

a. Aislamiento social.
b. Déficit de autocuidado.
c. Baja autoestima.
d. Afrontamiento individual ineficaz.

CAPÍTULO ONCE

Trastornos psicóticos

⊙ Objetivos didácticos

Después de leer el contenido de este capítulo, el estudiante debe ser capaz de:

1. Definir la psicosis.
2. Describir las características comunes de los trastornos psicóticos.
3. Describir los métodos de tratamiento de los trastornos psicóticos.
4. Describir los elementos que constituyen una valoración de enfermería del paciente con esquizofrenia.
5. Seleccionar los diagnósticos de enfermería adecuados para el paciente con esquizofrenia.
6. Identificar los resultados esperados de los problemas observados en los pacientes con esquizofrenia.
7. Establecer las intervenciones de enfermería adecuadas para el paciente con esquizofrenia.
8. Valorar la eficacia de la atención de enfermería ofrecida a los pacientes con esquizofrenia.

⊙ Conceptos clave

Abulia
Alogia
Alucinaciones
Asociaciones incoherentes
Conductas catatónicas
Descarrilamiento
Difusión del pensamiento
Esquizofasia
Esquizofrenia
Fase prodrómica
Flexibilidad cérea

Hiperhidratación hipotónica
Ideas delirantes
Ideas delirantes de autorreferencia
Ilusiones
Inserción del pensamiento
Pobreza del habla
Psicosis
Trastorno esquizoafectivo
Robo de pensamiento

Existen múltiples situaciones en las que se manifiestan los síntomas de psicosis. Pueden presentarse en algunos trastornos médicos: delírium, toxicidad farmacológica o por drogas, demencia, trastornos del estado de ánimo y otros trastornos delirantes (cuadro 11-1). En la mayoría de las situaciones, los síntomas no están presentes de forma constante. Los trastornos psicóticos afectan a la mente y a la capacidad del paciente para pensar con claridad y responder de forma eficaz a su entorno.

La forma más frecuente y grave de trastorno psicótico es la esquizofrenia, un tipo de psicosis en el que hay un pensamiento desorganizado, falsas percepciones y una conducta extraña. Aproximadamente la mitad de las personas ingresadas en las unidades de salud mental han recibido un diagnóstico de esquizofrenia. Los costes de la atención en la salud mental y de los servicios sociales dirigidos a las personas esquizofrénicas de todos los grupos de edad son significativamente mayores que en otros trastornos mentales.

Antes de describir en detalle la esquizofrenia y comentar el resto de trastornos psicóticos, es importante describir la psicosis y los síntomas que caracterizan este trastorno.

Psicosis

El término **psicosis** se ha definido de varias formas. De forma general, se refiere a un conjunto de síntomas entre los que se encuentran las alteraciones de la percepción, el pensamiento desorganizado y las alteraciones de la conducta, que indican una desorganización de los procesos mentales. Estos síntomas reflejan la conducta, la respuesta emocional y los procesos de pensamiento de la persona que ha perdido el contacto con la realidad. La mayoría de las personas asocian alteraciones como «oír voces» u otras conductas extrañas a la psicosis, y quienes sufren estos síntomas también tienden a aislarse de la sociedad y retraerse en su propio mundo irreal.

Alteraciones de la percepción

Las **alucinaciones** son percepciones sensoriales falsas sin relación con la realidad y que no se sustentan en estímulos reales del entorno. Cuando se presenta una alucinación, la persona percibe que ve (alucinación visual), oye (alucinación auditiva), huele (alucinación olfativa), siente

---

CUADRO 11-1

Causas asociadas de psicosis

- Depresión
- Trastorno bipolar
- Epilepsia
- Tumor cerebral
- Demencia
- Ictus
- Consumo de alcohol y otras drogas

(alucinación táctil) o saborea (alucinación gustativa) algo, aunque no exista ningún estímulo.

Si bien pueden presentarse todas estas alucinaciones sensoriales, las auditivas son las más frecuentes; la mayoría se manifiestan en forma de voces o sonidos que sólo oye la persona afectada. Las voces pueden originarse en la cabeza del individuo o proceder del exterior y pueden hablarle directamente o comentar su conducta. Muchas de las voces son imperativas y ordenan al afectado que se autolesione o que lesione a otras personas, y resultan aterradoras para quien sufre la alucinación. Los estudios demuestran que los pacientes que sufren alucinaciones imperativas pueden reaccionar con pánico o manifestar violencia hacia sí mismos o hacia otros.

Práctica reflexiva

Teniendo en cuenta que el paciente que oye voces imperativas no está en contacto con la realidad, ¿cuál es la mejor estrategia para comunicarse con esa persona?

Las alucinaciones visuales son menos frecuentes, pero pueden conllevar ver personas o imágenes que no son reales. La sensación de que algo está deslizándose por la piel o moviéndose en el interior del cuerpo es característica de las alucinaciones táctiles. Las percepciones olfativas y gustativas falsas representan un pequeño porcentaje de las alteraciones de la percepción.

Las **ilusiones** se manifiestan cuando los estímulos sensoriales existen en la realidad pero la persona las malinterpreta; por ejemplo, puede creer que unos puntos que se encuentran en el suelo son insectos o que un cable eléctrico es una serpiente.

Pensamiento desorganizado

En la psicosis, los procesos de pensamiento se confunden y se alteran, por lo que el paciente se ve incapacitado para mantener una conversación lógica. Una **idea delirante** consiste en ideas o creencias fijas y falsas sin presencia de estímulos externos que las respalden, que no concuerdan con la realidad y que no pueden modificarse mediante el razonamiento. Estos pensamientos suelen versar sobre un tema dominante en la mente de la persona. Por ejemplo, el paciente que cree que alguien intenta matarle lo manifestará tanto verbalmente como mediante su conducta; por ejemplo, puede decir que «no tomo este medicamento porque usted está intentando envenenarme» o «no me como la cena porque el FBI ha inoculado veneno en la comida».

Los contenidos o el tema de las ideas delirantes pueden abarcar ideas depresivas (creencia de que han cometido actos terribles), somáticas (creencia de que su cuerpo se desintegra en otra sustancia o está infestado de insectos), de grandiosidad (creencia de que son muy importantes y poderosos) y de persecución (creencia de que otras personas les persiguen). En otros casos consisten en **ideas delirantes de autorreferencia**, una falsa creencia de que la conducta de otras personas del entorno se dirige específicamente a ellos. A modo de ejemplo, un paciente puede creer que un artículo de un periódico o un anuncio de televisión le están enviando un mensaje especial. Los contenidos del pensamiento también pueden incluir el convencimiento de que las personas que rodean al paciente pueden oír sus pensamientos, un fenómeno conocido como **difusión del pensamiento** (p. ej., «tengo un cable directo con el comandante de inteligencia para dirigir la resistencia»). También puede manifestarse **inserción del pensamiento**, que consiste en que el paciente está convencido de que los pensamientos de otras personas pueden insertarse en el suyo propio (p. ej., «los hombres de Marte están plantando semillas de destrucción en las capas de mi suciedad mental»). El **robo de pensamiento** consiste en la suposición de que otras personas están robando los pensamientos del cerebro de la persona afectada (p. ej. «los que roban los trozos de mi sabiduría trabajan en cajones del servicio de inteligencia»)

Consideraciones importantes

Los temas más frecuentes de las ideas delirantes tienden a relacionarse con pensamientos de persecución, ideas religiosas o referencias somáticas

Dado que el cerebro sano organiza y dirige los procesos de pensamiento mediante palabras habladas, las asociaciones o las conexiones otorgan significado o lógica al contenido. El *contenido* es el significado de las palabras o de la conversación oral. Las personas con pensamiento desorganizado transmiten el contenido fragmentado en su forma de hablar. Pueden estar hablando y cambiar de forma súbita el tema de conversación introduciendo elementos sin conexión lógica con el tema inicial. La incapacidad para organizar y conectar los cambios súbitos en los procesos de pensamiento que resultan vagos, descentrados o ilógicos se denominan **asociaciones incoherentes o descarrilamiento**, que indica que se pierde el hilo del pensamiento (p. ej., «una compra de dulces, pero vi a mi mamá en la tienda y las uñas la están juntando hasta que las vacas vuelvan a casa»). Puede presentarse **alogia** o **pobreza del habla** (una reducción en la cantidad o la velocidad del habla), en la que el paciente puede no responder preguntas o detenerse en mitad de un pensamiento.

La **esquizofasia** consiste en un embrollo de pensamientos desconectados y desorganizados que indican una alteración grave (p. ej., «ya ves, estoy viviendo en el cielo, donde ayer llovieron cables tormentosos que impactaban en la autopista y salían de ella... los colores brillantes mantienen a la orquesta moviendo el balón por la vía del tren hacia el intelecto divino de mis intestinos»). La persona puede inventarse nuevas palabras que tienen un significado personal especial (p. ej. «los malitares vienen a cogerme»). Estas palabras nuevas o neologismos son una manifestación de los procesos de pensamiento desconectados. Las asociaciones fonéticas también pueden manifestarse mediante la rima de palabras sin sentido (p. ej. «el cielo es azul, también lo eres tú... dos más dos, muchos deberes, poca resolución, y otros tantos miedos, cerca y lejos, vinos añejos...»).

Alteraciones de la conducta

La conducta psicótica puede describirse como agitada, agresiva, infantiloide, inapropiada, tonta e impredecible. Los movimientos bruscos, agitados e inmotivados se describen como actividad motora excesiva. La conducta desorganizada puede dar lugar a la incapacidad para llevar a cabo las tareas cotidianas o efectuar cualquier actividad dirigida a un fin. El enfermo puede presentarse muy desaliñado y vestir inadecuadamente para la situación. En muchas ocasiones, la persona lleva puestas múltiples capas de ropa, independientemente de la temperatura ambiental. Dado que los pacientes con psicosis suelen manifestar un escaso control de los impulsos, la conducta sexual también puede resultar inapropiada, impredecible y con frecuencia manifestarse mediante arrebatos súbitos y explosivos. Los pacientes tampoco pueden reconocer lo que la mayoría de las personas considera una norma social. Por ejemplo, la mayoría evitaría no llevar ropa o masturbarse en público porque estos actos son socialmente inaceptables; sin embargo, en la psicosis, la conducta refleja los propios procesos de pensamiento y el paciente es ajeno a las limitaciones morales.

Las **conductas catatónicas** consisten en la reducción de la reacción al entorno. Los movimientos pueden verse disminuidos intensamente o literalmente no existir, y pueden acompañarse de la ausencia de consciencia y de falta de orientación. El paciente con catatonía puede mantener una postura rígida y resistir los esfuerzos ante todo intento de moverle; también pueden observarse posturas infrecuentes o extrañas. Durante la fase de excitación, la persona puede realizar movimientos sin ningún fin determinado. Esta conducta también comprende una actividad motora excesiva que no se ha desencadenado por ningún estímulo. La **flexibilidad cérea** se presenta cuando el paciente permanece en una postura hasta que alguien la altera, la otra persona puede mover un brazo, una pierna o cualquier otra parte del cuerpo del enfermo, que seguirá en esa posición hasta que se le vuelva a mover.

Tipos de trastornos psicóticos

El principal síntoma de los trastornos psicóticos consiste en la presencia de ideas delirantes y alucinaciones. Algunos individuos pueden sufrir estos síntomas como un episodio psicótico único, como el que se observa después de un hecho extremadamente estresante o un trauma. El episodio puede durar unos pocos días y suele resolverse transcurridas varias semanas. En otras situaciones, como en el caso del trastorno esquizoafectivo (que se describe en un apartado posterior de este capítulo), se manifiestan síntomas esquizofrénicos en combinación con síntomas propios de un trastorno del estado de ánimo.

Esquizofrenia

La **esquizofrenia** es una forma de psicosis en la que se manifiesta la presencia de pensamiento desorganizado, alteraciones de la percepción, alteración del estado de ánimo y respuesta emocional reducida, dado que se pierden los vínculos con la realidad. Es una enfermedad mental crónica y discapacitante que lleva al paciente a retraerse en un mundo interior de ideas delirantes y percepciones erróneas. La palabra *esquizofrenia* deriva del griego y significa «mente dividida». La capacidad de la persona para distinguir la realidad de la ficción se ve penosamente alterada, lo que no significa que se desintegre la personalidad, como ocurre en el trastorno de identidad disociativo. Aunque no todas las personas que sufren esquizofrenia manifiestan todos los síntomas, el efecto tanto en su vida personal como familiar y social es grave.

 Consideraciones importantes

Los costes de la atención en salud mental y de los servicios sociales dirigidos a las personas esquizofrénicas de todos los grupos de edad son significativamente mayores que en otros trastornos mentales.

 Consideraciones importantes

Aproximadamente la mitad de las personas ingresadas en las unidades de salud mental han recibido un diagnóstico de esquizofrenia.

Signos y síntomas

En la mayoría de las ocasiones, el inicio de los síntomas es insidioso y la persona los sufre durante algún tiempo antes de que se presente el primer episodio psicótico florido. Este período suele denominarse **fase prodrómica** e indica realmente el inicio de la enfermedad (cuadro 11-2). La persona puede mostrar un aumento de la ansiedad e incapacidad para concentrarse o para concluir con éxito actividades dirigidas a un fin. En el caso de un estudiante se pierden las conexiones, de modo que se trastoca su capacidad de pensar y aprender. Pueden alternarse períodos de hiperactividad con períodos de inactividad. A medida que el deterioro progresa, los pacientes se trastornan en mayor medida y sienten que algo está ocurriendo o expresan su miedo a «perder la cabeza». Pueden malinterpretar hechos que suceden en su entorno y suelen volverse paranoides con ideas de ser perseguidos o envenenados. Las ideas delirantes pueden centrarse en personas imaginarias que aparecen y acosan o ridiculizan a la persona. Gradualmente, las ideas delirantes y las alucinaciones pasan a formar parte de la vida diaria, con ideas enmarañadas y conductas extrañas. Las relaciones sociales se deterioran hasta tal punto que la persona es incapaz de asumir relaciones sentimentales, de amistad o laborales. Se pierde el interés por cualquier tipo de competición o de planificación de

CUADRO 11-2

Conductas asociadas a la esquizofrenia

- Falta de atención al entorno y distracciones frecuentes
- Alteraciones de la memoria
- Sentimientos depresivos y de desesperanza
- Escasa capacidad de juicio o incapacidad para interpretar los estímulos del entorno correctamente
- Falta de autocrítica y desconocimiento de la enfermedad y de la necesidad de recibir tratamiento y atención continuos
- Procesamiento ilógico de los pensamientos
- Alteración de la capacidad para tomar decisiones
- Ideas de autorreferencia o desaparición de las fronteras del ego y del concepto de sí mismo
- Incapacidad para efectuar una distinción clara entre la propia persona y otros objetos o entre su cuerpo y el de otras personas
- Dificultades para relacionarse con los demás

futuro. Tiende a presentarse un aumento del deterioro y la disfunción con cada episodio agudo o recidiva; en este punto, muchos individuos suelen recurrir al consumo de drogas para compensar la pérdida de autoconfianza y autoestima.

 Práctica reflexiva

Las personas que viven en la calle, sin cobijo ni vivienda, sienten aislamiento y rechazo social. ¿Qué factor podría contribuir al hecho de que muchas personas con trastornos psicóticos lleguen a formar parte de esta población?

Un elemento asociado a los trastornos psicóticos como la esquizofrenia es la posibilidad de que los pacientes sufran una hiperhidratación por un consumo excesivo de líquidos, en algunos casos de 10 l a 15 l diarios. Se observa que el paciente lleva constantemente una taza o recipiente y que va a llenarla con frecuencia o pide que alguien le traiga algo de beber. Se ha observado a algunas personas beber del retrete o del fregadero. La ingestión continua de líquidos puede dar lugar a una **hiperhidratación hipotónica** o a un trastorno metabólico de hipervolemia producido por la psicosis, que puede dar lugar a edema cerebral y otras situaciones potencialmente mortales. Se cree que una posible causa de esta hipervolemia está relacionada con los efectos de los fármacos antipsicóticos en la hipófisis, que produce la vasopresina e inhibe de este modo la excreción de agua. Este trastorno provoca cólicos, mareos, letargo, náuseas y vómitos, convulsiones y posiblemente coma o la muerte.

CUADRO 11-3

Síntomas de esquizofrenia

Síntomas positivos

- Ideas delirantes
- Esquizofasia
- Asociaciones fonéticas
- Difusión del pensamiento
- Inserción del pensamiento
- Asociaciones laxas de ideas
- Neologismos
- Alucinaciones
- Ilusiones
- Despersonalización
- Conducta extravagante
- Agitación
- Catatonía
- Autismo

Síntomas negativos

- Aplanamiento afectivo o afecto aplanado
- Anergia
- Incapacidad de experimentar placer en las actividades realizadas
- Ausencia de motivación
- Incapacidad para llevar a cabo los cuidados personales
- Incapacidad para interactuar con otras personas
- Pobreza del habla
- Consumo de drogas
- Depresión y tentativas de suicidio
- Conducta violenta

Los síntomas de la esquizofrenia pertenecen a dos grandes categorías: los síntomas positivos y los negativos (cuadro 11-3).

Síntomas positivos

Los síntomas positivos se manifiestan en una etapa temprana de la progresión de la enfermedad, y son evidentes en el contacto inicial que el paciente tiene con el sistema sanitario, que suele consistir en un ingreso por una causa denominada *esquizofrenia aguda*. Estos síntomas comprenden alteraciones del pensamiento, la percepción y la conducta.

Las ideas delirantes observadas en la esquizofrenia son distorsiones del pensamiento e ideas extrañas sin conexiones lógicas. Estos pensamientos suelen indicar una sensación de fondo de inutilidad y de baja autoestima. En el caso de la psicosis, la conducta que tiene lugar mientras se procesan y se verbalizan los pensamientos ofrece más información que el contenido de lo que se dice. Los procesos de pensamiento fragmentados y desorganizados se observan en el discurso mediante la esquizofasia y la pérdida de asociaciones, saltando de un tema a otro (descarrilamiento). Esta esquizofasia puede manifestar el tema que predomina en la imaginación del paciente. Sin

embargo, la referencia al tema y los sentimientos que se derivan también pueden reflejarse en su conducta. Por ejemplo, el paciente que sufre ideas delirantes recurrentes de persecución puede manifestar miedo mirando constantemente hacia el lado o por encima del hombro, como si alguien estuviese acechando por detrás o siguiéndole.

Los temas de persecución son el contenido de las ideas delirantes sufridas con mayor frecuencia por individuos con esquizofrenia. En estos casos, el paciente mantiene la falsa creencia de que alguien está conspirando para perjudicarles. Suele creerse que la conspiración procede de gente muy importante o de poderes extraordinarios (p. ej., un paciente cree que la CIA le está enviando señales secretas a través de los cables telefónicos o de las líneas de internet para electrocutarlo). Este tipo de creencias pueden tener cierta semejanza con experiencias vitales, como la de un joven que había sufrido maltrato en la infancia y creía que su padre le estaba electrocutando mediante los interruptores de la luz. Otras creencias son más extrañas y los temas son totalmente irreales. Por ejemplo, un paciente puede creer que en su estómago se encuentra una máquina que está programada para explotar en Nochevieja. Las ideas delirantes persisten independientemente de que se aporten pruebas que demuestren que son falsas. Las ideas delirantes de grandeza se centran en falsas creencias de que la propia persona es muy influyente e importante. Estas ideas suelen basarse en temas religiosos o gubernamentales. A modo de ejemplo, una persona puede creer que es un discípulo enviado por Dios para dirigir el mundo a través de internet.

Las alteraciones de la percepción pueden incluir todos los tipos sensoriales de alucinaciones. Las alucinaciones auditivas y visuales son quizá las más frecuentes en personas con esquizofrenia. Oír voces o sonidos, tanto dentro de la cabeza como procedentes del exterior, es tal vez la manifestación más conocida de estas alteraciones. Los pacientes pueden responder a las voces, que normalmente les hablan directamente o hacen comentarios sobre sus acciones. Un ejemplo ilustrativo es el de un joven que creía que su novia le hablaba desde el bolsillo de su propia camisa. Se giraba hacia la pared como si buscase privacidad, levantaba la solapa del bolsillo y respondía a la voz que escuchaba.

También se observan percepciones erróneas sobre la propia identidad, dado que la persona es incapaz de distinguir su realidad de la realidad de otros. En la esquizofrenia también suele haber confusión acerca de la propia identidad sexual, pues los pacientes pueden sentir que determinadas partes de otras personas se mezclan con partes de su cuerpo. Pueden sentirse desconectados de su propio cuerpo o despersonalizarse ellos mismos. A modo ilustrativo, una mujer veía sus vasos sanguíneos como gusanos flotando en el aire.

Las conductas extrañas, extravagantes o inusuales pueden observarse en multitud de formas distintas. Los esquizofrénicos puede vestir de forma extravagante, adoptar posturas extrañas o mostrar inquietud en los movimientos físicos. Pueden ejecutar movimientos estereotipados sin propósito definido, como recoger basura y no tirarla al cubo. Otros muchos muestran respuestas

«Fuera de contacto»

Antonia es una paciente de la unidad psiquiátrica que ha recibido el diagnóstico de esquizofrenia de tipo indiferenciado. Tiene antecedentes de incumplimiento del tratamiento; hoy tiene muchas ideas delirantes y rechaza el desayuno. Se acerca al enfermero y afirma: «Dios me ha avisado de que hay unos meteoros que se acercan a la Tierra y de que se meterán en el cerebro de las mujeres para evitar la superpoblación de los exoplanetas». Camina agitadamente y finalmente se desliza bajo la mesa de café de la sala de estar manteniendo los brazos por encima de la cabeza. De repente, rompe a reír y se asoma de debajo de la mesa diciendo «¡ven a cogerme si puedes!».

¿Qué tipo de tema indica el proceso de pensamiento delirante de Antonia?

_____

_____

¿Qué tipo de patrón de habla muestra esta paciente?

_____

_____

¿Cuál es el mejor método de atención de enfermería para tratar la conducta de la paciente?

_____

_____

negativas a las indicaciones o las instrucciones, haciendo lo contrario de lo que se les pide. Si se les pide que se sienten y coman, pueden levantarse y empezar a caminar por el pasillo. La agitación suele aliviarse caminando; algunos pacientes pueden caminar grandes distancias sin darse cuenta de los kilómetros que han recorrido.

Síntomas negativos

Los síntomas negativos de la esquizofrenia aparecen lentamente, con el transcurso del tiempo. Se reflejan en la incapacidad de la persona para resolver los efectos que la enfermedad ejerce en su vida. Los efectos son devastadores y provocan aislamiento y que el enfermo evite entablar interacciones sociales significativas debido a la incapacidad que presenta en este sentido, un hecho que resulta incómodo al afectado.

El estado de ánimo es tal vez el síntoma negativo más notable. La persona con esquizofrenia habitualmente manifiesta aplanamiento afectivo o un afecto aplanado, caracterizado por inmovilidad y falta de respuesta en la expresión del sujeto. La afectividad también puede ser inapropiada, como reír cuando la situación es triste. En otras situaciones, el paciente puede mostrar expresiones extravagantes, como reír entre dientes al tiempo que murmura dirigiéndose a un grifo del baño. La conducta suele describirse como autista y se centra en un foco ubicado en un mundo interior irreal a la vez que excluye el entorno externo.

A medida que el trastorno se apodera de la vida de la persona, interactuar con otros y mantener relaciones sociales se torna imposible. La persona sufre **abulia:** ausencia de motivación a la hora de tomar decisiones o llevar a cabo sus cuidados personales, como mantener la higiene y arreglarse. La vestimenta se vuelve desaliñada e inadecuada. Son evidentes la astenia o reducción de la energía, además de la ausencia de ambición pasiva. La anhedonía se observa en tanto que la persona muestra poco interés en actividades con las que antes gozaba. El habla puede quedar restringida a frases cortas, a respuestas monosilábicas o al mutismo.

El consumo de drogas, el suicidio y la violencia son síntomas asociados que con frecuencia acompañan a los efectos devastadores de la esquizofrenia. No es infrecuente que la depresión ponga el fin a una vida de aislamiento e incapacidad mediante el suicidio. Los pacientes con esquizofrenia consumen excesivamente tanto psicofármacos como drogas como alcohol, marihuana o cocaína,

Práctica reflexiva

Se dice que la mayoría de las personas con esquizofrenia que intentan suicidarse también sufren una depresión mayor. ¿Qué factores podrían contribuir a la aparición de este trastorno?

entre otras, para compensar los síntomas preocupantes de la enfermedad. Además, el consumo de estas drogas contribuye a fomentar la violencia y a desencadenar actos graves de crueldad hacia otras personas.

Incidencia y etiología

La esquizofrenia afecta aproximadamente al 1 % de la población mundial. El inicio suele presentarse entre la adolescencia tardía y los 35 años de edad. Existen casos en los que aparece en la infancia, y hay un tipo de esquizofrenia de inicio tardío que se manifiesta después de los 45 años de edad. Algunos datos indican que la esquizofrenia se manifiesta de forma diferente en los hombres y en las mujeres. En los hombres, la media de edad de inicio está entre los 18 y los 25 años. En cambio, en las mujeres, con frecuencia se presenta entre los 25 y los 30 años. El inicio tardío es más común en las mujeres que en los hombres. Las mujeres tienden a sufrir menos síntomas graves y menos ingresos que los hombres. Este trastorno es prevalente en todas las poblaciones, sin sesgos de raza, sexo, cultura o grupo socioeconómico. Las personas con familiares biológicos de primer grado con este trastorno presentan un riesgo mayor de sufrirlo. La mayoría de los pacientes con esquizofrenia sufren síntomas durante el resto de su vida.

Consideraciones importantes

Aproximadamente el 10% de las personas con esquizofrenia intentan suicidarse o se suicidan.

No existe una única causa concreta que provoque esquizofrenia; se sabe desde hace tiempo que existe un factor genético, pero se desconoce con exactitud el mecanismo de herencia. Las investigaciones centradas en buscar una conexión con la bioquímica cerebral están detectando posibles vínculos con un desequilibrio en los neurotransmisores dopamina y glutamato. En otros estudios se han demostrado anomalías en la estructura cerebral de los enfermos con esquizofrenia. Actualmente todos los trabajos se centran en identificar los genes y los factores contribuyentes a la aparición de esta enfermedad discapacitante.

Subtipos de esquizofrenia

Junto con el diagnóstico de esquizofrenia, se efectúa una distinción posterior fundamentada habitualmente en los síntomas que se manifiestan.

Tipo paranoide

Las personas con esquizofrenia de tipo paranoide sufren alucinaciones e ideas delirantes manifiestas. Las alucinaciones suelen ser auditivas y presentan ideas delirantes de ser perseguidas o seguidas. Las ideas delirantes suelen estar muy organizadas y centrarse en el tema central de la idea delirante; por ejemplo, una persona puede pensar que el demonio ha enviado a todas las personas que visten de negro para hacerle daño. Todo lo que la persona hace está centrado en esta idea principal y, dado que es una situación amenazante para el individuo, adopta una postura defensiva ante cualquier persona que vista de negro, lo que puede ser peligroso para los demás si la idea delirante es grave.

Tipo desorganizado

Los enfermos con esquizofrenia de tipo desorganizado muestran un lenguaje desorganizado y un discurso ininteligible, una conducta extraña y aplanamiento afectivo. Las ideas delirantes no se centran en ningún tema concreto, sino que tienden a mostrarse fragmentadas y se organizan en torno a temas variados. Los manierismos y las posturas extrañas pueden llegar a impedir que la persona coma, utilice el retrete o se ocupe de su higiene personal. Estos pacientes pueden manifestar risas inapropiadas o una conducta de sinsentidos infantiloides; no es infrecuente ver a estas personas sentadas en una habitación vacía riéndose y actuando con teatralidad.

Tipo catatónico

La esquizofrenia de tipo catatónico se caracteriza por una reducción drástica de la actividad motora y de las respuestas al entorno. Puede haber mutismo y el paciente comenzar súbitamente a repetir palabras oídas con anterioridad. Estos individuos pueden efectuar movimientos extraños con los brazos mientras caminan con una postura rígida o movimientos estereotipados imitando los movimientos de otras personas. Cuando adoptan una postura rígida y fija durante períodos prolongados, los afectados suelen presentar flexibilidad cérea, y puede forzarse un cambio de posición sin que vuelvan a adoptar la pose anterior. Este tipo de esquizofrenia raramente se considera un trastorno de diagnóstico único.

Tipo indiferenciado

En la esquizofrenia de tipo indiferenciado se manifiestan numerosos síntomas clásicos, como ideas delirantes, alucinaciones, lenguaje desorganizado, conductas extrañas y aplanamiento afectivo, pero no se cumplen los criterios de ningún otro subtipo. El afectado puede sufrir los síntomas principales, pero ninguno es específico de otro tipo de esquizofrenia.

Tipo residual

El paciente con esquizofrenia de tipo residual ha sufrido síntomas psicóticos importantes y ha recibido un diag-

Práctica reflexiva

Muchas personas con esquizofrenia se ven envueltas en un ciclo que los lleva de la atención de agudos a un entorno supervisado para luego volver a la sociedad, únicamente para ser ingresadas de nuevo por causa de una exacerbación posterior de la enfermedad. ¿Por qué podría producirse esta situación?

TABLA 11-1	Tipos de trastornos psicóticos
TIPO	**DESCRIPCIÓN**
Esquizofrenia	Trastorno con una duración mínima de 6 meses que se manifiesta con un mínimo de 1 mes de síntomas activos de ideas delirantes, alucinaciones, desorganización del lenguaje, conducta manifiestamente desorganizada y síntomas negativos
Trastorno esquizoafectivo	Se presenta un episodio afectivo con síntomas activos de esquizofrenia precedidos por al menos 2 meses de ideas delirantes y alucinaciones
Trastorno esquizofreniforme	Síntomas esquizofrénicos que duran al menos 1 mes pero menos de 6 meses. Suele emplearse como diagnóstico preliminar de la esquizofrenia
Trastorno psicótico breve	Períodos breves de conducta psicótica que suelen ser la respuesta a una crisis o a un hecho extremadamente estresante, con recuperación rápida (p. ej., una catástrofe, como un tornado o un huracán, o un accidente de avión)
Trastorno delirante	Pensamientos delirantes que coinciden con situaciones vitales que podrían ser ciertas y que duran al menos 1 mes (p. ej., sentirse perseguido o vigilado)
Trastorno psicótico compartido	Surge en relación con otra persona que ya sufre ideas delirantes
Trastorno psicótico debido a una enfermedad médica	Consecuencia de un trastorno que afecta a la función cerebral (demencia, delírium, traumatismos o tumores cerebrales)
Trastorno psicótico causado por sustancias	Consecuencia del consumo o la abstinencia de una droga o sustancias como el alcohol, la cocaína o la metanfetamina

nóstico anterior de esquizofrenia, pero éstos no se han manifestado de nuevo. Hay indicios persistentes de conducta excéntrica, aplanamiento afectivo, determinadas creencias extrañas o retraimiento social.

Trastornos esquizofrénicos

Además de la esquizofrenia, el DSM-IV-TR indica otros siete tipos de trastornos psicóticos (tabla 11-1).

El **trastorno esquizoafectivo** se considera principalmente una forma de esquizofrenia, dado que el paciente debe manifestar síntomas principales de este trastorno, como ideas delirantes, alucinaciones y conducta desorganizada. No obstante, para que un enfermo reciba el diagnóstico de trastorno esquizoafectivo, también debe haber manifestado en algún momento signos demostrados de depresión mayor o manía. La diferencia respecto a un trastorno del estado de ánimo reside en que deben presentarse síntomas principales de esquizofrenia durante al menos 2 semanas, sin ningún síntoma de trastorno afectivo. El trastorno tiende a ser crónico y discapacitante, con cierta vacilación entre el diagnóstico de trastorno esquizoafectivo y el de esquizofrenia.

Tratamiento de los trastornos psicóticos

La mayoría de los trastornos psicóticos se tratan con un método combinado de tratamiento farmacológico y psicoterapia. Los antipsicóticos son el tipo de psicofármaco empleado con más frecuencia para su tratamiento. Estos medicamentos no curan los trastornos, pero se utilizan con un grado de eficacia variable para tratar los síntomas problemáticos. Junto con la administración de fármacos, pueden aplicarse distintos tipos de psicoterapia, que comprenden la psicoterapia individual, la de grupo y la familiar. Es posible que sea necesario ingresar a algunos pacientes para estabilizar el trastorno que sufren, mientras que muchos de ellos pueden recibir tratamiento ambulatorio. Cada persona responde al tratamiento de forma diferente; algunas mejoran rápidamente y otras necesitan varias semanas o meses para obtener el alivio de los síntomas. Cuando los síntomas son incapacitantes, puede requerirse un tratamiento indefinido. La mayoría de las personas con esquizofrenia tienen que tomar algún medicamento y recibir psicoterapia de apoyo durante el resto de su vida.

Los estudios demuestran que el cumplimiento del tratamiento de los pacientes diagnosticados de esquizofrenia y otros trastornos psicóticos mejora cuando pueden costearse el tratamiento psicosocial. Mantener una buena relación con un terapeuta o con el gestor del seguimiento y coordinación de la atención ofrece al enfermo el apoyo necesario para sobrellevar la enfermedad día a día. Aunque algunos pacientes no toman la medicación porque creen que no la necesitan, muchos pueden olvidarse de tomarla siempre que les toca o suspender el tratamiento porque los efectos secundarios les resultan desagradables. Las dificultades de comunicación de la persona y para entablar relaciones con el mundo exterior aumentan su aislamiento. Un profesional capacitado puede servir de recordatorio y para desarrollar un vínculo con la capacidad del enfermo de sobrellevar su propia enfermedad con más eficacia.

«La salida fácil»

Missy es una paciente de 20 años, con diagnóstico de esquizofrenia paranoide, que recibió el alta de la unidad psiquiátrica de agudos hace 3 semanas. Su madre la trae a la clínica porque no quiere tomar la medicación ya que cree que no está enferma y no necesita «ese veneno». Su madre afirma que Missy le dijo que «en el colon tengo una máquina científica que corta trozos de los órganos internos para enviárselos al FBI. Los espías se encuentran en la medicación y permiten que la máquina efectúe su interrogatorio con más rapidez».

Missy le dice al personal de enfermería que se encuentra bien y que su madre está «chalada». Ha accedido a venir con ella para que deje de molestarla con la medicación. También dice que «esa mierda me marea y se me seca la boca como una teja... puedo sentirlos cortando en el colon y luego tengo diarrea durante mucho tiempo». La madre de Missy muestra el frasco de haloperidol 5 mg que se le recetó en el momento del alta.

¿Cómo describiría la conducta actual de Missy?

_____

_____

¿Cuál es la mejor estrategia de enfermería para iniciar una relación terapéutica con Missy?

_____

_____

¿Cuáles de los síntomas que describe Missy pueden asociarse a la medicación que recibe?

_____

_____

¿Qué intervenciones de enfermería podrían planificarse para ayudar a Missy?

_____

_____

○ Aplicación del proceso de enfermería a los pacientes con esquizofrenia

Valoración

La valoración de enfermería comprenderá información relativa a toda presencia anterior de alguna enfermedad mental o de episodios psicóticos. Puede que la información que aporta la persona con esquizofrenia no sea fiable, por tanto no hay que dudar en consultar a los miembros de su familia o a otras personas cercanas. Los datos se recopilan fundamentalmente según la naturaleza de los síntomas, entre ellos las alteraciones de la percepción como alucinaciones o ilusiones.

- Clarificar el tipo de alteración que sufre el paciente.
- Preguntar al paciente lo que siente en el momento en que las alteraciones del pensamiento sean manifiestas.

- Determinar el tema y el contenido de las ideas delirantes. Si la idea delirante es de persecución, valorar el origen de la amenaza y el riesgo de violencia asociado.
- Valorar el patrón de lenguaje asociado a las ideas delirantes. Las ideas delirantes se caracterizan por un lenguaje en el que el paciente salta de un tema relacionado a otro.
- Observar el estado de ánimo y el tono emocional del paciente y determinar si son congruentes con la situación. La apatía, la ausencia de interés en el entorno y el embotamiento afectivo son signos característicos de la esquizofrenia.

 Consideraciones importantes

La forma en que el paciente articula el lenguaje y la conducta asociada habitualmente ofrecerán más información sobre la idea delirante que el propio contenido del mensaje.

- Observar las pautas de conducta, las de actividad, los hábitos de sueño y las interacciones con otros pacientes.
- Observar las posturas que adopta u otras alteraciones psicomotoras.
- Analizar los efectos secundarios extrapiramidales de los fármacos antipsicóticos (v. información detallada en cap. 5).
- Valorar la apariencia del paciente, la higiene y su capacidad de asumir las actividades de cuidado personal.
- Averiguar si el paciente ha intentado suicidarse en el pasado o recientemente.

Selección de los diagnósticos de enfermería

Tras revisar con atención los datos, puede efectuarse el diagnóstico de enfermería. Los métodos de tratamiento suelen seleccionarse según la capacidad que muestran para reducir y mitigar los síntomas. La atención de enfermería debe planificarse centrándose en el alivio sintomático, además de prestar especial atención a las necesidades físicas, emocionales y sociales impuestas por la alteración del estado mental. Los diagnósticos de enfermería de los pacientes con esquizofrenia pueden abarcar:

- Deterioro de la comunicación verbal asociada a las ideas delirantes fragmentadas.
- Riesgo elevado de violencia autodirigida o dirigida a otros relacionada con las alucinaciones de sospecha o imperativas.
- Interrupción de los procesos familiares relacionada con la enfermedad mental.
- Afrontamiento inefectivo relacionado con la enfermedad crónica y el consumo de drogas.
- Déficit de autocuidado relacionado con el retraimiento y la apatía.
- Trastorno de los procesos de pensamiento relacionado con las ideas delirantes.
- Aislamiento social relacionado, por ejemplo, con la desconfianza.
- Desempeño inefectivo del rol relacionado con el aumento de la capacidad funcional.
- Trastorno de la percepción sensorial relacionada con el estrés y el retraimiento.
- Baja autoestima crónica relacionada con la enfermedad crónica.
- Desesperanza relacionada con la baja autoestima crónica.
- Incumplimiento del tratamiento relacionado con la negación de la enfermedad.

Práctica reflexiva

¿En qué medida contribuyen los procesos alterados que aparecen en la psicosis a fomentar el incumplimiento del tratamiento farmacológico?

Resultados esperados

Los resultados esperados del paciente con esquizofrenia dependen del grado de funcionalidad que manifieste el enfermo, que se determinará según la gravedad de los síntomas y la eficacia del fármaco antipsicótico o de otros métodos de tratamiento. Es importante que los objetivos y el plazo otorgado para lograr la mejoría sean realistas. El desenlace esperado del paciente con esquizofrenia puede comprender que el paciente:

- Desarrolle formas de comunicación basadas en la realidad y llegue a satisfacer sus propias necesidades.
- Siga bien orientado hacia sí mismo y su entorno.
- Interactúe adecuadamente con otras personas.
- No se haya autolesionado o haya lesionado a otras personas.
- Se encargue mínimamente de sus cuidados personales e higiénicos.
- Muestre un aumento de la confianza en otras personas.
- Manifieste mayor capacidad para asociar su conducta con estímulos del entorno interpretados erróneamente.
- Participe en actividades promovidas por la unidad con una conducta aceptable.
- Identifique sus propias expectativas realistas y sus percepciones.
- Coopere con el personal tomando la medicación.
- Se reduzca la presencia de alucinaciones.
- Además, que los miembros de su familia expresen expectativas realistas sobre el miembro afectado.

Intervenciones

La selección de intervenciones adecuadas que pueda tolerar el paciente exige una planificación detallada; es importante evitar unas expectativas demasiado favorables pero, al mismo tiempo, es fundamental animar a los pacientes a que den el máximo de sus capacidades para desempeñar sus actividades adecuadamente. Conocer la capacidad que el paciente tiene para centrarse en las instrucciones, procesarlas y seguirlas ofrece datos que permiten seleccionar las intervenciones de enfermería adecuadas. Es fundamental contemplar el cuadro clínico general del enfermo e incluir también las necesidades fisiológicas, emocionales, culturales y espirituales.

Además, es fundamental efectuar un seguimiento de la conducta del paciente e intervenir en momentos de inestabilidad creciente antes de que pierda el control. En algunos casos, cuando no funcionen otras intervenciones y la persona sufra riesgo de autolesionarse o de lesionar a otros, puede ser preciso restringir temporalmente los derechos al paciente mediante una exclusión temporal para que pueda recuperar el control de sus actos. Cuando se presente esta situación, el personal de enfermería debe emplear todas las medidas oportunas para mostrar respeto por el paciente. Deben explicarse y recalcarse los límites establecidos de la conducta, garantizando al paciente que las restricciones son temporales. Las necesidades nutricionales, higiénicas y de aseo deben satisfacerse siguiendo las directrices de la unidad.

«Distorsiones de la mente»

Richard es un paciente de 25 años con diagnóstico de esquizofrenia paranoide que ha acudido a la clínica durante los últimos 6 años. Tiene antecedentes de incumplimiento del tratamiento farmacológico. Lo trae la policía diciendo que lo encontraron incendiando contenedores. Dijo a los agentes que hay «espíritus maléficos en los contenedores que están enfermando a su madre». «Debo plantar fuego para que el humo los disipe en la jerarquía del sol, la luna y las estrellas», dijo el paciente. La policía le cuenta que la madre de Richard sufre una discapacidad y no puede seguir cuidando de él. Ella dice que su hijo no toma la medicación, por lo que su actitud es bastante beligerante en ocasiones y luego hace cosas muy raras.

Al acercarse a Richard, el personal de enfermería lo encuentra sentado con los brazos extendidos y levantados, los ojos cerrados y canturreando «quien ahora esté en la luz, que pida a la noche quietud, donde el azul reina en el cielo, con los cuerdos mucho recelo...».

¿Cuál es el método más acertado para acercarse a Richard en este momento?

_____

_____

¿Qué diagnóstico de enfermería permitirá establecer un plan de atención inicial para Richard?

_____

_____

_____

¿Qué resultados pueden preverse con la aplicación del tratamiento?

_____

_____

_____

Las intervenciones que se pueden aplicar a los pacientes con esquizofrenia abarcan:

- Mostrar que se acepta al enfermo separando la persona de la conducta.
- Mantener un entorno seguro retirando cualquier objeto peligroso y solucionando situaciones potencialmente violentas antes de que lleguen a mayores.
- Mantener un enfoque realista para comunicarse con el enfermo. Las personas que manifiestan ideas delirantes son desconfiadas y dispuestas por lo que a ello se refiere a tomar sus medicamentos y a aceptar información. Evitar una confrontación o una discusión al tiempo que se minimiza la idea delirante reforzará la realidad. Debe cuestionarse abiertamente el pensamiento ilógico del paciente arrojando dudas sobre la veracidad de las ideas delirantes.
- Garantizar un entorno hipoestimulante que reduzca los estímulos externos.
- Buscar indicios conductuales que indiquen alucinaciones o ideas delirantes (p. ej., que el paciente se quede mirando fijamente un objeto inanimado, que susurre, manifieste risas incongruentes y gestos faciales o manuales).
- Reconocer que la alteración de la percepción o del pensamiento es real para el paciente y a la vez reforzar la realidad (p. ej., «entiendo que las voces deben ser terroríficas, pero yo no las oigo»), hecho que permite al paciente reconocer los síntomas que forman parte de la enfermedad.
- Establecer y mantener unos límites con expectativas de que el paciente manifieste una conducta peligrosa o inadecuada.
- Utilizar el refuerzo positivo de las conductas correctas.
- Fomentar que el enfermo libere sus sentimientos de ansiedad, frustración o los que se asocian a conductas y pensamientos alterados.
- Evitar tocar bruscamente al enfermo, dado que podría percibirlo como un gesto amenazador.
- Ofrecer comidas envasadas a los enfermos que son paranoides, dado que comerán con mayor probabilidad alimentos que pueden abrir ellos mismos que la comida preparada. Comidas como los guisos, el puré de patatas, las carnes y las salsas deben evitarse durante el período de escalada de la paranoia, y ofrecerse en su lugar alimentos como lonchas de queso, patatas fritas de bolsa, galletas saladas, leche y bebidas nutritivas completas envasadas como alimentos complementarios. Algunas unidades dejan tentempiés, fruta y bebidas nutritivas en una zona accesible para los pacientes.
- Contabilizar el número de horas que duerme el paciente en períodos de 24 h.
- Fomentar la participación en interacciones sociales

«El dilema de Carmen»

Carmen ha vivido en un apartamento desde que recibió el alta de la unidad de agudos. Tiene un diagnóstico de esquizofrenia de larga duración y hace poco se le ha diagnosticado diabetes mellitus. Dado que se inyecta su insulina diaria, Carmen recibe visitas domiciliarias tres veces por semana para garantizar que toma la medicación y que se maneja correctamente en un entorno independiente.

Hoy, un miembro del personal de enfermería acude a visitar a Carmen y nadie responde al timbre. Se oyen voces en el interior de la casa que indican que está en la vivienda. El enfermero empuja suavemente la puerta y descubre que el pestillo no está echado. Al acceder al apartamento observa que Carmen se encuentra sobre el sofá hablando con el ventilador del techo y no se ha percatado de que alguien ha entrado en su casa. Se dirige a Carmen suavemente por su nombre y le explica quién es y cuál es el motivo por el que se encuentra en ese lugar. Carmen se vuelve rápidamente y responde: «Me están diciendo que la insulina me va a intoxicar y que me están destruyendo lentamente los gusanos de la comida; me piden que me deshaga de toda comida; no se acerque».

¿Qué datos recogería en esta situación?

_____

_____

¿Cuál es el mejor método para acercarse a Carmen y conseguir captar su atención?

_____

_____

¿Qué pasos debe seguir el personal de enfermería como consejero en ese momento?

_____

_____

con otras personas contemplando el hecho de que una actividad en grupo puede resultar amenazadora para el enfermo paranoide.

- Promover la independencia y la responsabilidad del paciente con sus actividades de higiene y cuidados personales. El enfermo con esquizofrenia tiende a descuidar su aspecto y su higiene. El pelo puede estar sucio o sin arreglar, y el olor corporal ser evidente. Las ropas suelen estar desaliñadas y sucias, y la persona no es consciente de que su aspecto no es adecuado para estar en sociedad. Es necesario fomentar el aseo diario, que el paciente se vista y se arregle todos los días y ofrecer asistencia para ello.
- Supervisar la ingesta diaria de líquidos del paciente, especialmente cuando se encuentra en estado hiperactivo o agitado.
- Informar al enfermo y la familia sobre la enfermedad y su tratamiento.
- Recomendar al paciente fuentes de información sobre la enfermedad (Información para pacientes 11-1).

Valoración

Al valorar la eficacia de las intervenciones planificadas, hay que buscar signos que indiquen una mejora de la actividad

INFORMACIÓN PARA PACIENTES 11-1

Fuentes de información sobre la esquizofrenia

- Información sobre la esquizofrenia para el público general de la Biblioteca de Guías de Práctica Clínica del Sistema Nacional de Salud de España: www.guiasalud.es/egpc/esquizofrenia/pacientes/01_presentacion.html
- Información sobre la esquizofrenia de la Biblioteca Nacional de Medicina de Estados Unidos en español: www.nlm.nih.gov/medlineplus/spanish/schizophrenia.html
- Confederación Española de Asociaciones de Familiares y Enfermos Psiquiátricos (FEAFES): www.feafes.com
- Guía para familiares, cuidadores y personas con esquizofrenia, editada por la Confederación Española de Agrupaciones de Familiares y Personas con Enfermedad Mental (FEAFES), disponible en: www.fundacionpfizer.org/docs/pdf/publicaciones/esquizofrenia_baja.pdf

funcional del paciente. Se prevé que el cumplimiento del tratamiento farmacológico reducirá los síntomas positivos de la psicosis. Es de esperar que este fenómeno se acompañe de un aumento de la comprensión por parte del paciente de los acontecimientos reales y verdaderos que provocan las alteraciones de la percepción y las ideas delirantes. Esto se observa cuando el paciente es capaz de identificar estos factores y practicar actividades recreativas para evitar la ansiedad que potencia la conducta psicótica.

La comunicación con el personal y otros pacientes siguiendo una conversación adecuada y basada en la realidad es un dato que demuestra la mejoría de los procesos de pensamiento. Se atenuarán las conductas inapropiadas y extravagantes a medida que los pensamientos y las percepciones reducen la necesidad de adoptarlas. El aumento de la confianza se manifiesta por una mayor voluntad de confiar en el personal y en otros pacientes. Éste es un proceso lento para los pacientes que han convivido con un mundo de amenazas e injusticias. Toda mejoría debe considerarse un progreso. El cumplimiento de los tratamientos y el aumento de la ingestión de alimentos también son datos que indican que el paciente tiene menos miedo de que los alimentos que come estén envenenados.

Vivir una vida con rechazo personal y social es difícil para los pacientes esquizofrénicos; los sentimientos de desesperanza e inutilidad son continuos. La expresión de estos sentimientos es un paso positivo mientras el enfermo avanza para buscar sistemas de apoyo entre compañeros y sistemas de apoyo social. La implicación en actividades realizadas en la unidad es una prueba de su voluntad de participar en actividades en compañía de otras personas. Esto también se observa en el enfermo que persigue acabar una tarea hasta concluirla, como en la terapia ocupacional, que recoge las mesas del comedor o toma una ducha y se viste sin ayuda.

Las valoraciones de los resultados del enfermo que toma medicamentos antipsicóticos pueden comprender que el paciente:

- Manifieste una menor incidencia de síntomas y conductas psicóticas.
- Busque ayuda cuando empiece a sentir que está perdiendo el control.
- Sufra muy pocos efectos secundarios.
- Cumpla la pauta de tratamiento farmacológico establecida.
- Participe en la planificación de la atención y en el cumplimiento del tratamiento a largo plazo.
- Exprese que comprende la relación entre los síntomas psicóticos, el cumplimiento de la medicación y la conducta.
- Además, que el paciente y la familia manifiesten que conocen la pauta de tratamiento que se le ha recetado y los posibles efectos secundarios.

RESUMEN

- La psicosis es una desorganización grave de los procesos mentales de pensamiento, percepción y conducta. La conducta está directamente relacionada con las percepciones y los pensamientos sobre los estímulos del entorno y cambia cuando estos procesos se encuentran alterados y desorganizados.
- Los síntomas característicos revelan una pérdida de contacto con la realidad y con los elementos que otorgan significado a la vida. La incapacidad para comunicarse de forma coherente con otra persona provoca un deterioro de las relaciones y del contacto social.
- Las alucinaciones son percepciones sensoriales falsas sin conexión alguna con la realidad y que no se explican mediante los estímulos externos recibidos. La persona ve, oye, huele, siente o degusta algo aunque no existan estímulos que produzcan estas percepciones. Las alucinaciones auditivas son las más frecuentes; las «voces» pueden originarse en el interior de la cabeza de la persona o proceder del exterior y pueden hablar con ésta sobre su conducta. Algunas voces son imperativas, ya que ordenan al paciente que se autolesione o que haga daño a otras personas, y resultan terroríficas para los enfermos.
- Las ilusiones se manifiestan cuando existen estímulos externos pero el enfermo los malinterpreta.
- Las ideas delirantes son procesos de pensamiento confusos y distorsionados que incapacitan a la persona

- para mantener una conversación normal. El contenido o el tema de las ideas delirantes puede abarcar ideas delirantes depresivas, somáticas, de grandiosidad y de persecución.
- Cuando los enfermos creen que otras personas les están enviando mensajes o que pueden enviar mensajes a través de objetos inanimados u otros métodos, sufren ideas delirantes de autorreferencia.
- Las alteraciones de la conducta son fragmentadas, infantiloides, con agitación e impredecibles. La desorganización de la actividad provoca sobre todo una incapacidad para llevar a cabo las actividades cotidianas y para realizar actividades dirigidas a un fin.
- La esquizofrenia es la forma más frecuente de trastorno psicótico. Suele presentarse un período prodrómico antes de que suceda el primer episodio psicótico real, durante el que la persona puede comenzar a mostrar incapacidad para concentrarse y para acabar las tareas que inicia. Pueden observarse alteraciones del pensamiento y del lenguaje que reflejan un lenguaje desorganizado y confuso.
- Los síntomas positivos de la esquizofrenia se manifiestan en una etapa temprana de la evolución de la enfermedad y comprenden alteraciones de pensamiento, de la percepción y de la conducta. Las ideas delirantes se encuentran distorsionadas y suelen mostrar una pauta de extravagancia sin conexiones lógicas. Los procesos de pensamiento fragmentados y desorgani-

zados se ponen de manifiesto con la desorganización del lenguaje o esquizofasia y también con las asociaciones laxas de ideas y el descarrilamiento.

- Los síntomas negativos de la esquizofrenia aparecen lentamente, con el transcurso del tiempo, y se evidencian en la incapacidad de la persona para sobrellevar los efectos que la enfermedad provoca en su vida. Estos efectos consisten en un aplanamiento afectivo caracterizado por inmovilidad y falta de respuesta en la expresión del sujeto. Las respuestas suelen ser incongruentes con la situación real del entorno.

- El enfermo de esquizofrenia lucha contra esos sentimientos de inadecuación y resiste toda competición con otras personas, lo que provoca un retraimiento de las relaciones personales, laborales y sociales. Estas pérdidas provocan un sentimiento abrumador de soledad, inutilidad y apatía. La desorganización pasa a ser el tema central de cada día a medida que la enfermedad progresa.

- Los subtipos de esquizofrenia son la esquizofrenia paranoide, de tipo desorganizado, de tipo catatónico, de tipo indiferenciado y de tipo residual.

- Los trastornos psicóticos esquizofrénicos comprenden el trastorno esquizoafectivo, el trastorno esquizofreniforme, el trastorno psicótico breve, el trastorno delirante, el trastorno psicótico compartido, el trastorno psicótico debido a una enfermedad médica y el trastorno psicótico causado por sustancias.

- El trastorno esquizoafectivo se caracteriza por la presencia combinada de síntomas de esquizofrenia y de síntomas de un trastorno del estado de ánimo. La diferencia con respecto a un trastorno del estado de ánimo radica en la presencia de síntomas principales de esquizofrenia durante un mínimo de 2 semanas sin que existan síntomas afectivos.

- El tratamiento del paciente con esquizofrenia se centra en la reducción y el alivio de los síntomas discapacitantes. Los métodos en los que se asocia un tratamiento con antipsicóticos con un tratamiento mediante psicoterapia son los más frecuentes. El tratamiento de los síntomas positivos mediante tratamiento farmacológico puede verse restringido por la presencia de efectos secundarios y el incumplimiento del tratamiento por el paciente.

- La valoración de enfermería comprende determinar la naturaleza de las alteraciones de la percepción, de la desorganización de los procesos de pensamiento y de las pautas de conducta. Además, debe observarse y efectuarse un seguimiento del estado de ánimo y del tono emocional del paciente y la relación que éste mantiene con el entorno en ese momento.

- La atención de enfermería se planifica para centrarse en el alivio sintomático y para prestar especial atención a las necesidades físicas, emocionales y sociales impuestas por la alteración del estado mental que provoca el trastorno.

BIBLIOGRAFÍA

American Psychiatric Association. (2000). *Diagnostic and statistical manual of mental disorders—Text revision* (4th ed.). Washington, DC: Author.

Gold, K. J., Kilbourne, A. M., & Valenstein, M. (2008). Primary care of patients with serious mental illness: Your chance to make a difference. *Journal of Family Practice, 57*(8), 515–525.

Howard, R., Rabins, P. V., Seeman, M. V., et al. (2000). Late onset schizophrenia and late-onset schizophrenia-like psychosis: An international consensus. *American Journal of Psychiatry, 152*(2), 172–178. Retrieved April 5, 2009, from http://ajp.psychiatryonline.org/cgi/content/fulltext/157/2/172

McNiel, D. E., Eisner, J. P., & Binder, R. L. (2000). The relationship between command hallucinations and violence. *Psychiatric Services, 51*(10), 1288–1292. Retrieved April 5, 2009, from http://ps.psychiatryonline.org/cgi/content/full/51/10/1288

Modestin, J., Huber, A., Satirli, E., Malti, T., & Hell, D. (2003). Long-term course of schizophrenic illness: Bleuler's study reconsidered. *American Journal of Psychiatry, 160*, 2202–2208.

National Institute of Mental Health (n.d.). *Schizophrenia.* Retrieved April 5, 2009, from http://www.nimh.nih.gov/health/topics/schizophrenia/index.shtml

Pawar, A. V., & Spence, S. A. (2003). Defining thought broadcast: Semi-structured literature review. *British Journal of Psychiatry, 183*(October), 287–291.

Savilla, K., Kettler, L., & Galletly, C. (2008). Relationship between cognitive deficits, symptoms and quality of life in schizophrenia. *Australian & New Zealand Journal of Psychiatry, 42*(6), 496–504.

Weitzel, C. A. (2000). Could you spot this psychiatric emergency? *RN, 9*(63), 35–38.

Rellenar los espacios

Rellenar los espacios con la respuesta correcta.

1. _____ son alteraciones de la percepción en las que la persona interpreta erróneamente los estímulos sensoriales existentes en el entorno.

2. Un trastorno metabólico de exceso de hidratación provocado por la psicosis del paciente esquizofrénico se denomina _____.

3. Las ideas delirantes de _____ se fundamentan en falsas creencias de que la persona es muy poderosa e importante.

4. La persona con esquizofrenia suele presentar un _____ afectivo sin expresión y sin respuesta.

5. En los pacientes con diagnóstico de esquizofrenia, antes del primer episodio psicótico manifiesto suele existir un período _____ de los síntomas.

Relacionar las parejas

Relacionar los siguientes conceptos con la frase más adecuada.

1. _____ Abulia

2. _____ Descarrilamiento

3. _____ Asociaciones fonéticas de ideas

4. _____ Difusión del pensamiento

5. _____ Esquizofasia

6. _____ Flexibilidad cérea

7. _____ Ideas delirantes de referencia

a. La persona permanece en una posición hasta que otra persona la modifica

b. «Sé que todos los jueces pueden oír lo que estoy pensando»

c. Ausencia de motivación para tomar decisiones o para realizar sus cuidados personales

d. «La taza que tenemos es una estrella fuerte para un fideo rojo húmedo transportada por los militares con exceso de la Tierra»

e. «Lleva la pastilla hacia la cima, el invierno apolilla...»

f. «Matt Lauer me está diciendo que tengo la llave para mantener la seguridad en el espacio exterior»

g. Asociaciones laxas de ideas con descarrilamiento o sin conexión entre ellas

Preguntas de elección múltiple

Seleccionar la mejor respuesta posible de entre las disponibles.

1. El personal de enfermería está valorando a un paciente que dice: «La radio envía señales a mis procesos intelectuales para que me autolesione». ¿Cuál de los siguientes diagnósticos incluiría el personal de enfermería para documentar el tipo de ideas delirantes de este paciente?
   a. Alucinaciones auditivas.
   b. Ideas delirantes de persecución.
   c. Inserción del pensamiento.
   d. Habla con asociaciones laxas de ideas.

2. ¿Cuál de las siguientes afirmaciones describe con más precisión la pobre del habla?
   a. Una mezcla de pensamientos desconectados y desorganizados.
   b. Rima de palabras sin sentido.
   c. Los pensamientos de otras personas pueden insertarse en la mente de la propia persona.
   d. Reducción de la cantidad o la velocidad del discurso de una persona.

3. Un paciente se acerca al enfermero y dice: «Este elfo pequeño sigue persiguiéndome con una correa y me está sacando de quicio de verdad» ¿Cuál de las siguientes respuestas sería la adecuada?
   a. «Sé que esto que ello le frustra, pero nadie más puede verlo.»
   b. «¿Por qué no le dice que se siente y le deje en paz?»
   c. «Sólo es algo que se está inventando usted.»
   d. «Eso es una tontería, nadie le está siguiendo.»

4. El personal de enfermería está documentando las observaciones durante el contacto inicial con un paciente con diagnóstico reciente de esquizofrenia aguda de tipo indiferenciado. ¿Cuál de las siguientes evaluaciones conductuales se consideraría un síntoma positivo de esquizofrenia?
   a. Aplanamiento afectivo.
   b. Indicios de abulia.
   c. Alucinaciones auditivas.
   d. Aspecto descuidado y desaliñado.

5. El personal de enfermería está planificando la atención de un paciente con un diagnóstico reciente de esquizofrenia paranoide. ¿Cuál de las siguientes alteraciones de la percepción debe preverse?

a. El paciente no percibe los cambios del entorno o no responde a ellos.

b. El paciente reconoce que no responde normalmente a los estímulos.

c. El paciente acepta y comprende la irracionalidad de sus ideas.

d. El paciente malinterpreta con frecuencia los estímulos sociales y del entorno.

6. Un paciente con esquizofrenia paranoide cree que los medicamentos están contaminados con sustancias venenosas y se niega a tomarlos. ¿Qué estrategia debe iniciar el personal de enfermería?

a. Insistir con toda naturalidad en la necesidad de tomar la medicación.

b. Preguntar al paciente cuál es el medicamento contaminado.

c. Preguntar al paciente con qué está envenenada la medicación.

d. Suspender temporalmente la dosis y volver a intentarlo luego.

12

Trastornos de la personalidad

◉ Objetivos didácticos

Después de leer el contenido de este capítulo, el estudiante debe ser capaz de:

1. Definir lo que se entiende por un patrón desadaptativo de los rasgos de personalidad.
2. Describir las conductas características de cada trastorno de la personalidad.
3. Comentar las opciones de tratamiento del paciente con un trastorno de la personalidad.
4. Describir la valoración de enfermería del paciente con un trastorno de la personalidad.
5. Formular los diagnósticos de enfermería adecuados para el paciente con trastorno de la personalidad.
6. Identificar resultados realistas para la persona que sufre un trastorno de la personalidad.
7. Determinar las intervenciones de enfermería para el paciente con trastorno de la personalidad.
8. Valorar la eficacia de la atención planificada de enfermería.

◉ Conceptos clave

- Automutilación
- Desdoblamiento
- Ideas
  - de referencia
- Narcisismo
- Pasivo-agresivo
- Pensamiento mágico
- Pretenciosidad
- Rasgos
  - de la personalidad
- Trastornos
  - de la personalidad

Cada persona nace con un conjunto de rasgos, un temperamento y unos patrones de conducta que constituyen una mezcla única de características que nos convierte en quienes somos. Nuestros pensamientos, sentimientos y actitudes hacia nosotros mismos y el mundo que nos rodea son los aspectos distintivos de la personalidad. Los **rasgos de personalidad** son patrones persistentes de la forma en que percibimos y nos relacionamos con otras personas y con la sociedad en su conjunto. Las personas con una personalidad sana son capaces de adaptarse a los factores vitales estresantes y de entablar relaciones interpersonales con expectativas razonables. Algunos rasgos de personalidad se consideran negativos y pueden manifestarse en las dificultades que a veces nos encontramos en el entorno social o laboral. Sin embargo, estos mismos rasgos negativos son más graves y extremos en los individuos con trastornos de la personalidad, lo que les plantea dificultades para adaptarse al mundo que los rodea.

Tipos de trastornos de la personalidad

Los **trastornos de la personalidad** son patrones de conducta profundamente arraigados, persistentes, inflexibles y desadaptativos que entran en conflicto con las normas de la cultura del sujeto que los padece. Dado que la conducta de estas personas se aparta acusadamente de las expectativas de la sociedad en la que se insertan, provoca un malestar significativo y una alteración en todos los aspectos de su vida. Las características de la conducta se manifiestan en los procesos de pensamiento de la persona, en la reactividad emocional, en las relaciones interpersonales y en el control de los impulsos. A menos que se frustren con su forma de vivir o con las relaciones con los demás, la mayoría de los individuos con trastornos de la personalidad no son conscientes del problema que tienen. Normalmente estas personas son irritantes y molestas para los que las rodean debido a su conducta egocéntrica y exigente. La mayoría de las personas que sufren estos trastornos desarrollan los patrones de desviación de la conducta en la adolescencia o el inicio de la edad adulta. Al contrario que muchos otros trastornos mentales donde los síntomas pueden alternarse en grados variables, los síntomas observados en los trastornos de la personalidad tienden a ser homogéneos y constantes. No es habitual que la persona afectada acuda a solicitar tratamiento, dado que niega el problema o no es capaz de identificarlo. Estudios recientes demuestran que muchos individuos con trastornos de la personalidad tienen problemas derivados del trastorno que persisten toda la vida, pero responden rechazando mayoritariamente las opciones de tratamiento disponibles, y cuando logran obtener un tratamiento, incumplen sistemáticamente el programa, dudan sobre el tratamiento y no obtienen los resultados esperados.

Las personas con trastornos de la personalidad tienden a compartir algunas características que determinan su conducta inflexible y desadaptativa. Dado que la conducta es la consecuencia de la forma en que percibimos el mundo que nos rodea y pensamos sobre él, estas diferencias características habitualmente impregnan la vida personal y social de las personas que sufren este trastorno. Tienden a ver su vida polarizada entre el bien y el mal, y prácticamente no pueden comprender que las cosas o las personas pueden presentar ambas cualidades. Acostumbran a ser arrogantes y autoindulgentes, incapaces de posponer su satisfacción para cumplir la de otras personas. Muchos tienen necesidades incumplidas de dependencia que se remontan a carencias en la educación durante los primeros años de vida.

Además presentan tendencias **pasivo-agresivas,** que hacen que la persona actúe con indirectas y con sentimientos hostiles de forma sutil. Este hecho puede considerarse como una mentalidad ambivalente con la que la persona manifiesta una afectividad pasiva y agradable mientras que las acciones se fundamentan en pesimismo y rencores ocultos. Se debate entre sentimientos de dependencia e independencia, de amor y odio y de acción e inacción, que derivan en mal humor, frustración, y una voluntad obstinada. Esta ambivalencia se demuestra en conductas exageradas con las que evita pensar en el conflicto psicológico subyacente. Estas conductas pueden adoptar una forma autodestructiva con el fin de manipular a las otras personas para que se doblegen a sus deseos, y proyectan la culpa en otras personas para evitar sentirse ineptos e incompetentes. Evitan los plazos con procrastinación y emplean otras estrategias de aplazamiento para sabotear los esfuerzos de otros. Si la manipulación pasiva falla, la ansiedad que les produce esta situación puede provocar accesos de ira.

Se han descrito múltiples trastornos de la personalidad y cada uno de ellos posee un conjunto específico de conductas y síntomas. El DSM-IV-TR agrupa estos trastornos en tres categorías o grupos en función de la gama de características que se despliegan, como se observa en la figura 12-1.

Trastornos de la personalidad del grupo A

Entre los trastornos de la personalidad del grupo A se encuentran los trastornos paranoide, esquizoide y esquizotípico de la personalidad. Las personas que están afectadas por estos trastornos pueden parecer extrañas o excéntricas.

Trastorno paranoide de la personalidad

El *trastorno paranoide de la personalidad* se define por un patrón de desconfianza y suspicacia general por el que las acciones o motivos de otras personas se interpretan como maliciosos o humillantes. Si bien no existen motivos obvios para sospechar, la persona con este trastorno puede mostrar hostilidad e incluso agredir a otras personas físicamente sin previo aviso. Suelen pensar que hay que «atacar primero» antes de que otros tengan la oportunidad de hacerles daño.

Trastornos de la personalidad

Grupo A	Grupo B	Grupo C
Paranoide Esquizoide Esquizotípico	Antisocial Límite Narcisista Histriónico	Por evitación Por dependencia Obsesivo- compulsivo
Conductas extrañas o excéntricas	Conductas dramáticas, emotivas o inestables	Conductas ansiosas y temerosas

FIGURA 12-1

Categorías de los trastornos de la personalidad agrupados según el tipo de manifestaciones o conductas y síntomas que se presentan.

Signos y síntomas

Las personas con trastorno paranoide de la personalidad aparentan ser frías y distantes. Su suspicacia natural los lleva a estar constantemente atentos al entorno, a actuar con resentimiento y a ser extremadamente cautelosos en sus interacciones con otras personas. Las personas que sufren paranoia son incapaces de creer que otras personas pueden ser benévolas con ellas. Pueden percibir un halago como una estrategia para conseguir algo a cambio, o un acto bienintencionado como un plan para engañarlas. Son reacias a compartir información personal con otras personas porque temen que sea utilizada en su contra posteriormente. Consideran necesarios los accesos de ira o de hostilidad para defenderse contra la deslealtad o el engaño de los demás. Los enfermos con este trastorno son incapaces de aceptar críticas constructivas, a la vez que mantienen una postura crítica hacia los demás. Guardan rencor contra otras personas y no muestran compasión si perciben un insulto o una injusticia hacia ellos (cuadro 12-1).

Estos pacientes suelen tener dilatados antecedentes de incapacidad para intimar en las relaciones personales. Suelen mostrarse celosos y acusar a sus compañeros o parejas de infidelidad e indiscreción. Por otro lado, intentan mantener el control de la relación encarándose con su pareja e interrogándola con preguntas sobre los lugares donde ha estado o ha intentado ir (p. ej., pueden comprobar el kilometraje del vehículo para confirmar sus dudas por la deslealtad que han percibido). Esta suspicacia se observa también en la proyección de la culpa de sus propios errores en otras personas. Su necesidad de contraatacar ante una injusticia percibida les lleva a verse envueltos con frecuencia en pleitos legales contra las personas a las que culpan del error. Tienen un carácter rígido e inflexible que les impide llegar a un acuerdo con otra persona para resolver un problema. Las personas con trastorno paranoide de la personalidad suelen ser bastante eficientes y dedicados en el trabajo, aunque tienden a trabajar mejor de forma independiente. Se interesan muchas veces en ámbitos como la electrónica, la física y en la invención.

CUADRO 12-1

Signos y síntomas del trastorno paranoide de la personalidad

- Actitud fría y distante
- Rigidez e inflexibilidad
- Dudas sobre la lealtad y la honestidad de los demás
- Continua alerta y cautelosa
- Resentimiento, acusando a los demás y discutiendo con frecuencia
- Incapacidad para tolerar las críticas
- Desconfianza e incapacidad para confiar en otras personas
- Convicción de que los demás pretenden engañarlos
- Accesos de ira u hostilidad
- Rencor contra otras personas
- Relaciones de control sobre los demás
- Celos extremos
- Proyección de la culpa en otras personas
- Incapacidad para considerarse un problema
- Autosuficiencia

 Consideraciones importantes

Las personas con discapacidades físicas o alteraciones sensoriales como la sordera pueden sufrir paranoia a causa de la reducción de su capacidad para interpretar la realidad del mundo que las rodea.

Práctica reflexiva

¿De qué forma puede responder una persona
con trastorno paranoide de la personalidad a
un cumplido de un compañero de trabajo?

Incidencia y etiología

El trastorno paranoide de la personalidad presenta mayor
prevalencia en los hombres. Las conductas típicas suelen
observarse en el inicio de la edad adulta. Se ha constatado
un posible vínculo genético con la esquizofrenia en la
tendencia de estos enfermos a manifestar ideas delirantes
o a sufrir esquizofrenia. Algunos teóricos relacionan este
fenómeno con el modelado que los padres ejercen en los
procesos de pensamiento negativos y en las conductas
paranoides.

Trastorno esquizoide de la personalidad

Las personas con *trastorno esquizoide de la personalidad*
son retraídas y solitarias, además de que demuestran
indiferencia a las oportunidades de establecer relaciones
personales.

Signos y síntomas

Dado que las personas que sufren este trastorno suelen
estar inmersas en sus propios sentimientos y pensamientos,
tienden a evitar las relaciones profundas y la intimidad.
Son consideradas «solitarias», ya que habitualmente prefieren involucrarse en actividades y aficiones por su cuenta;
las personas con este trastorno obtienen menos placer
en actividades relajantes y sensuales como la música, no
disfrutan del amor o la belleza, y habitualmente no desean
mantener relaciones sexuales. Muestran una expresión
facial o un estado de ánimo «blando» y escasa reactividad
a las emociones positivas de otras personas. Refieren que
casi nunca sienten o muestran emociones como ira o alegría. Las situaciones estresantes pueden desencadenar la
aparición de ideas delirantes (cuadro 12-2).

Los afectados de trastorno esquizoide de la personalidad suelen describirse como soñadores, fantasiosos y sin
metas provechosas, y habitualmente parecen indiferentes
a la opinión que otras personas tienen sobre su conducta.
Normalmente evitan cualquier situación laboral que comporte interacción social, aunque pueden desenvolverse
bien en un empleo donde no sea precisa la interacción y
puedan trabajar en solitario. Se interesan con frecuencia
en ámbitos como la mecánica o el arte.

 Consideraciones importantes

Las personas con trastorno esquizoide de la personalidad habitualmente parecen indiferentes
a la opinión que otras personas tienen sobre su
conducta.

CUADRO 12-2

Signos y síntomas del trastorno esquizoide de la personalidad

- Retraimiento y reclusión
- Indiferencia emocional
- Actitud de estar enfrascados en sí mismos
- Evitación de las relaciones profundas y la intimidad
- Solitarios
- Preferencia por las actividades solitarias
- Capacidad de sentir placer reducida
- Escaso interés en las relaciones sexuales
- Expresión facial «blanda»
- Tendencia a la ensoñación
- Escasa reactividad a las emociones
- Evitación social

Incidencia y etiología

Este trastorno de la personalidad es ligeramente más frecuente en los hombres que en las mujeres y presenta una
incidencia mayor en las personas con antecedentes familiares de esquizofrenia u otros trastornos de la personalidad. Las manifestaciones de la conducta se observan en la
mayoría de los ámbitos de la vida de la persona ya en los
inicios de la edad adulta.

Trastorno esquizotípico de la personalidad

Además de solitarias y de aislarse socialmente, las personas
con *trastorno esquizotípico de la personalidad* muestran patrones de pensamiento y de comunicación extravagantes.

Signos y síntomas

Los patrones de pensamiento y las opiniones de las personas con este trastorno son extraños e inusuales, y suelen poner de manifiesto un trasfondo paranoide. Suelen
manifestar un **pensamiento mágico** o creen que los pensamientos, las palabras y las acciones pueden provocar o
evitar un suceso gracias a fenómenos extraordinarios con
los que, por ejemplo, proponen adivinar el futuro o leer
la mente de otras personas. Se observan también **ideas de
referencia,** en las que la persona cree que los acontecimientos diarios tienen un significado personal especial e
importante. Son frecuentes las alteraciones perceptivas y
las ilusiones. Las emociones de estos individuos son rígidas
e inflexibles, y poseen una escasa capacidad de responder
a los sentimientos y expresiones de las personas que les
rodean. La forma de vestir y los manierismos pueden ser
excéntricos o inusuales (cuadro 12-3).

En los encuentros sociales, estas personas sufren un
aumento del miedo y la ansiedad, con lo que su capacidad para establecer relaciones interpersonales es reducida.
Suelen quejarse por no tener amigos ni relaciones sociales,
pero son incapaces de sobreponerse a la ineptitud social
y de dejar de sospechar del resto de personas. Pueden
desplegar una conducta psicótica en episodios breves que
duran minutos u horas. Se cree que este trastorno es una

Signos y síntomas del trastorno esquizotípico de la personalidad

- Pensamientos y creencias extraños y extravagantes
- Paranoia y suspicacia
- Pensamiento mágico
- Ideas de referencia
- Alteraciones perceptivas, ilusiones
- Emociones inflexibles
- Ropas extravagantes
- Aislamiento social
- Remordimientos por su falta de relaciones sociales

forma leve de esquizofrenia, aunque sin las alteraciones continuas del pensamiento.

Incidencia y etiología

El trastorno esquizotípico de la personalidad suele manifestarse durante la infancia y la adolescencia. La conducta extraña suele ser el blanco de las mofas de otros niños, lo que deriva en un aislamiento social precoz. Se presenta con mayor frecuencia en hombres que en mujeres. También se observa prevalencia en familiares biológicos de primer grado de personas con esquizofrenia. Normalmente el enfermo busca tratamiento para los síntomas de ansiedad o depresión en lugar de pedir ayuda para los síntomas propios del trastorno de la personalidad.

Trastornos de la personalidad del grupo B

El dramatismo, la emotividad o la inestabilidad son las manifestaciones fundamentales de la conducta de los individuos con trastornos de la personalidad del grupo B. Esta categoría comprende los trastornos antisocial, límite, narcisista e histriónico de la personalidad.

Trastorno antisocial de la personalidad

Las personas que sufren un *trastorno antisocial de la personalidad* manifiestan un patrón general de desprecio y violación de los derechos del resto de personas de la sociedad. Muestran un sentido distorsionado de merecida venganza hacia los demás a través de su indiferencia total y su frialdad ante las normas sociales y de la humanidad. Estos individuos también se denominan sociópatas y son egoístas y no parecen tener ningún tipo de conciencia. Roban y mienten a menudo y son incapaces de aceptar y asumir las responsabilidades cotidianas, parentales o laborales. Los abusos y malos tratos repetidos en la

«Predicciones inquietantes»

Margie es una paciente de 25 años que fue ingresada en la unidad psiquiátrica después de que los empleados de una tienda de ropa llamasen a la policía porque una mujer estaba «actuando de forma extraña» y diciendo «todas esas cosas de locos». Siempre había llevado ropa extravagante y de aspecto dispar.

Margie expresa pocas emociones cuando camina por la unidad y parece supersticiosa porque se aleja de los espejos y evita las grietas de las baldosas del suelo. Es habitual encontrarla mirando por la ventana y asintiendo con la cabeza o haciendo gestos con la mano, simulando que se está comunicando con alguien. Un miembro del personal de enfermería entra en la sala de estar y la encuentra mirando dentro de un jarrón y diciéndole a los otros pacientes: «Puedo ver el futuro... ¡se respira peligro en el aire y mañana ocurrirá algo espantoso!» Uno de los pacientes se altera mucho y grita; «¡Háganla callar! ¡Hágala callar!»

¿Cómo debe afrontar el personal de enfermería esta situación?

_____

¿Qué rasgos de personalidad esquizotípica manifiesta esta paciente?

_____

¿Cómo puede el personal de enfermería ayudar a Margie a mantener una interacción de tipo terapéutico con otros pacientes de la unidad?

_____

CASO PRÁCTICO 12-1

infancia y la adolescencia temprana aumentan el riesgo de manifestar conductas antisociales en la edad adulta. El trastorno suele ser crónico y tal vez sea uno de los más difíciles de tratar.

Signos y síntomas

Las personas que sufren estos trastornos son suspicaces y se sienten traicionados por el mundo. Dado que creen que el ser humano es fundamentalmente perverso y busca hacer el mal, estas personas actúan con impulsividad y temeridad para impedir que les saboteen. Con frecuencia intervienen en actos vandálicos y agresiones físicas, manifiestan una ira explosiva e insultan a otras personas. Tienen un historial marcado por expulsiones y absentismo escolar y delincuencia. Sus interacciones con otras personas siempre están salpicadas de engaños y deshonestidad. No dudan en victimizar a los demás para obtener beneficios materiales y suelen describirse como artistas de la estafa. Su forma de pensar es fría, cruel, insensible, arrogante e implacable, y son insensibles a los sentimientos de los demás. Su conducta los lleva a topar con frecuencia con la policía. A pesar de estar continuamente en conflicto con la ley, no sienten remordimientos ni asumen la responsabilidad de las consecuencias de sus actos. En la mente de un criminal, el hecho de ser detenido se considera un fracaso en el logro de su objetivo. Raramente mejoran con el encarcelamiento o los programas de tratamiento. Suelen culpar a otras personas e intentan racionalizar y minimizar las acciones vengativas realizadas (cuadro 12-4).

Los individuos con trastorno antisocial de la personalidad pueden utilizar apodos, mudarse con frecuencia o cambiar de trabajo para evitar ser reconocidos por la policía u otras instituciones legales, y apenas se preocupan por las responsabilidades que tienen con las personas que dependen de ellas o de las responsabilidades económicas. Muestran un encanto superficial y despliegan

fluidez comunicativa, además de manifestar un exceso de confianza, dado que manipulan a otras personas en su propio beneficio y por placer. Muestran una despreocupación imprudente por la seguridad de los demás, como demuestra su forma de conducir temeraria y las acciones que ponen a otras personas en peligro o de destrucción de la propiedad. Son frecuentes la promiscuidad sexual y las relaciones de explotación con desprecio por la pareja. Las personas con trastorno antisocial de la personalidad son incapaces de tolerar el aburrimiento y pueden responder con un estado de ánimo disfórico y buscar estímulo en el sexo, el alcohol, el juego o en actividades desenfrenadas y compulsivas que mitiguen esa sensación.

 Práctica reflexiva

¿En qué sentido se refleja la personalidad antisocial en el pensamiento del delincuente que cree que ser detenido es un fracaso en el camino a su objetivo?

Incidencia y etiología

La mayoría de las personas con un trastorno antisocial de la personalidad tiene antecedentes de trastorno disociativo de inicio anterior a los 15 años. Las situaciones de malos tratos infantiles, la conducta inestable de los padres en los cuidados o la falta de disciplina pueden aumentar las probabilidades de que una persona sufra un trastorno antisocial de la personalidad a los 18 años. El trastorno presenta mayor prevalencia en los hombres que en las mujeres y se asocia mayoritariamente a individuos de clases sociales bajas y en condiciones de hacinamiento. Presenta mayor incidencia en la población carcelaria y en personas con antecedentes de consumo de drogas. Existe una tendencia a la agrupación familiar del trastorno, ya que se presenta con más frecuencia en personas con familiares biológicos de primer grado con trastorno antisocial de la personalidad. Suele ser crónico, pero puede hacerse menos manifiesto a medida que la persona va envejeciendo.

Trastorno límite de la personalidad

Las personas diagnosticadas de *trastorno límite de la personalidad* presentan un patrón persistente de inestabilidad en las relaciones interpersonales, una autoimagen insegura y cambios de humor; son impulsivas y manifiestan accesos de ira intensos. La ira suele venir precedida de ansiedad, y su estado de ánimo oscila de forma recurrente entre la ansiedad, la tristeza y la ira.

Signos y síntomas

Las personas que sufren este trastorno con frecuencia experimentan un sentimiento crónico de vacío y abandono acompañado de una ansiedad continua y esfuerzos repetidos por evitar el rechazo que perciben. El miedo suele llevarles a adoptar una conducta cargante, dependiente y exigente y se comprometen rápidamente con una pareja complaciente. Los individuos con trastorno de la perso-

---

CUADRO 12-4

Signos y síntomas del trastorno antisocial de la personalidad

- Sospecha de otras personas
- Conducta impulsiva y temeraria
- Vandalismo y peleas frecuentes
- Ira explosiva
- Falsedad y deshonestidad
- Mentiras
- Frialdad e insensibilidad
- Arrogancia
- Violación de los derechos de los demás
- Sin remordimientos ni sentimiento de culpa
- Manipulación
- Proyección de la culpa
- Irresponsabilidad
- Uso de apodos
- Despliegue de encanto y maquinación
- Imprudencia
- Promiscuidad sexual y explotación
- Disforia

«Un carácter encantador»

Ed tiene 28 años y ayer fue ingresado en la unidad psiquiátrica por orden judicial. Se le diagnosticó un trastorno disociativo a los 10 años y se ha visto implicado en conflictos con la ley durante la adolescencia en muchas ocasiones. Fue detenido por conducir bajo el efecto de las drogas y por agredir a un agente de policía. Debido a que éste no es su primer delito por consumo de drogas, el juez le ha obligado a recibir tratamiento para su toxicomanía y para controlar la ira.

Ed es encantador y atractivo. Su actitud es muy convincente y está dispuesto a ofrecer cumplidos corteses y gestos amistosos. Le dice a una enfermera que le atrae mucho y que nunca se había sentido así antes. Le pide su número de teléfono para poder llamarla cuando le den el alta. La enfermera responde que no puede darle esa información, pero él insiste. Cuando ella enfrenta su conducta manipuladora, Ed se enfurece y dice: «No reconocería algo bueno aunque lo tuviese delante de las narices. De todas formas, no es más que una zorra».

¿De qué manera respondería usted en esta situación?

_____

_____

_____

¿Por qué es tan importante establecer los límites para tratar con la conducta de Ed?

_____

_____

¿Qué posibilidades tiene Ed de obtener ventajas del proceso terapéutico?

_____

_____

_____

nalidad se implican en demasía y se apegan con rapidez en una relación pero pronto sienten la amenaza de que la pareja lo abandonará. La persona puede pasar de idolatrar a la pareja a verla como una persona malvada y cruel sin previo aviso, despreciándola para evitar otro rechazo. Mientras su estado emocional lábil oscila entre la vanidad y el autodesprecio, las personas con este trastorno suelen estar confundidas acerca de su identidad. Sufren episodios de disforia intensa y un humor irritable que puede durar horas o días. El cambio súbito de una actitud cargante y dependiente en extremo a accesos de ira en un período breve suele denominarse el signo de «Jekyll y Hyde», y es extremadamente frustrante para las personas que intentan entablar una amistad con ellas, lo que suele arruinar la mayor parte de las relaciones de la persona afectada.

Junto con el cambio de humor, la persona con este trastorno suele mostrar un punto de vista radical o **un desdoblamiento** de su relación con el mundo. Suelen ver las cosas en términos de todo o nada, blanco o negro, amor u odio, sin término medio (p. ej. «perder a mi pareja indica que soy una mala persona»). Cuando se acaba una relación la persona cree que este hecho demuestra sus sentimientos de inutilidad. Puede manifestarse una disociación para escapar del sentimiento de soledad. En ocasiones sufren episodios breves de paranoia y alucinaciones debido a la capacidad reducida del paciente para mantener el sentido de la realidad. Es en estos momentos cuando suelen amenazar repetidamente con suicidarse o automutilarse. La **automutilación** es un acto deliberado en el que la persona se inflige lesiones sin intención de causarse la muerte. Este fenómeno demuestra un foco externo de control sobre el dolor interno y que le sirve a la persona para recuperar el sentido de la realidad y del valor de las cosas. La automutilación estimula la liberación de endorfinas, fenómeno que libera la tensión interna. Esto refuerza y fomenta el patrón repetitivo de las conductas autolesivas. Se especula que en cierta medida la respuesta al aumento de las endorfinas puede estar asociada a maltrato infantil continuo y al dolor que ha producido odio o ira redirigidos contra la propia persona. El dolor físico de la autolesión constituye un mecanismo de afrontamiento que distrae al individuo y le permite sobrellevar el dolor emocional. Algunos de sus movimientos son estereotipados y autoestimulantes, como balancear la cabeza o morderse los carrillos. Otras acciones pueden ser más intermitentes, pero igualmente habituales, como quemarse y cortarse en varios lugares del cuerpo (cuadro 12-5) o pellizcarse la piel con las uñas, con pinzas, con alfileres, con los dientes o con otros instrumentos. Estas conductas ofrecen un sentimiento distorsionado de alivio emocional al individuo. Aunque están avergonzados por sus actos, sienten una necesidad irrefrenable de realizar estos actos. También pueden involucrarse en conductas impulsivas y autodestructivas, como el abuso de drogas, el juego, la promiscuidad

Práctica reflexiva

¿En qué medida puede considerarse la automutilación como un conducta manipuladora?

sexual, actividades temerarias o patrones de alimentación excesiva (cuadro 12-6).

Las personas con este trastorno pueden mostrar preocupación por otras personas, pero siempre con expectativas de obtener algo a cambio; casi nunca experimentan sentimientos positivos de felicidad o bienestar. Si se ignoran sus deseos, manifiestan toda una gama de conductas exageradas que demuestran su incapacidad para posponer la satisfacción de sus necesidades. Estas conductas suelen adoptar la forma de pataletas malhumoradas, ira impulsiva y sarcasmo intenso dirigidos hacia las demás personas. Suelen montar en cólera si las figuras de autoridad no responden instantáneamente a sus deseos, y esta conducta tiende a malograr sus objetivos porque abandonan la acti-

Consideraciones importantes

Las personas con trastorno límite de la personalidad tienden a involucrarse en nuevas actividades autodestructivas, comprometiéndose repetidamente en relaciones abocadas al fracaso con otras personas emocionalmente inestables o que las maltratan.

vidad antes de conseguirlos. Es frecuente un historial de pérdida repetida de empleos, antecedentes de relaciones infructuosas y de abandono de los estudios.

Incidencia y etiología

El trastorno límite de la personalidad aparece con más frecuencia en mujeres que en hombres. Suele presentar una incidencia mayor en personas con antecedentes familiares de este trastorno. La inestabilidad suele ser más notoria en los inicios de la edad adulta, y se observa una estabilización del estado de ánimo en el grupo de edad de 30-40 años. La incidencia de suicidio en este grupo es la mayor durante la edad adulta.

Se desconoce la causa exacta de este trastorno, aunque se cree que las situaciones de desatención por parte de los padres, de separación del cuidador principal y de maltrato infantil pueden contribuir a su aparición. Un lactante apartado súbitamente de la persona a quien más ligada está emocionalmente aprende que a una relación gratificante y de confianza le sigue la ansiedad cuando la persona desaparece. Se pierde la confianza y la separación se considera un abandono. Una vez que la seguridad y la gratificación de esa relación fructuosa son sustituidas por la ansiedad en una situación adversa, el niño aprende a ver todas las situaciones polarizadas en «todo bueno» y «todo malo». Tienen dificultades continuas para entender que estas dos cualidades pueden coexistir en la misma persona. Esto provoca el desdoblamiento, en el que la persona reacciona ante la gente de forma extremadamente positiva o negativa.

Trastorno narcisista de la personalidad

El término **narcisismo** procede del griego y significa «presunción y cuidado excesivo de la propia imagen». La persona con un *trastorno narcisista de la personalidad* tiene una necesidad constante de recibir elogios exagerados y admiración y le importan poco los sentimientos de los demás. Pueden utilizar a otras personas injustamente para satisfacer sus propios deseos.

Signos y síntomas

Las personas con trastorno narcisista de la personalidad tienen un sentido grandioso y exagerado de autoimportancia que se hace evidente en forma de arrogancia y **pretenciosidad** por creer que tienen derecho a privilegios en virtud de su superioridad. Por ejemplo, cuando adquiere bienes o servicios, la persona puede solicitar que se presente ante ella el encargado o el dueño del establecimiento, recalcando su sentido de autoimportancia. Exagera todo logro personal con demanda de alabanzas y aprobación. Creen que sus fantasías de poder, de belleza y de éxito son superiores y que sólo las podrán comprender las personas de su categoría. Pueden hablar durante largos períodos sin

«Ambivalencia oculta»

Sherry es una mujer de 24 años ingresada en urgencias por automutilación tras infligirse 28 cortes en el antebrazo con un cuchillo de cocina. Acaba de descubrir que su novio, con el que compartía vivienda desde hace 2 años, se ha marchado. Sus antecedentes revelan un largo historial de relaciones malogradas y cuatro tentativas de suicidio anteriores, dos por sobredosis, una lanzándose de un vehículo en marcha y una por arma de fuego, con la que se hirió en una pierna. Antes del incidente actual llamó a su novio, quien le colgó el teléfono bruscamente. Su madre le dice al personal de enfermería que no entiende por qué Sherry se lo toma tan mal, y que 2 meses antes ella misma le había dicho a su novio «que se perdiese». Entre llantos, Sherry le dice al personal de enfermería: «Debo haber hecho algo muy malo para que él haga esto. Si fuese una buena persona, él aún seguiría conmigo».

¿Cómo demuestra la conducta de Sherry el sentimiento de inseguridad que tiene?

_____

_____

¿En qué sentido se manifiesta el desdoblamiento en su conducta?

_____

_____

¿Cómo debe responder el personal de enfermería a la última afirmación de Sherry?

_____

_____

_____

apreciar que sus interlocutores no muestran interés en la conversación (cuadro 12-7).

Si bien las personas con este trastorno muestran un sentimiento de grandiosidad excesivo, sus sentimientos subyacentes son de inferioridad con respecto a los demás y de envidia hacia el resto de personas. Pueden despreciar y sufrir un resentimiento oculto hacia las personas que reciben más respeto o atención, y suelen manifestar una sensibilidad excesiva al fracaso, lo que les provoca un sentimiento de inseguridad. La excesiva grandiosidad percibida de la propia persona se considera una compensación de su baja autoestima. Debido a la sensibilidad extrema con la que responden a las críticas, las personas que sufren trastorno narcisista de la personalidad pueden sufrir humillación, ansiedad intensa y vergüenza si son amonestados o se les contraría. Su necesidad de admiración aumenta hasta vencer los sentimientos de ser «malo» si no reciben la atención que creen que merecen. Ello contribuye a mejorar su conducta y de su puntación con la afirmación. Durante los períodos de frustración y ansiedad, muestran retraimiento social y alteraciones del estado de ánimo.

Incidencia y etiología

Aunque los adolescentes tienden a mantener puntos de vista narcisistas con respecto a ellos mismos mientras buscan su identidad, este fenómeno no implica que exista un trastorno narcisista de la personalidad. Sólo puede

CUADRO 12-7

Signos y síntomas del trastorno narcisista de la personalidad

- Sentido grandioso de autoimportancia
- Necesidad imperiosa de admiración y aprobación
- Ausencia de empatía hacia los demás
- Explotación de los demás en propio beneficio
- Pretenciosidad
- Pedir siempre lo mejor de cada cosa
- Fantasías de poder, belleza y éxito
- Inferioridad de fondo
- Hipersensibilidad a la crítica
- Ansiedad
- Retraimiento social
- Sin consciencia de su conducta

Práctica reflexiva

¿En qué medida una cultura que otorga un valor excesivo a la apariencia física fomenta las actitudes narcisistas?

diagnosticarse un trastorno narcisista de la personalidad cuando los rasgos narcisistas se vuelvan lo suficientemente inflexibles y desadaptativos para provocar un deterioro en la vida de la persona. Quienes desarrollan el trastorno casi nunca buscan tratamiento y suelen culpar de los resultados negativos de su conducta a la sociedad. Este trastorno es más frecuente en hombres que en mujeres y suele iniciarse al principio de la edad adulta.

Trastorno histriónico de la personalidad

La persona con *trastorno histriónico de la personalidad* manifiesta de forma habitual un patrón de emotividad generalizada y de egocentrismo con un carácter demandante de búsqueda de atención. Los individuos con este trastorno se encuentran incómodos en las situaciones en que no sean el centro de atención.

Signos y síntomas

Las personas con trastorno histriónico de la personalidad actúan con una teatralidad excesiva y puede parecer que exageran o fingen su conducta. Al montar una escena que llama la atención de los demás, a cambio suelen recibir simpatía o muestras de afecto. Como consecuencia, pueden empezar a confiar en alguien rápidamente, pero tienden a ser superficiales y se cansan rápido de la relación. También pueden hacer insinuaciones sexuales de forma inesperada cuando se relacionan con otras personas. Suelen describir sus relaciones al detalle exagerando la intimidad de las mismas. Pueden presentar a una persona conocida como si fuese su mejor amiga o una persona maravillosa y encantadora. Suelen llevar ropa provocadora y emplear manierismos para llamar la atención. Habitualmente su lenguaje es melodramático y rico en gestos manuales, pero vago y carente de contenido. Se puede describir su conducta como manipuladora, ya que emplean diversos recursos para satisfacer su necesidad oculta de dependencia y protección. Los individuos afectados por este trastorno de la personalidad pueden ser fácilmente sugestionables por otras personas e incluso llegar a ser demasiado confiados con personas de quienes creen que pueden solucionar todos sus problemas (cuadro 12-8).

CUADRO 12-8

Signos y síntomas del trastorno histriónico de la personalidad

- Conducta de búsqueda de atención
- Egocentrismo extremo
- Conducta excesivamente dramática y exagerada
- Relaciones banales y superficiales
- Conducta sexualmente provocativa
- Lenguaje melodramático, vacío y vago
- Manipulación
- Necesidades de dependencia insatisfechas

Incidencia y etiología

El trastorno histriónico de la personalidad tiende a ser más frecuente en mujeres, pero a menudo también está presente en hombres. Se manifiesta habitualmente en los inicios de la edad adulta, aunque las estadísticas disponibles son escasas. Existe una íntima asociación entre este trastorno y los síntomas disociativos. También es frecuente que estos pacientes muestren varios rasgos de personalidad típicos de otros trastornos, como la somatización, la conducta manipuladora, la promiscuidad sexual y la autoindulgencia. Se ha propuesto la teoría de que los síntomas pueden surgir a raíz de experiencias vividas en la infancia en las cuales la persona sólo recibía reconocimiento si se cumplían las expectativas de los padres. Los rasgos histriónicos de la personalidad sólo se consideran un trastorno si son desadaptativos y causan un deterioro funcional significativo de la persona.

Trastornos de la personalidad del grupo C

Las personas con trastornos de la personalidad del grupo C despliegan un tipo de conducta ansioso y temeroso. Se clasifican en trastorno de la personalidad por evitación, trastorno de la personalidad por dependencia y trastorno obsesivo-compulsivo de la personalidad.

Trastorno de la personalidad por evitación

La persona con *trastorno de la personalidad por evitación* suele ser tímida y extremadamente sensible a los comentarios negativos de otras personas. Presentan sentimientos de inadecuación y un malestar intenso en situaciones sociales en las que se encuentren con personas que no sean sus familiares más próximos.

Signos y síntomas

Dado que sienten un miedo intenso al ridículo o al rechazo, las personas con este trastorno tienden a evitar acontecimientos o situaciones en las que tengan que interactuar con otras personas. Pueden rechazar ofertas educativas y laborales por miedo a la crítica que pueden conllevar. La persona teme que otros puedan detectar su falta de autoestima y tiende a huir de las relaciones si existe alguna posibilidad de que estos sentimientos se vean expuestos. Sufren ansiedad intensa cuando se encuentran en situaciones en las que se reúne un grupo de personas. Estos sentimientos se asocian a la inferioridad y la incompetencia que perciben de sí mismos. Toda indicación de desaprobación llevará al individuo a evitar involucrarse en estas situaciones, incluso recibiendo ofertas repetidas y muestras de apoyo por parte de otras personas del grupo. Perciben rechazo aunque no existan pruebas. A menos que las personas con este trastorno estén completamente seguras de que van a ser apreciadas por los demás, suelen resistirse a confiar en las personas de su entorno. A pesar de que desean tener relaciones interpersonales íntimas, esta cautela extrema suele impedirles consumarlas (cuadro 12-9).

CUADRO 12-9

Signos y síntomas del trastorno de la personalidad por evitación

- Timidez extrema
- Sensibilidad al rechazo
- Sentimientos de inadecuación social
- Retraimiento social/aislamiento
- Sin autoconfianza
- Miedo a la crítica o al ridículo
- Ansiedad intensa en contextos sociales
- Sentimientos de inferioridad
- Baja autoestima
- Desconfianza
- Sin amistades íntimas
- Miedo a intimar en las relaciones
- Resistente a asumir riesgos o probar cosas nuevas

Consideraciones importantes

Ya que la persona que sufre un trastorno de la personalidad por evitación piensa repetidamente en errores e ineptitudes del pasado, tiende a considerarse inferior a los demás en todos los aspectos de su vida.

Incidencia y etiología

El trastorno de la personalidad por evitación se presenta con la misma frecuencia en las mujeres y en los hombres. En las personas que lo padecen, la timidez y el miedo a las situaciones nuevas que aparecen en la infancia tiende a aumentar en la adolescencia, y existen datos que respaldan la teoría de que se reducen con la edad. Las personas que manifiestan conductas de evitación suelen manifestar fobia social asociada.

Trastorno de la personalidad por dependencia

Las personas con trastorno de la personalidad por dependencia manifiestan una necesidad constante y extrema de ser cuidadas por los demás, lo que las lleva a depender de otras personas. Al mismo tiempo, se consideran inútiles e incompetentes. Si se termina una relación, sienten una necesidad imperiosa de comenzar una nueva.

Signos y síntomas

Las personas que sufren un trastorno de la personalidad por dependencia tienen dificultades para tomar decisiones que afectan a la vida cotidiana a menos que alguien los anime y los apoye. Ceden el control de su vida y las prioridades de sus propias necesidades a otras personas, y sus sentimientos de inseguridad y de duda les impiden tomar decisiones con respecto a sus cuidados personales. Pueden ser incapaces de escoger las prendas para vestirse y necesitar que otro escoja su ropa. Si bien pueden estar en desacuerdo con las personas que se ocupan de ellos, no expresarán estos sentimientos por miedo de disgustar

a su cuidador. No es infrecuente que las personas con este trastorno manifiesten conductas exageradas para demostrar su incapacidad para tomar una decisión o para saber qué hacer en una situación determinada; por ejemplo, una mujer que empuja el carrito de la compra contra la pared cuando su marido le pide que escoja un paquete de panceta de la estantería. Ella dice que no sabe qué marca coger, y por miedo a importunar a su marido y que la deje sola, delega en él la decisión de los productos que tiene que comprar.

Las personas con este trastorno buscarán finalmente relaciones con las que poder continuar con el apoyo y protección que necesitan. Dada la ansiedad extrema que experimentan cuando no hay alguien presente para tomar decisiones en su lugar, necesitan una figura sustitutiva si se acaba una relación. Los individuos con este trastorno no se implican de ningún modo en tareas independientes ni en promover actividades por iniciativa propia (p. ej., un hombre necesita champú para lavarse el pelo pero no lo comprará hasta que alguien le diga qué marca comprar). Los enfermos toleran en mayor grado los maltratos y la sumisión en estas relaciones y, ya que la persona que los sufre teme quedarse sola, los maltratos perduran incluso teniendo ayuda para huir de la situación. Su carácter pasivo y el miedo al abandono invalidan toda expresión de sus necesidades personales insatisfechas. Por ejemplo, una mujer de 28 años que mantiene una relación en la que se la maltrata quiere ir a la universidad, pero teme que su marido la abandone si desarrolla las capacidades necesarias para vivir de forma independiente. No persigue sus aspiraciones y sigue dependiendo del apoyo de su marido. Tiene tanto miedo de ser incapaz de tomar decisiones vitales por ella misma, que permanece en el seno de una relación cruel en la que queda sometida al control de la otra persona (cuadro 12-10).

Práctica reflexiva

¿De qué manera se refleja la personalidad dependiente en el síndrome del nido vacío que sufre un progenitor cuando todos sus hijos se van de casa?

CUADRO 12-10

Signos y síntomas del trastorno de la personalidad por dependencia

- Incapacidad para tomar decisiones
- Dependencia excesiva de otras personas
- Inseguridad y falta de autoconfianza
- Temor extremo a quedarse solos
- Ansiedad excesiva
- Sentimientos de incompetencia
- Necesidad constante de aseveración
- Comportamiento sacrificado
- Cesión del control de su propia vida a otras personas
- Conducta de sumisión

Incidencia y etiología

El trastorno de la personalidad por dependencia se diagnostica con más frecuencia en mujeres que en hombres. Este trastorno suele aparecer en el inicio de la edad adulta y sigue un curso crónico; es uno de los trastornos de la personalidad diagnosticados con más frecuencia. La edad y los factores culturales pueden contribuir a fomentar esta conducta. En algunas culturas se espera que las mujeres sean serviles hacia los hombres, por lo que debe hacerse una distinción entre lo que se considera respetuoso y lo que resulta excesivo. Los niños y adolescentes que sufren enfermedades físicas crónicas o un trastorno de ansiedad por separación presentan un riesgo mayor de sufrir este trastorno.

Trastorno obsesivo-compulsivo de la personalidad

Las personas con *trastorno obsesivo-compulsivo de la personalidad* son minuciosas, extremadamente organizadas y se preocupan por el orden y la perfección. Suelen ser muy fiables, pero están obsesionadas con llevar un control estricto y carecen de la flexibilidad necesaria para el compromiso.

Signos y síntomas

Los individuos con trastorno obsesivo-compulsivo de la personalidad prestan atención excesiva a los detalles y las normas hasta el punto de dejar la tarea que tenían entre manos sin terminar. Por ejemplo, un empresario se preocupa tanto por que se cumplan las normas del orden durante una reunión, que finalmente no se llega a ninguna conclusión. Las personas compulsivas tienden a insistir en que su forma de hacer las cosas es la única correcta y desean estar siempre al cargo de todas las situaciones. Como consecuencia, son reacios a delegar tareas en otros y prefieren hacer las cosas a su manera para que se hagan de la forma adecuada. Si se les asignan tareas, dan instrucciones muy detalladas, y son extremadamente críticos con los demás y con ellos mismos si se comete algún error o se incumplen las instrucciones. Para las personas con este trastorno, es difícil sentir satisfacción por sus logros, y manifiestan una ansiedad intensa si se espera de ellos cumplir un plazo o establecer prioridades.

La tacañería y el acaparamiento de objetos forman parte del rechazo obstinado que tienen a tirar objetos que podrían ser necesarios en algún momento. Es frecuente que guarden objetos como revistas o bolsas de papel y que los ordenen en pilas con extremada precisión, alineándolas perfectamente. Son incapaces de tirar cosas que ya no tienen valor o que dejan de ser funcionales. Su necesidad de acaparar cosas resulta molesta para las personas de su entorno. Las personas con este trastorno casi nunca piden días libres en el trabajo para llevar a cabo actividades de ocio o por vacaciones porque consideran que es una pérdida de tiempo. Sus relaciones suelen ser más serias y superficiales. Creen que mostrar emociones o afecto en público es ridículo y suelen tener poca capacidad para expresar sentimientos o intimar con otras personas (cuadro 12-11).

CUADRO 12-11

Signos y síntomas del trastorno obsesivo-compulsivo de la personalidad

- Preocupación por el orden
- Conducta rígida y controladora
- Perfeccionismo
- Expectativas irreales
- Incumplimiento de los plazos
- Incapacidad para relajarse
- Principios éticos y morales estrictos en extremo
- Acaparamiento de objetos
- Incapacidad de delegar
- Obstinación
- Tacañería
- Despliegue de emociones superficiales

 Consideraciones importantes

Las personas que sienten impotencia de forma inconsciente pueden intentar recuperar el control de sí mismos controlando a otras personas.

Incidencia y etiología

El trastorno obsesivo-compulsivo de la personalidad se observa con el doble de frecuencia en los hombres que en las mujeres. En los hombres el trastorno suele aparecer en la adolescencia tardía, y en las mujeres, en los primeros años de la segunda década de la vida. Las mujeres que sufren este trastorno suelen trabajar en entornos como la investigación, donde se requiere precisión y atención al detalle. Casi nunca buscan tratamiento porque implicaría hacer cambios en su vida. Toda desviación de su carácter rígido resulta extremadamente amenazante a estas personas. Habitualmente son poco conscientes del origen psicológico del malestar que sufren.

Tratamiento de los trastornos de la personalidad

Los profesionales sanitarios se unen para ofrecer al paciente con un trastorno de la personalidad un entorno en el que pueda cambiar su conducta con eficacia. Para lograrlo, el paciente debe contemplar el problema con mayor perspectiva para descubrir lo que subyace a su respuesta desadaptativa al mundo. Esto suele ser difícil porque la mayoría de las personas con un trastorno de la personalidad no son conscientes de ello y se resisten a los intentos de implantar cambios en su vida. Si se ingresa al paciente por un trastorno mental asociado como la ansiedad, la depresión, el consumo de drogas u otros trastornos del estado de ánimo, puede cumplir con el tratamiento para este pro-

Consideraciones importantes

La aplicación de contratos de no autolesionarse, los diarios y los cuadernos de conducta pueden permitir al enfermo que se automutila o se inflige cortes a sí mismo registrar sus pensamientos y sus patrones de conducta. Estos instrumentos pueden ofrecer ventajas ya que animan al paciente a buscar otras formas de recuperar el autocontrol.

Opinión experta

Los medicamentos se emplean con precaución en los pacientes mayores por la posibilidad de que se presenten efectos secundarios e interacciones farmacológicas. Además, pueden provocar alteraciones en otros problemas médicos presentes. El tratamiento debe centrarse en identificar factores estresantes recientes que pueden intensificar los problemas conductuales que presenta el paciente en el momento.

blema pero evita completamente los síntomas asociados a la personalidad. Muchas personas con trastornos de la personalidad también son reacias a confiar en los demás, lo que añade dificultades para entablar relaciones personales. Este factor suele impedirles llegar a establecer una relación terapéutica con un psicoterapeuta. Su ineptitud en las relaciones sociales también conlleva una autoimagen negativa y sentimientos de desesperanza.

Se emplean diversos tipos de psicoterapia para tratar los trastornos de la personalidad, entre ellos la psicoterapia individual, en grupo y familiar. El tipo de terapia que se debe aplicar a un determinado paciente dependerá del problema mental de fondo. La psicoterapia cognitivo-conductual trata los pensamientos de una persona respecto a las acciones a que dan lugar, mientras que la psicoterapia interpersonal se centra en las relaciones humanas. En el caso de los trastornos de la personalidad, con la psicoterapia individual las ventajas quedan restringidas por la desconfianza de la persona y los límites de su comodidad personal. Sin embargo, si aceptan seguir una terapia logran ser más conscientes de la forma en que piensan y de la distorsión de sus percepciones. Pueden explorarse formas para que estas personas modifiquen su conducta hasta obtener un mayor grado de funcionalidad. Algunas psicoterapias conductuales constan de una sesión individual semanal y sesiones de grupo para ayudar a los pacientes a comprender sus acciones, a la vez que se trabaja para mejorar las conductas desadaptativas. Otros trastornos que comportan dependencia, desconfianza, manipulación y arrogancia pueden conllevar una tanda de tratamiento más prolongada. Dado que muchos de estos individuos tienen pensamientos y actitudes profundamente arraigados, su resistencia al cambio es mayor y, por tanto, los resultados son menos favorables.

La terapia de grupo y la modificación conductual permiten que los pacientes mejoren sus capacidades de interacción para que comprendan mejor la percepción que los demás tienen de ellos. Los enfermos pueden aprender a liberar la ansiedad y a confiar en otras personas en un entorno seguro. Los métodos de resolución de problemas pueden practicarse en el seno del grupo para resolver los problemas comunes a todos.

La terapia ocupacional o ergoterapia ayuda a los enfermos a aumentar su grado de actividad, de modo que puedan ir adquiriendo independencia. Mediante estas actividades también pueden valorarse y fomentarse las capacidades para completar tareas. La ludoterapia

puede ofrecer a los pacientes asistencia para expresar los sentimientos y aumentar sus capacidades de interacción social. La interacción con el terapeuta y las directrices que éste ofrece pueden proporcionar a los pacientes formas constructivas de afrontar la ira y otras conductas autodestructivas.

El método preferido para tratar los trastornos de la personalidad consiste en una asociación de psicoterapia y tratamiento farmacológico, aunque los síntomas de estos trastornos responden en menor medida a los fármacos. Los errores en el pensamiento pueden mejorarse en cierto grado con medicamentos antipsicóticos como la risperidona y la olanzapina. La ansiedad y la depresión pueden tratarse con ansiolíticos y fármacos antidepresivos. El primer objetivo del tratamiento habitualmente consiste en reducir el estrés ambiental.

El tratamiento clásico también incluye a los familiares y a las amistades del paciente. Las acciones de las personas más próximas al paciente a menudo afectan a sus problemas conductuales y son útiles en el proceso terapéutico. El tratamiento de los trastornos de la personalidad es prolongado y requiere paciencia, minuciosidad y comprensión por parte del terapeuta o de los miembros de la familia y amigos.

Aplicación del proceso de enfermería a un paciente con un trastorno de la personalidad

Valoración

No es frecuente que un paciente sea ingresado con un trastorno de la personalidad como motivo principal del tratamiento. La persona o los familiares pueden buscar tratamiento para el problema a medida que los rasgos desadaptativos se van volviendo problemáticos y deterioran la vida del paciente. El factor desencadenante del ingreso puede ser otro trastorno como la depresión, el consumo de drogas o los intentos de suicidio. En primer lugar, es importante desarrollar una relación de confianza aplicando un enfoque empático y acrítico.

Algunas de las técnicas de valoración que podrían emplearse con las personas que sufren trastornos de la personalidad comprenden:

- Formular preguntas directas para descubrir los hechos o conductas que han llevado al ingreso del paciente.
- Observar la conducta y los síntomas no verbales que indican el afecto adecuado.
- Valorar el contenido y la claridad de los procesos de pensamiento, el pensamiento polarizado en bueno o malo, el pensamiento mágico o el narcisismo.
- Detectar las incoherencias existentes entre lo que se dice y los manierismos o la conducta.
- Determinar los hábitos sociales y las relaciones presentes o pasadas en las que la persona ha estado implicada.
- Determinar el grado de ansiedad y el estado emocional durante la anamnesis.
- Registrar cualquier resistencia a la entrevista o cualquier indicio de reacción impulsiva cuando se le pide información al enfermo.
- Preguntarle al paciente por los métodos de afrontamiento que aplica habitualmente para sobrellevar los factores estresantes vitales.
- Observar atentamente cualquier cicatriz o corte que pueda indicar la presencia de una conducta de automutilación.
- Preguntar al paciente si ha tenido pensamientos suicidas y verificar si ya ha planificado su suicidio.
- Establecer qué tipo de situaciones pueden desencadenar la conducta autodestructiva.

Dado que las personas con trastornos de la personalidad suelen ser irritantes con los demás y extremadamente exigentes, es importante reconocer y gestionar los propios sentimientos del personal de enfermería hacia estos pacientes. Sus sentimientos suelen coincidir con los que manifiestan el paciente y sus cuidadores. Los pacientes con trastorno de la personalidad pueden ser manipuladores y buscar la complicidad del personal de enfermería y otros enfermos. Es importante observar la situación objetivamente. Sólo puede efectuarse una intervención terapéutica si la propia consciencia permite al personal de enfermería proyectar una actitud adecuada de cuidado y protección del bienestar del paciente.

Selección de los diagnósticos de enfermería

El diagnóstico de enfermería se efectúa tras analizar concienzudamente los datos recogidos durante el proceso de valoración de enfermería. Deben considerarse todos los datos que puedan aportar información nueva o útil al establecer el diagnóstico. Los diagnósticos de enfermería pueden aplicarse a más de un trastorno de la personalidad, dado que tienen en común numerosos síntomas y problemas. Los diagnósticos pueden ser:

- Aislamiento social relacionado con sospechas hacia otras personas.

- Ansiedad relacionada con conflictos inconscientes.
- Deterioro de la comunicación verbal relacionada con retraimiento social.
- Afrontamiento inefectivo relacionado con suspicacia, ambivalencia o proyección.
- Deterioro de la interacción social relacionado con indiferencia hacia los demás.
- Trastorno de la identidad personal relacionado con retraimiento social.
- Riesgo de violencia autodirigida relacionado con conductas de automutilación.
- Riesgo de violencia dirigida a otros relacionado con rabia e incapacidad para tolerar la frustración.
- Riesgo de baja autoestima situacional relacionado con necesidades de dependencia insatisfechas.
- Impotencia relacionada con sentimientos extremos de dependencia.
- Trastorno de la identidad personal relacionado con desdoblamiento y necesidades de dependencia insatisfechas.
- Conflicto de decisiones relacionado con incapacidad de solventar problemas.
- Afrontamiento familiar afectado relacionado con relaciones desadaptativas.
- Desesperanza relacionada con sentimientos de inutilidad e incompetencia.

Resultados esperados

Los resultados esperados ofrecen ciertos criterios mediante los que puede medirse la eficacia de las intervenciones de enfermería. El personal de enfermería y los pacientes trabajan en colaboración para facilitar el cambio en un período suficiente. Si los cambios esperados no se alcanzan durante el plazo establecido, debe revisarse el plan de atención en el momento de la valoración. Los resultados esperados en un paciente con un trastorno de la personalidad pueden comprender:

- Expresar sus pensamientos y sentimientos de forma adecuada.
- Aumentar su interacción con otras personas.
- Manifestar una menor hostilidad e ira.
- Adoptar una postura relajada.
- Participar en las actividades de la unidad.
- Adaptarse a las normas de la unidad.
- Aumentar su control sobre los impulsos.
- Limitar su conducta manipuladora.
- Controlar la ansiedad sin tener que adoptar conductas teatrales.
- No autolesionarse o hacer daño a otras personas.
- Asociar la ansiedad con los factores desencadenantes.
- Evitar las conductas de desdoblamiento o comportarse de forma cargante.
- Reclamar como suyos sus propios sentimientos y pensamientos.
- Expresar verbalmente cualidades positivas que le caracterizan.
- Tomar decisiones independientes sobre sus cuidados personales.

Intervenciones

Ofrecer atención de enfermería a las personas con trastornos de la personalidad es extremadamente complejo. Hay que identificar los sentimientos personales acerca de las conductas del paciente y ser plenamente consciente de ellos en todo momento para ofrecer las intervenciones adecuadas. Las intervenciones de enfermería para los pacientes con un trastorno de la personalidad pueden abarcar:

- Demostrar aceptación de la persona en todo momento, separando la persona de la conducta.
- Proporcionar un entorno seguro. Esta medida es especialmente importante con las personas que manifiestan conductas de automutilación.
- Establecer y mantener los límites con consecuencias asociadas al incumplimiento.
- Explicar al paciente las normas de la unidad y reforzarlas.
- Pedir al paciente que se responsabilice de su propia conducta.
- Detectar la conducta inadecuada y comentar otras conductas posibles con el enfermo.
- No hacer excepciones ni mostrar ningún tipo de favoritismo.
- Animar al paciente a expresar abiertamente sus sentimientos y pensamientos.
- Detectar los factores desencadenantes de las conductas teatrales.
- Mantenerse alerta por si el paciente despliega conductas manipuladoras.
- Comunicar los problemas con los pacientes manipuladores a otros miembros del equipo terapéutico.
- Comentar positivamente las conductas de los pacientes que hacen esfuerzos por cambiarlos.
- Acercarse a los pacientes de frente y hablarles con claridad, especialmente en el caso de los pacientes con paranoia.
- Comprobar que los pacientes no se guardan los medicamentos en la boca.
- Animar al paciente a participar en las actividades de la unidad.
- Valorar la ideación suicida.
- Establecer un contrato para que el paciente que manifieste tendencias autodestructivas se comprometa a no autolesionarse.
- Ayudar y formar al paciente en el proceso de resolución de problemas.
- Adoptar una actitud realista cuando el paciente actúe con teatralidad o exagere los hechos.
- Señalar todas las conductas extremistas al paciente cuando las despliegue.
- Animar al paciente a escribir un diario personal de pensamientos y sentimientos.
- Comentar con la persona el modo en que su conducta afecta a los demás y ayudarle a investigar otro tipo de acciones.
- Observar e intervenir antes de que determinada conducta vaya agravándose.
- Usar medidas de exclusión temporal para frenar la conducta teatral si el paciente se resiste a redireccionarla.

- Indicar al enfermo y a la familia fuentes de información disponibles acerca del trastorno (Información para pacientes 12-1).

Evaluación

La eficacia de las intervenciones efectuadas para las personas con trastornos de la personalidad resulta difícil de medir. Los cambios no se presentan rápidamente y no suelen ser reconocibles durante el breve período que dura el tratamiento. Su capacidad para establecer los límites y mantener una perspectiva terapéutica ante las conductas del enfermo suele ser un factor que indica los progresos obtenidos. Los resultados a corto plazo de la interacción del paciente con otras personas y el control de los impulsos pueden valorarse en el entorno de ingreso. La conducta del paciente tras el alta demostrará si realmente se han obtenido mejoras.

Independientemente de los recursos empleados por el equipo de salud mental, las posibilidades de esta mejora quedan restringidas por los patrones profundamente arraigados de conducta invasiva que se han desarrollado a lo largo de la vida del paciente. A diferencia de un problema médico agudo, los rasgos de personalidad desadaptativos suelen pasar inadvertidos a las personas que los manifiestan. No pueden solucionar el problema porque son incapaces de reconocer los motivos que lo desencadenan.

RESUMEN

- Los rasgos de personalidad y determinadas características que están profundamente arraigadas y resultan inflexibles y desadaptativas son el cuadro característico del trastorno de la personalidad. La paradoja es que, si bien los sentimientos que acompañan al trastorno provocan sufrimiento, la persona no suele reconocer el problema y considera normal su conducta.

- La incapacidad para detectar el problema es lo que impide que el paciente obtenga beneficios de los programas de tratamiento y las intervenciones. La mayoría de las personas con trastornos de la personalidad soportan una vida con múltiples intentos fallidos de asegurar las situaciones sociales y personales que viven.

- Según el DSM-IV-TR se han identificado tres grupos de trastornos de la personalidad. Independientemente del trastorno, existen puntos en común entre estos grupos. Todos tienden a ver el mundo desde una perspectiva ambivalente, ajustándose a la creencia de que los objetos, las personas y los acontecimientos son sólo buenos o malos. Esta perspectiva polarizada rechaza la posibilidad de que estos dos extremos coexistan en un mismo contexto. Con este punto de vista, el individuo suele proyectar de forma pasiva e indirecta hostilidad hacia los demás de forma sutil y engañosa para evitar los sentimientos de inadecuación e incompetencia.

- Los trastornos del grupo A son las variantes paranoide, esquizoide y esquizotípica. La conducta de estos pacientes suele ser extraña o excéntrica.

- El trastorno paranoide de la personalidad se define como un patrón persistente de suspicacia y desconfianza en el que las acciones o los motivos de los demás se consideran intencionadamente amenazadores o humillantes. Si bien las sospechas son infundadas, la persona afectada puede reaccionar con hostilidad y agredir físicamente a otros sin previo aviso.

- En el trastorno esquizoide de la personalidad la persona se muestra retraída y solitaria, con indiferencia emocional hacia las relaciones sociales.

- Además de ser solitarias y no involucrarse en situaciones sociales, las personas con trastorno esquizotípico de la personalidad despliegan unos patrones de pensamiento y comunicación extraños e inusuales.

- En los trastornos de la personalidad del grupo B se manifiestan conductas dramáticas, emotivas o inestables. Esta categoría incluye el trastorno antisocial de la personalidad, el trastorno límite de la personalidad, el trastorno narcisista de la personalidad y el trastorno histriónico de la personalidad.

- Las personas con un trastorno antisocial de la personalidad manifiestan un patrón persistente de violación de los derechos del resto de personas de la sociedad. Experimentan un falso sentimiento de merecida venganza contra otras personas que se pone de manifiesto por ser indiferentes a las leyes de la sociedad y la humanidad.

- Las personas con trastorno límite de la personalidad presentan un patrón persistente de inestabilidad en las relaciones interpersonales, inseguridad en la autoimagen y cambios de humor bruscos. Estallan en accesos de ira impulsivos e intensos. Una perspectiva radical llamada *desdoblamiento* describe su relación con el mundo, con la que las cosas se ven en términos de blanco o negro, todo o nada, amor u odio, sin término medio. La persona tiende a recuperar el sentido de la realidad y del valor de las cosas con una conducta de automutilación o autolesiva, fenómeno que demuestra un foco externo de control sobre el dolor interno.

- El trastorno narcisista de la personalidad indica una necesidad constante de recibir elogios exagerados y admiración. A la persona afectada le importan poco los sentimientos de otras personas. Puede utilizar a los demás injustamente para satisfacer sus propios deseos.

- La persona con trastorno histriónico de la personalidad suele manifestar un patrón de emotividad generalizada y de egocentrismo con un carácter demandante de búsqueda de atención.

- Las personas con trastornos de la personalidad del grupo C despliegan un tipo de conducta ansiosa y temerosa, y se clasifican en trastorno de la personalidad por evitación, trastorno de la personalidad por dependencia y trastorno obsesivo-compulsivo de la personalidad.

- La persona con un trastorno de la personalidad por evitación suele ser tímida y extremadamente sensible a los comentarios negativos de otras personas.

Presenta sentimientos de inadecuación y malestar intenso en situaciones sociales en las que se encuentra con personas distintas de sus familiares más próximos. Siente un miedo intenso a la crítica o al ridículo, que se añade a sus sentimientos de inferioridad.

- Las personas con un trastorno de la personalidad por dependencia manifiestan una necesidad constante y extrema de que los demás las cuiden, lo que las conduce a depender de otras personas. Dado que se consideran a sí mismos inútiles, incompetentes e incapaces de tomar decisiones, sufren una inseguridad profunda y manifiestan sentimientos de duda, ya que temen quedarse solas.
- Las personas con un trastorno obsesivo-compulsivo de la personalidad son minuciosas, extremadamente organizadas y se preocupan por el orden y la perfección. Suelen ser muy fiables, pero están obsesionadas con llevar un control estricto y carecen de la flexibilidad necesaria para el compromiso.
- La mayoría de los pacientes con trastornos de la personalidad reciben tratamiento cuando se les atiende por otro trastorno. En muchos casos, pueden adoptar conductas autodestructivas que finalmente las llevan a recibir atención en el sistema sanitario.
- La capacidad del personal de enfermería para parti-cipar en el plan de tratamiento se ve alterada por el carácter manipulador, molesto y perturbador de las conductas que despliegan estos pacientes, que son fuente de frustración e irritación. Si bien las conductas desadaptativas resultan obvias para otras personas, los individuos con este tipo de trastornos no son conscientes del efecto que sus acciones tienen sobre el entorno.
- Es importante establecer los límites de la conducta y hacerlos respetar estrictamente. El personal de enfermería debe ser consciente de sus propios sentimientos y mantenerse alerta para detectar las conductas manipuladoras que los pacientes pueden mostrar.
- El clima terapéutico obliga al personal de enfermería a mostrar aceptación del paciente y no ser crítico a medida que se intenta provocar un cambio en él, quien en gran medida se resiste a las estrategias de tratamiento.
- Las tentativas de aplicar la intervención terapéutica se ven restringidas por los patrones profundamente arraigados de las conductas invasivas que los pacientes han ido desarrollando con el tiempo. La mejora sólo puede tener lugar si los enfermos toman conciencia de sí mismos, lo que les permite identificar el motivo que ha desencadenado el problema.

BIBLIOGRAFÍA

AGS Foundation for Health in Aging. *Personality disorders.* Retrieved April 5, 2009, from http://www.healthinaging.org/agingintheknow/chapters/ch_35.asp

American Psychiatric Association. (2000). *Diagnostic and statistical manual of mental disorders—text revision* (4th ed.). Washington, DC: Author.

Goethals, K., Willigenburg, L., Buitelaar, J., & Van Marle, H. I. (2008). Behavior problems in childhood and adolescence in psychotic offenders: An explanatory study. *Criminal Behaviour Mental Health, 18*(3), 153–165.

Gunderson, J. G. (2006). *Personality disorders.* Retrieved April 9, 2006, from http://www.merck.com/mmhe/sec07/ch105/ch105a.html

Jacobson, C. M., Muehlenkamp, J. J., Miller, A. L., & Turner, J. B. (2008). Psychiatric impairment among adolescents engaging in different types of deliberate self-harm. *Journal of Clinical Child Adolescent Psychology, 37*(2), 363–375.

Jansson, I., Hesse, M., & Fridell, M. (2008). Personality dis-order features as predictors of symptoms five years post-treatment. *American Journal of Addiction, 17*(3), 172–175.

Linehan, M. M., McDavid, J. D., Brown, M. Z., Sayrs, J. H., & Gallop, R. J. (2008). Olanzapine plus dialectical behavior therapy for women with high irritability who meet criteria for borderline personality disorder. *Journal of Clinical Psychiatry, 69*(6), 999–1005.

National Institute of Mental Health. (2009). *Borderline personality disorder.* Retrieved April 5, 2009, from http://www.nimh.nih.gov/health/publications/borderline-personality-disorder-fact-sheet/index.shtml

National Mental Health Association. *Personality disorders.* Retrieved April 9, 2009, from http://www.mental-healthamerica.net/go/information/get-info/personality-disorders

Sternberg, R. J. (1994). Abnormal psychology, personality disorders. In: *In search of the human mind,* Philadelphia, PA: Harcourt Brace: Chapter 18, 668–670.

Rellenar los espacios

Rellenar los espacios con la respuesta correcta.

1. Los síntomas de los trastornos de la personalidad tienden a ser _____ y _____.

2. Las personas que sufren trastornos de la personalidad suelen tener una mentalidad _____ con la que manifiestan una afectividad pasiva y agradable mientras que las acciones se fundamentan en pesimismo y rencor ocultos.

3. Un tipo de autodestrucción consiste en comprometerse repetidamente en relaciones _____ con otras personas emocionalmente inestables o que las maltratan.

4. Las personas que manifiestan un sentimiento de _____ sienten que tienen derecho a privilegios que los demás les deben en virtud de su superioridad.

5. La _____ es un acto deliberado en el que la persona se inflige lesiones a sí misma, fenómeno que demuestra un foco externo de control sobre el dolor interno.

6. Un patrón general de desprecio y violación de los derechos del resto de personas de la sociedad es característico del trastorno _____ de la personalidad.

Relacionar las parejas

Relacionar los siguientes conceptos con la frase más adecuada.

1. ___ Rasgos de personalidad

2. ___ Desdoblamiento

3. ___ Narcisismo

4. ___ Dependencia

5. ___ Proyección

6. ___ Conducta teatral

7. ___ Signo de «Jekyll y Hyde»

8. ___ Sociópata

9. ___ Evitación

a. Mecanismo de defensa mediante el que se responsabiliza de las propias faltas a otras personas

b. Persona que desprecia los derechos de los demás sin remordimientos

c. Retraimiento asociado a un sentimiento extremo de falta de confianza en uno mismo y miedo al rechazo

d. Respuesta agresiva a los sentimientos negativos subyacentes

e. Perspectiva extremista que considera que las cosas son totalmente buenas o malas

f. Formas persistentes de ver el mundo y relacionarse con él

g. Sentimiento de indefensión percibida que provoca una excesiva dependencia de otras personas

h. Cambio de humor extremo en el que se pasa de un conducta cargante y dependiente a accesos de ira

i. Sentido grandioso de autoimportancia

Preguntas de elección múltiple

Seleccionar la mejor respuesta posible de entre las disponibles.

1. El personal de enfermería está cuidando de un paciente ingresado por quemaduras autoinfligidas en el abdomen. Mientras se están explorando las heridas, el paciente dice: «Merezco este dolor». ¿Cuál de las siguientes respuestas describe mejor los sentimientos de fondo que refleja esta afirmación?
 a. Arrogancia.
 b. Inutilidad.
 c. Suspicacia.
 d. Egocentrismo.

2. El personal de enfermería observa que un paciente está monopolizando la mayor parte de la conversación durante el desayuno. Habla llamando la atención y critica a otros pacientes. ¿Cuál de las siguientes intervenciones de enfermería es la más adecuada?

 a. Llamarle la atención debido a su conducta inapropiada.
 b. Darle medicación para calmarlo.
 c. Excluirlo temporalmente hasta que pueda controlar sus acciones.
 d. Redirigir la conducta y recalcar los límites establecidos.

3. ¿Cuál de las siguientes afirmaciones sobre los pacientes con trastornos de la personalidad es cierta?
 a. Son conscientes de que tienen un problema de conducta.
 b. Los patrones de manipulación que despliegan suelen derivar en la ineficacia del tratamiento.
 c. La mayoría tienen una motivación sincera para cambiar sus conductas.

d. La mayoría reconocen la forma en que su conducta afecta a otras personas.

4. ¿Cuál de los siguientes tipos de conducta podrían interpretarse como autodestructivos?
   a. Evitar las relaciones próximas y la intimidad.
   b. Comprometerse en relaciones que están abocadas al fracaso.
   c. Forma de vestir extravagante y manierismos.
   d. Sentido exagerado de autoimportancia.

5. Un joven que pide a gritos ver al encargado de un restaurante cuando no sientan a su pareja y a él inmediatamente después de llegar está desplegando un conducta narcisista denominada:
   a. Proyección.
   b. Desdoblamiento.
   c. Pretenciosidad.
   d. Ambivalencia.

6. ¿Cuál de los siguientes indicadores refleja en mayor medida que se ha producido una mejora en las estrategias de tratamiento?
   a. El paciente es capaz de definir lo que significa *trastorno de la personalidad*.
   b. El paciente puede reconocer los rasgos de personalidad en otras personas.
   c. El paciente relaciona la necesidad de cumplir el tratamiento con el plan de tratamiento que se ha establecido.
   d. El paciente muestra cambios en la conducta tras el alta.

7. Las personas con trastorno antisocial de la personalidad muestran un sentido distorsionado de merecida venganza hacia otras personas. ¿Cuál de las siguientes afirmaciones describe mejor las consecuencias de su pensamiento?

a. Un foco externo de control sobre el dolor interno.
b. Repetidas tentativas infructuosas de asegurar la estabilidad en las relaciones.
c. Desprecio e indiferencia persistentes por las leyes de la sociedad y la humanidad.
d. Expectativas irrealistas y perfeccionismo.

8. Montar una escena excesivamente dramática manifestando una conducta emotiva para atraer la atención de los demás es característica de la personalidad:
   a. Esquizotípica
   b. Histriónica
   c. Dependiente.
   d. Obsesivo-compulsiva.

9. ¿Cuál de las siguientes afirmaciones describe correctamente a la persona con trastorno narcisista de la personalidad?
   a. Siente una profunda inseguridad, duda de sí misma y teme intensamente quedarse sola.
   b. Rígida y controladora, con normas y expectativas irrealistas.
   c. Manifiesta patrones de pensamiento y comunicación extraños e inusuales.
   d. Puede utilizar a otras personas injustamente para satisfacer su necesidad egoísta de recibir atención y elogios exagerados.

10. ¿Cuál de los siguientes términos corresponderían a características comunes a todos los trastornos de la personalidad?
    a. Conductas inflexibles y desadaptativas.
    b. Conductas extrañas y extravagantes.
    c. Frialdad, distancia y tendencia a la suspicacia.
    d. Ideas de referencia en los acontecimientos cotidianos.

CAPÍTULO TRECE

Trastornos somatomorfos

13

⦿ Objetivos didácticos

Después de leer el contenido de este capítulo, el estudiante debe ser capaz de:

1. Distinguir el síndrome psicofisiológico de un trastorno somatomorfo.
2. Identificar los signos y síntomas de los trastornos somatomorfos.
3. Identificar los factores etiológicos de la aparición de los trastornos somatomorfos.
4. Considerar las opciones de tratamiento para el paciente con síntomas somatomorfos.
5. Reunir datos con facilidad durante la valoración de un paciente con trastorno somatomorfo.
6. Identificar los diagnósticos de enfermería y los resultados para afrontar los problemas habituales de los pacientes con trastornos somatomorfos.
7. Identificar las intervenciones de enfermería adecuadas para las conductas psicofisiológicas.
8. Describir métodos de evaluación para determinar la eficacia de las intervenciones planificadas para un paciente con un trastorno somatomorfo.

⦿ Conceptos clave

Beneficio primario
Beneficio secundario
Hipocondría
Histeria
La belle indifference
Psicofisiológico

Seudoneurológico
Síndrome
  de Münchhausen
Soma
Somatización
Somatomorfo

El término ***soma*** proviene del griego y hace referencia al cuerpo. Históricamente, la conexión entre el estrés, la ansiedad y los síntomas fisiológicos se ha asignado a la **histeria**, un trastorno nervioso caracterizado por un control emocional ineficaz. Se denomina ***somatización*** al síndrome previsible de dolencias y síntomas físicos que aparecen como consecuencia del estrés psicológico. Estos síntomas sugieren que existe una afección; no obstante, dado que no se pueden explicar mediante datos diagnósticos, no se atribuyen a ninguna afección y se consideran **psicofisiológicos** o **somatomorfos**.

La somatización se considera un mecanismo de defensa. A diferencia de un paciente que crea síntomas intencionadamente para mantenerse en el rol de paciente, la persona con somatización no es consciente de los factores psicológicos subyacentes al trastorno y los síntomas no se producen intencionadamente. El paciente no controla los síntomas, que son una expresión involuntaria de conflictos psicológicos. Los síntomas somáticos proporcionan una **beneficio primario** o psicológico, ya que la ansiedad se mitiga y la atención se desvía al problema físico. El **beneficio secundario** proviene de la atención posterior que el paciente recibe de un médico o familiar. Otros mecanismos que utilizan las personas con un trastorno somatomorfo son la represión del trauma o el conflicto, la negación de la existencia de factores psicológicos y el desplazamiento de la ansiedad y los conflictos hacia síntomas corporales.

 Consideraciones importantes

Los trastornos somatomorfos se caracterizan por alteraciones de la actividad sensorial o motora. En cambio, los trastornos disociativos (v. cap. 14) afectan al sentido de identidad o la memoria.

Tipos de trastornos somatomorfos

Los trastornos somatomorfos comprenden el trastorno de somatización, el trastorno de conversión, el trastorno por dolor, la hipocondría y el trastorno dismórfico corporal. Todos ellos tienen la característica común de presentar síntomas físicos que parecen sugerir que la causa es una afección, pero los signos clínicos no respaldan la existencia de un problema médico u otro trastorno mental. Los síntomas son lo suficientemente graves como para provocar malestar y disfunción considerables en los ámbitos social y laboral del paciente. La respuesta del sistema nervioso autónomo al estrés puede estar asociada a un aumento de la percepción de síntomas fisiológicos como la frecuencia cardíaca acelerada, la tensión muscular y el incremento del movimiento gastrointestinal. En un principio estos síntomas parecen indicar un problema médico para el que la persona busca un tratamiento.

Los pacientes con trastorno somatomorfo suelen tener amplios antecedentes de intervenciones quirúrgicas o de exploraciones innecesarias llevadas a cabo por un gran número de médicos. Este hecho, además del carácter automático de los síntomas sobre los que el afectado no tiene ningún control, tiende a complicar la diferenciación entre los síntomas y problemas médicos reales. El paciente suele percibir la presencia de una enfermedad o lesión, aunque el médico le tranquilice garantizándole que no está enfermo. El efecto del problema percibido suele prolongarse por el número de días de baja por enfermedad que toman en el trabajo y la jubilación anticipada, impuesta por la naturaleza discapacitante de los síntomas.

 Consideraciones importantes

Los trastornos somatomorfos constituyen un problema serio para el sistema sanitario porque las personas que padecen estos síntomas hacen un uso intensivo de los servicios y los recursos médicos.

Trastorno de somatización

El trastorno de somatización, también denominado síndrome de Briquet, se caracteriza por múltiples síntomas que aparecen por primera vez antes de los 30 años y se prolongan varios años. Este trastorno afecta con frecuencia a varios sistemas corporales y constituye el trastorno somatomorfo más frecuente. Normalmente el enfermo va de un médico a otro en busca de un diagnóstico, lo que conduce a la repetición de las series de pruebas diagnósticas y de rayos X con el fin de confirmar un problema médico. Los posibles peligros de seguir varios tratamientos médicos simultáneos, como que se presenten interacciones de fármacos o potenciación entre ellos, también son un aspecto fundamental que hay que tener en cuenta.

Signos y síntomas

Un síntoma somático se considera válido si requiere tratamiento médico, como por ejemplo un fármaco. En este trastorno existe una cantidad considerable de síntomas somáticos que no se pueden explicar completamente con los datos médicos obtenidos.

Los síntomas somáticos comprenden dolor en al menos cuatro localizaciones distintas, como la cabeza, las articulaciones, el pecho o la espalda (cuadro 13-1). Deben observarse como mínimo dos síntomas digestivos. Las náuseas y el meteorismo se manifiestan con frecuencia; en cambio, la diarrea y los vómitos son menos frecuentes. Otra característica de este trastorno es la presencia de síntomas de problemas sexuales o reproductivos diferentes al dolor. A menudo, las mujeres refieren irregularidades menstruales y los hombres, disfunción eréctil. Por último, al menos uno de los síntomas somáticos debe ser un síntoma neurológico como pérdida de sensación o coordinación de un miembro, debilidad o problemas visuales. El paciente no puede controlar los síntomas subjetivos y los percibe como reales. Los motivos habituales de los síntomas somáticos son el beneficio primario obtenido al aliviar la ansiedad y el beneficio secundario o la atención

CUADRO 13-1

Signos y síntomas frecuentes del trastorno de somatización

- Múltiples síntomas somáticos que no se confirman mediante datos médicos
- Exageración de los síntomas sin información objetiva
- Síntomas físicos de dolor en al menos cuatro ubicaciones
- Dos síntomas digestivos
- Un síntoma sexual o reproductivo
- Un síntoma neurológico
- Ansiedad moderada o grave
- Depresión
- Incapacidad para controlar los síntomas voluntariamente
- Dependencia con conductas demandantes y que buscan llamar la atención
- Ganancia secundaria
- Malestar significativo o deterioro de la actividad social o laboral

que recibe el enfermo como respuesta a los síntomas. Estos factores no suelen ser evidentes para el paciente, lo que pone de manifiesto la pauta de conducta.

Cuando el enfermo describe el problema, habitualmente exagera los síntomas con poca información objetiva que los respalde. Además de los síntomas somáticos, también con frecuencia se observan síntomas de depresión y ansiedad moderados o graves. La intensidad y persistencia de los síntomas indican la necesidad desesperada del enfermo de recibir asistencia en todos los aspectos de su vida. En algunos casos, esto sugiere que la persona tiene sentimientos subyacentes de baja autoestima y culpabilidad. Los enfermos con trastorno de somatización son extremadamente dependientes tanto en la relación entre médico y paciente como en sus relaciones personales, solicitan atención y soporte emocional en gran medida y con frecuencia se enfurecen si no se satisfacen sus necesidades. Su demanda de atención en algunos casos puede comportar amenazas o intentos de suicidio, con la intención de manipular a los demás.

Incidencia y etiología

Un pequeño porcentaje (aproximadamente el 0,2%) de la población adulta de Estados Unidos sufre este trastorno, que parece ser mucho más habitual en mujeres que en hombres. Asimismo, tiende a ser más prevalente en las poblaciones griega y puertorriqueña. El trastorno de somatización se considera una enfermedad crónica que suele recurrir a lo largo de la vida. Los primeros síntomas pueden aparecer en la adolescencia. En las mujeres, los síntomas menstruales somáticos pueden ser el primer síntoma. El trastorno suele agruparse en familias, en las que es probable que también se presenten otros problemas mentales. Los niños y adolescentes suelen reproducir los modelos familiares de conducta, sobre todo cuando con

ella se consigue la atención de los demás. Esta imitación, junto con las diferencias en la percepción del dolor, pueden ser factores que participan en la tendencia generacional. Los trastornos narcisista, antisocial y límite de la personalidad se observan con frecuencia en asociación con el trastorno de somatización.

 Práctica reflexiva

¿De qué modo el beneficio secundario obtenido por un padre con trastorno de somatización puede alentar a su hijo a reproducir dicha conducta?

Trastorno de conversión

El enfermo con un trastorno de conversión manifiesta síntomas que indican un deterioro sensorial o neurológico que los resultados de las pruebas diagnósticas no confirman. Normalmente existen factores de trauma o estrés asociados que se presentan de forma simultánea al inicio de los síntomas. Dado que éstos generalmente afectan principalmente a la actividad sensorial o psicomotora voluntaria, se consideran síntomas **seudoneurológicos** o neurológicos falsos. El carácter de conversión de este trastorno hace referencia en realidad a la transferencia del conflicto psicológico o los factores estresantes a una percepción de parálisis de partes corporales o de la actividad sensorial. Por ejemplo, una persona pierde el uso funcional de la mano y el brazo dominantes antes de un recital de piano en el que no quiere participar.

 Consideraciones importantes

Se considera que el estrés familiar y los abusos sexuales o los maltratos son las causas más frecuentes de trastornos de conversión en niños y adolescentes.

Signos y síntomas

Los síntomas del trastorno de conversión (cuadro 13-2) contienen el factor de ansiedad, que sirve para desviar la atención de la situación de estrés subyacente. La transferencia de esta ansiedad a un deterioro de la función física deriva en un beneficio primario para el enfermo. Los cambios en las circunstancias sociales, familiares o laborales provocados por la discapacidad temporal pueden dar lugar al beneficio primario, ya que el enfermo evita tareas o responsabilidades desagradables además de recibir la atención de la familia. Los afectados de un trastorno de conversión pueden manifestar una actitud llamada *la belle indifference,* es decir, no muestran ansiedad ni preocupación por las consecuencias de los síntomas.

Los síntomas psicomotores pueden incluir deterioro de la coordinación o el equilibrio, parálisis de un miembro, incapacidad para hablar, dificultades para deglutir y retención urinaria. Los déficits sensoriales pueden estar

Signos y síntomas frecuentes del trastorno de conversión

- Deterioro sensorial o neurológico no confirmado por las pruebas diagnósticas
- Ausencia de control consciente de los síntomas
- Desequilibrios o parálisis de una extremidad
- Incapacidad para deglutir, hablar, ver u oír
- Insensibilidad al dolor o al tacto
- Deterioro de la actividad social o laboral provocado por los síntomas
- *La belle indifference*
- Convulsiones o conductas de tipo convulsivo que no siguen la pauta de síntomas habitual
- Ausencia de cambios físicos o discapacidad
- Capacidad funcional y síntomas que no son congruentes con los trastornos neurológicos habituales

los hombres. El trastorno es más frecuente en personas de baja posición socioeconómica y en las que viven en zonas rurales. Además, en personas con menos conocimientos de medicina y psicología la prevalencia es mayor. Los adolescentes con este trastorno suelen tener padres sobreprotectores con una necesidad dominada de considerar a su hijo enfermo. Los síntomas acaparan toda la atención de la familia y se convierten en el centro de la vida familiar. Normalmente, el trastorno de conversión tiene una duración breve, y la mayoría de los pacientes se recupera en 2 o 4 semanas sin recurrencias. Cuando hay síntomas de parálisis y deficiencias del habla o la visión, la evolución tiende a ser mejor que en los casos de temblores o crisis epilépticas.

 Consideraciones importantes

Los hombres tienen más probabilidades de sufrir trastornos de conversión en situaciones relacionadas con el trabajo o de tipo militar.

relacionados con la disminución de la sensación del dolor, disfunción auditiva o visual y alucinaciones. En algunas ocasiones puede haber crisis epilépticas o convulsiones. Sin embargo, a diferencia de una crisis epiléptica, la crisis conversiva variará de un episodio a otro sin una pauta diferenciada de actividad y puede parecerse a una crisis epiléptica que alguien ha descrito al enfermo.

Los síntomas del trastorno de conversión tienden a diferenciarse de las deficiencias neurológicas reales, ya que en la descripción del problema que hace el enfermo no manifiesta ninguna disfunción de las vías nerviosas típicas. Por norma general, los síntomas no comportan ningún otro cambio físico ni discapacidad, como se observa en los trastornos neurológicos. Es posible que haya incapacidad para realizar un movimiento concreto, pero otras funciones del cuerpo pueden permanecer intactas. En algunas ocasiones, la extremidad descrita como disfuncional se moverá involuntariamente cuando la atención se dirija temporalmente a otro lado. Aunque se indique que la extremidad no es funcional, los reflejos neurológicos permanecen intactos.

Incidencia y etiología

El trastorno de conversión puede iniciarse a cualquier edad y no parece agruparse en familias. Los estudios revelan que aproximadamente una tercera parte de la población manifiesta estos síntomas en algún momento de su vida, y la incidencia en las mujeres es el doble que en

Trastorno por dolor

La característica distintiva de este trastorno es un dolor intenso que comprende una gran diversidad de síntomas. El dolor deteriora las capacidades de actividad social y laboral del enfermo. En la mayoría de los casos, el dolor se debe básicamente a factores psicológicos, aunque también son frecuentes los casos de enfermos con una enfermedad médica real asociada al dolor. Los problemas psicológicos son la causa principal del inicio, gravedad y continuidad de los síntomas del dolor, aunque tanto los factores mentales como los físicos pueden participar en la enfermedad.

Signos y síntomas

El dolor observado en este trastorno puede interferir en gran medida con las actividades de la vida diaria del enfermo. La ubicación o la descripción del dolor no cambian. Los síntomas pueden consistir en migrañas, dolores de espalda, artritis, calambres musculares o dolor pélvico. La persona puede utilizar grandes cantidades de analgésicos para mitigar el dolor sin lograr ninguna mejoría. El dolor crónico puede comportar farmacodependencia, lo que puede complicar la situación añadiendo otro problema. Los enfermos con dolor recidivante también tienen riesgo de sufrir síntomas de depresión y pensamientos suicidas. El aislamiento social y la inactividad pueden fomentar todavía más el estado de ánimo depresivo. Las alteraciones del sueño también son habituales en las personas con dolor crónico (cuadro 13-3).

 Práctica reflexiva

¿Qué síntomas que suelen observarse en una crisis epiléptica patológica pueden no aparecer en una crisis conversiva?

 Práctica reflexiva

¿De qué modo la percepción de dolor del enfermo puede contribuir a la aparición de este trastorno?

CUADRO 13-3

Signos y síntomas frecuentes del trastorno por dolor

- Dolor intenso con una amplia gama de síntomas diferentes
- Factores psicológicos asociados
- La ubicación y la descripción del dolor no cambian
- Uso excesivo de analgésicos sin lograr el alivio del dolor
- Depresión
- Aislamiento social
- Deterioro de la actividad social y laboral
- Alteraciones del sueño

Incidencia y etiología

El trastorno por dolor puede manifestarse a cualquier edad. El dolor crónico es más frecuente en personas de edad avanzada y la proporción entre hombres y mujeres, prácticamente igual. El dolor que interfiere con la actividad cotidiana es generalizado. Las bajas laborales más frecuentes en Estados Unidos se asocian al dolor de espalda. Se desconoce el número de enfermos con dolor intenso que sufren un trastorno por dolor. El pronóstico depende en gran medida de la capacidad del individuo para evitar que el dolor se convierta en el factor dominante de su vida.

Hipocondría

La **hipocondría** se caracteriza por miedo o preocupación excesiva a padecer una enfermedad grave basándose en una interpretación errónea de los signos y síntomas somáticos. La inquietud continúa a pesar de las pruebas médicas y la garantía de que no existe ninguna enfermedad. El enfermo no sufre ideas delirantes y puede reconocer que es posible que no exista ninguna enfermedad. Sin embargo, el temor persiste y causa suficiente malestar como para provocar un deterioro de las actividades sociales y laborales durante un período de 6 meses o superior.

 Consideraciones importantes

La hipocondría persiste a lo largo del tiempo pero tiende a manifestarse en episodios esporádicos o exacerbaciones generalmente asociados a episodios estresantes de la vida de la persona.

CASO PRÁCTICO 13-1

«El temor desplazado de Jerry»

Jerry es un operador de maquinaria pesada de 47 años. Su mujer, Angela, ha ejercido de ama de casa y criado a sus tres hijos durante doce años. Ahora que los chicos están en la escuela, Angela ha decidido cumplir el sueño de su vida e inscribirse en la universidad para estudiar enfermería. Le ha pedido a Jerry que le ayude con los niños para poder tener más tiempo para los estudios, y le recuerda que cuando sea enfermera podrá aportar ingresos a la familia. Tres meses después de que Angela inicie las clases, Jerry sufre una dorsalgia grave que le obliga a pedir la baja. Se le somete a pruebas de imagen completas, pero no se detecta ninguna causa médica para el dolor. Jerry dice que los analgésicos y los miorrelajantes no parecen ayudarle en nada. El paciente comenta al personal de enfermería que quiere que lo deriven a un centro médico de grandes dimensiones que se encuentra a más de seiscientos kilómetros del lugar porque parece que los médicos de aquí no quieren ayudarle. Afirma que no puede ayudar ni a cuidar a los niños ni en las tareas domésticas a causa del dolor. Dos meses después Jerry deja su trabajo y Angela debe traer un sueldo a casa, así que deja la universidad y encuentra un trabajo de recepcionista en una agencia de seguros de la zona.

¿Qué conflicto psicológico subyacente puede estar provocando los síntomas de Jerry?

_____

_____

¿Cuáles son los beneficios primarios y secundarios de Jerry?

_____

_____

Cabe destacar que el **síndrome de Münchhausen** o fingimiento de enfermedades para llamar la atención no es un trastorno somatomorfo. Aunque este síndrome presente problemas subyacentes de salud mental, la diferencia fundamental es que los pacientes con este síndrome aseguran sufrir problemas de salud deliberadamente. Sus conocimientos acerca de la enfermedad fingida son bastante premeditados y su capacidad para imitar la presencia del trastorno está planificada. El engaño deriva en una manipulación emocional profundamente reflexionada del sistema sanitario, lo que se traduce en tratamiento y estancias hospitalarias basadas en la necesidad patológica de llamar la atención. Aunque son muy conscientes de sus actos, las personas que fingen una enfermedad para llamar la atención pueden ignorar la motivación subyacente de esta conducta.

Signos y síntomas

El temor o la inquietud injustificados suelen asociarse a un mínimo problema de funcionamiento corporal que se malinterpreta como si fuese una enfermedad importante. El enfermo acude al sistema sanitario en repetidas ocasiones para verificar sus temores. Los síntomas se suelen notificar al detalle en cuanto a aparición, ubicación y duración. Con todo, éstos no suelen seguir un modelo reconocible de síntomas habituales de una enfermedad patológica. El paciente puede referir dolor en uno o varios órganos o sistemas. Al afectado puede molestarle leer o escuchar información acerca de su enfermedad. La inquietud y preocupación por la enfermedad temida se convierte

en el centro de la vida de la persona, de sus conversaciones y de su red de contactos (cuadro 13-4).

El cambio constante de médico es habitual, ya que el paciente busca un facultativo que confirme la afección. Aunque se le haga un reconocimiento médico y se le tranquilice verbalmente, el paciente no se convence de la ausencia de la enfermedad. El paciente con hipocondría suele pensar que la atención médica recibida es incompetente. Si le derivan a profesionales de la salud mental se molestan y rechazan la ayuda. Dado que los síntomas falsos reiterados tienden a provocar relaciones tensas entre el médico y el paciente, puede pasarse por alto la presencia de una enfermedad médica real. Las relaciones sociales y familiares también resultan afectadas, ya que la atención se centra constantemente en el bienestar físico de la persona.

Incidencia y etiología

Se desconoce la verdadera etiología de este trastorno. Al igual que en otros trastornos somatomorfos, está relacionada con el exceso de indulgencia por la preocupación en uno mismo y la necesidad de satisfacer la intensa necesidad de dependencia. Este trastorno tiende a manifestarse en la misma proporción en hombres y mujeres, y la incidencia máxima tiene lugar al final de la treintena en los hombres y de la cuarentena en las mujeres. El trastorno suele ser de evolución crónica y su pauta refleja un aumento de la consciencia de las propias funciones del cuerpo y una preocupación excesiva de que existe un problema. Debido a la necesidad psicológica subyacente de dependencia, muy pocas personas son capaces de asociar los síntomas somáticos con su estado mental. La depresión es frecuente, ya que los hipocondríacos continúan creyendo sus temores y se niegan a aceptar la garantía de lo contrario.

Trastorno dismórfico corporal

El trastorno dismórfico corporal se caracteriza por la preocupación por algún defecto imaginario en la apariencia física o por una preocupación excesiva por un leve defecto físico existente. La persona afectada sufre un gran malestar por el defecto que percibe, ya sea real o imaginario, hasta el punto que se deteriora su actividad social, escolar o laboral.

Signos y síntomas

La mayoría de las personas que padecen este trastorno se concentran en los rasgos faciales o de la cabeza, pero también pueden ser otras partes del cuerpo, especialmente las que suscitan atracción sexual. Los defectos corporales por los que se preocupan pueden ser la calvicie, imperfecciones faciales, arrugas o cicatrices, marcas de nacimiento o la forma de las líneas faciales. Otras zonas que suscitan preocupación son los senos, las nalgas, el abdomen, el tórax y sobre todo el tamaño o la forma del cuerpo. El mínimo defecto puede considerarse como una imperfección «terrible» o «abominable». El paciente puede mirarse constantemente el defecto en espejos de aumento con

---

CUADRO 13-4

Signos y síntomas frecuentes de la hipocondría

- Miedo o preocupación excesiva a padecer una enfermedad grave a partir de una interpretación errónea de signos de funciones corporales normales
- Visitas repetidas a la atención sanitaria buscando la confirmación de los temores
- Síntomas explicados con gran detalle
- Afectación de uno o más órganos o sistemas corporales
- Síntomas que no siguen la pauta habitual de ninguna enfermedad
- El centro de la existencia es la enfermedad percibida
- El paciente no queda convencido con las repetidas exploraciones y la garantía de que la enfermedad no existe
- Peregrinaciones médicas
- Percepción de que la atención sanitaria es incompetente
- Rechazo de las derivaciones a profesionales de la salud mental
- Deterioro de las relaciones sociales y familiares

Signos y síntomas frecuentes del trastorno dismórfico corporal

- Preocupación por un defecto imaginario en la apariencia física
- Preocupación excesiva por un defecto físico mínimo
- El defecto se considera «terrible» o «abominable»
- Mirar continuamente el defecto en espejos de aumento
- Uso de medios excesivos para ocultar el defecto
- Comparaciones con otras personas cuyo aspecto físico se considera mejor
- Sentimientos de inadaptación y consciencia del defecto
- Aislamiento social
- Escasa consciencia de la conexión de los factores psicológicos con el malestar
- Las garantías de que no sufre ninguna enfermedad no convencen al paciente
- Cirugía reconstructiva o plástica para eliminar el defecto asociado a la ansiedad

luz o bien evitar totalmente los espejos. Los períodos de constante comprobación y de tentativas de modificar el defecto sirven para intentar disminuir la ansiedad asociada a la situación. Puede recurrir al ejercicio excesivo, los regímenes o el cambio de ropa para cambiar u ocultar el tamaño o la forma del cuerpo. Pueden hacerse comparaciones con otras personas que tengan partes corporales más «grandes» o «mejores». La incapacidad para controlar la preocupación por el dolor que sufren debido a ese defecto puede provocar tal malestar que comporte un deterioro funcional (cuadro 13-5).

Los sentimientos de inadaptación y la consciencia del defecto pueden dar lugar a aislamiento social. Suelen mostrar una escasa introspección sobre la conexión psicológica de estos sentimientos con su causa. Las garantías de que no sucede nada fuera de lo normal habitualmente no los tranquilizan. Los enfermos pueden evitar participar en actividades sociales, dejar los estudios o buscar empleo en puestos en los que no sean necesarias las entrevistas de trabajo. Algunas personas recurren a la cirugía plástica reconstructiva o a los implantes para aliviar la ansiedad sobrecogedora asociada al defecto.

Práctica reflexiva

La ansiedad que se sufre en el trastorno dismórfico corporal se atribuye a defectos externos. ¿Puede la atención a la autoestima interior ayudar al enfermo a cambiar su opinión?

Incidencia y etiología

El trastorno dismórfico corporal se considera una enfermedad crónica cuyo inicio tiene lugar al final de la adolescencia y que recurre de forma intermitente a lo largo de la vida. La prevalencia del trastorno tiende a ser igual en hombres y mujeres. Se cree que el incremento del número de adolescentes con este conflicto refleja la sociedad en la que vivimos y la preocupación por el atractivo y la apariencia física que transmiten los medios de comunicación.

Tratamiento de los trastornos somatomorfos

El tratamiento del trastorno somatomorfo varía en función del tipo del que se trate. Una relación de confianza con un médico de atención primaria que entienda el trastorno del paciente a menudo puede impedir que distintos médicos repitan la pauta de tratamiento médico. Programar citas regulares puede proporcionar la atención y el apoyo que busca el enfermo. Teniendo en cuenta que el médico de atención primaria está familiarizado con los síntomas de los pacientes, resulta más fácil para él o ella identificar todo nuevo problema que pueda manifestarse. Si se comenta la existencia del trastorno somatomorfo en las etapas iniciales del tratamiento, se puede ayudar a centrar los esfuerzos en controlar los síntomas en lugar de curarlos.

En ocasiones se utilizan medicamentos como los antidepresivos y los ansiolíticos para tratar los trastornos de ansiedad y del estado de ánimo concurrentes. Estos fármacos pueden ser eficaces, aunque existe la posibilidad de que la persona desarrolle dependencia psicológica por la duración prolongada del curso de la enfermedad. Puesto que el enfermo no controla conscientemente los síntomas, la posibilidad de que un medicamento alivie el problema es mínima. Se ha descubierto que en algunos casos pueden resultar útiles algunas terapias alternativas como la fitoterapia, los tratamientos de masajes, la acupuntura y la meditación.

Teniendo en cuenta que la mayoría de pacientes con trastornos somatomorfos son muy poco conscientes de la naturaleza psicológica de sus síntomas, no siempre se recomienda la psicoterapia. La psicoterapia cognitivo-conductual se utiliza en ocasiones para ayudar a aliviar los síntomas de los pacientes. Sin embargo, éstos no suelen aceptar la derivación a un especialista en salud mental y de poco sirve intentar convencer al paciente de que no hay ningún motivo médico grave de su síntoma.

Aplicación del proceso de enfermería a un paciente con un trastorno somatomorfo

Dado que los procesos somatomorfos se asocian a síntomas físicos, el médico suele visitar al enfermo por los síntomas subjetivos que refiere. Antes de determinar que se trata de un trastorno somatomorfo, es necesario realizar una exploración física y varias pruebas diagnósticas para descartar toda enfermedad subyacente. Es extremadamente importante que las observaciones de enfermería y los datos recogidos incluyan información que sirva de ayuda en este proceso. Teniendo en cuenta que el paciente no es consciente de que pueden existir problemas psicológicos de fondo y es incapaz de controlar conscientemente los síntomas, estos pacientes constituyen un desafío para los profesionales de la asistencia sanitaria. La mayoría de ellos son usuarios habituales de los servicios del sistema de asistencia sanitaria, tanto intrahospitalarios como ambulatorios.

Práctica reflexiva

Los pacientes que acuden reiteradamente al sistema de atención sanitaria en busca de respuestas a menudo se someten a múltiples pruebas diagnósticas e intervenciones quirúrgicas exploratorias. ¿Qué riesgos pueden comportar para el paciente?

Valoración

El primer paso fundamental consiste en crear un ambiente de apoyo, seguridad y aceptación que facilite la comunicación franca con el paciente y su familia. Este ambiente de atención fomenta que el afectado exprese sus sentimientos y necesidades con más sinceridad. Debe centrarse la atención en todos los aspectos de la persona, entre ellos los factores psicológicos, sociales y familiares, además de los síntomas físicos.

Es preciso realizar una valoración detallada de los síntomas físicos que refiere el paciente teniendo en cuenta todas las observaciones que haga y el modo de expresarlas. Hay que recoger toda preocupación respecto a los síntomas y todas las posibles incoherencias entre lo que describe y los síntomas que se observan. Resulta fundamental registrar las pautas de repetición de síntomas somáticos constantes que refiera el paciente recogiendo todos sus antecedentes médicos y el estado actual. También es importante observar su actitud ante los síntomas y registrar su opinión sobre las limitaciones que pueden conllevar. Asimismo, se tiene que registrar si el paciente es consciente de los fenómenos que acompañan al inicio de los síntomas. Valorar también el grado de estrés o la ansiedad del paciente y las estrategias de afrontamiento

Consideraciones importantes

Las ganancias secundarias pueden valorarse realizando preguntas sobre los trabajos y las actividades que el paciente podía hacer antes y que ahora no puede hacer como consecuencia de los síntomas. El profesional de enfermería también puede preguntar de qué modo los síntomas del enfermo han cambiado su vida.

anteriores. Hay que analizar el tipo y la cantidad de medicamentos que toma y hacerle preguntas para determinar si los síntomas han impuesto restricciones en su modo de vida y si ha cambiado el papel del paciente dentro del sistema familiar. También debe observarse y confirmarse cualquier conducta que indique un aumento de la necesidad de dependencia, como por ejemplo encender repetidamente la luz para solicitar asistencia.

Consideraciones importantes

Los pacientes con trastornos somatomorfos con una inquietud excesiva causada por sus síntomas pueden llegar a desarrollar dependencia de analgésicos o ansiolíticos. Una pauta de visitas repetidas a la consulta para obtener más medicamentos o buscar recetas de varios médicos y canjearlas en farmacias garantiza a los enfermos un suministro constante.

Selección de diagnósticos de enfermería

Al planificar la asistencia de un paciente con trastorno somatomorfo se debe considerar que éste, en general, suele sentirse frustrado y enfadado cuando se le insinúa que los síntomas son psicológicos. Los diagnósticos de enfermería para tratar los problemas relacionados con estos trastornos son:

- Ansiedad relacionada con un trauma reprimido o la necesidad de dependencia insatisfecha.
- Negación ineficaz relacionada con la evitación de posibles causas psicológicas de los síntomas.
- Dolor crónico relacionado con ansiedad grave o necesidad de dependencia insatisfecha.
- Afrontamiento inefectivo relacionado con la ansiedad, la represión o con unas percepciones poco realistas.
- Trastorno de la imagen corporal relacionada con la ansiedad grave o la autoestima baja.
- Déficit de autocuidado relacionado con la percepción de pérdida de funciones o de parálisis corporal.
- Trastorno de la percepción sensorial relacionado con el estrés psicológico o el dolor crónico.
- Deterioro del patrón del sueño relacionado con la ansiedad, la depresión o el dolor crónico.
- Aislamiento social relacionado con la preocupación por uno mismo y por el carácter crónico de la enfermedad percibida.
- Conocimientos deficientes relacionados con la naturaleza psicofisiológica de la enfermedad.
- Disfunción sexual relacionada con una pérdida percibida de funciones corporales o con el temor a contraer una enfermedad grave.
- Baja autoestima situacional o riesgo de baja autoestima situacional relacionada con la necesidad reprimida de dependencia y las relaciones personales insatisfactorias.

«Nathan busca una cura»

Nathan es un hombre de 36 años que ha acudido a cuatro médicos diferentes intentando encontrar una respuesta a sus accesos repetidos de dolor torácico que se irradia a brazos y espalda. A pesar del amplísimo estudio diagnóstico realizado por un cardiólogo en el que se revela que no sufre ninguna anomalía ni problema cardiovascular, Nathan sigue convencido de que sufre angina de pecho. Cree que es sólo cuestión de tiempo que sufra un infarto de miocardio. La semana pasada su jefe le dijo que ya no le quedaban días de baja. En lugar de asumir que tiene que ir a trabajar todos los días, Nathan deja el trabajo. Le dice a su mujer que tiene miedo de sobrecargar el corazón si va a trabajar todos los días. Se niega a ir con ella a las reuniones familiares y a salir con las amistades porque dice que se cansará demasiado y empezará a tener dolor torácico.

Hoy Nathan acude a urgencias diciendo: «Sé que estoy teniendo un infarto. Tengo ese dolor en el pecho que luego baja por los brazos y la espalda. ¿Qué tengo que hacer para que alguien me escuche?»

¿Qué datos debe recoger el profesional de enfermería en la valoración de los síntomas que Nathan está sufriendo?

_____

_____

Nathan le dice al profesional de enfermería que recientemente ha habido muchos despidos en su antiguo lugar de trabajo y que su departamento estaba en proceso de reorganización antes de que él dejase su empleo por la enfermedad que sufre. ¿Qué sentimientos subyacentes pueden contribuir a la aparición de la ansiedad y los síntomas somáticos que sufre Nathan?

_____

_____

¿Qué beneficio secundario obtiene Nathan de sus síntomas físicos?

_____

_____

Resultados esperados

Una vez identificados los problemas que determinan la situación de cada paciente, la planificación preverá la determinación de resultados realistas a lo largo del tratamiento. Los resultados previstos para un paciente con trastorno somatomorfo pueden ser:

- Expresar los sentimientos de ansiedad y desarrollar estrategias eficaces para sobrellevar la enfermedad.
- Reconocer que conoce y percibe el problema de salud que sufre en ese momento.
- Hablar del problema de salud actual con el profesional sanitario y la familia.
- Reconocer que el dolor físico puede asociarse al estrés psicológico.
- Participar en el desarrollo de un plan para controlar eficazmente el dolor.
- Manifestar una reducción del uso de la conducta manipuladora para garantizar que recibe atención.
- Expresar sentimientos positivos sobre sí mismo.
- Manifestar verbalmente una percepción realista del defecto corporal leve y sentimientos positivos asociados.

- Asumir sus tareas de autocuidado de forma independiente y voluntaria.
- Manifestar verbalmente que comprende los síntomas psicológicos asociados a la alteración del funcionamiento corporal.
- Manifestar una reducción de las alteraciones del sueño.
- Participar en actividades sociales e interactuar socialmente sin malestar.
- Reducir los comentarios que pretenden llamar la atención sobre sí mismo y los síntomas físicos.
- Determinar objetivos realistas sobre la enfermedad y la percepción de sí mismo.

Intervenciones

Establecer una relación de confianza con los pacientes que sufren un trastorno somatomorfo es el primer paso para ayudarlos a superar el bajo concepto de sí mismos que tienen. Un entorno seguro y de apoyo también les ayudará a reducir la ansiedad hasta un grado que les permita expresar los sentimientos subyacentes. Es importante identificar y aceptar la ira o los sentimientos negativos que el personal de enfermería puede sentir hacia los pacientes que sufren este trastorno. Es preciso recordar que no pretenden estar enfermos conscientemente ni evitar ninguna responsabilidad.

Otras posibles intervenciones son:

- Reconocer que los síntomas físicos que refiere el paciente son reales para él a pesar de carecer de datos médicos que los corroboren.
- Evitar toda confrontación respecto al carácter de defensa psicológica que tienen los síntomas.
- Responder al paciente mostrándole comprensión y paciencia.
- Fomentar que el enfermo cuente sus experiencias vitales, los hechos emotivos recientes y sus temores.
- Registrar las observaciones y las conductas relacionadas con los síntomas físicos.
- Continuar el seguimiento de los síntomas físicos que refiere el paciente para ayudar a descartar toda causa real que pueda provocarlos.
- Identificar las necesidades de dependencia insatisfechas del paciente.
- Detectar los tipos de beneficio primario y secundario obtenidos con los síntomas.
- Minimizar el tiempo y la atención prestados a los síntomas físicos.
- Ayudar al paciente a expresar sus sentimientos con palabras en lugar de utilizar métodos físicos.
- Animar al paciente a escribir un diario en el que detallar sus sentimientos y hechos diarios, además de los síntomas físicos.

- Escuchar de forma activa para determinar todo lo que el paciente pueda omitir al describir los síntomas.
- Alentar al paciente a tomar decisiones y asumir sus consecuencias.
- Ayudar al paciente a establecer más mecanismos de afrontamiento eficaces en lugar de síntomas somáticos.

Evaluación

La evaluación de las intervenciones de enfermería aplicadas se centra en la capacidad del paciente de reconocer el estrés psicológico y la ansiedad subyacentes que contribuyen a provocar los síntomas físicos. Hay que determinar si ha tomado conciencia del aumento de la ansiedad y si ha iniciado mecanismos de afrontamiento más eficaces para afrontar su estrés. Una vez que el paciente es capaz de asumir con realismo la conexión entre la confusión emocional reprimida y los síntomas somáticos, cabe esperar que disminuyan los síntomas que refiere o que se recupere completamente el grado anterior de alteración del funcionamiento físico, del dolor o de la preocupación por la apariencia física. A medida que disminuye la necesidad de utilizar los síntomas somáticos para satisfacer las necesidades de dependencia, el paciente debe regresar a un grado funcional en sus actividades de autocuidado, de interacción social y en sus responsabilidades familiares. Puesto que estos trastornos tienden a recurrir, es básico reconocer que los síntomas pueden volver a aparecer si fallan las defensas psicológicas y las estrategias de afrontamiento.

RESUMEN

- Los trastornos somatomorfos se caracterizan por la transferencia de la ansiedad y los conflictos psicológicos a síntomas físicos y somáticos que no se justifican con los datos diagnósticos obtenidos y no se atribuyen a ninguna enfermedad médica.
- El paciente con trastorno somatomorfo no es consciente del origen psicológico del mismo. Los síntomas son involuntarios y la persona que los padece no los puede controlar. A pesar de garantizarle que la enfermedad que describe no existe, el paciente no se convence, continúa buscando asistencia sanitaria y puede llegar a obsesionarse con los síntomas hasta el punto de afectar a su vida diaria.
- Dos factores psicológicos frecuentes en los trastornos somatomorfos son los antecedentes de conflictos emocionales o traumas cercanos al momento en que aparecieron los síntomas y las necesidades de dependencia insatisfechas manifiestas en el comportamiento del enfermo.
- Los síntomas somáticos proporcionan un *beneficio primario* o psicológico, ya que se alivia la ansiedad y la atención se desvía al problema físico. El *beneficio secundario* proviene de la atención posterior que el

paciente recibe de un médico o un miembro de la familia.
- El trastorno de somatización tiende a ser el trastorno somatomorfo más frecuente, y sus síntomas afectan a varios órganos o sistemas corporales. Los pacientes refieren dolor en al menos cuatro localizaciones distintas, como en la cabeza, las articulaciones, el tórax o la espalda. Los síntomas comprenden dos síntomas digestivos, uno sexual o reproductivo y otro neurológico.
- El trastorno de conversión consiste en un deterioro sensorial o neurológico que no se puede confirmar con pruebas diagnósticas. El enfermo carece de control consciente sobre los síntomas. Las personas con este trastorno pueden presentar una actitud de *belle indifference*, lo que pone de manifiesto la escasa ansiedad o preocupación que muestran por las consecuencias de los síntomas que sufren.
- La característica distintiva del trastorno por dolor es el dolor intenso que abarca una gran diversidad de síntomas que deterioran la capacidad del paciente para realizar sus actividades sociales y laborales. La ubicación y la descripción del dolor no cambia y suele ser crónico. Los síntomas como jaquecas, dolores de

espalda, artritis, calambres musculares o dolor pélvico, entre otros, pueden provocar farmacodependencia y depresión concurrente.

- La hipocondría se caracteriza por el temor o preocupación excesiva de sufrir una enfermedad grave que se basa en una interpretación errónea de signos y síntomas somáticos. A pesar de las pruebas médicas y de asegurarle al paciente que no existe ninguna enfermedad, el afectado continúa sintiendo temor y angustia a causa de los síntomas. El hecho de acudir constantemente a la asistencia sanitaria para comprobar sus temores se traduce en una pauta de continuas *peregrinaciones médicas* para encontrar algún facultativo que confirme su enfermedad.
- El trastorno dismórfico corporal se caracteriza por la preocupación por algún defecto imaginario en la apariencia física o por una preocupación excesiva por un leve defecto físico existente. La persona afectada experimenta un gran malestar por el defecto que percibe, hasta el punto que se deteriora su actividad social, escolar o laboral.

- El objetivo del tratamiento de los trastornos somatomorfos consiste en desarrollar una relación de confianza con el paciente y su familia, lo que favorecerá la comprensión de los síntomas psicofisiológicos. Las intervenciones se planifican para ayudar al paciente a reconocer los problemas de ansiedad y su conexión con los síntomas somáticos que refiere. Una vez se logra este objetivo, con un poco de suerte se conseguirá la resolución de los síntomas, ya que el paciente empleará estrategias de afrontamiento más eficaces.
- Los trastornos somatomorfos suelen recurrir. Si se afronta y se resuelve el conflicto emocional subyacente, no será necesario aplicar de nuevo ningún tratamiento somático.

BIBLIOGRAFÍA

Adams, D. B. (2004). *Somatoform disorders*. Retrieved April 12, 2009, from http://www.psychological.com/somatofom_disorders.htm

American Psychiatric Association. (2000). *Diagnostic and statistical manual of mental disorders—Text revision* (4th ed.). Washington, DC: Author.

Brown, R. J., Schrag, A., & Trimble, M. R. (2005). Dissociation, childhood interpersonal trauma, and family functioning in patients with somatization disorder. *American Journal of Psychiatry, 162*, 899–905.

Frey, R. J. (2006). Somatoform disorders. In: Long J. L. (ed.). *Gale encyclopedia of medicine* (3rd ed.). Detroit, MI: Thomson Gale.

Phillips, K. A. (2008). *Somatoform disorders*. Retrieved April 12, 2009, from http://www.merck.com/mmhe/sec07/ch099/ch099a.html

Yates, W. R. (2008). *Somatoform disorders*. Retrieved April 12, 2009, from http://www.emedicine.com/med/topic3527.htm

Rellenar los espacios

Rellenar los espacios con la respuesta correcta.

1. El síndrome previsible de síntomas y dolencias físicas que el paciente expresa como consecuencia del estrés psicológico se denomina _____.

2. La atención que recibe una persona con trastorno somatomorfo por parte de médicos y familiares en respuesta a los síntomas se denomina _____ _____.

3. En un trastorno de conversión, la transferencia de la ansiedad a un deterioro de la función física deriva en la _____ _____, ya que se evita y se alivia el conflicto emocional.

4. La falta de preocupación o ansiedad respecto a las consecuencias de la pérdida funcional en el paciente con un trastorno de conversión se conoce como _____.

5. La búsqueda continua de un médico por parte de las personas con hipocondría para que confirme la enfermedad que temen padecer se denomina _____.

Relacionar las parejas

Relacionar los siguientes conceptos con la frase más adecuada.

1. _____ Trastorno de somatización

2. _____ Trastorno de conversión

3. _____ Trastorno dismórfico corporal

4. _____ Hipocondría

5. _____ Trastorno por dolor

a. Preocupación por un defecto físico mínimo o imaginado

b. Temor a sufrir una enfermedad grave basado en una interpretación errónea de síntomas somáticos

c. Malestar grave debido sobre todo a factores psicológicos y que no se alivia con analgésicos

d. Múltiples síntomas exagerados que carecen de base médica y que se producen al menos en cuatro localizaciones

e. Deterioro neurológico o sensorial que las pruebas médicas no confirman

Preguntas de elección múltiple

Seleccionar la mejor respuesta posible de entre las disponibles.

1. El profesional de enfermería está valorando a un paciente con un diagnóstico confirmado de hipocondría. ¿Cuál de las siguientes afirmaciones expresadas por el paciente podría reconocer como la respuesta más típica de una persona con este trastorno?
a. «No como mucho porque si no tendré diarrea.»
b. «No puedo entender por qué nadie puede averiguar qué me pasa.»
c. «Sé que tengo un cáncer de colon como mi padre.»
d. «No tengo la energía que tenía antes.»

2. El profesional de enfermería está atendiendo a un paciente que no tenía ningún problema funcional pero de repente hoy tiene el brazo derecho entumecido. No se detecta ningún motivo obvio de la parálisis. ¿Cuál de los siguientes enunciados debe recordar el profesional sanitario en mayor medida respecto a los síntomas del paciente?
a. La causa está relacionada con una disfunción neurológica real.
b. Los síntomas representan un beneficio primario para el paciente.

c. El paciente probablemente es consciente de que las emociones pueden ser la causa.
d. El paciente estará enormemente preocupado por su incapacidad para utilizar el brazo.

3. Al interactuar con un paciente que sufre un trastorno somatomorfo, ¿cuál de las siguientes intervenciones es extremadamente importante que utilice el profesional de enfermería?
a. Que desvíe el rol de enfermo a otras actividades más productivas.
b. Intervenciones de apoyo que se centren en las necesidades de dependencia.
c. Hacer que el paciente afronte sus sentimientos subyacentes de ansiedad.
d. Evitar las conversaciones relacionadas con temores y episodios traumáticos recientes.

4. Un paciente ha acudido en repetidas ocasiones a la clínica para someterse a una exploración por un dolor intenso en la parte inferior de la espalda que se irradia hacia la pierna izquierda y que la medicación prescrita no ha aliviado. Las pruebas diagnósticas no indican una causa médica para el grado de dolor que describe el paciente. ¿Cuál de los siguientes síntomas del paciente es probable que no cambie?

a. El tiempo transcurrido entre las visitas a la consulta por el dolor.

b. El deterioro de la actividad debido al dolor.

c. La cantidad de analgésicos suministrados para aliviar el dolor.

d. La ubicación y descripción del dolor sintomático.

5. Al tratar las necesidades de autocuidado de un paciente con un trastorno somatomorfo conocido, ¿en cuál de los siguientes resultados debe centrarse la estrategia del profesional de enfermería?

a. Satisfacer las necesidades de dependencia del paciente.

b. Centrar la atención en los síntomas físicos.

c. Que se implique en las actividades de la vida diaria con independencia.

d. Fomentar que el enfermo aumente la expresión de sus necesidades.

6. ¿Cuál de las siguientes opciones describe con más precisión el resultado de un paciente que utiliza la somatización como mecanismo de defensa?

a. Es consciente de los factores psicológicos subyacentes a los síntomas.

b. Se resuelven con eficacia la ansiedad y los sentimientos subyacentes.

c. La ansiedad se alivia porque la atención se desvía al problema físico.

d. La persona reconoce que es posible que la enfermedad no exista.

7. Además de la farmacodependencia, ¿cuál de las siguientes opciones supone el riesgo de salud mental más importante para el paciente que sufre dolor crónico?

a. Alteraciones del sueño.

b. Estado de ánimo depresivo.

c. La belle indifference.

d. Falta de atención.

8. Durante una visita clínica ordinaria, una paciente comenta al profesional de enfermería que de repente es incapaz de utilizar el brazo izquierdo. Le es imposible realizar cualquier movimiento voluntario. ¿Cuál de las siguientes observaciones alertará al profesional de enfermería de que sufre un posible trastorno de conversión?

a. Gira la muñeca izquierda para tomarle el pulso.

b. El marido se muestra muy preocupado por los síntomas de su mujer.

c. Extiende el brazo derecho para tomarle la presión arterial.

d. La paciente ha recibido un tratamiento anterior por un problema sin relación con el actual.

CAPÍTULO CATORCE

Trastornos disociativos

14

⊙ Objetivos didácticos

Después de leer el contenido de este capítulo, el estudiante debe ser capaz de:

1. Identificar el signo principal de los trastornos disociativos.
2. Describir las características de las cuatro categorías principales de trastornos disociativos.
3. Evaluar los principales signos y síntomas de los trastornos disociativos.
4. Describir los tratamientos disponibles para los pacientes que sufren trastornos disociativos.
5. Determinar los diagnósticos de enfermería adecuados para los pacientes con trastornos disociativos.
6. Determinar los resultados esperados de los pacientes con trastornos disociativos.
7. Describir intervenciones de enfermería adecuadas para los pacientes con trastornos disociativos.
8. Valorar la eficacia de la atención planificada de enfermería y realizar las modificaciones más apropiadas.

⊙ Conceptos clave

- Amnesia continua
- Amnesia disociativa
- Amnesia generalizada
- Amnesia localizada
- Amnesia selectiva
- Despersonalización
- Desrealización
- Disociación
- Fuga disociativa
- Fuga simulada
- Transición entre identidades
- Trastorno de identidad disociativo

La **disociación** es el mecanismo que permite a nuestra mente apartar del pensamiento consciente determinados recuerdos, la mayor parte de ellos de situaciones desagradables o acontecimientos traumáticos que nos ocurren en la vida. Estas partes aisladas se reprimen o se almacenan en el inconsciente y pueden resurgir en cualquier momento. La represión es el mecanismo de defensa más básico y frecuente. Puede mantener enterrados los pensamientos y recuerdos dolorosos hasta que nos encontremos en una situación similar al trauma original. No podemos evitar ni ejercer control sobre la posibilidad de que estos pensamientos resurjan en la consciencia. Sin embargo, dado que el pensamiento inconsciente también contiene conductas aprendidas, podemos realizar las actividades cotidianas como conducir, cuidar de nuestros hijos, leer, escribir o cocinar en modo de «piloto automático».

Consideraciones importantes

La disociación o el fenómeno del «no yo» es un proceso sistemático inconsciente para minimizar o evitar determinados acontecimientos o experiencias y así reducir la ansiedad asociada.

Práctica reflexiva

En realidad, ¿no tenemos todos períodos de disociación? Por ejemplo, al conducir el coche se da cuenta de repente que no recuerda lo que ha pasado durante el viaje; o escuchando hablar a alguien, se da cuenta de que no ha oído parte de lo que la persona ha dicho o no la ha escuchado en absoluto. ¿Por qué cree que ocurre este fenómeno? ¿Puede ser una situación en la que la consciencia se divide y las acciones y los pensamientos de la persona van en direcciones diferentes simultáneamente?

Los trastornos disociativos se describen como alteraciones de las funciones normalmente integradoras de la consciencia, la memoria, la identidad y la percepción de uno mismo en relación con el entorno. Estos trastornos suelen presentarse en respuesta a traumas intensos o maltratos, ya que se cree que el cerebro procesa y almacena los acontecimientos traumáticos de forma diferente y más profunda que los recuerdos neutros o agradables. Esta alteración mental puede ser repentina o gradual, intermitente o crónica. La desorganización producida como consecuencia provoca interferencias significativas en la actividad general, las relaciones sociales y el entorno laboral de la persona que lo sufre. La alteración de la actividad se caracteriza por una disociación o interrupción en la capacidad de reconocer la información personal como la identidad, el pasado personal y el pasado familiar.

Tipos de trastornos disociativos

Hay cuatro categorías de trastornos disociativos: amnesia disociativa, fuga disociativa, trastorno de identidad disociativo y trastorno de despersonalización.

Amnesia disociativa

La **amnesia disociativa** se caracteriza por la incapacidad de recordar información personal importante, generalmente de tipo traumático o estresante. Esta falta de memoria incluye la pérdida de información más allá de los olvidos habituales. El período en blanco puede abarcar toda la duración de la vida de la persona o limitarse a ciertos detalles sobre el propio trauma. Los tipos de amnesia disociativa se enumeran en el cuadro 14-1.

Signos y síntomas

La amnesia localizada generalmente ocurre en las horas siguientes al hecho traumático. Esta forma aguda de amnesia es más habitual como respuesta a combates bélicos, desastres naturales o traumatismos graves. Por ejemplo, una madre que está bajo los efectos de un tornado puede no recordar las horas inmediatamente siguientes a la tormenta que ha destruido su casa y causado la muerte de su hijo. La madre sabe a grandes rasgos quién es ella pero olvida partes de su identidad. En la **amnesia selectiva,** la persona mantiene recuerdos de algunas partes del hecho, pero no recuerda todos los detalles. La mujer cuya casa fue destruida por el tornado puede recordar la tormenta, pero no que su hijo murió golpeado por un objeto arrastrado por el tornado. Una persona con **amnesia generalizada** es incapaz de recordar cualquier aspecto de su vida. La persona con **amnesia continua** recuerda su vida pero no recuerda el presente, que no alcanza la consciencia. Véase el cuadro 14-2 para los signos y síntomas de la amnesia disociativa.

Consideraciones importantes

La persona con amnesia suele manifestar un estado consciente y puede no dar ninguna indicación a los observadores de que algo no va bien.

CUADRO 14-1

Tipos de amnesia disociativa

- Amnesia localizada: suele presentarse pocas horas después del incidente
- Amnesia selectiva: mantiene la identidad íntegra, pero olvida algunos fragmentos
- Amnesia generalizada: incapacidad para recordar algún acontecimiento pasado de la propia vida
- Amnesia continua: incapacidad para recordar ningún detalle sobre la propia identidad, ni pasado ni presente

Signos y síntomas frecuentes de la amnesia disociativa

- Incapacidad para recordar fragmentos de recuerdos, todos los recuerdos o la propia identidad
- Depresión
- Ansiedad
- Despersonalización
- Estado de trance
- Hipoestesia
- Regresión
- Disfunción sexual
- Alteración de las relaciones sociales y laborales
- Automutilación
- Actos violentos
- Gestos suicidas o intentos de suicidio

Prevalencia y etiología

La amnesia disociativa puede presentarse en cualquier grupo de edad (desde niños hasta adultos) y las mujeres están afectadas con más frecuencia que los hombres. La manifestación principal son los lapsos de memoria retrospectivos que pueden durar de minutos a años de la vida del individuo. Ha habido un aumento reciente de la prevalencia, tal vez porque el trastorno se conoce cada vez más y se han desarrollado nuevos métodos de tratamiento para reparar los recuerdos traumáticos de la infancia. El diagnóstico ha de efectuarse con precaución en individuos que pueden fingir los síntomas para evitar las responsabilidades de sus actos personales.

Consideraciones importantes

Emplear el mecanismo mental de la disociación puede alterar nuestra capacidad de autoobservación y las acciones que realizamos con objetividad y evitar que efectuemos cambios positivos en nuestra conducta. Ofrecer un entorno seguro y sin presión anima al paciente a reconectarse con sus sentimientos y quizá con los hechos dolorosos que subyacen a la fuga mental que representa la disociación.

Práctica reflexiva

¿Cómo puede iniciar el personal de enfermería una relación terapéutica con el paciente que sufre amnesia?

Fuga disociativa

La **fuga disociativa** se manifiesta por la incapacidad de recordar alguna parte o todo el pasado o la identidad de la persona, acompañada de viajes repentinos e inesperados de la persona lejos del hogar o del puesto de trabajo. El individuo afectado suele asumir una identidad nueva en la nueva situación geográfica en que se encuentre. Los viajes pueden ser trayectos cortos de horas o días, o trayectos considerablemente mayores, de muchos kilómetros, en un período de varias semanas o varios meses. Durante las fugas parece que los enfermos no muestran ningún signo externo que indique la presencia de una psicopatología y se adaptan al nuevo entorno social sin llamar la atención.

Signos y síntomas

Aunque las personas que sufren fuga disociativa olvidan su nombre, a su familia y el lugar donde viven, parecen recordar cosas que no están asociadas a su identidad, como saber conducir o leer. Cuando vuelven de forma repentina a su antigua identidad son incapaces de recordar el período del cambio de identidad o la propia fuga. Esta forma de escapar de su propia identidad suele estar asociada por un hecho traumático que ha provocado un estrés intenso, y el individuo no puede recordar el acontecimiento ni el estrés asociado (cuadro 14-3). La mayoría de los casos de fuga se observan en adultos y tienen lugar durante catástrofes o períodos de caos natural, ambiental o personal en el que exista un peligro real de muerte, lesión o pérdida. Es fundamental reconocer que este tipo de disociación puede aparecer también en personas que están intentando evitar un problema legal, económico o personal, fenómeno denominado **fuga simulada,** y es especialmente importante en los contextos forenses o de actividades delictivas.

La mayor parte de los casos del trastorno son breves (entre horas y días) y casi todas las personas que lo sufren se recuperan del todo. Una persona con fuga disociativa suele recuperarse de forma súbita, con un estado de confusión y terror y sin recuerdos sobre el período en fuga ni sobre la forma en que han llegado a un lugar que no reconocen. La policía puede recogerla e iniciar un interrogatorio. Algunas amnesias resistentes pueden persistir durante un período prolongado. La duración de la fuga y la distancia recorrida pueden provocar la pérdida del empleo o afectar seriamente a las relaciones de pareja y familiares.

Signos y síntomas frecuentes de la fuga disociativa

- Incapacidad para recordar algunos hechos del pasado, todo el pasado o la propia identidad
- Viajes repentinos lejos del hogar
- Asunción de una nueva identidad
- Cambios de humor
- Ansiedad
- Duelo
- Vergüenza o culpa
- Conductas suicidas

CASO PRÁCTICO 14-1

«Culpa desplazada»

Elizabeth es una mujer casada de 23 años, madre de dos gemelos de 2 años, que se muda al piso que está al lado de su casa. A pesar de que mantiene la capacidad de decir su nombre, es incapaz de recordar sus apellidos o que tiene un marido y una familia. Su marido Seth le dice que 3 semanas antes del inicio de los síntomas, Elizabeth se vio implicada en un accidente de coche en el cual el otro vehículo se cruzó en el camino de un semirremolque. Los pasajeros del vehículo, una madre y dos niños, murieron en el impacto. Seth indica que tras el accidente Elizabeth recibió atención por unos pequeños cortes y se le dio de alta del hospital local. Hoy, varias semanas más tarde, Elizabeth es incapaz de recordar ningún detalle del accidente ni de reconocer a su marido y a sus gemelos como su familia. Se ha pasado la mayoría de los días sentada en el columpio del porche y no ha hecho ningún intento de cuidar a sus hijos ni de interactuar con ellos desde el accidente. Seth llora y teme que la mente de su mujer nunca vuelva a estar con ellos.

¿En qué medida los síntomas de Elizabeth son característicos de la amnesia disociativa localizada?

_____

_____

¿Cuál es el mejor método para acercarse a Elizabeth?

_____

_____

¿Cómo puede el personal de enfermería ayudar a Seth para que afronte la situación actual?

_____

_____

_____

Práctica reflexiva

¿Qué elementos comunes pueden tener la fuga disociativa y la conducta manipuladora?

Incidencia y etiología

En realidad, pocas personas han recibido un diagnóstico de fuga disociativa. Sin embargo, su prevalencia puede aumentar durante períodos en los que se viven acontecimientos extremadamente estresantes, como pueden ser los efectos de la guerra y los combates, hechos como ataques terroristas o por causa de desastres naturales, como los efectos devastadores de huracanes, terremotos o tornados.

Trastorno de identidad disociativo

En el **trastorno de identidad disociativo** (antes conocido como *personalidad múltiple*) se presentan dos o más personalidades diferenciadas en la misma persona. Estas identidades se alternan para asumir el control de su conducta. Además, existe una incapacidad para recordar información personal importante que no puede explicarse por el olvido ordinario. Las personas con este trastorno son incapaces de integrar varios aspectos de su identidad con el pasado

y el presente, hecho que da lugar a la fragmentación de la personalidad original. Se cree que quienes han sufrido abusos sexuales o maltratos físicos o psicológicos graves en la infancia muestran predisposición a sufrir este trastorno. Un niño que sufre un estrés intenso puede ser incapaz de integrar todas sus experiencias en una sola identidad cohesionada. Un hecho traumático intolerable en un momento en el que las defensas psicológicas son insuficientes para afrontar la ansiedad puede provocar una disociación del hecho y los sentimientos asociados con la memoria, lo que provoca la división de la identidad personal.

Signos y síntomas

La parte disociada de la personalidad asume características propias. Esta subpersonalidad aprende a sobrellevar los sentimientos y emociones que podrían abrumar a la personalidad primaria. Puede parecer que cada una de las personalidades presenta una historia personal, un concepto de sí misma, una identidad y un nombre propios con sus propios recuerdos, patrones de conducta y relaciones sociales que se manifiestan cuando esa personalidad asume el control (cuadro 14-4). Estos patrones de conducta pueden abarcar agresiones, promiscuidad sexual, búsqueda de placer o miedos infantiloides. Sólo se manifiesta una personalidad a la vez y una de las existentes normalmente se muestra como la dominante durante la evolución de

Estados de consciencia en la personalidad fragmentada

- La personalidad original del paciente no suele ser consciente de la existencia de las otras personalidades alternantes
- Los estados de identidad alternantes conocen la personalidad original y son conscientes en grados variables de la existencia del resto de identidades alternantes
- Los estados de personalidad alternantes suelen manifestar rasgos ajenos a la personalidad original del individuo, como una personalidad eufórica y extrovertida en una persona que en realidad es extremadamente tímida.

la enfermedad. Los psiquiatras suelen denominar a esta personalidad la *personalidad huésped.* Ésta suele tener el nombre de la persona y es pasiva, dependiente, culpable y depresiva; esta identidad es la que normalmente acude a solicitar tratamiento. El huésped no es consciente de la manifestación de las otras personalidades durante los momentos en que éstas dominan, pero las otras pueden ser conscientes del resto de personalidades en cierta medida. Las identidades alternantes suelen surgir siguiendo un patrón secuencial y con frecuencia son críticas unas con otras e incluso entran en conflicto abierto. El cambio de una personalidad a otra suele tener lugar de forma muy brusca y se denomina **transición.** En la mayoría de las ocasiones, el estrés psicosocial provoca la transición de una identidad a otra, y puede ir precedida de parpadeos rápidos, cambios faciales, cambios en la voz y la conducta o una interrupción súbita en la continuidad de los procesos de pensamiento. El número de identidades puede oscilar entre dos y más de cien (cuadro 14-5).

Signos y síntomas frecuentes del trastorno de identidad disociativo

- Incapacidad para recordar información personal importante
- Incapacidad para asociar la propia identidad con el pasado y el presente de forma integrada
- Múltiples estados de identidad con alternancia entre ellos
- Cefaleas migrañosas
- Asma
- Alteraciones digestivas
- Pesadillas
- Aparición súbita de recuerdos vívidos
- Hiperactividad del reflejo de sobresalto
- Conductas autolesivas
- Gestos suicidas o intentos de suicidio
- Agresiones
- Relaciones abusivas repetitivas

Las personas que sufren este trastorno con frecuencia presentan lapsos de memoria que afectan tanto a la memoria remota como a la reciente. Las identidades más pasivas de la personalidad tienden a mostrar recuerdos más limitados, mientras que las más hostiles y controladoras viven recuerdos más completos. Algunas veces, una identidad que no tiene el control en un momento puede llegar a la consciencia mediante alucinaciones auditivas o visuales para tomar el control, por ejemplo adquiriendo la forma de una voz que critica a la identidad consciente por algo que está haciendo.

Práctica reflexiva

¿Cuáles son las diferencias entre una persona con un trastorno de identidad disociativo y una que sufre un trastorno de personalidad?

Incidencia y etiología

El trastorno de identidad disociativo en adultos se diagnostica con mayor frecuencia en mujeres, que también suelen presentar más identidades que los hombres. El trastorno suele seguir un curso prolongado y crónico desde el reconocimiento de los síntomas hasta el diagnóstico, tiene su inicio medio durante los primeros años escolares y es menos manifiesto a patir de los 40 años de edad. Las personas con este trastorno por lo general refieren haber padecido maltratos físicos y abusos sexuales graves, sobre todo durante la infancia. Existe una gran polémica sobre el hecho de que estos recuerdos puedan estar distorsionados, especialmente si el trauma se produjo durante períodos en los que los juegos fantasiosos o imaginarios se consideran normales. Sin embargo, a menudo se confirma el abuso por datos objetivos, como cicatrices que permanecen después del hecho.

Trastorno de despersonalización

El **trastorno de despersonalización** se caracteriza por un sentimiento persistente y repetitivo de distanciamiento de los propios pensamientos o del propio cuerpo sin presencia de desorientación. La persona siente que no se reconoce a sí misma o no está segura de su información personal ni de su identidad, y puede sentir que su cuerpo es imaginario, se encuentra en un estado alterado o desaparece.

Consideraciones importantes

Las personas que sufren un trastorno de despersonalización refieren sentirse como autómatas o como observadoras externas de su cuerpo y sus pensamientos, aunque son plenamente conscientes de que se trata de una sensación y de que no están viviendo un sueño.

Signos y síntomas

Las personas que sufren realmente este trastorno presentan un deterioro de la actividad social por la intensidad de los

Signos y síntomas frecuentes del trastorno de despersonalización

- Sentimientos de distanciamiento de los propios pensamientos o el propio cuerpo
- Incapacidad para reconocerse a uno mismo o para reconocer la información personal propia
- Ansiedad o pánico
- Depresión
- Síntomas somáticos
- Pensamientos obsesivos
- Alteraciones perceptivas de la forma y el tamaño de los objetos
- Las personas no resultan familiares o parecen inanimadas

sentimientos de distanciamiento. En la **desrealización,** la persona percibe que el mundo externo es irreal o está cambiando. Puede ver a otras personas como seres inanimados pero ser capaces de reconocer que estos sentimientos son ilógicos. También pueden aparecer ansiedad, angustia, depresión, pensamientos obsesivos y preocupaciones somáticas. Puede percibirse una alteración extraña de la forma y el tamaño de los objetos, y las personas pueden aparecer no familiares o inanimadas (cuadro 14-6). Es probable que las personas con este trastorno no busquen tratamiento hasta la adolescencia o el inicio de la edad adulta, aunque el trastorno puede haberse iniciado en la infancia. El curso suele ser crónico y se caracteriza por episodios breves y recurrentes asociados a hechos traumáticos o estresantes. Los episodios o sentimientos de distanciamiento pueden presentarse de forma intermitente o continua.

Incidencia y etiología

No se conoce la prevalencia del trastorno de despersonalización crónico; se diagnostica con más frecuencia en mujeres, aunque se calcula que la mitad de los adultos pueden haber experimentado un episodio breve y único de despersonalización, desencadenado por norma general por un estrés intenso o una situación potencialmente mortal. Esta sensación también puede presentarse por privación del sueño o tras consumir sustancias psicoactivas como la marihuana, alucinógenos, éxtasis o la fenciclidina.

 Consideraciones importantes

La persona que sufre una despersonalización mantiene el sentido de la realidad y es consciente de que el fenómeno no es verdadero, sino un sentimiento de irrealidad. La capacidad para establecer esta distinción la diferencia de las psicosis.

Tratamiento de los trastornos disociativos

Muchas personas con trastornos disociativos logran recuperarse completamente sin tratamiento; éste sólo se solicita si el trastorno persiste o provoca al paciente una angustia considerable. Deben realizarse pruebas diagnósticas para determinar si existe alguna enfermedad mental concurrente o si hay indicios de abuso de sustancias. Los ansiolíticos y los antidepresivos pueden ser útiles para los síntomas de ansiedad o depresión asociados a estos trastornos.

El objetivo final del tratamiento es ayudar al paciente con un trastorno disociativo a integrar las personalidades fragmentadas en una sola identidad. Hay varios tipos de psicoterapia que suelen emplearse para tratar los estados disociativos y ayudar a los enfermos a recuperar ideas y recuerdos reprimidos. Las técnicas cognitivas pueden permitir al paciente hablar e identificar los pensamientos negativos subyacentes asociados a los hechos traumáticos. Saber que esos pensamientos determinan la conducta resultante puede ayudar a la persona a darse cuenta de que cambiar la forma en que piensa sobre una situación también puede provocar un conducta asociada más positiva. Algunos psicoterapeutas emplean la hipnosis para ayudarles a ir recordando los hechos y sentimientos asociados al trauma reprimido. Otras formas de psicoterapia emplean procesos artísticos y creativos para facilitar la expresión de los sentimientos y los pensamientos. El objetivo de todos los tipos de psicoterapia es ayudar al paciente a profundizar en el trauma que desencadenó y provocó los síntomas disociativos.

Aplicación del proceso de enfermería a pacientes con un trastorno disociativo

Valoración

Durante el proceso diagnóstico debe descartarse toda enfermedad médica que pueda producir los síntomas de amnesia y disociación, que podrían ser un traumatismo craneoencefálico, epilepsia, una encefalopatía, efectos secundarios de un fármaco o el consumo de drogas. También deben descartarse trastornos psicóticos como la esquizofrenia. Las pruebas psicológicas se emplean para efectuar exploraciones complementarias sobre la autenticidad de los síntomas, que comprenden una entrevista clínica para determinar algún trauma significativo en la adolescencia o la edad adulta.

Junto con la exploración física, debe efectuarse una valoración psicosocial para detectar alteraciones de la conducta como desorientación, grado de ansiedad, amnesia, signos depresivos y el grado en que se ve afectada la actividad social y laboral del paciente. Es fundamental describir la conducta y las manifestaciones verbales en la documentación, porque los enfermos con trastornos disociativos pueden mostrar identidades o personalidades

«La desaparición de Art»

Art es decano de un campus universitario y tiene 47 años. Está casado y es padre de dos adolescentes. Ha trabajado en el campus y se mantiene activo en su comunidad, como cuando se ofreció a ayudar con las producciones de un teatro aficionado local. Art debe embarcar en el vuelo de las ocho y cuarto de la mañana para encontrarse con un colega en una ciudad a 500 km de su casa. El día que se espera su llegada, su compañero notifica a la universidad y a la mujer de Art que no ha llegado en el vuelo programado. Cuando su mujer va al aeropuerto a contrastar la información, le dicen que su marido nunca embarcó en ese vuelo. El coche de Art se encuentra en el aeropuerto, cerrado y con las llaves dentro.

Seis meses después, los investigadores no han descubierto ninguna pista sobre el paradero de Art ni de lo que puede haber causado su desaparición. Meses más tarde, Art entra en su oficina de la universidad acompañado por una mujer desconocida que presenta como su esposa. Para el personal de la oficina es obvio que Art no los reconoce, ni recuerda su puesto anterior en la oficina del departamento. Dice que un joven lo vio en un restaurante del estado vecino y le contó su verdadera identidad, pero que no recuerda absolutamente nada de la institución ni de su familia. Lo ingresan para que reciba tratamiento en un estado de ansiedad intensa con ideación suicida.

¿Qué síntomas indican que Art está sufriendo un episodio disociativo?

_____

_____

¿Qué tipo de trastorno disociativo parecen indicar los síntomas de Art?

_____

_____

¿Cómo debe acercarse el personal de enfermería a Art al comentar los episodios traumáticos del pasado?

_____

_____

_____

ambiguas a distintos integrantes del equipo como método de manipulación para crear un conflicto.

Selección de los diagnósticos de enfermería

Una vez obtenidos los datos de la valoración, se identifican los problemas de enfermería. Los diagnósticos más utilizados para los problemas de pacientes con trastornos disociativos pueden abarcar:

- Trastorno de los procesos de pensamiento relacionado con la amnesia y los traumas reprimidos.
- Trastorno de la percepción sensorial relacionado con la despersonalización y el fenómeno de verse a sí mismo como un observador externo.
- Trastorno de la identidad personal relacionado con traumas en la infancia o con la existencia de más de una identidad.
- Déficit de autocuidado relacionado con estados de autómata, trances o con deambulación sin propósito.
- Afrontamiento ineficaz relacionado tanto con los problemas y recuerdos reprimidos como con la pérdida de la propia identidad o los viajes lejos del hogar.

- Ansiedad relacionada con hechos traumáticos reprimidos o con la pérdida de la propia identidad.
- Violencia autodirigida relacionada con conductas autodestructivas.
- Afrontamiento familiar afectado relacionado con la pérdida de la propia identidad.

Resultados esperados

El proceso comprende la planificación de los resultados de enfermería previstos aplicando las intervenciones para tratar los problemas de enfermería. El plazo en el que se pueden prever unas expectativas realistas de resolución de los síntomas difiere según el tipo de trastorno disociativo. Los resultados esperados del paciente pueden ser:

- Que asocie el déficit de memoria con hechos estresantes del pasado.
- Que se recupere de los déficits de memoria y que desarrolle mejores mecanismos de afrontamiento para sobrellevar los acontecimientos estresantes.
- Que manifieste verbalmente percepciones realistas de los estímulos ambientales en situaciones estresantes.

CASO PRÁCTICO 14-3

«Perdido, pero en casa»

Phillip acaba de llegar a su lugar de residencia tras recuperarse de heridas de metralla recibidas durante las maniobras militares en Iraq. Acaban de traerlo a urgencias tras encontrarlo deambulando en la cubierta de un barco, divagando y sangrando por las muñecas. Cuando se le pregunta su nombre, resulta obvio que no recuerda su identidad ni sabe qué hacía en el muelle. Sin embargo, cuando se le pregunta sobre los últimos acontecimientos de su vida, indica que había asistido a una clase en el instituto el día anterior. Cuando se logra localizar a la familia de Phillip, ellos le dicen al personal de enfermería que Phillip tiene 26 años y que hace ocho que no va al instituto. Una vez tratadas las laceraciones, se ingresa a Phillip en la unidad psiquiátrica con un diagnóstico de amnesia disociativa generalizada.

¿Qué sentimientos pueden haber desencadenado los intentos de suicidio de Phillip?

_____

_____

¿Por qué es importante obtener información de la familia sobre lo que le gusta o lo que no le gusta a Phillip, las actividades que realiza o las aficiones que tiene?

_____

_____

¿Cuál es el objetivo de enseñarle a Phillip hechos de su pasado o presentarle a personas a quien conocía que representen experiencias agradables para él?

_____

_____

¿Por qué es importante no abrumar a Phillip con información sobre su pasado reciente en Iraq?

_____

_____

- Que manifieste verbalmente que comprende la existencia de múltiples estados e identidades y que necesita integrar todas las personalidades en una sola.
- Que lleve a cabo sus cuidados personales de forma independiente.
- Que muestre métodos de afrontamiento más adaptativos en respuesta a las situaciones estresantes.
- Que manifieste verbalmente sus sentimientos e identifique métodos positivos y eficaces para sobrellevar el miedo y la ansiedad.
- Que exprese verbalmente que comprende los conflictos de personalidad propios del trastorno disociativo.
- Que muestre autocontrol de las conductas hacia sí mismo y hacia otras personas.

Los resultados que se esperan con la familia pueden abarcar:

- Que manifiesten verbalmente expectativas realistas sobre la conducta y el proceso terapéutico del paciente.
- Que muestren apoyo tanto al enfermo como a la unidad familiar.

Intervenciones

El personal de enfermería debe establecer en primer lugar una relación terapéutica de confianza y apoyo con la persona afectada. Es fundamental escuchar de forma activa y emplear técnicas de comunicación que fomenten la expresión verbal de los sentimientos, los conflictos e información acerca de los hechos traumáticos que han derivado en el trastorno disociativo que sufre la persona en ese momento. Este proceso ayuda al paciente a aumentar la consciencia y la comprensión sobre sí mismo y las conductas contraproducentes y lesivas que adopta, además de ofrecer planes alternativos para modificar la conducta. Los pacientes necesitan ánimos y apoyo para controlar su ansiedad y las respuestas disociativas anteriores a estas situaciones que desencadenan los síntomas. Las personas con trastornos disociativos sienten un temor abrumador a no saber lo que hacen en un determinado momento o a perder el control.

Otras intervenciones que se pueden efectuar con las personas que sufren un trastorno disociativo pueden comprender las siguientes:

- Animar al paciente a escribir un diario personal de pensamientos y sentimientos.
- Establecer un contrato entre el paciente y el personal para tratar las conductas autodestructivas.
- Fomentar la existencia de un entorno seguro para proteger al paciente de autolesiones o evitar que lesione a otras personas.
- Ayudar al paciente a desarrollar estrategias de afrontamiento eficaces.
- Modelar conductas positivas y deseables.
- Identificar los factores ambientales estresantes que desencadenan los síntomas disociativos.
- Reducir los estímulos que provocan ansiedad al paciente.
- Emplear estímulos que fomenten recuerdos y sentimientos agradables para el paciente. Esto le permite recordar experiencias pasadas sin que haya riesgo de agravar el trauma.
- Evitar abrumar al paciente con detalles de hechos pasados traumáticos, ya que pueden causar una nueva regresión al estado disociativo que le sirve al paciente para protegerse del dolor emocional.
- Ayudar al paciente a comprender que pueden aparecer períodos de desequilibrio y que se reducirán a medida que se restablezca la identidad personal.
- Estar al tanto de los cambios conductuales que puedan indicar una conducta autodestructiva.
- Ayudar al paciente a establecer alternativas para las conductas autolesivas, como el ejercicio físico, métodos de expresión escrita o actividades artísticas creativas y actividades ocupacionales, que proporcionan métodos de expresión no verbal de los pensamientos que el paciente puede ser incapaz de manifestar verbalmente.

- Ayudarle a identificar el objetivo que cada personalidad cumple en su personalidad íntegra.
- Detectar los factores que contribuyen a la dinámica familiar y del entorno.
- Ayudar a la familia a ofrecer ánimos y a reforzar las conductas positivas del paciente.

Evaluación

Durante la evaluación, es importante tomar nota del proceso que hace el paciente hasta identificar los estímulos estresantes y conseguir una respuesta más adaptativa ante éstos. Este paso es de gran ayuda en la disminución de las respuestas disociativas. El paciente debe progresar también hacia la comprensión de la relación entre el estado disociativo y la ansiedad creciente, la cual experimenta como un episodio traumático reprimido del pasado y que se dispara en presencia de determinados estímulos ambientales. Para comprender estos acontecimientos traumáticos es indispensable rememorarlos. En el trastorno de identidad disociativo, la valoración ha de centrarse en el reconocimiento por parte del paciente de la existencia de más de una personalidad, así como de la función protectora de sus estados disociativos frente a la ansiedad relacionada con recuerdos traumáticos. Es importante hacer seguimiento de cuál es el progreso del paciente hacia el objetivo final: integrar todas las personalidades en una.

El personal de enfermería se enfrenta a una tarea exigente y frustrante: aceptar la conducta del paciente e intentar entender, al mismo tiempo, la compleja naturaleza de sus estados disociativos. En un entorno seguro y de confianza, coherente y que proporcione aceptación y apoyo, el paciente podrá desarrollar cierto sentido de autocontrol y de poder, y progresar positivamente en el proceso terapéutico.

RESUMEN

- La disociación es el mecanismo que permite a la mente apartar ciertos recuerdos de la consciencia. Estos recuerdos reprimidos pueden resurgir en cualquier momento y suelen desencadenarse por factores ambientales. El paciente no puede controlar ni evitar su repetición cuando se presentan.
- Los trastornos disociativos se caracterizan por una interrupción de la integración de la consciencia y la identidad, el pasado personal y el pasado familiar. Estos trastornos se observan mayoritariamente en personas que han sufrido un trauma grave o maltratos.
- La amnesia disociativa puede presentarse como una amnesia localizada poco después de un incidente en el que la persona guarda una perspectiva general de quién es pero olvida partes de su identidad global. También puede presentar una amnesia selectiva que le impide recordar todos los detalles del hecho. En la amnesia generalizada o continua la imposibilidad de recordar abarca toda la vida del paciente.

- La amnesia acompañada de viajes repentinos lejos del hogar o del lugar de trabajo y la asunción de una nueva identidad se denominan fuga disociativa. Cuando la fuga concluye, la persona puede volver a su casa sin recordar ninguno de los hechos acontecidos antes de la fuga o durante su transcurso.
- El trastorno de identidad disociativo aparece cuando hay dos o más identidades o personalidades diferentes en un mismo individuo y éstas se alternan para asumir el control de la conducta de la persona.
- La despersonalización se presenta cuando se experimenta un sentimiento persistente y repetitivo de distanciamiento de los propios pensamientos o el propio cuerpo. La persona mantiene el sentido de la orientación, pero presenta un deterioro en sus relaciones sociales por la intensidad de los sentimientos de distanciamiento. El tratamiento puede ser prolongado y se centra en la reintegración de todas las personalidades en la personalidad original del individuo.

- El tratamiento de los trastornos disociativos consiste en psicoterapia para ayudar al individuo a recuperar los sentimientos y pensamientos asociados al trauma que provoca el trastorno y a saber la forma en que éstos se relacionan con la conducta y los síntomas que presenta en el momento del trastorno.
- En primer lugar, el personal de enfermería debe establecer una relación terapéutica de confianza y apoyo con el paciente. A continuación ha de ofrecerle asistencia para que tome consciencia de las conductas contraproducentes y establezca planes alternativos para modificar estos patrones.
- Las intervenciones se centran en ayudar al paciente a desarrollar un sentimiento de poder y autocontrol para de esta forma obtener unos resultados predecibles y positivos.

BIBLIOGRAFÍA

American Psychiatric Association. (2000). *Diagnostic and statistical manual of mental disorders—Text revision* (4th ed.). Washington, DC: Author.

Chu, J. A., Frey, L. M., Ganzei, B. L., & Matthews, J. A. (1999). Memories of childhood abuse: Dissociation, amnesia, and corroboration. *American Journal of Psychiatry, 156*, 749–755. Retrieved May 4, 2009, from http://ajp.psychiatryonline.org/cgi/content/full/156/5/749

Foote, B., Smolin, Y., Kaplan, M., Legatt, M. E., & Lipschitz, D. (2006). Prevalence of dissociative disorders in psychiatric outpatients. *American Journal of Psychiatry, 163*, 623–629. Retrieve May 4, 2009, from http://ajp.psychiatryonline.org/cgi/content/full/163/4/623

National Alliance of Mental Illness. (2000). *Dissociative disorders.* Retrieved May 4, 2009, from http://www.nami.org/Content/ContentGroups/Helpline1/Dissociative_Disorders.htm

Simeon, D. (2008). Dissociative disorders. Retrieved May 4, 2009, from http://www.merck.com/mmhe/sec07/ch106.html

Simeon, D., Guralnik, O., Knutelska, M., & Schmeidler, J. (2002). Personality factors associated with dissociation: Temperament, defenses, and cognitive schemata. *American Journal of Psychiatry, 159*, 489–491. Retrieved May 4, 2009, from http://ajp.psychiatryonline.org/cgi/content/full/159/3/489

Varcarolis, E. M., Carson, V. B., & Shoemaker, N. C. (2006). *Foundations of psychiatric mental health nursing* (5th ed.). Philadelphia: W. B. Saunders.

Rellenar los espacios

Rellenar los espacios con la respuesta correcta.

1. La interrupción en la capacidad de reconocer la identidad personal y el pasado se denomina _____.

2. Cuando se apartan determinados recuerdos de la consciencia, las partes separadas se _____ en el inconsciente y pueden resurgir en cualquier momento.

3. En el trastorno de identidad disociativo, la personalidad principal se denomina _____.

4. El cambio de personalidad o la _____ ____ _____ que aparece en el trastorno de identidad disociativo suele presentarse muy bruscamente y es desencadenado sobre todo por el estrés psicosocial.

5. Un sentimiento persistente y repetitivo de distanciamiento de los propios pensamientos o del propio cuerpo sin presencia de desorientación se denomina trastorno de _____.

Relacionar las parejas

Relacionar los siguientes conceptos con la frase más adecuada.

1. _____ Fuga disociativa

2. _____ Amnesia localizada

3. _____ Fuga simulada

4. _____ Despersonalización

5. _____ Desrealización

a. Incapacidad transitoria para recordar información personal poco después de un hecho traumático

b. Sentimiento persistente de distanciamiento de los propios pensamientos o del propio cuerpo

c. Ver el entorno como irreal o cambiante

d. Viaje súbito lejos del hogar e incapacidad para recordar el propio pasado

e. Disociación en una persona que intenta evitar un problema legal, económico o personal

Preguntas de elección múltiple

Seleccionar la mejor respuesta posible de entre las disponibles.

1. Una mujer que dice ser la hermana biológica de Ryan va a su casa para visitarle y le dice que tiene una familia en otro lugar. Cuando le pregunta a Ryan por qué no quiere volver a casa, éste responde: «Lo siento, pero no sé quién eres». Ryan manifiesta síntomas de:
a. Desrealización.
b. Fuga simulada.
c. Fuga disociativa.
d. Despersonalización.

2. Alice ha sido ingresada en la unidad psiquiátrica con un diagnóstico de trastorno de identidad disociativo. El personal de enfermería observa que, durante la interacción con otros pacientes, Alice se ríe y se muestra habladora. Cuando el personal de enfermería se acerca a Alice para administrarle la medicación, Alice baja los hombros, aparta la mirada mientras llora y le dice con una voz infantil: «¿Vas a hacerme daño?». La mejor respuesta que puede dar el personal de enfermería en ese momento es:
a. «Hace un minuto te estabas riendo. ¿Qué le ha pasado a Alice?»
b. «Estos medicamentos ayudarán a Alice a ponerse mejor.»
c. «Volveré luego, cuando te sientas mejor.»
d. «¿Por qué crees que voy a hacerte daño?»

3. Ralph es un paciente con amnesia disociativa. El personal de enfermería ha determinado un diagnóstico de enfermería de trastorno de la identidad personal. Uno de los resultados que se esperan con este paciente es:
a. Comentará experiencias pasadas que hayan influido en el concepto que tiene de sí mismo.
b. Manifestará verbalmente que comprende la necesidad de integrar las diferentes personalidades en una sola.
c. Manifestará que conoce la función de cada personalidad.
d. Actuará de forma independiente en todas las actividades de cuidado personal.

4. El personal de enfermería está tratando los déficits de memoria previos de un paciente con un trastorno disociativo. Para evitar abrumarlo, resulta fundamental:
a. Ofrecerle instrucciones para que se centre en los factores estresantes actuales.
b. Reorientarle en el tiempo, el lugar y sobre su identidad personal en cada contacto.
c. Observar indicios de que está preparado para revivir el hecho traumático.
d. Añadir detalles sobre los hechos traumáticos que subyacen a la amnesia en la primera visita.

5. Un paciente le cuenta al personal de enfermería una historia bastante confusa sobre hechos recientes de su pasado que han estado implicados en los síntomas de amnesia que padece. La mejor respuesta del personal de enfermería es:

a. «Debe enfadarle mucho tener estas dificultades para recordar este hecho.»

b. «Parece que sobreactúa cada vez que intenta hablar de este tema.»

c. «Déjeme ver si entiendo lo que está diciendo.»

d. «Hablaremos más tarde, cuando pueda contarme la historia tal como ha pasado en realidad.»

6. Una paciente le dice al personal de enfermería que sabe que está casada y tiene tres niños pero que no recuerda haber tenido un niño recientemente quo murió de muerte súbita del lactante. El personal de enfermería reconocería este tipo de disociación como:

a. Amnesia localizada.

b. Amnesia selectiva.

c. Amnesia generalizada.

d. Amnesia continua.

7. ¿Cuál de las siguientes afirmaciones se corresponde con la descripción de la personalidad principal o huésped de la persona que sufre un trastorno de identidad disociativo?

a. Habitualmente dominante y crítica con las demás.

b. Suele entrar en conflicto con otros estados de identidad.

c. Es consciente del resto de personalidades.

d. Se trata de una personalidad pasiva, dependiente y culpable.

8. Un paciente refiere sentimientos recurrentes de que «está fuera de su cuerpo» y que se ve a sí mismo fragmentado y con las partes del cuerpo desconectadas. Aunque siente distanciamiento de su cuerpo, ¿cuál de los siguientes signos mostrará probablemente este paciente?

a. Incapacidad para recordar parte de su identidad o todo su pasado.

b. Ausencia de desorientación.

c. Asunción de una nueva identidad.

d. Otras identidades alternantes.

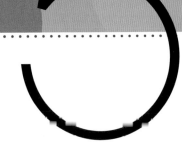

CAPÍTULO QUINCE

Trastornos relacionados con sustancias

◉ Objetivos didácticos

Después de leer el contenido de este capítulo, el estudiante debe ser capaz de:

1. Demostrar que comprende el abuso y la dependencia de sustancias.
2. Describir los factores etiológicos que contribuyen al abuso de sustancias.
3. Definir el término *codependencia* y su relación con el abuso de sustancias.
4. Determinar los objetivos del tratamiento para el paciente y su familia, para lograr la sobriedad a largo plazo.
5. Valorar a los pacientes con intoxicación por sustancias y síntomas de abstinencia.
6. Identificar los diagnósticos de enfermería comunes a los pacientes con trastornos relacionados con dependencia de sustancias químicas.
7. Determinar los criterios de respuesta previstos cuando el paciente se encuentra en la fase aguda de abstinencia y en el período de recuperación de los trastornos relacionados con el abuso de sustancias.
8. Planificar intervenciones de enfermería eficaces para tratar la fase de desintoxicación y el período de recuperación en el tratamiento de casos con dependencia a sustancias químicas.
9. Identificar los criterios de valoración para determinar la eficacia de la intervención terapéutica.

◉ Conceptos clave

Abstinencia
Abuso de sustancias
Adicción
Codependencia
Delirium tremens
Dependencia
Dependencia
 de sustancias
Deseo irresistible/
 compulsivo
Desintoxicación

Facilitación
Inhalantes
Intoxicación
 por sustancias
Laguna/amnesia
 alcohólica
Recaída
Síndrome
 de Wernicke-Kórsakov
Sustancia
Tolerancia

Consumo, abuso, dependencia y adicción a sustancias

El término **sustancia** se emplea para describir cualquier droga, fármaco o toxina con potencial adictivo. Según los datos del National Institute on Drug Abuse, hay 23,6 millones de personas de 12 años de edad o mayores que necesitan tratamiento por problemas de consumo de drogas o de alcohol; de éstas, reciben tratamiento aproximadamente un 11%. Sólo en Estados Unidos, se calcula que el coste económico del abuso de drogas sumado al gasto que suponen el consumo de alcohol y tabaco supera los 500 mil millones de dólares anuales. Estas cifras incluyen los importantes gastos sanitarios añadidos y los costes asociados al sistema de justicia penal, al desempleo y a los programas de servicios sociales.

La **dependencia** de sustancias consiste en un hábito de consumo desadaptativo que se manifiesta en forma de signos fisiológicos, cognitivos y conductuales que evidencian que la persona sigue consumiendo la droga a pesar de los efectos negativos derivados de su consumo. La **adicción** es una dependencia fisiológica y psicológica del alcohol u otras drogas o fármacos que afectan al sistema nervioso central (SNC) de forma que cuando se suspende el consumo de la sustancia aparecen síntomas de abstinencia (se describen en detalle más adelante). El abuso de drogas y la adicción a las mismas pueden provocar graves problemas de salud que, a su vez, suponen una enorme carga económica para el sistema sanitario en tratamientos y programas de desintoxicación y rehabilitación. Con la incidencia cada vez mayor de casos de infección por VIH/sida, hepatitis y otras enfermedades consecuencia del abuso de sustancias, el gasto en prevención, investigación y tratamientos se ha disparado hasta niveles inesperados.

La sociedad soporta la carga adicional de las conductas delictivas relacionadas con las drogas, que consisten tanto en su consumo y venta como en la violencia asociada a la industria de las drogas. Durante la última década, el coste de las detenciones y encarcelamientos por delitos relacionados con las drogas ha aumentado de manera constante. Además, hay que contabilizar también el gasto en empleos perdidos y familias que, como consecuencia de estas conductas, se ven obligadas a depender de los servicios sociales y medios de apoyo adicionales. La violencia y la degradación unidas al consumo y abuso de sustancias fomentan el aumento de los malos tratos y el abandono de menores.

Por último, el número de muertes prematuras atribuidas al abuso de drogas se añade a las repercusiones negativas de esta situación, a la que se suman no sólo las pérdidas económicas, sino también las vidas humanas truncadas debido a la propagación nociva de sus efectos. A pesar del hecho de que el abuso y la dependencia de sustancias se encuentran entre los trastornos mentales que más pueden prevenirse, millones de personas siguen abusando de las drogas a diario. El alcohol sigue siendo la droga que más consumen los estadounidenses.

CUADRO 15-1

Clases de sustancias reconocidas en el DSM-IV-TR

- Alcohol
- Anfetaminas (o simpaticomiméticos de acción similar)
- Cafeína
- Cannabis
- Cocaína
- Alucinógenos
- Inhalantes
- Nicotina
- Opiáceos
- Fenciclidina
- Sedantes, hipnóticos o ansiolíticos

Clases de sustancias

En el DSM-IV-TR las sustancias se agrupan en las once clases señaladas en el cuadro 15-1. Además de estas categorías, también se reconoce la dependencia de varias sustancias a la vez. Los medicamentos de venta con o sin receta, inicialmente prescritos como tratamientos inocuos, también pueden llegar a formar parte de la cadena de adicción. El riesgo al que se ven expuestas la mayoría de personas que toman analgésicos, depresores del SNC o estimulantes según lo prescrito es pequeño. Sin embargo, cuando estos fármacos se utilizan con fines distintos a los señalados por el médico, también pueden formar parte de esa cadena de adicción. Los síntomas de los trastornos relacionados con sustancias generalmente aparecen con el consumo de dosis elevadas y suelen desaparecer a medida que se reduce la dosis o se suspende su consumo. En el cuadro 15-2 se enumeran los fármacos que el DSM-IV-TR incluye en esta categoría.

La exposición a toxinas y otras sustancias químicas también puede provocar un trastorno mental. Las sustancias tóxicas que pueden provocar enfermedades asociadas a sustancias se indican en el cuadro 15-3.

Las sustancias volátiles (como la gasolina o la pintura) se clasifican como **inhalantes** si se usan con el propósito de intoxicarse. Los síntomas más frecuentes asociados a estas sustancias tóxicas consisten en alteraciones de la actividad cognitiva o del estado de ánimo que normalmente se resuelven en un período de semanas o meses después de que el individuo cese la exposición a la sustancia.

Orientaciones teóricas sobre el uso, el abuso y la dependencia de sustancias

¿Por qué una persona sigue avanzando por ese camino de autodestrucción? Existen diversas aproximaciones teóricas para explicar los factores causales y motivacionales que llevan al abuso y la dependencia de sustancias, entre los que destacamos las influencias familiares y genéticas, la presión de los compañeros, los factores ambientales estresantes,

CUADRO 15-2

Clases de medicamentos que pueden causar trastornos relacionados con sustancias

Esta clasificación incluye las siguientes sustancias, entre otras:

- Analgésicos
- Anestésicos
- Anticolinérgicos
- Antihistamínicos
- Antihipertensores
- Antinflamatorios no esteroideos
- Antibióticos
- Antiparkinsonianos
- Corticoesteroides
- Fármacos para enfermedades cardiovasculares
- Fármacos quimioterápicos
- Fármacos para enfermedades digestivas
- Miorrelajantes
- Medicamentos de venta sin receta como somníferos, antihistamínicos, descongestionantes, fármacos para adelgazar, medicamentos para trastornos digestivos y analgésicos

CUADRO 15-3

Toxinas y otras sustancias químicas

- Metales pesados (plomo, aluminio, hierro)
- Pesticidas (nicotina)
- Gases neurotóxicos
- Dióxido de carbono
- Etilenglicol (anticongelante)

una enfermedad fisiológica crónica y las características de la personalidad de cada individuo.

Influencias familiares y genéticas

En el aprendizaje social participan los efectos de conductas de modelado, de imitación y de identificación que comienzan a edades muy tempranas. Los niños de padres que abusan de sustancias tienen un riesgo mucho mayor de abusar de ellas y los problemas consiguientes debido a factores genéticos y ambientales. Existe un vínculo manifiesto entre la herencia y la aparición de trastornos relacionados con sustancias. Los estudios muestran que esta tendencia es particularmente real en el alcoholismo, ya que el riesgo de abusar del alcohol aumenta un 50 % en los familiares de primer grado de alcohólicos. Las investigaciones también indican que cuanto más joven es una persona en su primer episodio de consumo de sustancias, más probabilidades tiene de progresar a abuso y dependencia. Un entorno caótico en el hogar y relacionarse con compañeros que consumen drogas también aumentan las probabilidades de que esto suceda. Este cuadro suele acompañarse de un vínculo débil entre padres e hijos,

Práctica reflexiva

¿De qué forma puede ayudar un sistema familiar sólido y firme a reducir el riesgo de consumo de drogas en un adolescente?

una educación ineficaz y hostil por parte de los padres y relaciones problemáticas.

Presión de los compañeros

La adolescencia es un período en el que las novedades resultan excitantes y la presión de los compañeros se encuentra en su punto álgido. Los adolescentes pueden comenzar a consumir drogas por varios motivos, y en esta edad la experimentación es una motivación frecuente. Normalmente los individuos no son conscientes de la conexión entre las acciones que llevan a cabo en ese momento y las consecuencias que pueden comportar. Los adolescentes con antecedentes familiares de abuso de sustancias, los que están deprimidos o tienen una autoestima baja, así como los que se sienten inadaptados a la sociedad están especialmente en riesgo de sufrir un problema con las drogas. Los adolescentes suelen percibir las conductas de consumo de drogas por parte de la familia, los compañeros y la sociedad como una aprobación de dicha acción.

Factores ambientales estresantes

Las situaciones estresantes aumentan la necesidad de aplicar estrategias de afrontamiento para mitigar la ansiedad que producen, y suele ser la excusa o el motivo que la persona emplea para justificar el consumo repetido de la sustancia. El estrés se cita como un factor fundamental en el inicio y la continuación del uso de alcohol y otras drogas. Es un factor significativo cuando la persona recae y vuelve a asumir el patrón de conductas autodestructivas.

Enfermedad fisiológica crónica

La adicción o dependencia también se describe como una enfermedad crónica en la que se observan alteraciones en la bioquímica cerebral que ocasionan esa necesidad percibida de continuar consumiendo la droga. Se sugiere que éste es el factor en el que se fundamenta el razonamiento de que una sustancia suele sustituirse por otra a medida que el enfermo avanza en el camino a la dependencia. Las neuronas acaban adaptándose a la actividad con la sustancia o las sustancias y ya no pueden funcionar correctamente sin ella durante mucho tiempo, por lo que debe continuarse el consumo para evitar los síntomas de abstinencia.

Características de la personalidad

No debe infravalorarse la importancia de la dependencia como parte de los componentes de la personalidad de las personas que abusan de las drogas. La necesidad de depender de una fuerza externa para formarse un concepto de sí mismo se refleja en la autoestima frágil del paciente y en su incapacidad de definir valores y límites de la conducta

Factores determinantes de nuestro autoconcepto

Control externo

- La motivación principal es la aceptación de los demás
- Se verán afectados los propios valores con la presión de los compañeros
- Se depende de una fuente de energía externa (otras personas, drogas, actividades)

Control interno

- Actúa con convicciones y creencias decididas y definidas por sí mismo
- Acepta la responsabilidad de sus decisiones y las consecuencias de sus elecciones
- Reconoce la necesidad de cambiar y tiene voluntad de actuar

(cuadro 15-4). La conformidad y la introducción en la cultura de las drogas hacen que la sustancia tome el control de la existencia del individuo, y éste es dolorosamente consciente de que depende de la droga para cumplir sus necesidades de afecto y poder. La mayoría de las personas que abusan de las drogas tienen dificultades para expresar sus sentimientos y pueden liberarlos de forma explosiva, ya que la droga reduce su capacidad de controlarlos. Los sentimientos de aislamiento emocional y una escasa tolerancia a la frustración son otros factores indicativos de la necesidad de obtener un sentimiento de fuerza y seguridad de una sustancia externa.

La codependencia: una enfermedad familiar

La codependencia es una pauta multigeneracional de mecanismos de afrontamiento que da lugar a conductas autodestructivas. Este estado evoluciona de una transmisión de la dinámica familiar mediante la que se desanima a la persona a sentir o expresar sus necesidades, lo que provoca la supresión de la ira y el dolor emocional. Las personas que se encuentran en esta situación suelen confundir los sentimientos de control dentro de la familia con la seguridad y aprenden a tolerar y excusar el comportamiento desadaptativo. Esta tolerancia tiene como consecuencia una adaptación a las circunstancias y a la apariencia de normalidad para las personas ajenas.

En un enfoque teórico basado en el modelo de sistemas familiares se propone que el abuso de sustancias es una enfermedad familiar en la que los miembros son consumidores de sustancias o codependientes, y que estos factores se interrelacionan de forma que se permite o se alimenta el problema. Las familias suelen desplegar acciones defensivas que, en cierto modo, normalizan y excusan la conducta del consumidor de drogas y así aumentan involuntariamente las probabilidades de que se continúe con el patrón de abuso de sustancias.

Las personas que son **codependientes** suelen sentirse responsables del problema del consumidor e interiorizan una forma de culpa por la conducta de esta persona. Como consecuencia, siguen haciendo todo lo posible por mantener la relación y son incapaces de reconocer los efectos perniciosos de la codependencia en su propia salud física y mental. Esta pauta de ayuda consciente o inconsciente para que continúe la conducta desadaptativa se denomina **facilitación.** El facilitador suele dar excusas o mentir sobre las conductas de otras personas relacionadas con el consumo de sustancias. También puede ocultar problemas legales y económicos por un falso sentido de la responsabilidad. Pueden evitar los acontecimientos sociales por la vergüenza o el miedo a las conductas asociadas al consumo de drogas, como las preguntas inquisitivas o el lenguaje insultante. Las personas codependientes niegan sus propias necesidades mientras viven y hacen por otras personas lo que necesitan hacer por ellos mismos. La naturaleza pasiva de los facilitadores se observa cuando cumplen sin replicar las elecciones y decisiones del consumidor incluso estando en desacuerdo con ellas. Esta conducta de cesión de derechos permite al consumidor mantener un sentimiento percibido de control sobre la dependencia y le ofrece una falsa permisividad para continuar la adicción.

A pesar de las tentativas de proteger al consumidor de las consecuencias del abuso de sustancias, el facilitador suele sentirse impotente y, en realidad, se encuentra controlado por la persona de quien es codependiente. Los facilitadores se encuentran presos de un ciclo de pensamientos que les dicta que son incapaces de cambiar la situación porque detener estas acciones provocaría un desastre mayor. Las normas familiares rígidas e inflexibles predisponen a la persona codependiente a sentirse atrapada en esta situación disfuncional.

 Práctica reflexiva

¿En qué otras situaciones podría participar la codependencia?

Tipos de trastornos relacionados con sustancias

Trastornos por consumo de sustancias

Abuso de sustancias

La característica esencial del **abuso de sustancias** consiste en un patrón desadaptativo de consumo recurrente de una sustancia acompañado por las consecuencias adversas repetidas fruto de su consumo continuo. Este problema debe persistir durante un período de un año para cumplir los criterios diagnósticos del abuso de sustancias.

CUADRO 15-5

Signos y síntomas del abuso de sustancias

- Consumo desadaptativo recurrente de una sustancia
- Atracones episódicos de consumo de sustancias
- Consumo de sustancias recurrente en situaciones físicamente peligrosas
- Efectos de resaca
- Encuentros con las fuerzas del orden relacionados con sustancias
- Suspensión o expulsión de la escuela
- Dificultades familiares y de pareja relacionadas con el consumo de sustancias
- Síntomas que no cumplen los criterios de la dependencia de sustancias

Signos y síntomas

Los criterios para el abuso de sustancias no abarcan la tolerancia, la abstinencia o el uso compulsivo, como en el caso de los criterios de dependencia (v. apartado siguiente). El abuso conlleva los efectos físicos devastadores de la droga, además de los riesgos sociales, legales e interpersonales del uso prolongado de una sustancia (cuadro 15-5). Una persona puede continuar manifestando las consecuencias adversas del consumo de sustancias sin desarrollar dependencia de sustancias químicas, aunque es menos frecuente entre los individuos que han consumido drogas durante un período prolongado.

Incidencia y etiología

El abuso de sustancias provoca ausencias repetidas del trabajo, la escuela o el hogar, con un escaso rendimiento en esas áreas debido a los efectos de la resaca. La incidencia del abuso de sustancias es más frecuente en el consumo episódico de la sustancia, como en el caso de la persona que se intoxica en un fin de semana o en una celebración especial. Suelen aumentar los encuentros con las autoridades policiales y judiciales como consecuencia de las conductas relacionadas con el abuso (p. ej., detenciones por alteración del orden público, por intoxicación pública, por conducir bajo los efectos de las drogas, suspensiones o expulsiones de la escuela, participación de los servicios de protección de menores, etc.). A pesar de los problemas personales e interpersonales persistentes consecuencia del abuso repetido de la sustancia, la persona sigue consumiéndola.

Práctica reflexiva

¿Qué problemas ambientales son posibles factores contribuyentes al consumo y el abuso de sustancias?

Dependencia de sustancias

El DSM-IV-TR define la **dependencia de sustancias** como un patrón desadaptativo de consumo de sustancias que provoca una alteración o un malestar clínicamente significativos. La característica principal de la dependencia de sustancias es un conjunto de síntomas cognitivos, conductuales y fisiológicos que indican que la persona continúa consumiendo la sustancia a pesar de los problemas significativos relacionados con ella. Existe una pauta de autoadministración repetida que puede provocar tolerancia, abstinencia y una ingestión compulsiva de la sustancia. Las drogas pueden reducir el consumo de energía y la actividad cerebral, alterar la función de las señales cerebrales y alterar la forma de las neuronas y las redes neuronales cerebrales. El consumo de cualquier droga (excepto la cafeína) es susceptible de recibir un diagnóstico de dependencia de sustancias.

Signos y síntomas

Deben estar presentes los criterios específicos durante al menos un año para poder determinar un diagnóstico de dependencia. Para comprender estos criterios debemos saber en primer lugar lo que significa el grupo de indicadores observados en la dependencia (cuadro 15-6). Casi todas las personas que consumen una sustancia hasta el punto de sufrir dependencia manifiestan un deseo irresistible *(craving)* de consumirla. La **tolerancia** se desarrolla con el consumo continuo, ya que el cerebro se adapta a las dosis repetidas de la droga y sus efectos disminuyen cuando se consume de forma repetitiva con el transcurso del tiempo. Esto hace que se necesite más cantidad de dicha sustancia para obtener el mismo efecto. La tolerancia puede variar según la droga consumida y el efecto que ejerce en el SNC. Puede desarrollarse un grado muy elevado de tolerancia con el consumo intenso de la sustancia, hasta el punto de administrar cantidades que para una persona que no consume drogas pueden ser mortales. Por ejemplo, en las personas que fuman tabaco, un hábito diario de consumo de 2 o 3 paquetes diarios indica una tolerancia a la nicotina que produciría efectos tóxicos a un no fumador. Las elevadas concentraciones sanguíneas de una sustancia sin presencia de síntomas manifiestos de intoxicación suelen indicar la existencia de tolerancia.

Cuando las concentraciones de una sustancia en la sangre o en los tejidos descienden en una persona que la ha consumido de forma prolongada e intensa, aparece un cambio desadaptativo de la conducta denominado **abstinencia.** Una vez que se manifiestan estos síntomas

CUADRO 15-6

Grupo de indicadores de la dependencia de sustancias

- Deseo irresistible de consumir la sustancia
- Tolerancia
- Síndrome de abstinencia
- Consumo compulsivo

CUADRO 15-7

Síntomas asociados a la dependencia de sustancias

- La sustancia se consume en grandes cantidades durante un período más prolongado de lo que se pretendía
- Deseo persistente o esfuerzos infructuosos de controlar el consumo de la sustancia
- Se consume mucho tiempo buscando obtener la sustancia
- Se abandonan actividades importantes por el consumo de sustancias
- El consumo se mantiene a pesar de los problemas negativos asociados al mismo

desagradables, el individiuo probablemente buscará alivio consumiendo nuevamente la sustancia. Este ciclo suele iniciarse al despertarse y continúa a lo largo del día. La pauta de consumo compulsivo se manifiesta porque estas personas consumen más cantidad de sustancia y durante un período mayor del que pretendían. La persona puede expresar el deseo de dejar de consumir o de reducir el consumo de la sustancia, pero sus tentativas son fallidas. Dedica mucho tiempo y energía a planificar las actividades necesarias para obtener la sustancia. Lo que una vez fue tiempo valioso y placentero pasado con la familia, las amistades y los colegas en actividades lúdicas, se somete ahora al consumo de la sustancia. Aunque la persona presente reacciones fisiológicas y psicológicas adversas

por el consumo, persiste en él. Cuando se desarrolla la dependencia psicológica, el individuo siente que ya no puede llevar a cabo sus actividades sin consumir de forma continuada la sustancia. Esta incapacidad para dejar el consumo es el síntoma fundamental observado en las personas que reciben un diagnóstico de dependencia de sustancias (cuadro 15-7).

Incidencia y etiología

Aunque existen numerosas teorías propuestas sobre la etiología o causa de la dependencia de sustancias, hay investigaciones en curso para permitirnos comprender este trastorno. Se calcula que un tercio de los ingresos hospitalarios se asocian al consumo de alcohol, aunque la incidencia del alcohol como factor contribuyente a los accidentes de circulación, las caídas, los traumatismos y otros trastornos puede no ser evidente en un primer momento.

 Consideraciones importantes

La presencia de tolerancia y abstinencia también representa un riesgo mayor de sufrir problemas médicos y de que aumente la tasa de recaídas.

 Práctica reflexiva

¿Cuáles son los costes personales de la dependencia de las drogas?

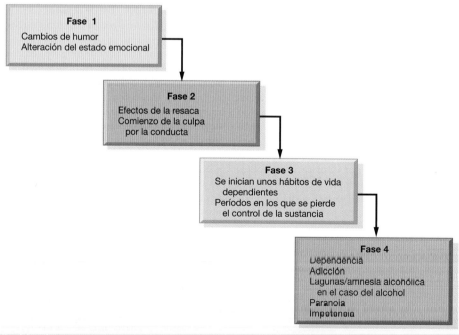

FIGURA 15-1

Fases de la dependencia de sustancias químicas y del carácter destructivo del control de la sustancia sobre la persona que abusa de ésta.

Fases de la dependencia de sustancias

La dependencia de sustancias es un proceso destructivo y progresivo que se extiende desde el primer consumo hasta el final siempre lejano del deterioro dañino. La mayoría de las personas que se vuelven dependientes de una sustancia no pretenden acabar como alcohólicos o toxicómanos. Suelen comenzar con una necesidad de pertenecer a un lugar, de escapar o de experimentar, y no son conscientes del proceso destructivo que les espera. La dependencia de sustancias es un espectro progresivo y predecible de síntomas cuya gravedad y frecuencia aumenta.

Existen cuatro fases que tienen lugar desde el primer consumo de una sustancia hasta la dependencia final si se consume de forma continuada (fig. 15-1). En la *fase uno* o primer consumo, el consumidor experimenta un estado de ánimo eufórico y aprende que la sustancia puede servir de escape temporal o de estado alterado de la consciencia al que puede recurrir cada vez que la consume; aprende también a controlar los efectos regulando la cantidad de sustancia y dando prioridad a las oportunidades de consumirla.

Durante la *fase dos* el consumidor sufre los efectos de la resaca y comienza a sentir culpabilidad por las conductas asociadas a su consumo. Puede manifestarse la necesidad de consumir la droga, lo que provoca tolerancia y un aumento de su consumo para obtener el mismo efecto. Las amistades y compañías de la persona pueden cambiar de un grupo de personas a otro en el que se aprueben y se adopten conductas similares relacionadas con las drogas.

Cuando el consumidor comienza la *fase tres* se inicia un hábito vital de dependencia, con períodos en los que pierde el control de la sustancia. La persona pierde la capacidad de predecir el resultado y comienza a desplegar conductas contrarias a sus valores. A medida que la sustancia toma el control, el consumidor pierde la consciencia sobre el mismo y comienza un ciclo vicioso en el que el consumo de la sustancia pasa a ser la prioridad absoluta.

En la *fase cuatro* el consumidor manifiesta dependencia o adicción con períodos de lagunas, paranoia y desesperanza. La participación en actividades cuyo fin es obtener la sustancia ya no se ve como una actividad social, sino como cuestión de supervivencia.

Los signos de advertencia característicos que se presentan en la serie de fenómenos consecuencia de la dependencia de sustancias se describen en la tabla 15-1.

Consideraciones importantes

Una **laguna** o **amnesia alcohólica** es una forma de amnesia asociada al alcohol acerca de hechos que ocurrieron durante el período de embriaguez (p. ej., el paciente no recuerda conversaciones o actividades en las que participó durante el período de consumo de alcohol) sin perder el conocimiento.

Trastornos causados por sustancias
Intoxicación por sustancias

La **intoxicación por sustancias** es la aparición de una pauta de conducta reversible provocada por la ingestión reciente de una sustancia. Este síndrome se observa clínicamente como cambios conductuales y psicológicos desadaptativos relacionados con los efectos de la sustancia en el SNC.

TABLA 15-1	Signos de alerta de la dependencia de sustancias
PROGRESIÓN	**SIGNOS DE ALERTA EN EL INDIVIDUO**
Inicial	Utiliza la sustancia química para relajarse en situaciones sociales
	Evita situaciones en las que no habrá drogas o alcohol disponibles
	Le preocupan las drogas y su consumo
	Presenta lagunas temporales (períodos en los que no puede recordar el consumo de la droga)
	Su personalidad cambia durante el consumo de sustancias
Dependencia	Muestra un aumento de la tolerancia
	Niega el problema con las drogas: se esconde de otras personas para consumirla
	Puede cambiar de sustancia química para pasar a consumir otra
	Abandona y pierde a sus amigos
	Culpa a otras personas de sus problemas (proyección)
	Su deseo de consumir la sustancia aumenta de forma incontenible
	Puede presentar conductas agresivas con el consumo de la sustancia
	Tiene síntomas físicos de abstinencia cuando se interrumpe su consumo
	Consume cantidades impredecibles de la sustancia
	Descuida sus necesidades nutricionales
Crónica	Manifiesta daños físicos irreparables (hepáticos, cerebrales y otros problemas médicos)
	La tolerancia se reduce
	Manifiesta síntomas de abstinencia graves
	Siente remordimientos persistentes
	Sufre detenciones relacionadas con la sustancia
	Sufre *delirium tremens*
	Presenta alucinaciones
	Sufre convulsiones
	Puede acabar muriendo

TABLA 15-2 Información sobre las diversas sustancias

SUSTANCIA	SÍNTOMAS DE INTOXICACIÓN	SÍNTOMAS DE ABSTINENCIA	INFORMACIÓN SOBRE LA SUSTANCIA	SIGNOS Y SÍNTOMAS DEL TRASTORNO ASOCIADO
Alcohol	Conducta desadaptativa relacionada con la sustancia, aliento a alcohol u olor a alcohol de la ropa, habla farfullante, escasa coordinación y marcha inestable, dificultades para enfocar con ojos vidriosos, actitud muy pasiva o muy argumentativa, alteración de la memoria, escasa concentración, estupor	Respuesta del sistema nervioso autónomo: diaforesis, aumento de la frecuencia cardíaca, temblores en un período de 24 h a 48 h tras suspender su consumo, insomnio, náuseas y vómitos, facilidad de sobresalto, irritabilidad, rubefacción facial Alucinaciones: auditivas (zumbidos, pitidos, chasquidos, voces), visuales (personas, animales, insectos) y táctiles (insectos o arañas que recorren la piel y provocan hormigueo) Psicomotora: agitación, aumento de la ansiedad, convulsiones generalizadas, delirium tremens	Suele provocar desinhibición La causa más frecuente y evitable de malformaciones congénitas Efectos destructivos en la salud Equivalentes alcohólicos (30 ml de licor = 150 m de vino = 355 ml de cerveza) La concentración legal de intoxicación es de 0,5 g/l en sangre y aire espirado La media de edad de su consumo inicial es de 12 años Ejemplos: cerveza, vino, bourbon, whisky escocés, ginebra, vodka, ron, tequila, licores Sustancias habituales que contienen alcohol y que las personas dependientes pueden usar para aliviar el deseo irresistible de consumir alcohol: preparaciones antitusígenas o para el resfriado, colutorios, isopropanol para friegas, quitaesmaltes, colonia, loción para después del afeitado, extractos empleados en la alimentación	Aumento del riesgo de accidentes, violencia y suicidio Conductas delictivas Absentismo laboral Síndrome de Wernicke-Kórsakov Delrium tremens
Anfetaminas/ metanfetamina	Anfetaminas: pupilas dilatadas, sequedad de boca y de las fosas nasales, halitosis, humedecerse los labios con frecuencia, taquicardia o bradicardia, hipertensión o hipotensión, náuseas y vómitos, transpiración, escalofríos, adelgazamiento, dificultades para permanecer quieto, exceso de actividad, confusión, convulsiones, discinesia Metanfetaminas: hipertermia, conducta violenta, ansiedad, confusión, insomnio, paranoia, alucinaciones auditivas, alteraciones del estado de ánimo, ideas delirantes, accesos de ira incontrolables	Cansancio, insomnio o hipersomnia, sueños vívidos desagradables, aumento del apetito, aumento o reducción de la actividad psicomotora, estado de ánimo disfórico, apatía, anhedonia Deseo irresistible de consumir la sustancia, síntomas evidentes de abstinencia aguda tras un consumo intenso o atracón Los consumidores crónicos pueden sufrir depresión, ansiedad, cansancio, paranoia, agresividad, deseo irresistible de consumir la droga La metanfetamina puede provocar lesiones extensas a largo plazo en las neuronas productoras de dopamina	Pueden fumarse, esnifarse, ingerirse e inyectarse Tras fumarla o inyectarla se presentan ráfagas o flashes que duran unos minutos (descritos como placenteros por el consumidor) Esnifarla o fumarla produce euforia, pero no ráfagas intensas Esnifarla produce efectos a los 3 min a 5 min, ingerirla por vía oral a los 15 min a 20 min Su consumo puede ser episódico (períodos de consumo intenso separados por períodos sin consumo) o diario Dosis elevadas intensas llamadas atracones o «speed-runs»; normalmente mediante inyección La tolerancia a la metanfetamina se presenta en minutos, tras la cual el consumidor intenta mantener la euforia con atracciones de droga El humo del «cristal» es inodoro pero deja un residuo que puede volver a fumarse: sensación de bienestar durante más de 12 h Efectos de mayor duración y más tóxicos en el cerebro y las neuronas dopaminérgicas que los de la anfetamina Nombres en la calle: cristal, kristal, speed, meta, tiza	Reducción del apetito con adelgazamiento drástico, problemas dentales graves, insomnio, alteraciones del estado de ánimo, hepatitis B y C, VIH y otras enfermedades a través de inyecciones contaminadas Deterioro cognitivo con alteraciones estructurales y funcionales en áreas del cerebro asociadas a las emociones y la memoria

Cafeína	Consumo reciente que supere los 250 mg, inquietud y nerviosismo, excitación e insomnio, rubefacción facial, diuresis, síntomas digestivos. Más de 1 g al día puede provocar calambres musculares, pensamiento acelerado y logorrea, arritmias, hiperactividad y agitación	Cefalea, letargo, reducción del estado de vigilia, somnolencia y adormecimiento, estado de ánimo deprimido, dificultades de concentración, irritabilidad. El inicio suele tener lugar entre 12 h y 24 h y después de la abstinencia, y la máxima se observa entre las 20 h y las 51 h. Duración de los síntomas de 2 a 9 días. Se sigue investigando el potencial adictivo de la cafeína	No aplicable	Alteraciones sensoriales, arritmias cardíacas, ansiedad, alteraciones digestivas, agitación e inquietud
Cannabis	Ojos rojos e inyectados en sangre, aumento del apetito, sequedad de boca, taquicardia, hablar alto y rápido con accesos de risas, tonterías y risas sin motivo, fuerte olor del aliento y la ropa, adormecimiento, estupor, mareos y problemas para caminar. Pierde el hilo del pensamiento fácilmente, distorsión del sentido del tiempo, deterioro de la memoria a corto plazo, alteración del juicio crítico y la percepción. Efectos negativos en el desarrollo en jóvenes	Letargo mental y físico, anhedonia, depresión, ansiedad, efectos mentales seudoalucinógenos, ideación paranoide	La droga ilegal más extendida y empleada con mayor frecuencia. El consumo a largo plazo puede provocar pérdida de la ambición y los objetivos. Los adolescentes que fuman tabaco tienen ocho veces más probabilidades de consumir marihuana. La media de edad de inicio del consumo es a los 14 años de edad. La marihuana disponible en la actualidad puede ser cinco veces más potente que hace 20 años. Nombres en la calle: porro, yerba, hierba, ganja, maría, marijuana, lechuga, skunk, sinsemilla, truja, hachís, apaleado, kif, polen, dozlecero, grifa, costo, chocolate	Euforia y risas inapropiadas, grandiosidad, sedación, letargo, alteración de la memoria a corto plazo, retraso del procesamiento mental, alteración del juicio crítico, distorsión de la percepción sensorial, alteración de la función psicomotora, ansiedad, disforia, retraimiento social. Irritación y enrojecimiento de la conjuntiva, aumento del apetito, sequedad de boca, taquicardia
Cocaína	Es más difícil abstenerse de consumirla y se requiere repetir las dosis con frecuencia para obtener la sensación de bienestar (semivida corta). Arritmias cardíacas, dilatación de las pupilas, alteraciones de la presión arterial. Rinorrea, problemas crónicos de los senos nasales, hemorragias nasales	Cansancio, insomnio o hipersomnia. Aumento del apetito. Sueños desagradables, ideas delirantes, alucinaciones (auditivas y táctiles como hormigueo/bichos de la coca)	El *crack* o las piedras son la forma lista para consumir o «base libre». Suele esnifarse o disolverse en agua e inyectarse (raramente se fuma porque las altas temperaturas la destruyen). Los efectos cuando se esnifa alcanzan el cerebro en 3 min a 5 min, la inyección produce euforia en 15 s a 30 s, fumarla produce efectos inmediatos. Los efectos eufóricos son casi indistinguibles de los de la metanfetamina, pero no duran tanto. Provoca una ilusión transitoria de aumento del vigor y la energía	Ideación paranoide, agresividad, ansiedad, adelgazamiento, habla acelerada, falta de atención, cefaleas, pitidos en los oídos. Hormigueos de la coca/bichos de la coca (alucinaciones táctiles), alucinaciones auditivas, conducta errática, aislamiento social, alteraciones del estado de ánimo, ideación suicida, irritabilidad, anhedonia, cambios emocionales bruscos

(Continúa.)

TABLA 15-2 Información sobre las diversas sustancias (cont.)

SUSTANCIA	SÍNTOMAS DE INTOXICACIÓN	SÍNTOMAS DE ABSTINENCIA	INFORMACIÓN SOBRE LA SUSTANCIA	SIGNOS Y SÍNTOMAS DEL TRASTORNO ASOCIADO
	Náuseas y vómitos, adelgazamiento Diaforesis, escalofríos, debilidad muscular, dolor torácico, depresión respiratoria Confusión, convulsiones, discinesias, coma, muerte	Aumento o reducción de la actividad psicomotora Alteraciones del estado de ánimo (depresión, ideación suicida, irritabilidad, anhedonia, alteración de la atención) Deseo irresistible de consumirla cuando se ve cualquier tipo de polvo blanco	Puede presentarse depresión, ya que la euforia se desvanece Puede provocar un estado vegetativo o de aspecto de zombi Más de un millón de consumidores crónicos en Estados Unidos Nombres en la calle: coca, farlopa, harina, nieve, polvo, polvos de la felicidad, pollo, blanca, blancanieves, perico, perica	Su consumo durante el embarazo se asocia a abortos, partos prematuros o bebés drogodependientes
Alucinógenos	Pupilas extremadamente dilatadas, visión borrosa, reducción o aumento de la temperatura corporal (éxtasis), piel de gallina, diaforesis, olor corporal, náuseas, taquicardia, temblores, descoordinación Cambios del estado de ánimo y la conducta durante el consumo de la sustancia Reminiscencias/trastorno perceptivo persistente por alucinógenos (flashbacks) impredecibles con síntomas similares a los que se presentan durante el consumo de la sustancia (formas geométricas, percepciones falsas de movimiento en los campos visuales periféricos, flashes de color, intensificación de los colores, estelas en las imágenes de objetos en movimiento, postimágenes positivas, halos alrededor de los objetos) Distorsión de la percepción sensorial y alteración del juicio (puede provocar accidentes o que el consumidor intente volar desde grandes alturas)	Reminiscencias/trastorno perceptivo persistente por alucinógenos días o incluso meses después de un «viaje» de LSD	Drogas como el LSD (ácido) o drogas de diseño como el éxtasis (MDMA) Se emplean en raves o «trances» en clubes y bares La mayoría son insípidas, incoloras e inodoras, son indetectables en las bebidas y pueden administrarse a una persona sin que ésta lo sepa Tras la ingesta los efectos se perciben a los 30 min a 45 min, alcanzan el efecto máximo a los 60 min a 90 min y duran de 4 h a 6 h Suelen administrarse en forma sólida, como cartón impregnado con diseños gráficos de colores (tripis o ácidos), comprimidos (micropuntos), barras finas de gelatina (cristales) y en terrones de azúcar Nombres en la calle: *LSD:* ácido, tripis, puntos, L, azúcar, terrones, micropuntos, cartón. *Éxtasis:* XTC, Adán, pirula *Ketamina-K-Especial K:* especial K, keta, k, Valium (anestésico veterinario empleado con forma líquida en la marihuana y el tabaco en polvo para esnifar) *Rohipnol:* droga del olvido, droga de la violación (ilegal pero similar al Valium®)	Cambios de humor, temor, ansiedad, sensación de enloquecer, alteraciones perceptivas, alteración del juicio crítico, alteraciones psiquiátricas con afectación cognitiva a largo plazo Aumento de la glucemia y la concentración de la hormona cortisol en la sangre

Sustancia				
Inhalantes	Olor a pintura o pegamento en el aliento o la ropa. Rinorrea, ojos vidriosos, irritación de la conjuntiva, tos, disnea, visión borrosa, lenguaje farfullante. Escasa coordinación, somnolencia, estupor, letargo, depresión de los reflejos y debilidad muscular, temblores, euforia. Llevan bolsas o trapos con disolventes secos, tienen botes de aerosoles presurizados en la basura o bolsas de globos. «Erupción de colas» alrededor de la boca y la nariz. Pueden pintarse en las manos las uñas o en las mangas de la camiseta para poder consumir de forma continuada, por ejemplo en clase	No se ha determinado un síndrome de abstinencia clínicamente significativo, pero muchos consumidores que la usan por primera vez pueden tener problemas respiratorios graves y lesiones cerebrales permanentes. En Estados Unidos es una de las drogas más consumidas en la infancia (hasta un 6% de niños)	Se esnifa directamente del envase abierto, se aspira de un paño empapado en la sustancia o de un globo lleno de la sustancia. El envase abierto o el trapo empapado pueden colocarse en una bolsa para concentrar los vapores antes de inhalarlos. Los pulmones permiten una absorción rápida y concentraciones sanguíneas máximas que penetran en el cerebro con gran rapidez. En la calle se conoce como «soplar» esnifar o aspirar. Disolventes: quitaesmaltes, pegamento o barniz, se soplan los mecheros, los marcadores se rompen dentro de una bolsa para poder aspirar los vapores. Óxido nitroso: gas propulsor en los aerosoles de nata, lacas, aerosoles de aceites vegetales, de desodorante, del limpiador para ordenadores o de protectores de tejidos. Nitrito de amilo: nitritos inhalados (poppers o snapper): frascos pequeños. Nitrito de butilo. Se vende como limpiador de los cabezales de las cintas y se llama también «clímax». Nombres en la calle: popper, limpiador de cuero, limpiador de cabezales	Confusión, beligerancia, agresividad, apatía, alteración del juicio crítico y de la actividad social, alucinaciones e ideas delirantes, alteraciones perceptivas y lentificación de la respuesta psicomotora. Síndrome de dificultad respiratoria aguda, problemas de los senos nasales, alteraciones digestivas, arritmias cardíacas y muerte (muerte súbita por inhalación)
Nicotina	Mareos, náuseas, olor a tabaco en el aliento, la ropa y el pelo, tos, enfermedad pulmonar obstructiva crónica, exceso de arrugas en la piel	Estado de ánimo deprimido, insomnio, irritabilidad y frustración, ansiedad, dificultades para concentrarse, bradicardia, aumento del apetito con aumento de peso	No aplicable	Riesgo de cáncer oral y de pulmón. Riesgo de enfermedades cardiovasculares y cerebrovasculares
Opiáceos (morfina, codeína, oxicodona, hidrocodona)	Somnolencia, letargo, lenguaje farfullante, constricción de las pupilas que se muestran arreactivas a la luz, cicatrices en la parte interna de los brazos de inyecciones, alteración de la memoria y la atención	Ansiedad, inquietud, irritabilidad, insomnio, deseo irresistible de consumir la sustancia. Fiebre, dolores musculares en la espalda y las piernas, aumento de la sensibilidad al dolor, náuseas y vómitos, diarrea, lagrimeo y rinorrea, dilatación de las pupilas, sudoración	La oxicodona y la hidrocodona suelen disolverse e inyectarse; es el opiáceo farmacéutico que más se observa en las pruebas forenses. La hidrocodona está en el lugar número 6 de las sustancias reguladas por la Drug Enforcement Administration (DEA) por ser susceptibles de abuso. Nombres en la calle: oxi, oxis, coten, oxicotón oxicotín	Sensación inicial de bienestar seguida de disforia, apatía, descoordinación y alteración del juicio crítico, lagunas de memoria. Depresión respiratoria. Muerte. Compartir agujas es una de las principales causas de VIH y hepatitis B y C. Su consumo durante el embarazo provoca abortos, partos prematuros y bebés drogodependientes

(Continúa.)

TABLA 15-2   Información sobre las diversas sustancias (cont.)

SUSTANCIA	SÍNTOMAS DE INTOXICACIÓN	SÍNTOMAS DE ABSTINENCIA	INFORMACIÓN SOBRE LA SUSTANCIA	SIGNOS Y SÍNTOMAS DEL TRASTORNO ASOCIADO
Opiáceos (Heroína)	Se convierte en morfina Especialmente adictiva porque atraviesa rápidamente la barrera hematoencefálica La euforia se acompaña de rubefacción de la piel con retracción de la sequedad de boca y sensación de pesadez en las extremidades, náuseas y vómitos, prurito intenso, somnolencia y letargo mental, lentificación de las funciones respiratoria y cardiaca	Puede presentarse pocas horas después del último consumo Inquietud y movimientos de las piernas, dolor muscular y óseo, vómitos y diarrea, insomnio Escalofríos con piel de gallina Los síntomas alcanzan su grado máximo entre 24 h y 48 h después del último consumo	Puede inyectarse, fumarse o esnifarse Su consumo a intervalos regulares puede provocar tolerancia y dependencia Heroína negra (mexicana) que se vende en bloques de aproximadamente 30 g La heroína «cheese» es una nueva presentación (de paracetamol y heroína negra); se utiliza el molinillo de café para hacer polvo para esnifar La heroína «cheese» empaquetada en bolsitas para esnifar con pajitas o tubos de bolígrafo Puede esconderse en las sudaderas, los pantalones, la ropa interior, las deportivas, los moños Nombres en la calle: jaco, caballo, polvo marrón, bolsa (unidad pequeña que se encuentra en la calle normalmente mezclada con azúcar, almidón, paracetamol u otros fármacos para cortarla)	Abortos, infecciones cardíacas, venas colapsadas, abscesos, artritis y problemas reumáticos, enfermedad hepática o renal Muerte por sobredosis VIH/sida Hepatitis B y C
Fenciclidina	Conducta impredecible, violencia, cambios de humor bruscos, desorientación, miedo, terror, sentimiento de despersonalización o de distanciamiento o alejamiento del entorno, habla farfullante, entumecimiento Escasa coordinación, ataxia, marcha atípica, rigidez muscular, nistagmo, dilatación de las pupilas y mirada en blanco, facies de máscara, disminución de la respuesta al dolor, reducción de la percepción sensorial, hipertensión, taquicardia, hiperacusia (sensibilidad anómala al sonido), convulsiones y coma	Efectos máximos 2 h después de su consumo oral, con efectos leves que se resuelven entre 8 h y 20 h después de su consumo y efectos graves que remiten después de varios días El trastorno psicótico puede persistir durante varias semanas La dependencia de otras sustancias complica el síndrome de abstinencia	Polvo blanco cristalino listo para disolver en agua La mayoría de las fenciclidinas del mercado negro contienen contaminantes También se vende en comprimidos, cápsulas y en forma líquida Normalmente se aplica a un componente herbario como perejil, menta, orégano o marihuana y se fuma También se encuentra en el líquido para embalsamamiento, en combustibles para cohetes Nombres en la calle: PCP, polvo de ángel o píldora de la paz	Incapacidad para controlar las emociones, ansiedad, ira, agresividad, pánico, psicosis Reminiscencias/trastorno perceptivo persistente por alucinógenos, delirium, pensamiento desorganizado, posturas catatónicas Hipertermia, hipertensión, convulsiones, coma Marcas de inyecciones Hepatitis B y C VIH/sida

Sustancia				
Sedantes, hipnóticos o ansiolíticos	Habla farfullante, descoordinación, apariencia de intoxicación pero sin olor, afecto aplanado, alteración de la atención y la memoria, nistagmo, estupor y coma	Sudoración, taquicardia. Aumento del temblor de manos y agitación psicomotora. Insomnio, ansiedad. Náuseas/vómitos, alucinaciones, convulsiones generalizadas	La nueva droga de abuso es el GHB, un líquido inodoro e incoloro o polvo blanco. Comprende los barbitúricos, las benzodiazepinas, el flunitrazepam (se utiliza como droga para las fiestas o como droga para la violación), paraldehído, hidrato de cloral, meprobamato, zolpidem y zaleplón. Nombres en la calle: éxtasis líquido	Cambios desadaptativos de la conducta, labilidad emocional, agresividad, conducta sexual inapropiada. Alteración de la función cognitiva y del SNC, insomnio, arritmias cardíacas, hipertensión, alteración de los movimientos y de la coordinación
Esteroides anabolizantes (clasificados como «otras sustancias» que presentan efectos psicoactivos en el DSM-IV-TR)	Hipertensión. Aumento de la concentración de colesterol. Acné intenso. Calvicie prematura. Reducción de la función sexual. Atrofia testicular. Ginecomastia en los hombres. Efecto virilizante en las mujeres. Retraso del crecimiento prematuro en los adolescentes. Reacciones psicóticas y episodios de manía. Ira u hostilidad. Agresividad y violencia	Los fármacos empleados para evitar o tratar los efectos adversos de los esteroides anabolizantes son el tamoxifeno, los diuréticos y la gonadotrofina coriónica humana	Los consumidores que los utilizan de forma ilícita suelen «acumular» las sustancias - emplear varias de forma simultánea. El «ciclo» es el período inicial de 6 o 2 semanas seguido de la abstinencia para evitar la tolerancia. La «pirámide creciente» consiste en aumentar de forma escalonada y lenta el consumo de esteroides aumentando el número de fármacos empleados al mismo tiempo o la dosis y la frecuencia de uno solo o más fármacos, llegar a la dosis máxima a mitad de ciclo y reducir posteriormente de forma gradual la dosis hasta el final del ciclo. La mayoría se vende en gimnasios, competiciones y pedidos por teléfono. Existen varias preparaciones para uso humano o veterinario que se pasan de contrabando de otros países. Se venden numerosas falsificaciones o imitaciones	No se conocen con precisión de forma definitiva. Hay una preocupación en aumento al respecto de las lesiones cardiovasculares, la toxicidad cerebrovascular y las lesiones hepáticas por el abuso de esteroides

Signos y síntomas

Los síntomas de la intoxicación por sustancias, que comprenden beligerancia, labilidad emocional, alteraciones del pensamiento y del juicio crítico y deterioro de la actividad social o laboral se manifiestan poco tiempo después del consumo de la sustancia y no se deben a otra enfermedad. Los cambios más frecuentes que se presentan con la intoxicación consisten en alteraciones en las áreas de la percepción, del ciclo de sueño y vigilia, de la atención, de la concentración, del pensamiento, del juicio crítico, de la actividad psicomotora y de las relaciones interpersonales. Algunos síntomas son comunes al abuso de distintos tipos de drogas, mientras que otros pueden ser indicativos del consumo de una sustancia específica. Los síntomas de intoxicación de los principales grupos de sustancias se indican en la tabla 15-2.

Abstinencia de sustancias

La característica esencial del síndrome de abstinencia de sustancias consiste en la presencia de un cambio desadaptativo de la conducta específica de una sustancia. Este comportamiento se acompaña de síntomas fisiológicos y cognitivos provocados por la reducción o la suspensión de su consumo intenso y prolongado. Los efectos descritos provocan un deterioro notable y una alteración de la actividad en todos los ámbitos. La abstinencia se considera un trastorno con todas las sustancias descritas en el apartado «Intoxicación por sustancias».

Signos y síntomas

Los signos y síntomas de la abstinencia se presentan habitualmente entre varias horas y varios días después de suspender el consumo de la droga y varían según la sustancia que se consume (v. tabla 15-2).

Incidencia y etiología de los trastornos inducidos por sustancias

Existe una firme asociación entre la predisposición familiar y los trastornos causados por sustancias. Los hijos de una persona que sufre un trastorno relacionado con sustancias también tienen más probabilidades de sufrir este problema. Algunos datos indican que la genética puede ser determinante en la variabilidad de las dosis necesarias para que se produzca la intoxicación en diferentes personas. Debido a la menor masa corporal y el metabolismo más lento característico, las mujeres suelen intoxicarse con mayor facilidad que los hombres.

Trastornos relacionados con el consumo de sustancias específicas

Cada sustancia está asociada a uno o varios de los trastornos causados por sustancias señalados en la tabla 15-2. El alcohol, las anfetaminas, la cocaína, los inhalantes, el cannabis y los alucinógenos producen síntomas psicoactivos. Aunque la ingestión de cafeína puede producir efectos en el SNC, no existen manifestaciones psicoactivas asociadas a esta sustancia. Estas sustancias también se

asocian a algunos o a todos los trastornos mentales que se enumeran en el cuadro 15-8.

Trastornos relacionados con el alcohol

El alcohol es el depresor cerebral que más se utiliza en la mayoría de las culturas y causa graves problemas fisiológicos que a veces pueden provocar la muerte. El 90 % de los adultos en Estados Unidos ha consumido alcohol, pero la mayoría es capaz de moderar su consumo y evitar los problemas asociados.

Signos y síntomas

Algunas conductas frecuentes relacionadas con el consumo de alcohol son: lenguaje farfullante, descoordinación psicomotora, marcha inestable y ojos vidriosos. Al entablar contacto con el paciente a menudo se aprecian problemas de memoria, escasa concentración y dificultad para enfocar los objetos. El consumo de alcohol está asociado con un aumento significativo del riesgo de accidentes, violencia y suicidio. En las personas con trastorno antisocial de la personalidad también se produce un aumento en la incidencia de actos delictivos relacionados con la ingestión de alcohol. Asimismo, también se vinculan con el abuso de alcohol el absentismo laboral, los accidentes laborales y una menor productividad del empleado afectado.

Además, el consumo crónico de alcohol puede dar lugar a un tipo de encefalopatía y psicosis conocida como **síndrome de Wernicke-Kórsakov.** Se trata de una enfermedad nutricional que afecta al sistema nervioso de las personas alcohólicas y se debe principalmente a una deficiencia de tiamina y niacina; se produce un deterioro cerebral importante que causa la muerte de las neuronas cerebrales y una deficiencia crónica y permanente. La encefalopatía de Wernicke y la psicosis de Kórsakov provocan una pérdida progresiva de la memoria, desorientación con labilidad emocional y apatía, debilidad y cansancio.

El delirium causado por el alcohol o ***delirium tremens*** es un estado de confusión profunda que cursa con delirios y los síntomas de abstinencia habituales al poco tiempo de suspender el consumo de alcohol. El episodio suele concluir tras varios días de insomnio y actividad intensa, cuando la persona cae en un sueño profundo. Al despertarse, el sujeto se muestra coherente pero no tiene recuerdos de los acontecimientos que han ocurrido durante el delírium. Puede durar de 72 h a 80 h y durante el mismo, la tasa de mortalidad es del 20 %.

Consideraciones importantes

El desarrollo de una actividad convulsiva durante el *delirium tremens* es una situación que pone en peligro la vida de la persona y debe considerarse una urgencia médica.

Incidencia y etiología

El alcoholismo es frecuente en todos los estratos educativos y socioeconómicos. El abuso y la dependencia del alcohol son más habituales en los hombres. Las mujeres comienzan a beber a mayor edad, pero su dependencia progresa más rápidamente. Las mujeres también tienden a presentar una concentración de alcohol en sangre mayor debido a que la cantidad de agua en su cuerpo es menor, el porcentaje de grasa mayor y su ritmo metabólico es también inferior, y por tanto, pueden presentar mayor riesgo de lesión hepática que los hombres.

Existe una firme pauta familiar en los problemas relacionados con el alcohol, ya que se estima que en el 40 %-60 % de los casos existe un vínculo genético. Los factores ambientales explican el resto (v. apartado anterior sobre la causalidad teórica).

Práctica reflexiva

Las investigaciones muestran que las mujeres suelen consumir alcohol como un «hábito oculto». ¿Por qué cree que ocurre así?

Trastornos relacionados con las anfetaminas

En la categoría de las anfetaminas y otras sustancias afines cabe incluir tanto las que se venden ilegalmente como las que se obtienen con prescripción médica para el tratamiento de la obesidad, los trastornos por déficit de atención e hiperactividad y la narcolepsia. La mayoría de los efectos de estas drogas son similares a los de la cocaína (v. apartado «Trastornos relacionados con la cocaína» más adelante), aunque el riesgo de aparición de arritmias cardíacas y convulsiones es menor.

La metanfetamina es una potente sustancia química que se asemeja al neurotransmisor dopamina. Debido a esta similitud, puede cambiar la función de cualquier neurona que contenga dopamina. También puede afectar a las neuronas que contienen los neurotransmisores serotonina y noradrenalina. La metanfetamina es capaz de «engañar» a las neuronas para que la capten como si se tratase de dopamina. Por esta razón, la persona siente una sensación de bienestar inicial que se acaba pasando y finalmente aparecen sentimientos desagradables conocidos como «bajón». Esto lleva a consumir más cantidad de anfetaminas, al tiempo que la probabilidad de obtener la sensación placentera decrece paulatinamente.

La figura 15-2 muestra imágenes de anfetaminas, cannabis, cocaína y otros objetos relacionados con el consumo de drogas.

Signos y síntomas

Los efectos psicoactivos de la mayoría de las sustancias afines a la anfetamina duran más que los de la cocaína y los efectos estimulantes en el sistema nervioso autónomo pueden ser más potentes. La persona puede manifestar cambios bruscos de humor, adelgazamiento y malnutrición. El abuso crónico produce una psicosis que se asemeja a la esquizofrenia con paranoia, conductas como pellizcarse e ideas delirantes y alucinaciones. Entre los consumidores crónicos también son frecuentes las conductas erráticas y violentas. Suelen ingerir alcohol y ansiolíticos como las benzodiazepinas para calmar la sensación de nerviosismo que causa el estimulante.

Incidencia y etiología

La pauta de consumo de anfetaminas y metanfetamina varía según la ubicación geográfica, aunque se concentra en mayor medida en las zonas densamente pobladas. El consumo máximo de estas sustancias se produce entre los 26 y los 34 años, con un consumo proporcional relativamente similar en hombres y mujeres. Los estudiantes de secundaria y bachillerato constituyen aproximadamente el 16 % de los usuarios. El consumo crónico a menudo conduce a una disminución de la eficacia. Algunos consumidores empiezan a consumir otras sustancias adictivas, mientras que otros reducen el consumo o abandonan las anfetaminas transcurridos unos 8 o 10 años.

Trastornos relacionados con la cafeína

La cafeína se encuentra en una gran cantidad de productos entre los que cabe mencionar el café, los refrescos con cafeína, el té, los analgésicos de venta sin receta, los medicamentos antigripales, las ayudas contra la somnolencia y los fármacos para perder peso. El chocolate y el cacao poseen un contenido menor de cafeína que los anteriores. No existe relación entre la ingestión de cafeína y un cuadro clínico que cumpla los criterios de dependencia o de abuso de sustancias. Sin embargo, hay indicios de que la intoxicación y la abstinencia de cafeína pueden ser significativas desde el punto de vista clínico.

Consideraciones importantes

El consumo medio de cafeína en Estados Unidos es de unos 500 mg al día. Una ingestión superior a los 10 g puede causar convulsiones generalizadas, insuficiencia respiratoria y la muerte.

Signos y síntomas

Las personas que consumen grandes cantidades de cafeína indican que sufren alteraciones sensoriales leves, como zumbidos en los oídos o luces intermitentes. Entre los

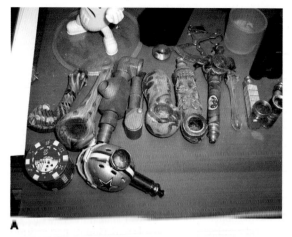

A

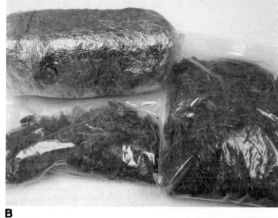

B

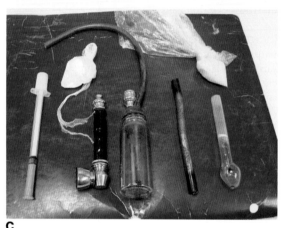

C

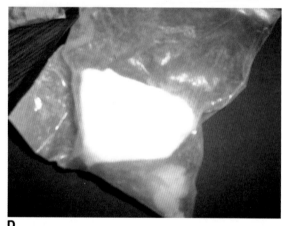

D

FIGURA 15-2

Drogas habituales y objetos asociados. **A)** Distintos tipos de pipas para fumar marihuana. **B)** Paquetes de marihuana **C)** Elementos empleados para fumar bases libres o inyectarse drogas. **D)** Piedra de cocaína. *(Continúa.)*

síntomas físicos tras una ingestión excesiva pueden manifestarse ansiedad, agitación, inquietud, sudoración, enrojecimiento de la cara y diarrea. Existen algunos casos de arritmias cardíacas y molestias digestivas.

Incidencia y etiología

El consumo de cafeína y de productos relacionados con la cafeína se observa en todos los grupos sociales. El consumo es mucho mayor en Suecia, Noruega, Dinamarca, Gran Bretaña y en otros países europeos. La ingestión tiende a disminuir con la edad y es mayor en hombres que en mujeres. La cafeína la consumen más las personas que también fuman o toman alcohol u otras sustancias. La prevalencia de los trastornos relacionados con la cafeína es desconocida.

Trastornos relacionados con el cannabis

El cannabis o marihuana (hierba o maría) procede de la planta del cannabis y su consumo está ampliamente extendido en forma de cigarrillos liados. Aunque normalmente se fuma, se puede tomar por vía oral mezclada con té o comida. Los cannabinoides presentes en la planta son los principales responsables de los efectos psicoactivos.

Signos y síntomas

Los más característicos son una sensación de bienestar seguida de euforia, risas inapropiadas, grandiosidad, sedación, letargo, alteraciones de la memoria a corto plazo, retraso en el procesamiento mental, deterioro de la capacidad de juicio crítico, percepciones sensoriales distorsionadas y alteración de la actividad psicomotora. A medida que aumenta el consumo es posible que se acompañe de ansiedad, disforia o retraimiento social. A las 2 h de

 Consideraciones importantes

Los efectos del cannabis duran por lo general entre 3 h y 4 h. Debido a que esta sustancia es liposoluble, es posible detectar restos en la orina hasta 72 h después de consumirla y hasta 4 semanas después en los consumidores más empedernidos.

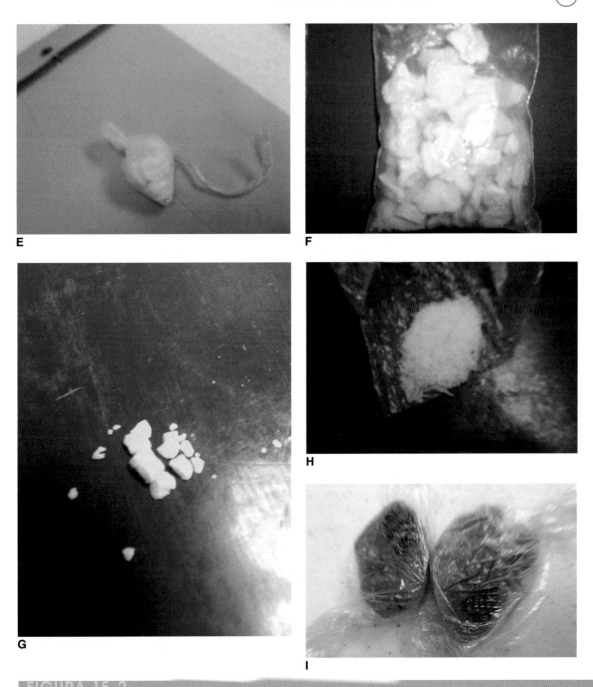

FIGURA 15-2

(Cont.) **E)** Dosis de cocaína en polvo en el mercado negro. **F** y **G)** *Crack.* **H)** Cristales de metanfetamina o «cristal».
I) Heroína.

consumir marihuana se produce un enrojecimiento de la conjuntiva, aumento del apetito, sequedad de boca y aumento de la frecuencia cardíaca.

El cannabis a menudo se utiliza con otras sustancias como el alcohol, la cocaína y la nicotina. También puede mezclarse y fumarse con opiáceos, fenciclidina (PCP) o alucinógenos. En personas que lo consumen en dosis elevadas, su consumo regular habitualmente conduce a depresión, ansiedad e irritabilidad, y presenta efectos psi-

coactivos similares a los de los alucinógenos. El consumo elevado puede dar lugar a ansiedad grave o a crisis de angustia, así como a episodios de pensamiento paranoide y delirante o de despersonalización. El consumo crónico de cannabis se asocia a aumento de peso, sinusitis, faringitis, bronquitis con tos persistente y enfisema. Cabe señalar que el cannabis o la marihuana fumada contienen más cantidad de sustancias cancerígenas que el tabaco, con el consiguiente riesgo de cáncer.

Incidencia y etiología

El cannabis es una de las sustancias psicoactivas ilegales más utilizadas en Estados Unidos. Las estadísticas demuestran pocas diferencias en cuanto al sexo en el inicio del consumo, pero se ha observado que las mujeres tienden a buscar tratamiento con menos años de consumo habitual. La mayor prevalencia se observa entre los 18 y los 34 años de edad. Las encuestas muestran que alrededor del 40 % de los adolescentes han consumido alguna vez marihuana. No se conoce el número de casos asociados a trastornos relacionados con el cannabis.

Trastornos relacionados con la cocaína

En la actualidad, el *crack* es la forma más común de consumir cocaína en Estados Unidos. Se evapora e inhala fácilmente, por lo que sus efectos son particularmente rápidos. La cocaína tiene efectos eufóricos extremadamente potentes, lo que aumenta su potencial de dependencia tras consumirla durante un período muy breve. Uno de los primeros indicios de dependencia es que la persona es incapaz de resistirse a consumirla si la tiene al alcance. Debido a que la semivida de la cocaína es de 30 min a 50 min, el usuario debe consumirla con frecuencia para mantener la euforia. Este efecto tan corto y el deseo irresistible de tomar más conducen a los consumidores a gastar miles de euros en poco tiempo, con consecuencias perjudiciales tanto desde el punto de vista personal como económico. La mayoría de las personas con dependencia presenta signos de tolerancia y abstinencia en algún momento.

Signos y síntomas

Las complicaciones físicas y mentales más habituales del uso crónico de la cocaína son la ideación paranoide, la ansiedad y la pérdida de peso. También aparecen discurso incoherente, dolor de cabeza, zumbido en los oídos y alucinaciones táctiles («bichos de la coca») y auditivas. Los síntomas de abstinencia suelen aumentar el deseo irresistible de consumirla y, por tanto, la posibilidad de que la persona vuelva a consumirla. Debido a sus potentes efectos en el SNC, es común observar conductas erráticas y agresivas. También se observan cambios del estado de ánimo, como depresión con ideación suicida, irritabilidad, anhedonía, labilidad emocional y falta de atención. La cocaína ejerce tal control sobre la vida de la persona que puede llevarla al aislamiento social.

Incidencia y etiología

La mayoría de los datos recogidos se basan en pautas de consumo más que en los trastornos. Se desconoce el porcentaje real de personas que consumen cocaína y que han sido diagnosticadas de algún tipo de trastorno. El consumo de esta droga se extiende a todos los grupos étnicos y todos los estratos socioeconómicos y sexos. Aunque la prevalencia total de consumo ha disminuido en Estados Unidos, en 2009 se produjo un aumento de la tasa de consumo con los 18 y 25 años. Existe una tendencia a que los hombres se vean más afectados que las mujeres.

Trastornos relacionados con los alucinógenos

Los alucinógenos se toman generalmente por vía oral, aunque también pueden inyectarse. La tolerancia a la euforia y a los efectos psicodélicos de estas sustancias aparece con bastante rapidez, pero no existen pruebas que confirmen la existencia de síntomas de abstinencia que puedan clasificarse como trastorno. La mayoría de los usuarios siguen consumiendo alucinógenos a pesar de que conocen los efectos adversos que pueden aparecer durante la intoxicación, como el deterioro de la memoria, reacciones de pánico, o episodios de *flashback* («mal viaje»).

Signos y síntomas

Una persona que se encuentra bajo la influencia de una sustancia alucinógena puede mostrar cambios de humor bruscos, ansiedad, miedo y sensación de volverse loco o de morir. Muchos de estos fármacos tienen efectos estimulantes similares a los de la intoxicación por anfetaminas. Las perturbaciones de la percepción y las alteraciones en la capacidad de juicio que se han observado durante el episodio tóxico o el «viaje» pueden dar lugar a accidentes mortales; por ejemplo, la persona puede creer que es capaz de volar y saltar de un edificio o de un puente. Entre los cambios fisiológicos asociados cabe destacar el aumento de la glucemia y del cortisol en la sangre. La intoxicación por dietilamida de ácido lisérgico (LSD) suele confirmarse mediante un análisis de orina.

Incidencia y etiología

El consumo y la intoxicación con alucinógenos generalmente comienzan durante la adolescencia. Los consumidores más jóvenes pueden experimentar estados emocionales más intensos como resultado de los efectos de estas sustancias. Se sabe que el consumo es tres veces más habitual en hombres que en mujeres. Durante las décadas de 1960 y 1970 se produjo en Estados Unidos un aumento de la incidencia del consumo de estas sustancias. A pesar de que en años posteriores el consumo descendió, se observó un ligero incremento a finales la década de 1990. La edad más habitual de consumo es entre los 26 y 34 años. Los factores ambientales, así como la personalidad y las expectativas de la persona que los consume, pueden contribuir a la decisión de consumirlas.

Trastornos relacionados con los inhalantes

La mayoría de estas sustancias contienen óxido nitroso que, al inhalarse, puede producir efectos psicoactivos. Con el uso intenso se produce tolerancia, si bien no se han documentado pautas de abstinencia que se correspondan con la existencia de un trastorno. Debido a que los inhalantes son baratos, legales y asequibles, suelen utilizarse durante un período más prolongado. Esto puede dar lugar a que la persona tarde más en recuperarse y renuncie a importantes actividades sociales, ocupacionales o lúdicas. El consumo de inhalantes a un nivel continúa a pesar de que la persona sea consciente de los problemas físicos y psicológicos que provocan las sustancias químicas.

Signos y síntomas

Entre los cambios conductuales o psicológicos cabe destacar la confusión, la agresividad, la apatía y una capacidad de juicio y funcionamiento social alterados. Durante los períodos de confusión e intoxicación pueden producirse alucinaciones, ideaciones delirantes y alteraciones perceptivas. Estas alteraciones suelen ir acompañadas de mareos, perturbaciones visuales, marcha inestable, temblores y euforia. Las dosis más elevadas pueden conducir a letargo, lentificación de las respuestas psicomotoras, debilidad muscular y estupor. El aliento o la ropa de las personas que usan inhalantes suele oler a pintura o a disolvente, y alrededor de la boca y la nariz se aprecia una erupción típica que se denomina «erupción del esnifador de colas». Pueden presentar enrojecimiento de los ojos, dificultades respiratorias, estertores o roncus, tos, secreción de los senos nasales, cefalea, debilidad y dolor abdominal con náuseas o vómitos. Los inhalantes pueden causar daño permanente en el SNC y el sistema nervioso periférico. Pueden provocar la muerte por arritmias cardíacas o por insuficiencia respiratoria, lo que habitualmente se denomina «muerte súbita por inhalación». El cuadro 15-9 muestra intervenciones encaminadas a tratar a personas que inhalan o aspiran inhalantes.

Durante la adolescencia, el consumo de inhalantes puede detectarse inicialmente por problemas escolares como el absentismo, la repetición de un curso o el abandono escolar. La mayor parte de los adolescentes consumen inhalantes en grupo, por la influencia de los compañeros. Sin embargo, el consumo intenso suele seguir una pauta de consumo en solitario.

Incidencia y etiología

Dada la facilidad de acceso a estas drogas, es difícil contabilizar el número real de consumidores de inhalantes; sin embargo, la pauta de consumo suele comenzar en el grupo de edades comprendidas entre los 9 y los 12 años y el consumo máximo se produce en la adolescencia. Las investigaciones realizadas en 2005 apuntan a un aumento del consumo de inhalantes en este grupo de edad, y la prevalencia es mayor en los niños que en las niñas. En otros estudios también se ha observado un aumento del consumo de pegamento esnifado, de aerosoles como los de coberturas alimentarias como la nata, de la pintura en aerosol, del aire presurizado y del gas del mechero. Existe una incidencia mayor en población con carencias graves, especialmente entre niños y adolescentes.

Trastornos relacionados con la nicotina

Aunque la mayoría de usuarios no considera esta droga desadaptativa, la nicotina se incluye en la categoría de dependencia del DSM-IV-TR. Los peligros para la salud relacionados con el consumo de tabaco se han publicitado con gran difusión, y todos los productos de tabaco incorporan una etiqueta de advertencia impresa sobre estos riesgos sanitarios. La dependencia de la nicotina puede presentarse con el consumo de cualquier presentación de tabaco (cigarrillos, puros, tabaco de mascar, en polvo y de pipa).

El contenido en nicotina del tabaco en asociación con el carácter repetitivo de su uso contribuye a fomentar la capacidad que tiene esta sustancia de producir dependencia rápida. La tolerancia a la nicotina se demuestra por el efecto que tiene lugar la primera vez que se consume, que es más intenso, sin producir reacciones adversas como mareos o náuseas.

Signos y síntomas

Los signos más frecuentes de dependencia son el olor a tabaco, la tos, el exceso de arrugas y las enfermedades pulmonares crónicas. El consumo de tabaco aumenta notablemente el riesgo de sufrir un cáncer de pulmón, oral y de otros tipos, e incrementa el riesgo de sufrir enfermedades cardiovasculares y cerebrovasculares.

Los síntomas de la abstinencia de nicotina se presentan en un período de 24 h posterior a la reducción o la suspensión de su consumo y consisten en estado de ánimo deprimido, insomnio, ansiedad, reducción de la concentración, inquietud, bradicardia y aumento del apetito con el consiguiente aumento de peso. Estos síntomas suelen manifestar su intensidad máxima entre 1 y 4 días después, y a las 3 o 4 semanas se observa una mejoría notable. El hambre y el aumento de peso persisten durante 6 meses o más.

Consideraciones importantes

La «muerte súbita por inhalación» puede producirse con el consumo de inhalantes en cualquier momento, ya sea en el primer consumo o tras consumos repetidos. La muerte es consecuencia de arritmias cardíacas agudas, hipoxia o alteraciones hidroelectrolíticas, dado que la sustancia inhalada sensibiliza el miocardio a la adrenalina, lo que provoca una alteración del ritmo cardíaco mortal.

CUADRO 15-9

Intervenciones que deben aplicarse en las personas que inhalan o aspiran inhalantes

- Aplicar una estrategia calmada: no excitarse ni discutir con la persona (pueden volverse agresivos)
- Intentar determinar qué sustancia ha consumido (aerosoles, bolsas, trapos, etc. pueden dar pistas al respecto)
- Mantener a la persona tranquila en un entorno con buena ventilación (puede presentar dificultades respiratorias)
- Evitar la estimulación (puede provocar alucinaciones o violencia)
- Solicitar ayuda para el consumidor lo más rápidamente posible

Incidencia y etiología

El consumo de nicotina suele iniciarse en la adolescencia temprana y aproximadamente el 95 % de las personas que siguen fumando se convierten en consumidores diarios. La nicotina suele consumirse para aliviar o evitar los síntomas de abstinencia al despertarse o al evitar las situaciones donde su consumo está prohibido. Las personas que pasan una cantidad considerable de tiempo consumiendo la sustancia se consideran fumadores empedernidos. Las investigaciones realizadas desde 2000 indican que la diferencia entre los consumidores hombres y mujeres se está reduciendo cada vez más, y actualmente la prevalencia del tabaquismo es apenas algo superior en los hombres que en las mujeres. En los estudios también se observa que las mujeres tienen menos probabilidades de dejar de fumar y que presentan más probabilidades de recaer si consiguen dejarlo.

Trastornos relacionados con opiáceos

La heroína puede inyectarse o aspirarse y es la droga de esta clase más susceptible de abuso. Además, los opiáceos son tratamientos que se prescriben habitualmente y se encuentran en analgésicos, anestésicos, antidiarreicos y antitusígenos.

Dos opiáceos recetados con frecuencia son la oxicodona y la hidrocodona. Al igual que la morfina, la oxicodona se receta generalmente como analgésico. Es eficaz como antitusígeno y como analgésico. Todos los productos de oxicodona son fármacos que pertenecen a la lista II de la clasificación de fármacos regulados en Estados Unidos. Se consume por vía oral, mediante trituración y esnifado o disuelto e inyectado. La hidrocodona se prescribe habitualmente para el alivio del dolor en combinación con paracetamol, pero también se combina con ácido acetilsalicílico, ibuprofeno y antihistamínicos. Estos productos, que actualmente se encuentran en la lista III de sustancias reguladas de Estados Unidos, están siendo sometidos a una revisión por parte de la Drug Enforcement Administration (DEA) por su potencial de abuso y el control regulatorio aumenta.

Los productos de la hidrocodona son los fármacos recetados con más frecuencia para el dolor en Estados Unidos. A pesar de sus ventajas medicinales, se encuentran entre los fármacos con mayor potencial de abuso y se asocian a tráfico de drogas, malversaciones y adicción. La documentación de las fuerzas del orden sobre casos de malversación por robo, cambios de médico para obtener medicación, recetas falsificadas, prescripciones telefónicas falsas y el fraude por internet es amplísima.

La dependencia de opiáceos es evidente por la autoadministración compulsiva y prolongada de estas sustancias sin motivo médico justificado. Los fármacos se compran en el mercado negro o fingiendo enfermedades para obtener recetas de diferentes médicos. Los profesionales sanitarios con dependencia de opiáceos pueden recurrir a la malversación en su lugar de trabajo o a la falsificación de recetas para obtener el fármaco (v. apartado «Abuso de sustancias por parte de los profesionales sanitarios» en este capítulo).

Signos y síntomas

Con la intoxicación por opiáceos se presenta una sensación de bienestar inicial seguida de apatía, estado de ánimo depresivo, incapacidad para coordinar la actividad psicomotora y alteración de la capacidad de juicio crítico. Estas alteraciones aparecen acompañadas de somnolencia, lenguaje farfullante, falta de atención, lapsos de memoria y constricción pupilar. La intoxicación grave puede provocar depresión respiratoria, pérdida del conocimiento y la muerte. La dependencia de opiáceos con frecuencia se asocia a antecedentes de delitos por drogas y falta de ética profesional entre los profesionales sanitarios que tienen acceso a los fármacos regulados. Son habituales los períodos de depresión tras el uso repetido del fármaco.

Incidencia y etiología

La incidencia del consumo de opiáceos ha aumentado entre las personas blancas de clase media, especialmente entre las mujeres. Existe un aumento del riesgo en profesionales de la medicina y sanitarios. La prevalencia del consumo de opiáceos suele reducirse tras los 40 años de edad. Los hombres tienen tres veces más probabilidades de consumir heroína que las mujeres. Con frecuencia el consumo se inicia durante la adolescencia tardía o en los primeros años de la veintena. Los miembros de la familia de personas con dependencia de opiáceos suelen manifestar un aumento de la incidencia de trastornos relacionados con otras sustancias o de un trastorno antisocial de la personalidad.

Trastornos relacionados con la fenciclidina

La PCP es un fármaco fácil de obtener y quienes sufren dependencia de la sustancia suelen consumirla varias veces por semana. Los consumidores manifiestan con frecuencia conductas peligrosas debido a la falta de consciencia y de juicio crítico durante el período en el que se encuentran bajo la influencia de la droga. Las conductas agresivas, como participar en peleas, son un problema particularmente importante con el consumo de PCP. Esta sustancia puede administrarse por vía oral, inyectada o fumada. La PCP es la sustancia perteneciente a la clase de los alucinógenos de la que más consumidores abusan.

Signos y síntomas

Los efectos psicológicos pueden consistir en incapacidad para controlar las emociones, ansiedad, rabia, agresividad, pánico o trastorno perceptivo persistente (*flashback*) y pensamiento desorganizado. El cuadro clínico del consumo de PCP puede estar compuesto de alteraciones médicas como la hipertermia, la hipertensión y las crisis comiciales. Otros indicadores de su consumo son el nistagmo, merma de la coordinación, hepatitis o sida. Durante la intoxicación con la fenciclidina pueden aparecer delirium, síntomas psicóticos, posturas catatónicas o coma.

Incidencia y etiología

La prevalencia del consumo de PCP aparece sobre todo entre los hombres de 20 a 40 años de edad. Se ha notificado que aproximadamente el 3 % de las visitas a urgencias relacionadas con sustancias se asocian al consumo de PCP. El mayor porcentaje de consumo inicial se observa en el grupo de edades comprendidas entre los 12 y los 17 años.

Trastornos causados por sedantes, hipnóticos y ansiolíticos

Los fármacos sedantes, los hipnóticos y los ansiolíticos comprenden las benzodiazepinas, los barbitúricos y otros sedantes. En estas categorías también se incluyen todos los somníferos y ansiolíticos de venta con receta. Todos estos fármacos son depresores cerebrales y son especialmente mortales cuando se mezclan con alcohol; se venden tanto con receta como de forma ilegal. Las personas que los obtienen por prescripción abusan con más probabilidad de los medicamentos de estos tipos con un inicio rápido de acción.

Signos y síntomas

El cuadro clínico manifiesta una conducta desadaptativa y cambios psicológicos como labilidad emocional, deterioro del juicio crítico y de la actividad funcional y conductas sexuales inapropiadas o agresivas. Otros indicadores pueden ser el lenguaje farfullante, la marcha inestable, el nistagmo y la alteración de la movilidad o la coordinación. Los efectos fisiológicos comprenden taquicardia, taquipnea, hipertensión, hipertermia, diaforesis, temblores, insomnio, ansiedad y náuseas.

La dependencia y el abuso de estos fármacos a menudo se asocian con abuso de otras sustancias como el alcohol, el cannabis, la cocaína, la heroína, la metadona o las anfetaminas. Los sedantes pueden emplearse para contrarrestar los efectos adversos de otras sustancias. Los consumidores habituales suelen buscar la sensación inicial de euforia y toman dosis cada vez mayores intentando alcanzar ese estado. Son frecuentes las sobredosis accidentales y los paros cardíacos agudos que provocan la muerte.

Incidencia y etiología

La mayoría de las personas toman estos fármacos por orden de su médico y por motivos justificados, sin intención de hacer un uso indebido. Aproximadamente el 6 % de las

---

«Comportamiento sospechoso»

Judy es una auxiliar de enfermería que trabaja en el turno de día en un centro de oncología. Patrick, un enfermero titulado que vive al otro lado de su calle, trabaja en el turno de noche en la misma unidad. Habitualmente sólo tiene un día libre a la semana y se cambia el turno con compañeros que quieren tiempo libre. Su mujer se queda en casa con los cinco niños que tienen, tres de los cuales son menores de 6 años. Judy ha notado que en las últimas semanas Patrick ha estado menos sociable y más distante. Parece muy cansado y aletargado algunas veces incluso su lenguaje es farfullante por la mañana, durante los informes de los turnos. Varias veces Judy le pidió que acabase unas historias y las dejó sin hacer. Está preocupada porque puede que esté trabajando demasiado y comenta el cambio de conducta a la supervisora de la unidad.

La supervisora de la unidad pregunta a Judy si ella ha administrado más unidades de dosis de morfina inyectable a los pacientes de la unidad; dice que las dosis de morfina de la unidad se han tenido que reponer todos los días durante las últimas semanas. Judy responde que la mayoría de los pacientes a los que se les ha aumentado la dosis reciben un tratamiento mediante bombas de analgesia controlada por el paciente y que ella está administrando aproximadamente las mismas dosis individuales cada día. Cuando comprueban el registro de uso de las sustancias reguladas, observan que la mayoría de las dosis inyectables se están administrando durante el turno de noche. Algunas de ellas se registran para pacientes que tienen bombas de analgesia controlada y que no deberían recibir dosis únicas ordinarias del fármaco. Judy se da cuenta de que ella y la supervisora de la unidad están pensando lo mismo.

¿Cuáles son los indicadores de que existe un problema en esta situación?

_____

_____

¿Qué síntomas manifiesta Patrick que podrían explicar la necesidad de almacenar dosis?

_____

_____

¿Qué factores pueden haber llevado a Patrick a esta situación?

_____

_____

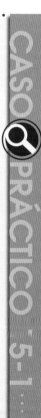

CASO PRÁCTICO 5-1

personas sometidas a supervisión reconocen utilizar los fármacos de forma ilícita. Las personas que obtuvieron inicialmente la receta por motivos médicos y han continuado aumentando las dosis suelen justificar este uso continuo refiriendo los síntomas iniciales. Suelen acudir a varios médicos de diversos lugares para conseguir recetas y así poder seguir con su hábito. El uso de este tipo de fármacos para conseguir una sensación de bienestar intencionada es propio sobre todo de los adolescentes y los jóvenes al principio de la veintena. La pauta de prescripción de dosis en aumento es más prevalente entre los adultos de 40 años o mayores, con una proporción de 2:1 en la tendencia de las mujeres con respecto a los hombres.

Abuso de sustancias por parte de los profesionales sanitarios

Las personas que trabajan en profesiones de la atención sanitaria se encuentran en un entorno extremadamente acelerado y con mucha presión. La decisión de utilizar el alcohol u otras drogas como medio para tolerar y afrontar la presión presenta una prevalencia alarmante en el sector de la atención sanitaria. Muchas personas creen que el clima caótico y estresante del entorno laboral donde trabajan los médicos, el personal de enfermería y otros profesionales sanitarios lleva a algunos a sucumbir al alivio que las drogas proporcionan. El fácil acceso a sedantes, hipnóticos, ansiolíticos y opiáceos del que disfrutan las personas que trabajan en la atención sanitaria también ha contribuido al elevado porcentaje de afectación por las drogas entre este personal. La mayoría de ellos no comienzan a utilizar una droga con la intención de abusar de ella. Sin embargo, una vez que comienza el ciclo de abuso, la persona suele quedar impotente para controlar la necesidad de consumirla y la dependencia asume el control.

Las normas de ética profesional y de la práctica y el conjunto de valores de cada persona constituyen los motivos por los que la mayoría de los trabajadores del ámbito de la salud rechazan caer en esta trampa. La mayor parte de los trabajadores sanitarios pueden ofrecer una atención que comprende la integridad y la profesionalidad en la administración de la medicación. Sin embargo, la vulnerabilidad de los profesionales que sufren los efectos estresantes del esfuerzo físico, las necesidades familiares y la presión emocional de la atención sanitaria es una realidad abrumadora. La disponibilidad de medicamentos junto con una falsa sensación de justificación de que los fármacos pueden aumentar el rendimiento establecen las bases del engaño.

El abuso de sustancias entre los trabajadores sanitarios suelen percibirlo en primer lugar los compañeros de trabajo. La obligación de proteger al paciente de acciones de enfermería peligrosas es una responsabilidad inherente a la titulación de enfermería. En la tabla 15-3 se ofrecen algunos indicadores de que un profesional de enfermería pueda presentar alteraciones por las drogas o de que puede estar implicado en actividades de robo de medicamentos, además de las directrices de notificación. Para controlar el número de profesionales sanitarios que no cumplen estas normas, en muchos estados de Estados Unidos se han creado grupos de ayuda profesional para los profesionales afectados. Estos grupos trabajan en estrecha colaboración con las autoridades que otorgan las licencias de ejercicio profesional para desarrollar unas normas mediante las cuales el interesado pueda solicitar y recibir un tratamiento. Existen normas y reglamentos de cumplimiento muy estrictos que regulan las licencias para ejercer en estas situaciones. Las condiciones sobre la posible reinserción en la práctica profesional del trabajador varían según la situación. Puede suspenderse la licencia y rehabilitarse tras demostrar el cumplimiento de los requisitos de tratamiento o también es posible que se revoque la licencia definitivamente.

Tratamiento de los trastornos relacionados con sustancias

La drogadicción es una enfermedad con graves consecuencias y efectos adversos que no parecen disuadir al consumidor de su necesidad irresistible de buscar la droga y consumirla. Muchas personas se convierten en consumidores crónicos y sufren recaídas incluso tras períodos dilatados de abstinencia. La **recaída** o volver a consumir la droga tras manifestar una recuperación manifiesta es un factor determinante en la estrategia de los programas basados en el tratamiento. Aunque este ciclo representa un problema complejo, el tratamiento puede permitir al individuo cambiar su conducta y adoptar unos hábitos de vida más saludables.

El objetivo a largo plazo de los programas de tratamiento es, en última instancia, que la persona logre una abstinencia total. Sin embargo, los baches de esta carretera hacia la recuperación son demasiado evidentes. Ya que una recuperación satisfactoria depende del tiempo que una persona mantenga el tratamiento, resulta fundamental encontrar un tratamiento adecuado para cada paciente.

Deben emplearse métodos intensivos con el objetivo de que el paciente mantenga su participación con el fin de que el programa de tratamiento sea eficaz. Es fundamental establecer incentivos para fomentar que los pacientes se mantengan sobrios y promover modificaciones de la conducta durante tratamiento. Los objetivos a corto plazo de reducir el abuso de sustancias, reducir los efectos sociales y médicos negativos del consumo de drogas y ayudar a la persona a encontrar un trabajo satisfactorio y una vida más productiva son los factores esenciales para lograr la abstinencia. Ya sea un tratamiento voluntario u ordenado por un juez, el curso crónico del trastorno y las posibilidades de recaída restringen las probabilidades de que un único tratamiento a corto plazo sea lo bastante eficaz. Además, las enfermedades fisiológicas y mentales concurrentes asociadas con problemas sociales, de pareja y familiares específicos complican el cuadro general. Éste es el motivo de la aplicación de métodos de apoyo y tratamiento continuados para ayudar al individuo durante los períodos más duros de ese largo camino hacia la recuperación.

TABLA 15-3	El profesional de la salud afectado por trastornos relacionados con sustancias

PISTAS: PROBLEMAS RELACIONADOS CON LAS DROGAS	CUÁNDO INFORMAR DEL INCIDENTE
Alcohólico	

PISTAS: PROBLEMAS RELACIONADOS CON LAS DROGAS	CUÁNDO INFORMAR DEL INCIDENTE
Mal humor e irritabilidad	Por lo menos dos testigos huelen el alcohol en su aliento, el pelo o la ropa
Apariencia descuidada	La concentración sanguínea de alcohol da positivo
Múltiples excusas por su conducta	Manifiesta una pauta de escaso juicio para la enfermería o errores repetidos con la medicación
El aliento o el pelo huelen a alcohol	
Intento de disimular el aliento a alcohol con pastillas de menta o aerosoles	Habla farfullante, se queda dormido o perplejo cuando está trabajando
Aislamiento social	Conducción bajo los efectos del alcohol mientras acude al trabajo o trabajando (atención domiciliaria)
Habla farfullante, descoordinación psicomotora	
Ojos inyectados en sangre	
Rubefacción facial	
	Alteración por drogas
Cambia de trabajo con frecuencia	Resultado positivo en el análisis sistemático de orina para una sustancia cuya prescripción no se puede justificar
Constricción pupilar extrema	
Cambios rápidos y bruscos de humor o alteraciones en el rendimiento	Se queda dormido en el trabajo, marcha inestable o habla farfullante
Aislamiento social	
Descansos frecuentes o va al baño con frecuencia	Olvidos frecuentes, escaso rendimiento, errores frecuentes
Se ofrece voluntaria y repetidamente para hacer turnos extra o trabajar más de la cuenta	Pruebas de malversación de fármacos
Se ofrece a dar medicamentos a otros enfermeros	Administra fármacos sin que el médico lo solicite
Firma constantemente solicitudes de fármacos regulados en frascos o botellas, de modo que es necesario deshacerse de ellos	Firma solicitudes de fármacos para pacientes fallecidos o dados de alta
Discrepancias en las solicitudes de sustancias reguladas y en el registro de fármacos	
Los pacientes se quejan de que la medicación para el dolor no es eficaz	
Siempre lleva ropa de manga larga	
Se hace amigo de médicos que pueden prescribir fármacos	
Tienen muchos problemas familiares	

Se ha demostrado que un método combinado de psicoterapias conductuales junto con fármacos y otros servicios resulta ser el programa de tratamiento más eficaz para la drogadicción. Un espectro continuo de intervenciones que ponen el acento en los cambios de vida suele aplicar un programa de recuperación de doce pasos como el que siguen los programas de Alcohólicos Anónimos y Narcóticos Anónimos.

Desintoxicación

La **desintoxicación** es la primera fase del tratamiento de la dependencia y consiste en la privación inmediata o rápida de los efectos físicos y psicológicos de la droga, proceso que suele durar de 3 a 5 días. En las personas que presentan una dependencia grave a una droga o varias drogas, la abstinencia puede provocar síntomas potencialmente mortales que comprenden delírium, actividad convulsiva y coma. La abstinencia de una sustancia puede provocar la muerte si no se realiza con supervisión. Por ejemplo, si las drogas de la calle se utilizan para automedicarse por

los síntomas de abstinencia, la consecuencia puede ser una interacción farmacológica mortal y una sobredosis. Para poder llevar a cabo una abstinencia segura y humanitaria, el uso de medicamentos adecuados puede ayudar a reducir al mínimo los síntomas de la abstinencia ya que permiten restablecer la actividad cerebral normal y reducen los períodos de necesidad irresistible de consumir la sustancia durante el tratamiento. En la actualidad se comercializan fármacos para la desintoxicación de los pacientes adictos a los opiáceos, la nicotina, la cocaína, la metanfetamina y el cannabis. Los psicofármacos como los antidepresivos, los ansiolíticos, los eutimizantes y los antipsicóticos pueden ser básicos para el tratamiento de las personas con enfermedades mentales concurrentes. Los medicamentos específicos varían según las necesidades de cada persona y la gravedad de la enfermedad.

Programas de tratamiento

Existen programas tanto intrahospitalarios como ambulatorios para el tratamiento del abuso de drogas. Una vez superado el período de desintoxicación, puede ofrecerse un tratamiento médico con servicios médicos y de otra índole. La duración de la estancia intrahospitalaria en centros de internamiento depende de las necesidades de cada individuo. La media se encuentra entre 6 y 12 meses. Los programas ambulatorios están diseñados para efectuar un seguimiento del tratamiento intrahospitalario, una modalidad más intensiva. La psicoterapia cognitivo-conductual se emplea en centros de tratamiento para el abuso de alcohol, cannabis, cocaína y metanfetaminas. Tanto la psicoterapia individual como en grupo se utilizan para ofrecer asistencia al paciente con el fin de que detecte y comprenda sus pautas desadaptativas de pensamiento y de conductas de búsqueda de la droga. Un elemento fundamental de la estrategia de tratamiento consiste en ayudar a la persona a prever la realidad de la recaída y a afrontar el deseo de tomar la droga. Se enseñan métodos para evitar situaciones en las que las probabilidades de recaída sean mayores y a participar en nuevos sistemas sociales de apoyo en los que no se disponga de acceso a las drogas.

Darse cuenta de que la adicción es un problema complejo que tiene efectos destructivos en todos los aspectos de la vida de la persona ofrece al paciente una cierta consciencia sobre las dificultades observadas en su capacidad para mantener la abstinencia. Deben proporcionarse incentivos y diversos métodos para animarle a medida que va dando pasos para llevar unos hábitos de vida productivos y más positivos. Los programas de formación en grupo individuales y familiares, los grupos de prevención de recaídas, los análisis de seguimiento y los programas en doce pasos son algunas de las estrategias aplicadas para ofrecer apoyo continuo durante la recuperación. Rectificar las conductas adictivas es difícil y las recaídas son frecuentes, pero la esperanza de lograr la recuperación y la abstinencia son el objetivo final.

Aplicación del proceso de enfermería a un paciente con un trastorno relacionado con sustancias

Valoración

Al realizar una valoración de los pacientes que abusan de sustancias, es importante recordar que bajo la superficie de la negación y la racionalización se encuentran el miedo, la inseguridad, la ansiedad y una autoestima baja. Algunas personas que tienen miedo a los efectos de la sustancia o a sus conductas mientras se encuentran bajo su influencia pueden presentarse voluntariamente a solicitar tratamiento, mientras que otros son obligados a recibir tratamiento por una detención relacionada con las drogas.

La entrevista de valoración debe centrarse en detectar el tipo de sustancia que la persona ha consumido, la cantidad y la frecuencia de consumo, la última vez que el paciente consumió la sustancia, el método de administración y el período de abuso. También es importante

obtener una descripción de los intentos de reducir el consumo o de dejarlo y todo tratamiento anterior. Cabe recordar que la mayoría de las personas que abusan de sustancias suelen notificar consumos inferiores a los reales. El cuestionario CAGE se utiliza a menudo para realizar una detección sistemática de la dependencia de alcohol. CAGE es un acrónimo que incluye letras basadas en la versión inglesa de las siguientes preguntas:

C. ¿Ha sentido alguna vez que debe beber menos?

A. ¿Le ha molestado que la gente lo critique por su forma de beber?

G. ¿Alguna vez se ha sentido mal o culpable por su forma de beber?

E. ¿Alguna vez ha necesitado beber nada más levantarse para calmar los nervios o eliminar la resaca por haber bebido la noche anterior?

Una respuesta positiva a dos o más de estas preguntas indica que el paciente abusa del alcohol. Esta información ha de notificarse al médico que está a cargo del tratamiento.

También se deben tomar notas de toda ideación suicida o intento de suicidio, además de la presencia y la naturaleza de todo síntoma de abstinencia. La abstinencia puede representar un problema especialmente si la persona entra en el hospital por una razón médica diferente del abuso de sustancias. Conocer los síntomas de abstinencia de las diversas sustancias susceptibles de abuso puede ayudarle a reconocer y notificar su presencia.

Es necesario intentar establecer la motivación del paciente para recibir tratamiento, ya que es esencial para el resultado. El motivo del ingreso normalmente es un factor determinante en la voluntad del paciente de cumplir con las condiciones del contrato de tratamiento. Si el paciente busca aliviar sus problemas relacionados con el consumo de sustancias reconociendo sinceramente el problema con las drogas, las expectativas de éxito son más realistas que en el caso de un ingreso forzado o por otro motivo que no tiene nada que ver con el problema con el consumo de sustancias.

Práctica reflexiva

¿De qué modo podría emplear un consumidor de drogas una actitud superficial de sinceridad y voluntad para cambiar como un medio de manipulación para conseguir el alta?

Las interacciones entre personal de enfermería y el paciente durante la entrevista inicial permiten establecer una relación terapéutica de confianza en la que el paciente se sienta aceptado y respetado por lo que es en ese momento. La recuperación a largo plazo habitualmente está marcada por períodos de recaída con recurrencia de las conductas asociadas al consumo de sustancias tras un período significativo de abstinencia. Es fundamental evitar juzgar al paciente o considerar esta recaída como un fracaso por su parte. Como profesional de la enfermería, usted actúa de modelo para mostrarle unas capacidades de resolución de problemas y de afrontamiento más eficaces. Escuchar de forma activa al paciente es útil para mostrar aprecio por la persona que está sometida a la sustancia y para proporcionarle atención y apoyo y que se esfuerce por tomar el control de su vida.

Se debe efectuar una valoración de enfermería física y emocional en la situación basal para determinar el estado en el momento del ingreso y ofrecer un punto de referencia inicial a partir del cual establecer los progresos alcanzados en los resultados esperados.

Sistema nervioso
- Orientación.
- Grado de consciencia.
- Coordinación, marcha.
- Memoria a corto plazo y memoria a largo plazo (cualquier dificultad para seguir órdenes).
- Signos de depresión o ansiedad.
- Temblores o reflejos reducidos.
- Pupilas (constricción o dilatación).
- Cutis (enrojecido o pálido, petequias).

Cardiovascular y respiratorio
- Constantes vitales.
- Pulsos periféricos.
- Disnea de esfuerzo.
- Sonidos respiratorios anómalos (un paciente alcohólico puede sufrir una aspiración mientras está intoxicado).
- Arritmias.
- Cansancio.
- Edema periférico.

Digestivo
- Náuseas o vómitos.
- Alteraciones del peso o del apetito.
- Hora de la última comida.
- Signos de desnutrición.
- Estado nutricional general.
- Color y consistencia de las heces.

Tegumentario
- Ubicación, tamaño y características de cualquier lesión cutánea.
- Marcas de inyecciones o cicatrices en los brazos, piernas, dedos, dedos de los pies, bajo la lengua o entre las encías y los labios.

Estado emocional
- Estado de ánimo.
- Velocidad con la que habla.
- Suspicacia, ira, agitación.
- Presencia de alucinaciones, lagunas de memoria/amnesias alcohólicas.
- Antecedentes de episodios de violencia.
- Sistema de apoyo: ¿hay alguien con el paciente? ¿Cómo interactúan entre ellos? ¿Tienen la voluntad de implicarse en el tratamiento del paciente?

Selección de los diagnósticos de enfermería

Una vez se han recogido los datos de la valoración, el profesional de enfermería identifica los problemas que causan la dependencia de la sustancia al paciente y su efecto en su capacidad de llevar a cabo las actividades de la vida diaria. Los posibles diagnósticos de enfermería aplicables a los pacientes con abuso o dependencia de sustancias se indican en la tabla 15-4.

Resultados esperados

Durante la fase aguda de la abstinencia el paciente necesita apoyo físico y psicológico para recuperar un estado de salud más estable. La desintoxicación suele completarse en 7 días, según si la droga es de acción rápida o de acción prolongada y según el tiempo necesario para eliminarla del cuerpo. En cuanto la droga desaparece del organismo, la persona puede sufrir dificultades para dormir y para comer, además de irritabilidad y ansiedad en grados variables. Cabe recordar que cuando el consumidor se ve privado de la droga se convierte en una persona hambrienta, irascible, solitaria y cansada cuya mente y cuerpo estarán deseosos de recibir la sustancia. Durante esta fase del tratamiento los objetivos de enfermería serán:
- Fomentar la seguridad y la protección del paciente.
- Promover una ingesta suficiente de alimentos para restablecer el equilibrio nutricional.
- Promover y mantener el equilibrio hidroelectrolítico.
- Fomentar una pauta de sueño que permita descansar al paciente.
- Reducir la ansiedad y fomentar la relajación del paciente.
- Estabilizar las constantes vitales y el estado físico general.
- Evitar las convulsiones.

Tras el período de abstinencia, las intervenciones de enfermería contribuyen a lograr los objetivos del tratamiento a largo plazo. Se toman medidas para ayudar al paciente a llevar una vida plena y productiva como parte de la sociedad sin tener que utilizar la sustancia. Los resultados esperados en los que se centran las estrategias de planificación para mantener la sobriedad y la abstinencia del consumo de la droga consisten en que el paciente:
- Identifique el fármaco como un problema y asuma la responsabilidad de éste.
- Detecte los cambios necesarios en su estilo de vida.
- Reconozca la responsabilidad de sus propias conductas y la asociación entre la sustancia y los problemas personales.
- Manifieste verbalmente que comprende el abuso y la dependencia de la sustancia como una enfermedad para la que se necesitan tratamiento y apoyo continuados.
- Detecte otros mecanismos de afrontamiento que puede utilizar como respuesta al estrés en lugar de consumir la sustancia.
- Muestre un aumento de la autoestima manifestando

TABLA 15-4	Posibles problemas consecuencia de la dependencia de sustancias
DIAGNÓSTICO DE ENFERMERÍA	**FACTORES DE RIESGO ASOCIADOS**
Riesgo de lesión	Alteración del juicio crítico
	Conductas de riesgo
	Abstinencia de sustancias
	Convulsiones
	Delírium
	Reminiscencias o *flashback*/trastorno perceptivo persistente por alucinógenos
	Ira y agitación
Ansiedad	Síntomas de abstinencia
	Previsión de abstinencia
Desequilibrio nutricional, ingesta inferior a las necesidades	Ingesta nutricional insuficiente
	Alteración de la absorción
	El dinero se gasta en drogas y no en comida
	Se prefieren las drogas a los alimentos
Déficit de volumen de líquidos	Náuseas y vómitos secundarios
Afrontamiento ineficaz	Se apoyan en las drogas en lugar de solucionar los problemas
	Pierden la familia, el trabajo, los ingresos
	Negación excesiva e ineficaz del problema
	Miedos subyacentes
Mantenimiento ineficaz de la salud	Estado de salud deteriorado por la droga
Incumplimiento	Retoma el consumo de la droga después de un período de abstinencia
Aislamiento social	Relaciones interpersonales disfuncionales
Impotencia	Dependencia de la droga
	Capacidades de afrontamiento insuficientes
	Sistema familiar disfuncional
	Modelos de rol negativos
	Conductas autodestructivas relacionadas con la droga
Baja autoestima situacional o riesgo de baja autoestima situacional	Ego infradesarrollado y débil
Trastorno de la percepción sensorial	Alucinaciones, síndrome de abstinencia
Trastorno del patrón del sueño	Interferencia de la droga con la fase REM del ciclo de sueño
Violencia autodirigida o violencia dirigida a otros o riesgo de violencia autodirigida o violencia dirigida a otros	Desinhibición e incapacidad para controlar la ira
Conocimientos deficientes	Efectos de la droga y síndrome de abstinencia

verbalmente comentarios positivos sobre sí mismo.
- Manifieste esfuerzos por ejercer un cambio positivo en la interdependencia de otras personas y que viva día a día.
- Comience a desarrollar o restablezca un sistema de apoyo contando con la familia, los empleadores y amistades que no consuman la sustancia.
- Identifique sistemas de apoyo social disponibles y cómo acceder a ellos.
- Siga absteniéndose de consumir la sustancia.
- Manifieste verbalmente que conoce la enfermedad y el proceso de recuperación.

- Muestre voluntad para participar en un programa de tratamiento de recuperación en grupo.

Intervenciones

Las intervenciones planificadas durante la fase de abstinencia aguda están destinadas a mitigar los síntomas del síndrome de abstinencia sin sedar al paciente en exceso. Las benzodiazepinas normalmente son el fármaco de elección en la desintoxicación del alcohol. La administración se inicia con una dosis relativamente alta y se reduce cada día hasta que desaparezca el síndrome de abstinencia. El tratamiento multivitamínico y de reposición de la tiamina se emplean para prevenir la neuropatía y la encefalopatía provocadas por el consumo prolongado de alcohol (síndrome de Wernicke-Korsakov), dado que los consumidores crónicos de alcohol suelen presentar deficiencia de tiamina y niacina.

El disulfiram es un tratamiento para el abuso de alcohol a largo plazo que inhibe la ingestión de alcohol

Práctica reflexiva

¿Qué sistemas de apoyo hay disponibles en su zona para derivar a los pacientes con estos problemas? ¿Qué factores pueden contribuir al fracaso de estos programas?

«Sin un lugar al que volver»

Frank es un mecánico de 37 años en paro que ha ingresado para someterse a una valoración y un tratamiento por politoxicomanía con dependencia de opiáceos y alcohol. Tras un accidente de circulación después de «colocarse» con cocaína y alcohol, Frank ingresa voluntariamente para someterse a la desintoxicación. Ha consumido heroína, cocaína y alcohol de forma constante durante la última semana. Es incapaz de recordar dónde ha estado o cuánto tiempo ha pasado desde su última comida. Dice que tiene un hábito de consumo diario de entre 140 y más de 200 euros en drogas y que bebe al menos seis cervezas diarias. Admite que está haciendo «cosas muy malas» para conseguir las drogas. Está divorciado y no ha visto a sus tres hijos desde hace más de 2 años.

¿Cómo debe acercarse el profesional de enfermería a Frank en el momento del ingreso?

_____

_____

¿Qué preguntas importantes hay que formular al paciente?

_____

_____

Frank dice que la última vez que se inyectó heroína y cocaína fue hace 24 h, poco después del accidente que tuvo. Ha ingresado en dos ocasiones para seguir programas de tratamiento pero no ha logrado mantener su abstinencia. ¿Qué criterios de dependencia de sustancias muestra el caso de Frank?

_____

_____

El profesional valora las emociones de Frank como adecuadas, y su estado de ánimo como ansioso y disfórico. Permanece aislado en su habitación con las cortinas corridas. Él afirma que sufre algunos cólicos y que siente las piernas «anudadas». Niega manifestar un deseo irresistible de consumir sustancias en ese momento, pero dice que siente un hormigueo por la piel. ¿Qué diagnósticos de enfermería determinará el profesional para los síntomas de Frank?

_____

_____

El médico establece una pauta de comprimidos de metadona durante las 72 h siguientes. ¿Cuál es la justificación para administrar este medicamento?

_____

_____

¿De qué modo la conducta de Frank indica síntomas de abstinencia?

_____

_____

¿Qué otras intervenciones de enfermería son importantes para Frank durante la desintoxicación?

_____

_____

Frank le manifiesta: «Ya no tengo nada por lo que vivir». ¿Cómo le respondería?

_____

_____

CASO PRÁCTICO 15-2

«Ciclo de negación»

Tom ingresa en el centro para desintoxicarse tras haber sido detenido por conducir bajo los efectos del alcohol. Lleva bebiendo los últimos 3 días y la última bebida que se tomó fue hace 12 h. Al día siguiente Tom grita y se muestra ansioso porque dice que «¡Hay bichos negros por toda la cama!».

¿Cómo debe responder el personal de enfermería a lo que dice Tom?

_____

_____

Al someter al paciente a una exploración física, se perciben ruidos respiratorios accesorios. ¿Qué medidas debe tomar el personal de enfermería?

_____

_____

Anna, la esposa de Tom, le dice al profesional de enfermería que no debería haber ido a casa de su madre a principios de semana porque él no quería que fuese. Dice que no habría bebido si ella se hubiese quedado en casa. ¿Cómo describiría el profesional de enfermería la actitud de Anna?

_____

_____

¿Cómo debería responder el profesional a Anna?

_____

_____

¿Cómo puede beneficiar a Tom participar en el programa de tratamiento de Alcohólicos Anónimos? ¿Cuál es el factor fundamental para que Tom logre mantenerse sobrio?

_____

_____

producendo efectos adversos a esta sustancia si se ingiere. Los síntomas pueden comprender diaforesis, rubefacción, cefalea pulsátil, palpitaciones, náuseas y vómitos intensos, debilidad, disnea e hipotensión. Los casos graves pueden producir coma, paro cardíaco o respiratorio y muerte. Además pueden solicitarse anticonvulsivos si no se logra mitigar la actividad convulsiva con las benzodiazepinas. También pueden utilizarse fármacos antieméticos para aliviar los síntomas de náuseas y vómitos.

Los síntomas de abstinencia de opiáceos pueden reducirse al mínimo con la clonidina durante el tratamiento de desintoxicación. Este fármaco reduce la presión arterial, de modo que es fundamental hacer un seguimiento atento de las constantes vitales durante el período de abstinencia. Este método no es tan eficaz como usar un opiáceo sustitutivo, pero sus ventajas son que no provoca adicción y se puede mantener al paciente sin opiáceos en el organismo, por lo que se pueden instaurar otros tratamientos. La metadona es el opiáceo sustitutivo clásico utilizado en los programas de mantenimiento de la abstinencia de heroína. Es un opiáceo con afinidad química con la heroína y se administra una vez al día por vía oral para evitar los síntomas de la abstinencia de heroína y para reducir el deseo irresistible de consumir esta droga. La dosis diaria se ajusta cada 2 semanas hasta alcanzar una dosis de mantenimiento. El paciente puede permanecer en el programa de mantenimiento hasta 2 a 4 años. Puede administrarse un fármaco de acción más prolongada llamado levacetilmetadol (LAAM) tres veces por semana, que se utiliza en algunas situaciones. Además la pauta para la abstinencia de opiáceos puede abarcar un miorrelajante, un ansiolítico y un anticolinérgico para los cólicos.

Las intervenciones de enfermería dirigidas a obtener los resultados esperados durante la abstinencia aguda de la sustancia pueden comprender:

Posible riesgo de lesiones.
- Retirar los objetos y muebles peligrosos.

CUADRO 15-10

Alcohólicos Anónimos, Al-Anon, Narcóticos Anónimos: esperanza y ayuda para los que abusan de sustancias y para sus familias

Alcohólicos Anónimos

Alcohólicos Anónimos (www.alcoholicos-anonimos. org) es una asociación internacional de hombres y mujeres que tienen problemas con la bebida. Todo el mundo puede asistir a las reuniones públicas, pero sólo los que sufren problemas con la bebida pueden asistir a las reuniones privadas.

Los miembros comparten sus experiencias, garantizan el anonimato de cada uno y se reúnen para lograr la sobriedad y mantenerla. Alcohólicos Anónimos es un programa de abstinencia total. Los miembros se alejan de una bebida en un momento de un día, viviendo día a día. La sobriedad se mantiene compartiendo las experiencias, uniendo fuerzas y dando esperanza a través de las reuniones y los doce pasos para recuperarse del alcoholismo.

Al-Anon

El objetivo de Al-Anon (www.al-anonespana.org) es ayudar a las familias y las amistades de alcohólicos a recuperarse de los efectos de vivir con el problema de la bebida de un familiar o una amistad. Al-Ateen es un programa de recuperación para gente joven y está patrocinado por los miembros de Al-Anon. El único requisito para ser miembro de estos grupos es que los miembros tengan un familiar o una amistad que sufre un problema con el alcohol.

Narcóticos Anónimos

Narcóticos Anónimos (www.narcoticosanonimos.es) se inició siguiendo el concepto de Alcohólicos Anónimos para todas las personas cuyo problema con las drogas se ha convertido en un obstáculo grave. Todo tipo de personas con adicción a las drogas pueden ser miembros, independientemente de la droga o la combinación de drogas que consuman. Cuando se formó este grupo se sustituyó *alcohol* por *adicción* para reflejar el concepto patológico de la adicción. Una de las claves del éxito de este grupo es el valor terapéutico de los adictos que trabajan con otros adictos, compartiendo sus éxitos y los retos que tienen por delante para superar la adicción activa. Los doce pasos y las doce tradiciones de Narcóticos Anónimos son los principios fundamentales del programa de recuperación.

INFORMACIÓN PARA PACIENTES 15-1

 Fuentes de información sobre el abuso de drogas y su tratamiento

Plan Nacional sobre Drogas
Área de prevención, asistencia y reinserción
www.pnsd.msc.es/Categoria3/prevenci/
home.htm

UNAD
Unión de Asociaciones y Entidades de Atención al Drogodependiente
c/ San Bernardo 97-99. Edif. Colomina 2.º A.
28015 Madrid
Tels.: 902 31 33 14 / 914 478 895
unad@unad.org
www.unad.org

SOCIDROGALCOHOL
Sociedad Científica Española de Estudios sobre el Alcohol, el Alcoholismo y otras Toxicomanías
Avda. de Vallcarca 180. 08023 Barcelona
Tel.: 932 103 854
www.socidrogalcohol.org

FAD
Fundación de Ayuda para la Drogadicción
Tel.: 900 161 515
ctascon@fad.es
www.fad.es

Proyecto Hombre
Avda. Osa Mayor 19. 28023 Aravaca (Madrid)
asociacion@proyectohombre.es
Tel.: 902 885 555
www.proyectohombre.es
www.lasdrogas.info

Asociación de Deportistas contra la Droga
Avda. Reino Unido 8. Local 2. 41012 Sevilla
Tel.: 954 298 072 / 678 282 551
adcd@adcd.org
www.adcd.org

- Hacer un seguimiento de las concentraciones de los medicamentos.
- Iniciar y administrar sedación para tratar la abstinencia.
  Afectación neurológica y cardiovascular:
- Determinar el grado de intoxicación y la fase de la abstinencia.
- Reorientar al paciente siempre que sea necesario.
- Ofrecer un entorno tranquilo y seguro.
- Efectuar un seguimiento de las constantes vitales cada hora o 2 h durante los primeros 3-4 días de la abstinencia.
- Hacer el seguimiento de los signos neurológicos cada hora hasta que se estabilicen y después según sea necesario.

- Tomar las medidas de precaución oportunas para las convulsiones cada 15 min.
- Detectar y reducir los factores que provocan las convulsiones.
- Hacer una valoración para detectar posible hipoglucemia y desequilibrio hidroelectrolítico.
- Observar al paciente para detectar depresión respiratoria y posibles arritmias.

- Ofrecer formación sobre los efectos de la sustancia en el organismo.
  Desequilibrios nutricionales:
- Ofrecer una alimentación rica en proteínas y con muchas vitaminas (B y C).
- Ofrecer un entorno agradable y positivo en las horas de las comidas.
- Ofrecer alimentos en forma de tentempiés ligeros con frecuencia y con abundantes nutrientes entre las comidas.
- Fomentar la higiene oral.
- Ofrecer acceso libre a bebidas nutritivas como alternativa.
- Ofrecer tentempiés antes de dormir.
- Restringir la ingestión de cafeína.
- Enseñar al paciente la importancia de mantener un equilibrio nutricional.
- Registrar la ingestión y la eliminación de alimentos del paciente.
- Pesar diariamente al paciente.
  Ansiedad, miedo y desesperanza:
- Acercarse al paciente con una actitud calmada, tranquilizadora y acrítica.
- Fomentar que el paciente pueda expresar sus sentimientos.
- Reforzar el valor del paciente como persona.
- Escuchar de forma activa.
  Incumplimiento del tratamiento y negación de la enfermedad:
- Formar al paciente sobre la enfermedad y el proceso de adicción.
- Escuchar los motivos que da el paciente para incumplir el tratamiento.
- Comentar la importancia de seguir el plan de tratamiento.
- Ayudar a identificar alternativas para las estrategias de afrontamiento desadaptativas.
  Aislamiento social y afrontamiento inefectivo:
- Iniciar una relación terapéutica interpersonal.

- Animar al paciente a hablar de sí mismo.
- Mostrar al paciente conductas de modelo de roles adecuadas.
- Ayudar al paciente a detectar los motivos de su aislamiento social.
- Ayudar al paciente a establecer unos objetivos de interacción realistas.
- Enseñar al paciente capacidades de resolución de problemas.
- Fomentar la participación del paciente en todas las actividades de grupo.
- Derivar al paciente a psicoterapeutas, asesores y programas de tratamiento.
- Derivar al paciente a servicios sociales o a servicios de apoyo locales.
- Derivar a los miembros de la familia a programas de familiares e hijos de alcohólicos como Al-Anon y Al-Ateen, según sea adecuado (cuadro 15-10).

Evaluación

El proceso de evaluación depende del resultado esperado. Se consiguen resultados en cuanto a la abstinencia aguda cuando el paciente ya no manifiesta ningún signo o síntoma de la intoxicación por sustancias ni de abstinencia y si se mantiene sin lesiones durante el período de desintoxicación. A medida que el paciente va haciéndose consciente de la enfermedad y expresa su voluntad de admitir las responsabilidades de su problema con las sustancias y asumirlas, el tratamiento puede representar un avance significativo para alcanzar la fase de recuperación. La aceptación de esta responsabilidad es el primer paso para lograr vivir sin la droga. Las recaídas son frecuentes y la recuperación es un proceso continuo de compromiso con el objetivo de la abstinencia.

En Información para pacientes 15-1 se indican fuentes de información sobre el abuso de drogas y su tratamiento que pueden añadirse a la formación del paciente y su familia.

RESUMEN

- De todos los trastornos mentales, el abuso y la dependencia de sustancias son los más evitables. Aun así, millones de personas continúan consumiendo y abusando de las drogas todos los días. La droga más consumida por los estadounidenses es el alcohol.
- En el DSM-IV-TR se clasifican las sustancias en once categorías, que se agrupan en medicamentos de venta con receta y sin receta. La mayoría de los síntomas provocados por el abuso de estas drogas remiten cuando se reduce la cantidad de sustancia administrada o se suspende su administración. Entre estas sustancias también se encuentran las toxinas, sustancias volátiles como la gasolina o el anticongelante y otras sustancias químicas empleadas con el fin de intoxicarse.
- Hay distintas teorías sobre el motivo por el que aparecen el abuso y la dependencia de sustancias, entre las

que se encuentran el aprendizaje mediante observación de estrategias de afrontamiento desadaptativas, la necesidad imperiosa de adaptarse a un grupo y las conductas adictivas que muestran un patrón crónico y generacional, lo que apoya las teorías de la transmisión genética y la codependencia.

- Los trastornos por consumo de sustancias comprenden el abuso y la dependencia de sustancias. Con el abuso de sustancias, la persona sufre todos los efectos adversos que conlleva, pero no muestra tolerancia, síndrome de abstinencia ni consumo compulsivo. El consumo de sustancias suele fomentar conductas que provocan situaciones sociales, legales e interpersonales negativas, pero a pesar de estos problemas repetidos asociados a las drogas la persona no deja de consumirlas.
- Se determina un diagnóstico de dependencia de

sustancias cuando se cumplen los criterios de deseo irresistible de consumirlas, tolerancia y síntomas de abstinencia. Cuando se desarrolla la tolerancia, el paciente suele consumir la sustancia en cantidades mayores y durante un período más dilatado de lo que pretendía. Los esfuerzos por controlar el consumo son inútiles y emplea cada vez más tiempo en conseguir la sustancia. A pesar de las consecuencias personales y sociales negativas de esta forma de vida, el consumo de la sustancia persiste.

- Los trastornos causados por sustancias comprenden la intoxicación y el síndrome de abstinencia, cuyos síntomas pueden variar según la sustancia concreta de que se trate, aunque algunas ejercen efectos similares.
- Los trastornos relacionados con el consumo de sustancias específicas comprenden varios trastornos directamente asociados a los efectos de la sustancia específica. Si bien los grupos de drogas comparten algunos aspectos comunes, otros signos asociados son específicos de sustancias concretas. Todas las drogas (excepto la cafeína) se asocian a síntomas psicoactivos que las caracterizan como sustancias psicoactivas.
- El tratamiento tiene un inicio doble con la desintoxicación y la abstinencia del consumo de la sustancia seguidos de un tratamiento supervisado intensivo. Las técnicas de psicoterapia pueden formar parte de un programa intrahospitalario o de internamiento en un centro o también de un programa ambulatorio estricto. El objetivo final del tratamiento es la abstinencia total, lo que resulta difícil por el carácter crónico y adictivo de la enfermedad.
- El primer paso en la recuperación de la persona con-

siste en que admita que la enfermedad existe. Los resultados del tratamiento suelen depender de la participación de la persona en un grupo de recuperación como Alcohólicos Anónimos, donde los participantes se ofrecen apoyo recíproco para continuar sus esfuerzos por mantener su abstención del consumo de la sustancia.

- En el tratamiento a largo plazo, las recaídas son frecuentes. Para fomentar una vida sin drogas hay que hacer modificaciones cognitivas y conductuales además de modificaciones en los hábitos de vida.
- Durante la fase aguda, tras el ingreso para recibir tratamiento, la valoración de enfermería está destinada en primer lugar a obtener datos relativos al consumo de la droga que luego se emplearán para planificar las intervenciones precisas para garantizar una fase de abstinencia segura. La fase de desintoxicación eliminará la droga del organismo de la persona que abusa de la sustancia, lo que posibilitará que se enfrente a su problema con las drogas.
- Los diagnósticos de enfermería detectan los problemas creados como consecuencia de la dependencia a la sustancia y de sus efectos en la capacidad de la persona para llevar a cabo las actividades cotidianas de forma funcional.
- Las intervenciones de enfermería aplicadas durante la fase de abstinencia aguda tienen como objetivo mitigar los síntomas adversos de la abstinencia sin administrar un exceso de sedación al paciente.
- La aceptación de la responsabilidad de mantener el tratamiento durante el tiempo suficiente para lograr una recuperación positiva es una decisión que tiene que tomar el paciente en última instancia.

BIBLIOGRAFÍA

Alcoholics Anonymous World Services, Inc. (2004). *Twelve steps and twelve traditions.* New York: Author. Retrieved June 2, 2009, from http://www.aa.org/1212

American Academy of Child and Adolescent Psychiatry (AACAP) and National Institute of Drug Abuse. (2008). *Drugs and teen substance abuse.* Retrieved June 2, 2009, from http://www.focusas.com/SubstanceAbuse.html

American Psychiatric Association. (2000). *Diagnostic and statistical manual of mental disorders—Text revision* (4th ed.). Washington, DC: Author.

Drug Enforcement Administration. (2005). *Drugs of abuse.* Washington, DC: U.S. Department of Justice.

Enoch, M. A., & Goldman, D. (2002). Problem drinking and alcoholism: Diagnosis and treatment. *American Family Physician, 65*(3), 441–450.

Gladding, S. T., & Newsome, D. W. (2010). *Clinical mental health counseling in community and agency settings* (3rd ed.). Upper Saddle River, NJ: Merrill Pearson Education, Inc.

Kennedy A., et al. (2008). Quetiapine for the treatment of cocaine dependence: An open-label trial. *Journal of Clinical Psychopharmacology, 28*(2), 221–224.

McCrady, B. S., & Epstein, E. E. (2005). *Addictions, A comprehensive guidebook.* New York: Oxford University Press.

National Institute on Alcohol Abuse and Alcoholism. (2007). *Frequently asked questions on alcohol abuse and alcoholism.* Retrieved June 2, 2009, from http://www.niaaa.nih.gov/FAQs

National Institute on Drug Abuse. (2006). *Research Report Series—Prescription drugs: Abuse and addiction.* Retrieved June 2, 2009, from http://www.nida.nih.gov/ResearchReports/Prescription/Prescription.html

National Institute on Drug Abuse. (2007). Facts about inhalant abuse. Retrieved June 2, 2009, from http://www.nida.nih.gov/drugpages/inhalants.html

National Institute on Drug Abuse. (2009a). *NIDA InfoFacts: Marijuana.* Retrieved November 9, 2009, from http://www.nida.nih.gov/infofacts/marijuana.html

National Institute on Drug Abuse. (2009b). *NIDA InfoFacts: Treatment approaches for drug addiction.* Retrieved November 9, 2009, from http://www.drugabuse.gov/infofacts/treatmeth.html

Stewart, K. B., & Richards, A. B. (2000). Recognizing and managing your patient's alcohol abuse. *Nursing 2000, 30*(2), 56–59.

Rellenar los espacios

Rellenar los espacios con la respuesta correcta.

1. El término _____ se emplea para referirse a cualquier droga, fármaco o toxina que sea susceptible de abuso.

2. La _____ es una pauta de ayuda consciente o inconsciente para que continúen las conductas desadaptativas.

3. La _____ es una dependencia fisiológica o psicológica de una droga de forma que cuando se suspende el consumo de la sustancia aparecen síntomas de abstinencia.

4. La primera fase del tratamiento es la _____ o privación inmediata o rápida de los efectos físicos y psicológicos del consumo de la droga, proceso que suele durar de 3 a 5 días.

5. El _____ es un estado de confusión profunda que cursa con delirios y los síntomas de abstinencia habituales al poco tiempo de suspender el consumo de alcohol.

6. La _____ es una enfermedad nutricional del sistema nervioso provocada por una deficiencia de tiamina y niacina que se observa principalmente en los alcohólicos.

Relacionar las parejas

Relacionar los siguientes conceptos con la frase más adecuada.

1. Temblores	**a.** ___ Forma de amnesia de hechos que ocurren durante el período de embriaguez alcohólica
2. Negación	**b.** ___ Síntoma inicial de la abstinencia de alcohol
3. Tiamina	**c.** ___ Fuerte impulso interno de consumir una sustancia
4. Codependencia	**d.** ___ Pauta de conducta reversible provocada por el consumo reciente de una sustancia
5. Abstinencia	**e.** ___ Conducta excesivamente responsable
6. Tolerancia	**f.** ___ Se desarrolla cuando el cerebro se adapta al consumo repetido de una droga cuyo efecto se va reduciendo con el consumo
7. Intoxicación	**g.** ___ Síntomas evidentes de abstinencia aguda tras un período de consumo intenso de una sustancia
8. Nistagmo	**h.** ___ Vitamina empleada en el tratamiento de la dependencia de alcohol
9. Lagunas/ amnesia alcohólica	**i.** ___ Movimiento involuntario constante del globo ocular
10. Deseo irresistible	**j.** ___ No admitir que se tiene un problema con las drogas

Preguntas de elección múltiple

Seleccionar la mejor respuesta posible de entre las disponibles.

1. El profesional de enfermería está tomando cada hora las constantes vitales de un paciente con síndrome de abstinencia de alcohol. La presión arterial y el pulso registrados fueron 132/68, 78 a las 22 h, 138/72, 84 a las 14 h, 148/86, 90 a las 2 de la mañana y 160/94, 94 a las 4 de la mañana. ¿Cuál de las siguientes acciones instauraría el profesional?
   a. Aumentar la ingesta de líquidos a 3 000 ml en las siguientes 12 h.
   b. Iniciar las intervenciones de precaución para las caídas.
   c. Obtener una muestra de orina no contaminada.
   d. Notificárselo al médico.

2. Jeff ingresa en la unidad psiquiátrica con una concentración de alcohol en sangre de 0,03 %. Está desorientado, su lenguaje es tartullante y su marcha inestable.

Enfermería valorará correctamente que:
   a. Presenta síntomas de intoxicación.
   b. Ha desarrollado tolerancia al alcohol.
   c. Sufre síndrome de abstinencia del alcohol.
   d. Probablemente consume más de una sustancia.

3. Ronald le dice al profesional de enfermería que no es alcohólico. Dice que bebe «dos o tres cervezas» con sus colegas todos los días después de trabajar y tal vez una o dos después de llegar a casa. Dice: «Yo controlo. Nunca he faltado al trabajo por culpa de esto». El profesional reconocerá que Ronald está utilizando el mecanismo mental de:
   a. Negación.
   b. Proyección.
   c. Desplazamiento.
   d. Racionalización.

4. Mientras el profesional de enfermería valora a un paciente ingresado para recibir un tratamiento para la dependencia del alcohol, el paciente dice: «Supongo que cree que sólo soy otro borracho más». ¿Cuál de las siguientes sería la mejor respuesta?

    a. «Tratamos a mucha gente que tiene el mismo problema que usted.»

    b. «¿Por qué cree que es un borracho?»

    c. «Por lo menos es honesto al respecto.»

    d. «Lo más importante para nosotros es que usted reciba tratamiento para su problema.»

5. Emma es una enfermera titulada que ingresa para recibir tratamiento para su dependencia de un fármaco de venta con receta (oxicodona y lorazepam). ¿Cuál de las siguientes actitudes del personal de enfermería se consideraría una conducta facilitadora?

    a. Ayudarla a identificar los problemas del ejercicio de la enfermería como una consecuencia y no como la causa de su adicción a los fármacos.

    b. Darle la razón en que la falta de personal y el aumento de la presión en el trabajo puede haberla llevado a consumir sustancias.

    c. Apoyarla cuando reconoce que necesita el tratamiento según las autoridades de enfermería.

    d. Animarla a participar en un grupo de apoyo para consumidores de drogas.

6. El profesional de enfermería está valorando a un paciente que ha sido ingresado en urgencias tras varios días de inhalar pintura en aerosol. Además del olor a pintura y la secreción de los senos nasales, el paciente que ha inhalado sustancias puede mostrar:

    a. Pupilas dilatadas, facies de máscara y nistagmo.

    b. Constricción de las pupilas, somnolencia y déficit de atención.

    c. Humedecerse los labios con frecuencia, náuseas y vómitos y discinesia.

    d. Tos, disnea y ojos vidriosos.

7. Un paciente de 59 años ingresa en la unidad de tratamiento hospitalario con un diagnóstico de alcoholismo crónico y síndrome de Wernicke-Kórsakov. ¿Cuál de los siguientes elementos se incluirá en el programa de tratamiento de este paciente?

    a. Programa de mantenimiento con metadona.

    b. Enseñar al paciente a controlar el estrés.

    c. Complementos vitamínicos de tiamina y niacina.

    d. Precauciones contra el suicidio a intervalos de 15 min.

8. Rex ha ingresado en la unidad de desintoxicación con un diagnóstico de dependencia de metanfetaminas. ¿Cuál de los siguientes factores es más que necesario para que Rex mantenga su abstinencia tras la desintoxicación?

    a. Entender la forma en que le afecta la droga.

    b. Admitir que tiene un problema con las drogas.

    c. Mudarse a otra localidad.

    d. Participar en un centro de actividades sociales.

9. Andy se está sometiendo a una exploración en urgencias después de que la policía evitase que saltara desde un edificio de diez plantas. Las muestras de orina dan resultados positivos para LSD. ¿Cuál de los siguientes efectos adversos está sufriendo Andy con mayor probabilidad?

    a. Ilusiones.

    b. Locura transitoria.

    c. Alteraciones de la percepción.

    d. *Delirium tremens.*

10. ¿Cuál de las siguientes drogas puede detectarse en una muestra de orina hasta 4 semanas después de su consumo?

    a. Cannabis.

    b. Cocaína.

    c. Alcohol.

    d. Inhalantes.

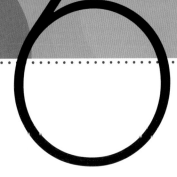

CAPÍTULO DIECISÉIS

Trastornos de la conducta alimentaria

⊙ Objetivos didácticos

Después de leer el contenido de este capítulo, el estudiante debe ser capaz de:

1. Describir los signos y síntomas que caracterizan la anorexia y la bulimia nerviosa.
2. Determinar los factores etiológicos que provocan la aparición de alteraciones graves de la conducta alimentaria.
3. Valorar las manifestaciones de alteraciones de la conducta alimentaria en el paciente con un trastorno de la conducta alimentaria.
4. Formular diagnósticos de enfermería y los resultados previstos de las personas con trastornos de la alimentación.
5. Planificar intervenciones de enfermería eficaces para las conductas asociadas a los hábitos anómalos de alimentacion.
6. Definir los criterios de valoración para determinar la eficacia de las intervenciones planificadas para el paciente que sufre un trastorno de la conducta alimentaria.

⊙ Conceptos clave

- Anorexia nerviosa
- Atracón
- Bulimia nerviosa
- Conductas compensatorias
- Purgas

En nuestras sociedades, los hábitos de alimentación son parte de la vida cotidiana y es costumbre planificar las reuniones y celebraciones familiares en torno a la comida. Si bien los alimentos son ciertamente tentadores para nuestra mente y básicos para el organismo, la nutrición y la ingestión de alimentos también pueden ser factores importantes en el tratamiento de los trastornos de la conducta alimentaria. Actualmente se anuncian métodos «dietéticos» y se venden como remedios rápidos para frenar la tendencia a la obesidad, que está en aumento. Si bien la obesidad se considera una enfermedad con numerosos riesgos para la salud y posibles factores psicológicos contribuyentes, según el DSM-IV-TR no se ha determinado que la obesidad se asocie de forma sistemática a un síndrome conductual o psicológico. En una sociedad en la que la imagen de la apariencia física y el físico «perfectos» se asocian a la clase y la popularidad, surge el deseo de adecuarse a esa norma. Cuando la delgadez está de moda, esa necesidad percibida de encajar suele eclipsar la necesidad de llevar una alimentación responsable y con seguridad nutricional. Las personas que se preocupan por la obesidad, la reducción de peso y la ingestión de alimentos tienen grandes dificultades para distinguir entre formas realistas de controlar el peso y la imagen corporal y lo que constituye una alteración grave y, con frecuencia, una conducta alimentaria peligrosa.

Las investigaciones indican que la incidencia de los trastornos de la conducta alimentaria se asocia a la predisposición genética y a los factores de riesgo ambientales. Sin embargo, se desconoce la causa con precisión, dado que existen factores sociales, psicológicos y fisiológicos que dificultan comprender y tratar el problema. Las personas con trastornos de la conducta alimentaria comparten la falsa percepción de que la autoestima está relacionada con la forma y el peso corporales y la capacidad de controlarlos. Existen otros síntomas que tienden a evolucionar a partir de este pensamiento irracional. Los trastornos de la conducta alimentaria muestran cómo la comida y la visión que una persona tiene de sí misma pueden sumarse para dar lugar a un fenómeno destructivo que puede ser mortal.

Tipos de trastornos de la conducta alimentaria

Los dos trastornos de la conducta alimentaria más frecuentes son la anorexia y la bulimia nerviosa. Las investigaciones han demostrado que el trastorno por atracón o trastorno alimentario compulsivo constituye un tercer tipo de disfunción alimentaria, aunque en el DSM-IV-TR no se reconoce como un trastorno mental en la actualidad.

Consideraciones importantes

Los trastornos de la conducta alimentaria son trastornos psiquiátricos que, si no se tratan, pueden tener efectos graves y peligrosos en el estado general de salud de una persona.

Anorexia nerviosa

La **anorexia nerviosa** se caracteriza por un rechazo a mantener el peso corporal igual o por encima del valor mínimo normal considerando la edad y la talla. Según el DSM-IV-TR, la persona afectada tiene «miedo intenso a ganar peso» y muestra una «alteración significativa de la percepción del peso o la silueta corporales». Aunque el término *anorexia* significa una disminución del apetito de origen nervioso, no se emplea la ausencia de apetito para describir este trastorno. El síntoma principal es mantener un peso inferior al normal considerando la edad y la talla. Cuando el trastorno se desarrolla durante la infancia o la adolescencia, la manifestación puede ser un problema para avanzar en el crecimiento, en lugar de reducir el peso. Las directrices sugieren que para determinar el diagnóstico de anorexia nerviosa, la persona debe reducir su peso corporal por debajo del 85 % del peso normal para la edad y la talla de la persona. Otros criterios específicos apuntan a un índice de masa corporal igual o inferior a 17,5 kg/m². Sin embargo, estos criterios deben contemplar la constitución corporal de cada individuo y la estatura de otros miembros de la familia. Han de tenerse en cuenta las tendencias genéticas a poseer una complexión delgada y una estructura corporal estrecha en algunas personas.

Consideraciones importantes

La anorexia nerviosa se caracteriza por un temor intenso a ganar peso y un rechazo a mantener el peso corporal igual o por encima del valor mínimo normal considerando la edad y la talla.

Signos y síntomas

Las conductas con las que el paciente logra reducir su peso se categorizan en dos subgrupos de anorexia nerviosa. Los tipos restrictivos comprenden las formas en las que la reducción de peso se consigue haciendo dieta, ayunando o con ejercicio intenso. La reducción de peso suele obtenerse reduciendo la ingestión total de alimentos a unas pocas comidas y restringiendo notablemente tanto la ingesta de calorías como de nutrientes esenciales o categorías de alimentos (cuadro 16-1). Estas personas pueden evitar los alimentos o las comidas, pesar la comida y recontar metódicamente cada caloría de los alimentos que toma.

Las personas que sufren el segundo subtipo, de tipo compulsivo/purgativo, también restringen la cantidad de alimentos ingerida, aunque recurren a atracones o purgas recurrentes o ambos fenómenos de forma concurrente. El DSM-IV-TR define el **atracón** como el consumo a lo largo de un período breve (habitualmente inferior a 2 h) de una cantidad de comida muy superior a la que la mayoría de los individuos comerían en el mismo período y en circunstancias similares. Las **purgas** consisten en el vaciamiento del tubo digestivo provocándose el vómito o tomando un exceso de laxantes y diuréticos. La mayoría de las personas con anorexia nerviosa que se dan atracones también reaccionan a estos episodios con métodos purgativos.

CUADRO 16-1

Signos y síntomas de la anorexia nerviosa

- Reducción de la ingestión total de alimentos y de la nutrición
- Purgas
- Ejercicio compulsivo
- Preocupación obsesiva por la comida
- Temor intenso a engordar que no se alivia al adelgazar
- Distorsión de la percepción de la forma y el peso corporales
- Autoestima dependiente de la forma y el tamaño del cuerpo
- Ver el adelgazamiento como un logro
- Negación de los posibles problemas médicos
- Amenorrea
- Posibles atracones
- Letargo
- Depresión y reducción de la libido
- Retraimiento social

Consideraciones importantes

La anorexia puede provocar que las uñas y el cabello se vuelvan quebradizos, frágiles y que se rompan con facilidad por la carencia de nutrientes esenciales necesarios para mantener el funcionamiento del organismo.

CUADRO 16-2

Enfermedades asociadas a la anorexia nerviosa

- Leucopenia
- Anemia
- Osteoporosis
- Alteraciones metabólicas
- Desnutrición
- Estreñimiento
- Sequedad de la piel
- Hinchazón de las glándulas salivales
- Temperatura corporal inferior a la normal
- Deshidratación
- Alteración de la función renal
- Problemas dentales
- Aumento de las enzimas hepáticas
- Reducción del funcionamiento de la tiroides
- Reducción de la concentración de hormonas sexuales (estrógenos/testosterona)
- Letargo
- Lanugo en el tronco, la cara, el segmento proximal del brazo y los hombros
- Callos en la superficie dorsal de la mano resultado de provocarse el vómito (signo de Russell)
- Arritmias, paro cardíaco y muerte

Consideraciones importantes

La amenorrea es un indicador de disfunción fisiológica en las niñas con anorexia nerviosa que ya han tenido la primera menstruación.

Las personas con anorexia temen profundamente aumentar de peso o «volverse gordas», un temor que no se alivia adelgazando. También muestran una visión distorsionada de la forma y el peso corporal. A causa de esta distorsión, el temor a engordar puede intensificarse a medida que la persona adelgaza. Algunas personas pueden ver su cuerpo «gordo» mientras otras pueden ser conscientes de que están delgadas, pero continúan estando preocupadas porque algunas partes de su cuerpo como el abdomen, las nalgas o los muslos les siguen pareciendo demasiado gordas. Pueden emplear estrategias como pesarse repetidamente, medir diversas partes del cuerpo o mirarse en un espejo para reforzar la percepción de su autoimagen. La autoestima de la persona depende en gran medida de la forma y el tamaño del cuerpo. Consideran un logro y un signo de autodisciplina el hecho de adelgazar; en cambio, ven el aumento de peso como un fracaso inaceptable en su autocontrol. La distorsión del pensamiento también se observa en las negaciones repetidas que manifiestan del peligro que comporta esta enfermedad para la salud, como se observa en el cuadro 16-2. Un indicador de disfunción fisiológica en una mujer que ya menstrúa es la reducción de la secreción hipofisaria de las hormonas foliculoestimulante [FSH] y luteinizante [LH] y de la secreción ovárica de estrógenos, que provocan amenorrea o ausencia de menstruación. La mayoría de las alteraciones fisiológicas se resuelven cuando se recupera el peso.

Otros síntomas observados en personas con este trastorno comprenden un estado de ánimo deprimido, retraimiento social, irritabilidad, insomnio, inflamación de las articulaciones, letargo y reducción del interés por el sexo. La persona pierde masa mineral ósea y las constantes vitales pueden bajar en picado hasta grados alarmantes, que en ocasiones pueden ser causa de paro cardíaco y muerte. Los síntomas de depresión pueden ser secundarios a los efectos de la inanición y la desnutrición celular. Las personas con anorexia nerviosa también muestran una preocupación obsesiva por los pensamientos sobre la comida. Pueden acumular alimentos o coleccionar revistas y recetas. Muchas incluso preparan comidas deliciosas para su familia, pero ellas no comen ni una ración. Algunos consideran este fenómeno una respuesta psicológica a la desnutrición del organismo.

Incidencia y etiología

La anorexia nerviosa se inicia mayoritariamente entre los 13 y los 18 años, y más del 90 % de los casos aparecen en mujeres, aunque uno de cada cuatro casos de anorexia nerviosa antes de la adolescencia ocurre en niños. Es un trastorno inusual en mujeres mayores de 40 años. Aunque algunas culturas pueden manifestar más aceptación de los cuerpos de diferentes tamaños, en Estados Unidos existe una gran presión para mantener un determinado ideal de delgadez que afecta principalmente a las mujeres, pero que comienza a ser también frecuente en los hombres.

Los síntomas suelen aparecer tras episodios vitales estresantes, como el inicio del instituto, mudarse a vivir a otro lugar, los abusos sexuales o relaciones familiares traumáticas. Las personas que sufren este trastorno suelen tener estudios y proceder de familias de clase media o alta. La impresión inicial es una familia unida y cariñosa con hijos modelo: obedientes, cumplidores y perfeccionistas, que se complacen agradando a sus progenitores y profesores. Sin embargo, a medida que se van obteniendo datos, suelen salir a la superficie conflictos familiares no resueltos, con un patrón heterogéneo de sobreprotección y educación estricta de los padres, que alimentan la dependencia de los hijos. El trastorno de la conducta alimentaria puede ser un intento desesperado del adolescente de emanciparse del sistema familiar, concretamente de una madre dominante e hipercrítica.

Las personas con anorexia nerviosa suelen ser tímidas, calladas, disciplinadas e hipersensibles al rechazo y con sentimientos agudizados de inferioridad, culpa autoimpuesta y expectativas de perfección irreales. Estas características personales de autocrítica excesiva e hipersensibilidad con frecuencia dan lugar a una resolución del problema desde una perspectiva emocional. Intentan sobrellevar su percepción errónea de la propia incapacidad para superar la falta de autoestima y el bajo concepto de sí mismas que tienen mediante un control estricto de su cuerpo.

La autovaloración y la autoestima se entremezclan con la capacidad para reducir su peso. La imagen que observan en el espejo no tiene por qué coincidir con la imagen que las personas con anorexia creen que tienen. Consideran que manifiestan su necesidad de autonomía y autocontrol controlando lo que comen, ya que representa su imagen corporal en última instancia. Tienen una imagen distorsionada de su cuerpo y perciben que engordar significa que no logran controlarse a sí mismas y, por tanto, fracasan en su búsqueda irrealista de la perfección.

Bulimia nerviosa

Las manifestaciones de la **bulimia nerviosa** consisten en atracones recurrentes y métodos autolesivos y autodestructivos para evitar el aumento de peso. La bulimia se divide en dos subtipos: la de tipo purgativo y la de tipo no purga-

tivo, en función de las conductas compensatorias inapropiadas empleadas y la regularidad con la que se utilizan. Estas conductas deben tener lugar como mínimo dos veces por semana en un período de 3 meses para que se cumpla el criterio diagnóstico descrito en el DSM-IV-TR.

Signos y síntomas

Existe una aparente ausencia de control o una incapacidad para dejar de comer durante un episodio de atracón. El tipo de alimento varía, pero generalmente tienen una necesidad compulsiva de ingerir alimentos de alto contenido calórico, dulces o hidratos de carbono, como helados, pasteles, bollería o pizza. La persona afectada de bulimia suele consumir más calorías en un atracón que las que ingieren las personas que no sufren este trastorno en toda una comida. Los pacientes con este trastorno suelen sentirse muy avergonzadas de su conducta con la comida e intentan ocultar estos síntomas. Por lo general los atracones se llevan a cabo a escondidas y comen de forma continua a pesar de sentir una desagradable sensación de plenitud. Los estados de ánimo deprimidos, las situaciones personales estresantes, los períodos de régimen estricto o los comentarios negativos de la propia persona sobre su autoimagen suelen desencadenar los atracones. Éstos pueden reducir la disforia de manera transitoria, aunque tras el episodio por lo general se manifiestan rápidamente sentimientos de autodesprecio y un estado de ánimo deprimido. Un patrón continuo de atracones provoca más dificultades para evitar los atracones o para concluirlos (cuadro 16-3).

El segundo síntoma esencial de este trastorno consiste en la aplicación repetida de conductas compensatorias inapropiadas y peligrosas para evitar engordar; la más habitual es provocarse el vómito tras el atracón. La mayoría de personas que acuden a los centros para pedir tratamiento para este trastorno de la conducta alimentaria emplean este método de purga. El paciente puede sentir un alivio transitorio tras el vómito, tanto físico como psicológico, lo que indica una distorsión de la idea de que evitar engordar es un logro. Normalmente se purgan con facilidad tras estimular repetidamente el reflejo nauseoso introduciéndose los dedos u otros instrumentos planos en la faringe. Un porcentaje menor de personas emplea laxantes, diuréticos o enemas como **conductas compensatorias,** pero suelen aplicarlas en conjunción con el vómito. También es posible que ayunen durante un período prolongado para aliviar la culpa que sienten tras los atracones. Estos pacientes pueden realizar ejercicio físico intenso a horas inapropiadas y en lugares inusuales independientemente de las contraindi-

CUADRO 16-3

Signos y síntomas de la bulimia nerviosa

- Atracones con incapacidad de parar de comer
- Necesidad impulsiva de ingerir alimentos muy calóricos o dulces
- Consumo de muchas calorías en un solo atracón
- Vergüenza por el problema con la comida
- Intentos de ocultar el consumo de alimentos
- Depresión
- Autoimagen negativa
- Provocarse el vómito repetidamente
- Uso de laxantes, diuréticos o enemas
- Peso normal en relación con la talla y la edad, con poca fluctuación
- Preocupación manifiesta por la comida
- Almacenamiento de comida
- Trastornos de personalidad y de ansiedad asociados
- Dificultad en habilidades interpersonales

CUADRO 16-4

Enfermedades asociadas a la bulimia nerviosa

- Pérdida del esmalte dental: los dientes pueden parecer resquebrajados y carcomidos
- Aumento de las caries
- Hinchazón de las glándulas salivales
- Callos o cicatrices en la superficie dorsal de la mano
- Desarreglos menstruales
- Estreñimiento
- Prolapso rectal
- Desgarros en la mucosa esofágica o gástrica
- Desequilibrios hidroelectrolíticos
- Alcalosis metabólica (pérdida del ácido estomacal) o acidosis metabólica (diarrea frecuente)
- Malestar gástrico o hemorragia gástrica
- Insuficiencia renal

caciones o complicaciones médicas que pueda presentar esta práctica (cuadro 16-4).

Incidencia y etiología

Las personas con bulimia nerviosa se encuentran casi siempre dentro del margen de peso normal en relación con su edad y su talla. Las conductas se centran fundamentalmente en la insatisfacción con la forma y el tamaño del cuerpo, que provoca una preocupación manifiesta por la alimentación y la restricción de la ingestión de alimentos sin apenas alteraciones del peso normal o la apariencia o ninguna en absoluto. Las personas con bulimia pueden ocultar comida cuando nadie les ve o poner excusas para pasar un tiempo prolongado en el baño, normalmente después de consumir grandes cantidades de alimentos. Muchas personas con bulimia nerviosa presentan síntomas de depresión, trastorno límite de la personalidad, trastornos de ansiedad y de angustia o un trastorno por estrés postraumático. También es frecuente el consumo de drogas, y algunos individuos afectados acaban implicándose en robos y falsificaciones. Las capacidades de interacción social de las personas afectadas son inapropiadas, y las relaciones sociales se ven afectadas por sus mentiras y conductas de ocultación. Por lo general el trastorno se inicia en la adolescencia o al principio de la edad adulta, pero puede presentarse a cualquier edad. Al igual que la anorexia nerviosa, la bulimia es más frecuente entre las mujeres, pero también se observa en hombres. El trastorno se ha detectado en todos los grupos socioeconómicos y de edad, y normalmente sigue una evolución crónica; la mayor parte de los casos tienen una duración media que oscila entre 5 y 10 años.

Trastorno por atracón

Si bien el trastorno por atracón aún no se ha clasificado oficialmente como trastorno mental, recientemente se ha determinado su similitud con la bulimia nerviosa, aunque

 Consideraciones importantes

Los enfermos con bulimia nerviosa son más conscientes de su trastorno de la conducta alimentaria y por ello sienten más ansiedad que las personas con anorexia nerviosa. Además, e incluso tras recuperarse clínicamente de la bulimia nerviosa, muchos pacientes siguen sufriendo considerablemente más problemas con su imagen corporal y más síntomas psicosomáticos que las personas que nunca han sufrido un trastorno por atracón ni purgativo.

 Práctica reflexiva

Se dice que las personas con bulimia nerviosa sustituyen la ansiedad que sienten antes del atracón por la culpa después del atracón. ¿En qué medida este hecho puede dar lugar a otras conductas autolesivas?

presenta un patrón de comportamiento algo diferente. La variante característica consiste en episodios de atracones recurrentes durante los que la persona pierde el control sobre la compulsión de comer, no manifiesta las conductas destructivas de purga posteriores mediante exceso de ejercicio o provocación del vómito ni uso de laxantes o de diuréticos. Para que se cumplan los criterios diagnósticos es necesario que hayan tenido lugar dos episodios de atracones en un período mínimo de 6 meses. Continúan realizándose investigaciones para determinar si este trastorno puede clasificarse en el DSM-IV-TR como una enfermedad mental diferenciada.

Signos y síntomas

Las personas que sufren este trastorno suelen presentar sobrepeso u obesidad como consecuencia de los atracones. Acostumbran a sentirse culpables y avergonzadas por los atracones, lo que inicia un ciclo de atracones como mecanismo de afrontamiento o compensación para aliviar la ansiedad. El consumo de alimentos tiene lugar en un período breve y normalmente en solitario. La cantidad ingerida puede superar las 10 000 calorías en un único episodio. Aunque la persona esté satisfecha, no deja de comer, y la restricción de las comidas entre atracones también parece desencadenar nuevos atracones. Muchos pacientes también tienen antecedentes de otros problemas psicológicos como ansiedad, depresión y trastorno obsesivo-compulsivo de la personalidad, así como otros trastornos de personalidad.

Incidencia y etiología

El trastorno por atracón suele afectar a mujeres y hombres por igual. Dado que se ha identificado en épocas recientes, aún no se ha investigado su frecuencia de aparición en poblaciones de distintas etnias. Si bien se desconoce exactamente su causa, la mayoría de los afectados suele tener sobrepeso a una edad temprana, una autoimagen negativa y presenta conductas impulsivas. El énfasis que los medios de comunicación ponen en el peso y la apariencia se considera un estigma subyacente añadido a la autocrítica y la culpa.

Tratamiento de los trastornos de la conducta alimentaria

Los objetivos del tratamiento de las personas que sufren anorexia nerviosa se centran en invertir los patrones restrictivos o desadaptativos de la conducta alimentaria, así como los pensamientos sobre la comida. La planificación individual también tiene como propósito reinstaurar unos hábitos de alimentación saludables. Los problemas físicos suelen corregirse a medida que se recupera el peso y se establece de nuevo un aporte nutritivo normal. Además de estas cuestiones, el tratamiento de los enfermos con bulimia nerviosa también se basa en lograr que el paciente renuncie a las conductas de atracones y purgas a medida que se instauran nuevamente unos hábitos de alimentación normales. La psicoterapia cognitivo-conductual trata los aspectos psicológicos de ambos trastornos.

En cuanto a los pacientes con anorexia nerviosa, el objetivo de la psicoterapia familiar es modificar la dinámica familiar para que el paciente pueda recuperarse. Incluir a la familia en el plan de tratamiento y ofrecer sesiones de asesoramiento permite a la familia comprender el grado en el que las conductas familiares desadaptativas se imbrican profundamente con los hábitos de alimentación del paciente. Éste debe enfrentarse a los pensamientos disfuncionales y las creencias irracionales sobre su autoimagen y la alimentación con una perspectiva realista. La psicoterapia conductual puede incluir un contrato de intercambio de privilegios por un aumento de la cantidad de comida ingerida. También puede aumentarse gradualmente el aporte calórico para ayudar al paciente a superar la evitación de la comida por miedo. Los medicamentos

antidepresivos (p. ej., fluoxetina, nortriptilina, olanzapina y mirtazapina) pueden emplearse en combinación con la psicoterapia. En algunos casos los medicamentos ansiolíticos (como el lorazepam o la clorpromazina) pueden servir para aliviar la ansiedad asociada al tratamiento.

La psicoterapia aplicada a las personas que sufren bulimia nerviosa está diseñada para ayudarles a que lleven un recuento de las conductas de alimentación, de atracones y de purga. Se les ofrece información sobre los hábitos de alimentación sanos y se toman las medidas necesarias para reorganizar el pensamiento desadaptativo asociado a la comida, la imagen corporal y los logros personales. Los métodos conductuales consisten en exponer a la persona a alimentos que incitan al atracón, pero evitando la acción. Al repetir las exposiciones, la persona reduce gradualmente su temor a los alimentos que antes desencadenaban la conducta compulsiva. Las técnicas de relajación para reducir la ansiedad sirven para reducir la necesidad de recurrir a conductas compensatorias e introducir estrategias preventivas. Es probable que la psicoterapia familiar ayude a los pacientes cuya dinámica familiar constituye un factor contribuyente, aunque no se ha demostrado que su eficacia sea equiparable a la que presenta en las personas con anorexia nerviosa. Con frecuencia se han empleado medicamentos antidepresivos en pacientes con bulimia nerviosa. Los resultados son buenos si se acompañan de psicoterapia. La fluoxetina y la desipramina suelen emplearse con un seguimiento estricto de los posibles efectos secundarios.

El método del programa de tratamiento varía según las necesidades de cada enfermo. Suele ofrecerse un tratamiento ambulatorio administrado por un psicoterapeuta, un médico y un nutricionista titulado. Los programas de tratamiento con ingreso del paciente son más intensos y están más estructurados que los que se suelen administrar en régimen ambulatorio. Puede ser necesario ingresar a la persona afectada en casos graves que presenten complicaciones médicas. Los portales web de asistencia para la recuperación que se indican en la Información para pacientes 16-1 proporcionan información sobre centros de tratamiento y otros recursos disponibles en España.

INFORMACIÓN PARA PACIENTES 16-1

Fuentes de información y recursos para los trastornos de la conducta alimentaria

Asociación en Defensa de la Atención a la Anorexia Nerviosa y la Bulimia (ADANER)
C/ Comandante Zorita 50, 1.º izq. 28020 Madrid
Tel.: 915 770 261
info@adaner.org / www.adaner.org

Fundación Imagen y Autoestima
c/ Mallorca 198, pral. 08036 Barcelona
Tel.: 934 549 109 / ima@f-ima.org
www.f-ima.org

Las investigaciones continúan intentando descubrir las causas subyacentes y genéticas que intervienen en los trastornos de la conducta alimentaria. Asimismo, se están aplicando técnicas de neuroimagen para conocer más datos sobre el procesamiento de la información sobre la comida, el consumo de alimentos y la autoimagen que manifiestan las personas que sufren estos trastornos.

Aplicación del proceso de enfermería a un paciente con un trastorno de la conducta alimentaria

Valoración

Muchas personas con trastornos de la conducta alimentaria niegan su problema y mantienen sus patrones de alimentación desadaptativos durante años antes de acudir a solicitar un tratamiento, lo que suele ocurrir por la intervención de familiares preocupados por la situación. Las personas afectadas recurren a los atracones y las purgas normalmente en secreto, y éstos pueden no descubrirse hasta que se observan síntomas más objetivos. Es difícil avanzar en el conocimiento del problema si no se observa desde la perspectiva del paciente. Como personal de enfermería, su actitud y el método que aplique para valorar al paciente son fundamentales para ganarse su confianza, ya sea en la sala de urgencias o en otra situación clínica. Muchas personas con trastornos de la conducta alimentaria se avergüenzan de su conducta y es posible que quieran divulgar la gravedad de su problema, pero pueden abstenerse si el personal de enfermería responde con comentarios negativos o que inhiben su disposición. Es importante que el personal de enfermería explore sus propios sentimientos sobre la comida, la alimentación y la imagen corporal para mantener una perspectiva objetiva de la situación de la persona afectada.

Debe recogerse la información sobre la ingestión de alimentos y la conducta alimentaria del paciente con precaución para evitar preguntas de las que se pueda inferir que sufre un trastorno de la conducta alimentaria. Las preguntas sobre la frecuencia con que el paciente se provoca el vómito después de comer o las cuestiones acerca de los sentimientos posteriores a los atracones comportarían que existe un problema. Tratar al paciente sin juzgar su conducta y sin confrontación resulta fundamental para ofrecer la atención, la compasión y la voluntad de comprender la gravedad de su situación. Dado que las personas con trastornos de la conducta alimentaria suelen manifestar hipersensibilidad a la crítica y la frustración, el método óptimo consiste en evitar preguntarles sobre asuntos que puedan ser malinterpretados en el contexto en cuestión. Escuchar con atención y con una perspectiva abierta permitirá que la persona se anime a comunicarse libremente (p. ej. «Dígame cómo se siente con su cuerpo», «¿Cómo se encuentra después de comer?» o «¿Qué ocurre después de comer?»). Este enfoque dará al paciente la oportunidad de dar pistas que permitan nuevas valoraciones del problema.

Otros datos que deben recogerse comprenden toda notificación de insomnio o cansancio, de aumento de la ansiedad o de intolerancia al frío que pueda aportar el paciente. Es importante determinar los cambios en la eliminación fecal o la reducción de la diuresis total porque se asocian al uso de laxantes o diuréticos. Debe efectuarse una exploración corporal para detectar signos de nutrición insuficiente, de aumento del crecimiento del vello, de la fragilidad o sequedad de uñas o de la piel y de erosión del esmalte dental y buscar abrasiones o callos en el dorso de las manos para determinar si efectúan purgas por provocación del vómito.

Selección de los diagnósticos de enfermería

Ya que los trastornos de la conducta alimentaria pueden provocar alteraciones en varios órganos, es necesario planificar los resultados basándose en la valoración de cada paciente. Los diagnósticos de enfermería que comprenden los problemas habituales en la atención de las personas que sufren trastornos de la conducta alimentaria pueden comprender:

- Desequilibrio nutricional por defecto relacionado con hábitos de alimentación y exceso de ejercicio.
- Estreñimiento o diarrea relacionados con el exceso de laxantes y la ingestión insuficiente de alimentos.
- Deterioro de la mucosa oral relacionado con los vómitos frecuentes.
- Trastorno de la imagen corporal relacionado con la percepción errónea sobre su peso y su forma corporales.
- Afrontamiento inefectivo relacionado con la crisis circunstancial.
- Ansiedad relacionada con los sentimientos de inutilidad y ausencia de autocontrol.
- Negación inefectiva asociada a las conductas perjudiciales para la salud.
- Procesos familiares disfuncionales relacionados con la dinámica familiar y los límites personales.
- Déficit de volumen de líquidos relacionado con los vómitos, la diarrea o el uso de laxantes y diuréticos
- Síndrome postraumático relacionado con los abusos físicos o psicológicos.
- Impotencia asociada a la inconsciencia sobre los comportamientos autodestructivos y el pensamiento irracional sobre los alimentos y la imagen corporal.
- Aislamiento social relacionado con las barreras psicológicas y las conductas de ocultación.

Resultados esperados

El tratamiento inicial se basa en reducir la ansiedad del paciente, estabilizar el patrón de adelgazamiento y normalizar los hábitos de alimentación. Los resultados esperados en los pacientes con un trastorno de la conducta alimentaria pueden abarcar:

- Manifestar verbalmente una reducción del miedo y la ansiedad asociada al aumento de peso y a la incapacidad para mantener el control.

- Tomar una cantidad de nutrientes suficiente para cumplir el margen de medidas corporales adecuado para la edad y la talla.
- Manifestar verbalmente la importancia de seguir unos hábitos de alimentación adecuados.
- Manifestar verbalmente que comprende los hechos o pensamientos que desencadenan la ansiedad.
- Acabar con los atracones o las purgas.
- Participar con un grado de actividad adecuado para mantener la salud.
- Manifestar verbalmente pensamientos racionales y la imagen que tiene de sí mismo.
- Expresar que conoce las relaciones entre los síntomas, la distorsión del pensamiento y las conductas.
- Comentar su problema de salud con los miembros del equipo de atención sanitaria.
- Determinar formas de mantener una alimentación sana para adelgazar.
- Identificar los roles y límites familiares y que los modifique según lo indicado.
- Determinar las ventajas y que haga afirmaciones positivas sobre sí mismo.
- Demostrar una mejora de las capacidades de relación interpersonal en un entorno social.

La familia del enfermo debe manifestar verbalmente que comprende la relación entre la dinámica general de la familia y el trastorno de la persona afectada.

Intervenciones

El personal de enfermería puede desempeñar distintos roles al trabajar con una persona que sufre un trastorno de la conducta alimentaria. Además de satisfacer las necesidades fisiológicas del paciente, también puede aplicar intervenciones psicoterapéuticas que comprendan la formación, el asesoramiento y el liderazgo del grupo. Un plan de atención para las personas con un trastorno de la conducta alimentaria debe incluir alguna de las medidas indicadas a continuación:

- Iniciar un plan de modificación de la conducta con privilegios y restricciones basadas en la ingestión de alimentos y el aumento de peso.
- Pesar al paciente antes del desayuno aplicando la misma escala en cada caso.
- Mantener un registro de la cantidad de alimentos ingeridos y la eliminación fecal.
- Hacer un seguimiento del estado de la piel y las membranas mucosas bucales.
- Permanecer con el paciente durante las comidas y como mínimo una hora después de la ingestión.
- Restringir el tiempo de las comidas a media hora para reducir la atención en la comida y en el acto de comer.
- Recordar al paciente que se le puede colocar un sondaje nasogástrico para alimentarle si su estado nutricional empeora.
- Efectuar un seguimiento de la cantidad y la duración de la actividad.
- Llevar un seguimiento regular de las constantes vitales del paciente.

- Establecer una relación de confianza en la que se ofrezca atención, interés y humanidad.
- Emplear un método estricto y de apoyo para comer y tratar las conductas relacionadas.
- Animar al paciente a manifestar verbalmente sus sentimientos de miedo y ansiedad asociados a la realización personal, las relaciones familiares y su intensa necesidad de independencia.
- Ayudar al paciente a contemplar perspectivas realistas de su propio cuerpo mediante mediciones y comparaciones con los valores de referencia para su talla y edad.
- Ayudar al paciente a determinar unos límites prácticos en cuanto a las expectativas sobre sus propias exigencias.
- Fomentar una toma de decisiones independiente para crear un sentimiento de control.
- Ofrecer al paciente métodos para reforzar sus virtudes y atributos positivos.
- Animar a la familia a participar en la formación del paciente acerca de la conexión entre los procesos familiares y el trastorno que sufre.
- Animar a la participación en las actividades de grupo y de juegos de roles sociales.
- Evitar discusiones sobre a la comida y el peso.
- Ejercer de modelo positivo a la hora de gestionar los factores estresantes ambientales.
- Explorar en conjunción con el paciente nuevas formas de aumentar su autonomía y las conductas asertivas.

Evaluación

La evaluación de las personas que padecen trastornos de la conducta alimentaria debe basarse en los objetivos previstos y confirmados de cada paciente. Si su peso está dentro de los márgenes de referencia para la talla y edad y los valores analíticos y las constantes vitales se encuentran dentro del intervalo de referencia, además de ausencia de signos físicos anómalos, se demostrará un desenlace positivo del estado de salud. Los progresos en la psicoterapia se observan cuando la persona afectada comience a asumir una autoimagen realista y establezca unas expectativas y unos logros razonables para alcanzar su objetivo final. Al mejorar el sentimiento de autocontrol y las capacidades de afrontamiento para sobrellevar los factores estresantes ambientales con autoconfianza, se aumentará la autoestima. A medida que se liberan de la culpa y la vergüenza por la conducta anterior, los enfermos podrán reconocer la relación entre la comida, los hábitos de alimentación y la mala evolución del trastorno.

También resulta fundamental valorar la interacción familiar y que el paciente progrese en su autonomía para lograr que tome decisiones independientes. Está indicado asesorar y apoyar el seguimiento para que los pacientes continúen evitando las conductas perjudiciales anteriores, dada la elevada tasa de recurrencia. Las derivaciones a grupos de apoyo son útiles para reforzar los resultados del tratamiento y evitar que el paciente vuelva a adoptar conductas de alimentación desadaptativas.

«El secreto de Cassidy»

Cassidy es una diplomada universitaria de 23 años que se ha casado recientemente con Stan, un ejecutivo bancario con una carrera prometedora. Stan ha traído a Cassidy a la clínica de tratamiento ambulatorio después de llegar a casa del trabajo y ver que no respondía a los estímulos. Mide 1,72 m y pesa 45 kilos. Su marido dice que sabía que ella seguía un régimen muy estricto durante los meses anteriores a la boda, pero no tenía ni idea de que su adelgazamiento representase un problema grave. También dice que cuando eran novios ella solía encontrar un modo de evitar comer y se pasaba muchísimas horas en el gimnasio de la universidad. Dice que en los últimos años Cassidy se describía a sí misma como gorda con frecuencia, incluso aunque parecía cada vez más delgada. Su marido afirma que la compañera de habitación en la universidad de Cassidy decía que no estaba comiendo bien, pero él creyó que era simplemente estrés por acabar la carrera. Stan le cuenta al profesional de enfermería que su esposa es la mayor de tres hermanos de una familia monoparental. La madre trabajaba muchas horas y dejó a Cassidy al cuidado de sus dos hermanos. Ella siempre había manifestado sentimientos ambivalentes respecto a su madre, diciendo que su madre «la necesitaba» pero que no se preocupaba por ella. En las reuniones familiares, la madre de Cassidy mostraba un afecto manifiesto por su hija y siempre le decía lo orgullosa que estaba de ella.

Cassidy es pálida, delgada y en cierto modo demacrada, tiene los pómulos hundidos y las membranas mucosas secas. Duda al abrir la boca y en la exploración se observa que presenta varias caries y un esmalte con manchas pardas. Dice que empezó a provocarse el vómito con 9 años; empezaba a estar rellenita y su madre le dijo que iba a convertirse en una gorda si no dejaba de comer. También dice que su madre le comentó que podía evitar engordar si se provocaba el vómito después de comer. Su madre le dijo que ella lo había hecho durante años para intentar adelgazar, pero su tamaño parecía no cambiar en absoluto. Cassidy dice que se da atracones con pasteles, chocolate y *banana split* y que después se purga con vómitos y laxantes. Admite que ha llegado a tomar hasta 8 o 10 comprimidos de laxantes a la vez para aliviar la culpa que siente por la ingesta excesiva de alimentos y para asegurarse de adelgazar tras el atracón. Hace hasta 4 h de ejercicio al día en el gimnasio para compensar lo que come. Cassidy refiere un sentimiento de vergüenza por su problema con la comida y está realmente preocupada porque Stan acaba de descubrir los secretos que ha intentado ocultar durante tanto tiempo.

¿Qué método debe utilizar el profesional de enfermería para ayudar a Cassidy en este momento?

¿En qué sentido los síntomas de la paciente indican la presencia de un trastorno de la conducta alimentaria?

Cassidy recibe el diagnóstico de anorexia nerviosa y se la ingresa en el centro para estabilizar los síntomas físicos y recibir un tratamiento para los problemas psicológicos de los que se deriva su problema con la alimentación. Manifiesta tristeza porque quiere tener un hijo, pero teme que su conducta afecte a las posibilidades de tener un embarazo normal. ¿Qué factores asociados a un trastorno de la conducta alimentaria pueden afectar a su embarazo?

¿Cómo puede ayudar el profesional de enfermería a Cassidy para que vea su autoimagen de forma positiva excluyendo la apariencia y el peso?

RESUMEN

- Las investigaciones indican que los factores de riesgo genéticos y ambientales influyen considerablemente en las posibilidades de que una persona sufra un trastorno de alimentación. La causa exacta se desconoce, pero existen muchos factores sociales, psicológicos y fisiológicos que contribuyen a provocar el cuadro clínico.
- La anorexia nerviosa se caracteriza por un rechazo a mantener el peso corporal igual o por encima del valor mínimo normal considerando la edad y la talla. Las directrices sugieren que, para determinar el diagnóstico de anorexia nerviosa, la persona debe reducir su peso corporal por debajo del 85% del peso normal para la edad y la talla. Estas personas sufren también una alteración en su percepción de la forma de su propio cuerpo y de su autoimagen.
  - El adelgazamiento en la anorexia nerviosa habitualmente se logra reduciendo la cantidad de calorías y nutrientes ingerida. El subtipo restrictivo se caracteriza por adelgazamiento mediante un régimen estricto, inanición o ejercicio físico excesivo. El segundo subtipo, el purgativo, también puede conllevar atracones, purgas o ambos métodos.
  - Un temor intenso a engordar alimenta la distorsión de la percepción que la persona tiene de la forma y el peso corporales.
  - Las investigaciones demuestran que muchas personas con anorexia nerviosa provienen de familias con conflictos sin resolver en las relaciones entre padres e hijos; normalmente la persona afectada suele encontrarse bajo el auspicio de una madre dominante e hipercrítica. El sentimiento de autovaloración se entremezcla con la capacidad para perder peso porque en la distorsión del pensamiento que sufre el paciente, asocia el autocontrol al control de lo que come.
- La bulimia nerviosa se caracteriza por atracones (ingerir en un breve período una cantidad de comida bastante superior a la que la mayoría de personas consumen normalmente en el mismo período y en circunstancias similares). A pesar de sentir una desagradable sensación de plenitud, la persona es incapaz de parar de comer. Tras el atracón, normalmente siente vergüenza y hace todo lo posible por ocultar los síntomas.
  - Las personas con bulimia nerviosa se encuentran casi siempre dentro del margen de peso normal en relación con su edad y su talla. Sin embargo, los pensamientos distorsionados se centran en un sentimiento de insatisfacción con la forma y el tamaño del cuerpo, lo que provoca una preocupación manifiesta por la alimentación. A pesar de restringir la cantidad de comida, casi no se observan cambios en la apariencia externa de estas personas.
- El trastorno por atracón presenta un cuadro clínico muy semejante a la bulimia, aunque sin las conductas de purga. Aunque en el DSM-IV-TR no se reconoce como un trastorno mental en la actualidad, el trastorno por atracón o trastorno alimentario compulsivo se considera un tercer tipo de trastorno de la conducta alimentaria.
- Los métodos de tratamiento para las personas afectadas por trastornos de la conducta alimentaria tienen como propósito invertir los hábitos restrictivos o desadaptativos de la alimentación y el pensamiento sobre la comida y así reinstaurar unos hábitos sanos de alimentación. La psicoterapia pueden servir para formar al paciente sobre hábitos de alimentación sanos, fijar métodos conductuales y contratos, psicoterapia de grupo y, especialmente, un tratamiento cognitivo para reorganizar los pensamientos desadaptativos relacionados con la comida, la autoimagen corporal y el éxito personal.
- La actitud y la estrategia empleadas por el personal de enfermería son básicas para establecer una relación de confianza que favorezca que el paciente esté dispuesto a participar en el tratamiento. Para conocer más datos sobre el problema es importante escuchar los síntomas y la percepción de la enfermedad desde la perspectiva del paciente.
- A medida que las personas afectadas se liberan de la culpa y la vergüenza por la conducta anterior, recuperarán su capacidad para reconocer la relación entre la comida, los hábitos de alimentación y el trastorno de alimentación.

BIBLIOGRAFÍA

American Psychiatric Association. (2000). *Diagnostic and statistical manual of mental disorders—Text revision* (4th ed.). Washington, DC: Author.

Cockerham, E., Stopa, L., Bell, L., & Gregg, A. (2009). Implicit self-esteem in bulimia nervosa. *Journal of Behavior Therapy and Experimental Psychiatry, 40*(2), 265–273.

Fairburn, C. G., & Harrison, P. J. (2003). Eating disorders. *Lancet, 361*(9355), 407–416.

Harvard Mental Health Letter, 8946841. (2003). Anorexia nervosa–Part I. (19), 8,1–4. Psychology and Behavioral Sciences Database Collection.

Harvard Mental Health Letter, 10575022. (2003). Anorexia nervosa–Part II. (19), 9, 5–7. Psychology and Behavioral Sciences Database Collection.

Harvard Mental Health Letter. (2009). Treating anorexia nervosa. 26(2), 1–3, Psychology and Behavioral Sciences Collection.

National Institute of Mental Health. (2009). Eating disorders. Retrieved June 8, 2009, from http://www.nimh.nih.gov/health/publications/eating-disorders/complete-index.shtml

Orbanic, S. (2001). Understanding bulimia. *American Journal of Nursing, 3*(101), 35.

Rellenar los espacios

Rellenar los espacios con la respuesta correcta.

1. La persona que sufre anorexia nerviosa muestra una alteración en la _____ del tamaño y el peso de su propio cuerpo.
2. Las personas con anorexia consideran el adelgazamiento un _____, mientras que ven el aumento de peso como un _____.
3. La búsqueda de autonomía en la adolescencia suele observarse en los pacientes con anorexia nerviosa, que hacen un intento desesperado de emanciparse del sistema familiar, concretamente de una madre _____ y _____.
4. La mayoría de las personas con bulimia emplean la _____ ___ _____ para obtener un alivio transitorio tras un atracón.
5. El paciente con bulimia nerviosa suele encontrarse dentrol del _____ normal en relación con su edad y su talla.
6. Cuando atiende a los pacientes con un trastorno de la conducta, el profesional de enfermería debe restringir el tiempo de las comidas a _____ _____ para reducir la atención a la comida y el acto de comer.

Relacionar las parejas

Relacionar los siguientes conceptos con la frase más adecuada.

1. _____ Purga
2. _____ Atracón
3. _____ Contrato de recompensas
4. _____ Amenorrea
5. _____ Conductas compensatorias

a. Ausencia de menstruación
b. Se intercambian privilegios por un aumento de la cantidad de comida ingerida
c. Provocación del vómito o uso de laxantes
d. Uso de laxantes, diuréticos o enemas y provocación del vómito para evitar engordar
e. Ingerir una gran cantidad de comida en un breve período e incapacidad para parar de comer

Preguntas de elección múltiple

Seleccionar la mejor respuesta posible de entre las disponibles.

1. ¿Cuál de las siguientes opciones se ajusta mejor al diagnóstico de anorexia nerviosa en el caso de una paciente de 17 años con posible trastorno de la conducta alimentaria?
   a. Aumentos y reducciones de peso periódicos durante el último año.
   b. Rechazo a hablar sobre la comida y la planificación nutricional.
   c. Reducción brusca y notable de peso derivada de una restricción autoimpuesta de la ingesta de alimentos y nutrientes.
   d. Períodos de sobrealimentación y provocación del vómito sin alteraciones significativas en el peso.

2. Al aplicar las intervenciones de enfermería a una persona con un trastorno de la conducta alimentaria es importante que el profesional de enfermería:
   a. Ofrezca oportunidades para que el paciente pueda tomar decisiones de forma independiente.
   b. Confrontar al paciente con el carácter ilógico de su distorsión de pensamiento.
   c. Emplear una estrategia que exprese atención y simpatía.

   d. Animar al paciente a hablar sobre el valor calórico de diversos alimentos.

3. Los medicamentos que han demostrado ser eficaces en asociación con la psicoterapia para tratar los síntomas asociados a la bulimia nerviosa son los:
   a. Antitiroideos.
   b. Antidepresivos.
   c. Anticolinérgicos.
   d. Betabloqueantes.

4. Kate es una maestra de 20 años que ha pedido que la ingresen por la bulimia nerviosa que sufre. La mejor técnica que el profesional de enfermería puede emplear para comenzar con esta paciente es:
   a. «¿Por qué quiere adelgazar si ahora mismo está muy bien?»
   b. «Lo que no entiendo es por qué quiere provocarse el vómito después de comer.»
   c. «Cuénteme la última vez que se dio un atracón y qué hizo después.»
   d. «¿No sería más fácil hacer un régimen en lugar de hacerse daño a sí misma?»

5. Al valorar a un joven ingresado con un posible trastorno de la conducta alimentaria y con desequilibrio hidroelectrolítico, el profesional de enfermería observa que su boca está deteriorada y que tiene callos en el índice y el anular de la mano derecha. En consecuencia, considera estos síntomas característicos de:

a. Conductas de purga.

b. Inanición.

c. Atracones.

d. Estrés excesivo.

6. El personal de enfermería reconoce las conductas de un paciente con anorexia nerviosa cuando observa:

a. Necesidad compulsiva de comer alimentos calóricos como dulces o una gran cantidad de hidratos de carbono.

b. Continuar comiendo incluso sintiéndose lleno.

c. Mirarse al espejo y medirse las partes del cuerpo con frecuencia.

d. Acumular alimentos y ocultarse para comerlos.

7. ¿Cuáles de los siguientes diagnósticos de enfermería provocarán que el personal de enfermería prevea aplicar intervenciones para un paciente con un trastorno de la conducta alimentaria?

a. Exceso de volumen de líquidos relacionado con las conductas de purga.

b. Ansiedad relacionada con los sentimientos de desesperanza y ausencia de autocontrol.

c. Aflicción anticipada relacionada con el posible empeoramiento de la salud.

d. Trastorno de los procesos de pensamiento relacionados con la distorsión de la imagen corporal.

Trastornos sexuales

⊙ Objetivos didácticos

Después de leer el contenido de este capítulo, el estudiante debe ser capaz de:

1. Definir la sexualidad humana y los distintos modos de expresión sexual.
2. Describir los signos y síntomas de los trastornos sexuales.
3. Identificar los factores etiológicos del desarrollo de un trastorno sexual.
4. Describir los tratamientos disponibles en la actualidad para las personas con trastorno sexual.
5. Efectuar una valoración de enfermería objetiva del paciente con un trastorno sexual.
6. Determinar los diagnósticos y resultados de enfermería para tratar problemas frecuentes de los pacientes con trastornos sexuales.
7. Planificar determinadas intervenciones de enfermería para abordar las necesidades de los pacientes con trastornos sexuales.
8. Describir métodos de valoración para calcular la eficacia de las intervenciones planificadas.

⊙ Conceptos clave

Disfunciones sexuales
Escatología telefónica
Exhibicionismo
Fetichismo
Fetichismo
  transvestista
Frotteurismo
Masoquismo sexual

Necrofilia
Orientación sexual
Parafilias
Pedofilia
Sadismo sexual
Sexualidad
Voyeurismo
Zoofilia

La **sexualidad** se describe como una parte innata de la dinámica humana esencial para nuestro desarrollo a lo largo del ciclo vital. Es una mezcla de funciones físicas, químicas y psicológicas caracterizadas por el sexo y la conducta sexual. La forma en que nuestros padres y otros adultos interactúan con nosotros durante los primeros períodos de desarrollo psicosexual es decisiva en la formación de una adaptación integral y una actitud sana hacia nuestro cuerpo y nuestros sentimientos acerca de la sexualidad. Esta adaptación durante la infancia conlleva una autoimagen sana y unas relaciones sexuales adultas satisfactorias que respetan los derechos de los demás. La expresión de sentimientos sexuales se manifiesta a lo largo de nuestra vida de diversas formas propias de cada persona. Es importante que el profesional de la enfermería aprenda a ser consciente de sus propias actitudes y creencias sobre aspectos sexuales, que pueden dificultar el cuidado eficaz del paciente. Esto permite asesorar al paciente, presentar información objetiva sobre el desarrollo sexual y promover la comprensión de estas necesidades humanas propias de todos los grupos de edad.

Práctica reflexiva

¿Cómo podría la actitud del profesional de la enfermería hacia la sexualidad afectar a su capacidad para iniciar una relación terapéutica con el paciente?

Las preferencias individuales o las atracciones sexuales propias se refieren a la **orientación sexual.** Estas formas de expresión sexual se clasifican en varias categorías. La heterosexualidad es la preferencia por miembros del sexo opuesto. Ésta es la forma de atracción generalmente aceptada y necesaria para la procreación de las especies. La homosexualidad se describe como la preferencia sexual por miembros del mismo sexo, y la bisexualidad consiste en la atracción sexual por miembros de ambos sexos. A pesar de que el asunto de la orientación sexual continúa siendo objeto de debate y controversia, tener una perspectiva sana del desarrollo sexual humano y la sexualidad resulta un requisito esencial para un intercambio sexual sano y satisfactorio entre dos personas. Una relación sexual íntima y grata satisface mutuamente a los dos miembros de la pareja. Cabe resaltar el hecho de que los sentimientos acerca de la sexualidad y la intimidad sexual que experimenta el adulto se ven notablemente afectados por los sentimientos de la infancia, durante los primeros años del desarrollo.

Los trastornos sexuales comprenden toda alteración mental que impida a una persona mantener una actividad apropiada en una relación sana normal adecuándose a las normas sociales. El origen de estos trastornos abarca un amplio espectro de factores que comprenden aspectos fisiológicos, psicológicos/emocionales y culturales. Las relaciones se tensan y se rompen, y los problemas relacionados con los distintos trastornos sexuales socavan la autoestima.

Práctica reflexiva

¿De qué manera las actitudes de los padres con respecto a la sexualidad y las conductas sexuales influyen en sus hijos?

Tipos de trastornos sexuales ....

El DSM-IV-TR aborda los trastornos sexuales clasificándolos en disfunciones sexuales, parafilias y trastornos de la identidad sexual.

Disfunciones sexuales

Las **disfunciones sexuales** consisten en un deseo sexual anómalo y en alteraciones psicofisiológicas que acompañan al ciclo de la respuesta sexual. Dichas alteraciones causan un malestar intenso y ansiedad que dan lugar a problemas interpersonales.

La disfunción sexual puede tener lugar durante cualquier fase del ciclo de la respuesta sexual o caracterizarse por dolor asociado al coito. Las fases del ciclo de respuesta consisten en un deseo de tener actividad sexual, un placer subjetivo y cambios fisiológicos de excitación, un pico culminante o placer sexual en el orgasmo, la liberación rítmica de la tensión sexual y la resolución o relajación junto con una sensación general de bienestar. La disfunción en una o más de estas fases se caracteriza por el grado de persistencia o síntomas recurrentes, el tipo de estimulación sexual necesaria y el nivel de malestar referido por la persona. El problema puede estar presente a lo largo de toda la vida o puede aparecer después de un período de actividad normal. La disfunción puede asociarse a diversas circunstancias concretas o a un problema existente con algunos tipos de estimulación o con todos los tipos de estimulación, de situaciones o de compañeros sexuales (cuadro 17-1).

CUADRO 17-1

Signos y síntomas de disfunción sexual

- Disminución del deseo sexual
- Aversión o evitación de la actividad sexual
- Ausencia de excitación sexual en la mujer
- Incapacidad para obtener o mantener una erección durante el acto sexual
- Incapacidad para llegar al orgasmo durante el coito
- Eyaculación precoz
- Dolor durante el coito
- Contracciones involuntarias de la musculatura perineal que impiden la penetración vaginal
- Enfermedades o fármacos que interfieren con la actividad sexual
- Inhibición sexual relacionada con el uso y el abuso de sustancias

Práctica reflexiva

¿Qué situación o circunstancias dentro de una relación podría desencadenar una disfunción sexual?

Signos y síntomas

Disfunción sexual es un término amplio que abarca varias situaciones distintas. Para entender lo importante que resulta la valoración a la hora de comprender el problema, en los siguientes apartados se describen las características de cada tipo de disfunción.

Trastornos del deseo sexual

El trastorno por deseo sexual hipoactivo implica interés escaso por el sexo con poca motivación para participar en actividades sexuales. Las personas afectadas no tienen fantasías sexuales y presentan poca frustración cuando no tienen oportunidades de mantener contacto sexual. En ocasiones, la disminución del deseo en uno de los miembros de la pareja puede reflejar un aumento de la necesidad de intimidad y actividad sexual por parte del otro integrante de la pareja.

Consideraciones importantes

Determinados medicamentos como los antihipertensivos, los antipsicóticos, los antidepresivos, los ansiolíticos y los anticonvulsivos pueden causar un trastorno por deseo sexual hipoactivo.

Trastornos por aversión al sexo

Los pacientes que experimentan un trastorno por aversión al sexo sienten desagrado y evitan el contacto sexual genital con un compañero sexual. Puede aparecer ansiedad, miedo o repulsión cuando se intenta mantener un contacto sexual. Esta ausencia de placer generalmente provoca un malestar psicológico significativo.

Trastornos de la excitación sexual

En las mujeres con trastorno de la excitación sexual existe una incapacidad recurrente para conseguir o mantener una respuesta de excitación y una lubricación vaginal suficientes para concluir la actividad sexual, que conllevan un coito doloroso y la evitación de encuentros sexuales.

En los hombres, la incapacidad persistente para obtener o mantener una erección hasta la conclusión del acto sexual denota un trastorno de la excitación. En algunas situaciones, se presenta una incapacidad para obtener una erección en cualquier momento durante el coito. En otros, la erección se consigue pero se pierde en la penetración o durante la actividad.

Trastornos orgásmicos

Las mujeres con trastorno orgásmico sufren un retraso persistente del orgasmo o su ausencia después de una actividad sexual normal, lo que puede afectar a la imagen corporal de la persona, a su autoestima o a su satisfacción en la relación. Este trastorno tiende a ser más prevalente en mujeres jóvenes durante las primeras experiencias sexuales. Una vez que las mujeres aprenden cómo alcanzar el orgasmo, es infrecuente que pierdan la capacidad para llegar al punto culminante.

Los hombres pueden sentirse excitados al principio del acto sexual pero luego perder placer en la actividad y no conseguir llegar al orgasmo. En otras situaciones, el problema es la eyaculación precoz, en la que hay un inicio recurrente del orgasmo y eyaculación con una estimulación mínima. La eyaculación se produce antes de que el hombre esté preparado. La edad, el tipo de estimulación sexual y la abstinencia sexual prolongada pueden contribuir a este problema.

Trastornos sexuales por dolor

La dispareunia consiste en dolor genital asociado al coito en las mujeres. Puede ser superficial o aparecer solamente durante la penetración profunda. El vaginismo es la producción repetida de contracciones perineales involuntarias que impiden la penetración vaginal, y aparece con mayor frecuencia en mujeres jóvenes o con antecedentes de abusos sexuales o traumas.

Disfunción sexual debida a una enfermedad médica o abuso de sustancias

Existen varias enfermedades que pueden causar disfunción sexual. Las enfermedades o medicamentos de venta con receta que pueden afectar directamente a la función sexual se enumeran en el cuadro 17-2. La falta de familiaridad de una persona con determinados medicamentos o problemas médicos que interfieren en la respuesta sexual o el rendimiento sexual puede impedir que se reconozca el problema.

La disfunción sexual también puede presentarse como consecuencia del consumo de drogas. Según la sustancia utilizada, los efectos fisiológicos pueden conllevar una disminución del deseo y la excitación, incapacidad para llegar al orgasmo o dolor durante el coito.

Incidencia y etiología

Las personas suelen negar la necesidad de recibir tratamiento para las disfunciones sexuales o no saben que puede haber tratamientos comercializados. La persona afectada a menudo evita el tema, hecho que se añade a la tensión interpersonal y a la alteración en la relación. Algunos pueden ser reacios a hablar de sus problemas sexuales con profesionales de la salud o, en otros casos, es posible que el problema lo comunique un cónyuge, la pareja o una amistad. Otros factores contribuyentes podrían ser la falta de conocimientos sobre el funcionamiento anatómico y sobre técnicas eficaces de estimulación sexual. Debido a que el deseo sexual es un proceso del cuerpo y la mente, las experiencias pasadas de una persona pueden sabotear la excitación y el ciclo de la respuesta sexual. Esta inhibición de la excitación puede surgir de miedos psicológicos

CUADRO 17-2

Enfermedades médicas, fármacos y sustancias que pueden afectar al funcionamiento sexual

- *Enfermedades localizadas:* endometriosis, cistitis, vaginitis, prolapso uterino, infección genital femenina, enfermedad testicular, lesiones o infecciones genitales y vaginitis atrófica
- *Enfermedades generales:* hipotiroidismo, diabetes mellitus (con más frecuencia en hombres), disfunción de la corteza suprarrenal, disfunción hipofisaria, hiposecreción gonadal, hipertensión, cardioangioesclerosis
- *Trastornos del sistema nervioso central o periférico:* esclerosis múltiple, lesión medular, neuropatía, lesiones cerebrales, distrofia muscular
- *Otras:* complicaciones de prostatectomía, ovariectomía sin hormonoterapia sustitutiva, mastectomía, quimioterapia o radioterapia
- Sustancias y fármacos:
  - Alcohol
  - Anticolinérgicos
  - Antagonistas del calcio
  - Antidepresivos
  - Antihipertensores
  - Antipsicóticos
  - Barbitúricos
  - Benzodiazepinas
  - Digitálicos
  - Dilantina
  - Diuréticos
  - Litio
  - Marihuana
  - Metronidazol

«Un clavo en el zapato»

Esther y Martin han estado felizmente casados durante más de 30 años. Martin afirma que su relación sexual ha sido muy buena y satisfactoria durante la mayor parte de este período. No obstante, en épocas recientes Martin ha sufrido impotencia y una disminución de la motivación sexual. Siente que está defraudando a su esposa y está empezando a deprimirse. Más que sentirse fracasado, se ha distanciado y la relación se está deteriorando. Martin añade que esto no es más que otro «clavo en el zapato»; afirma que el médico no parece poder mantener su presión arterial bajo control y ha añadido otro fármaco. Se siente vencido e inútil.

¿Qué factores podrían contribuir a la disfunción sexual de Martín?

_____

_____

¿Qué otra información debe obtener el profesional de enfermería de Martin?

_____

_____

¿Qué otra información debe recibir Martin sobre su medicación?

_____

_____

Además de ajustar la medicación, ¿qué otros tipos de tratamiento pueden requerir Martin y su esposa?

_____

_____

CASO PRÁCTICO 17-1

profundos o sentimientos de culpa y vergüenza asociados al acto sexual.

Los estudios muestran que en las personas de edades comprendidas entre los 18 y 59 años, la mayor parte de las disfunciones sexuales se asocian al orgasmo, al deseo sexual hipoactivo y a problemas de excitación en mujeres. La disfunción eréctil en hombres tiende a aumentar después de los 50 años, mientras que la eyaculación precoz suele ser más prevalente en hombres más jóvenes. Existe una incidencia ligeramente mayor en las mujeres que en los hombres, aunque muchos casos no se constatan debido a la indecisión a la hora de comunicar el problema. La disfunción sexual se observa con más frecuencia en personas que consumen alcohol y drogas y en aquellos con neuropatía diabética, trastornos neurológicos degenerativos y como efecto secundario de algunos medicamentos.

Parafilias

Las **parafilias** consisten en conductas sexuales que comprenden objetos, actividades o situaciones inusuales que pueden conllevar una ansiedad clínica significativa o problemas en los ámbitos social y laboral u otros ámbitos de actividad. Cada uno de los trastornos se categoriza y se describe basándose en los síntomas y características específicas mostrados (tabla 17-1).

Signos y síntomas

Estos trastornos comprenden intensas fantasías sexuales de tipo excitatorio, impulsos o conductas atípicas o incontroladas que implican a otros humanos u objetos inanimados y que pueden causar sufrimiento o degradación a la persona o a su pareja, a niños o a adultos sometidos sin acuerdo mutuo durante un período de al menos

TABLA 17-1	Categorías de parafilias
PARAFILIA	**CARACTERÍSTICAS O SÍNTOMAS**
Exhibicionismo	El objetivo consiste en mostrar los genitales a una persona desconocida. Puede acompañarse de masturbación, a menudo sin ningún intento de mantener una relación sexual con esa persona. La sorpresa o el choque observado durante la exposición forman parte con frecuencia del estímulo que genera excitación
Fetichismo	Uso de objetos inanimados (fetiches) como lencería femenina, zapatos o saltos de cama en actividades sexuales en las que se incluyen estos objetos. Normalmente necesitan tocar o ver estas prendas para llegar al orgasmo
Frotteurismo	Actividad que implica contacto mediante el tacto o el frotamiento con una persona sin su consentimiento. Los hombres suelen adoptar esta conducta en un lugar donde la multitud o una luz tenue ocultan la acción. La actividad consiste en rozar los genitales contra los muslos o los glúteos de una mujer o acariciar estas zonas mientras tiene fantasías sexuales con la mujer
Necrofilia	Excitación sexual por contacto físico o relaciones sexuales con un ser humano fallecido o un animal muerto
Pedofilia	Actividad sexual con un niño prepúber de 13 años o menor. La persona con el trastorno debe tener al menos 16 años de edad y el niño debe ser como mínimo 5 años menor que el abusador. Las víctimas son de ambos sexos a pesar de que en la conducta suelen reflejar la preferencia. Las actividades pueden consistir en desnudar al niño, exponerse o masturbarse en su presencia, tocarle y acariciarle; realizar sexo oral con el niño o penetración de la boca, la vagina o el ano con los dedos, con objetos extraños o el pene
Masoquismo sexual	Fuertes impulsos sexuales recurrentes con conductas o fantasías sexuales estimulantes que conllevan el acto real de ser golpeado, atado, humillado o que se le cause cualquier otro sufrimiento. Estos actos pueden ser fantasiosos o pueden representarse los impulsos durante los encuentros sexuales. Los actos pueden consistir en la inmovilización física, el vendaje de los ojos, pegar, azotar, administrar descargas eléctricas, cortar o humillar con orina o heces humanas. Puede darse transvestismo forzado. La *hipoxifilia* es una forma peligrosa de masoquismo que consiste en la privación de oxígeno mediante una soga, una bolsa de plástico, sustancias químicas u otros medios para causar vasodilatación periférica y que puede provocar la muerte accidental
Sadismo sexual	La persona se excita sexualmente al observar el sufrimiento físico o psicológico de su víctima. Mientras se deleita en el terror infligido, el que lleva a cabo la actividad obtiene aún más satisfacción con los sentimientos de control total sobre la víctima que lo acompañan. Sea consensuado o infligido, lo que causa la excitación sexual es el sufrimiento de la víctima
Escatología telefónica	Llamadas telefónicas obscenas que desencadenan excitación sexual
Fetichismo transvestista	Transvestismo de un hombre en atuendo de mujer. La excitación sexual es el resultado de fantasías en las que el hombre se imagina a sí mismo como una mujer (autoginefilia). El hombre habitualmente guarda una colección de adornos femeninos con preferencia por determinados objetos para la excitación
Voyeurismo	Acto de observación visual (espiar ventanas) de una persona desconocida desnudándose, desnuda o realizando el acto sexual sin que la víctima lo sepa. El acto se efectúa para conseguir excitación sexual y llegar al orgasmo con la masturbación. En general no se busca otro tipo de contacto sexual
Zoofilia	Excitación mediante el contacto sexual con animales

CUADRO 17-3

Signos y síntomas de las parafilias

- Fantasías sexuales intensas y excitantes, impulsos sexuales o interacciones con objetos inanimados
- Conducta sexual que comporta el sufrimiento o humillación de uno mismo o de la pareja y resulta sexualmente excitante para la persona
- Impulsos sexuales o conductas que afectan a niños o a una persona que no ha consentido
- Exposición inesperada de los genitales a una persona desconocida
- Tocar o frotarse contra una persona que no ha consentido
- Transvestismo
- Observación de una persona desnuda, desnudándose o realizando alguna actividad sexual sin que ésta lo sepa

6 meses (cuadro 17-3). En algunos trastornos, el hecho de actuar de forma congruente con la fantasía o el impulso produce un acusado malestar en la persona. Si el acto parafílico causa lesiones a una pareja, como en el sadismo sexual o en la pedofilia, la persona puede acabar detenida y encarcelada. En otras situaciones puede derivarse a la persona para recibir un tratamiento después de que algún comportamiento poco usual la haya llevado a tener contacto con la policía. La persona con este tipo de trastorno parafílico puede solicitar los servicios de una prostituta para conseguir una compañera sexual con quien pueda realizar sus fantasías sexuales. Algunos pueden asegurarse de trabajar en entornos en los cuales se establezca contacto con el estímulo de excitación deseado (p. ej., puede que un *pedófilo* trabaje en una guardería o en un grupo de actividades infantiles, o que un *fetichista* diseñe escaparates de ropa interior femenina). Otros coleccionan artículos, libros, vídeos y fotos que representan su obsesión sexual particular. No todas las personas expresan ansiedad o malestar con sus trastornos, a pesar de que la sociedad los considera poseedores de una naturaleza inaceptable y pervertida. Otros experimentan culpa y ansiedad significativas respecto a la actividad sexual inaceptable y el deseo de ejercer su actividad degradante. En estos trastornos puede haber síntomas de depresión y también es posible que exista un trastorno de la personalidad concurrente.

Estas conductas sexuales compulsivas tienen distintas características en común que con frecuencia interfieren con la capacidad de la persona para establecer relaciones íntimas. Las sensaciones contradictorias de impotencia e ira ocultas crean un estado de ansiedad interna. La persona responde a esta confusión propia con una necesidad compulsiva de llevar a cabo los actos sexuales aversivos. Es posible que actúe para llenar un vacío o para escapar de la situación estresante reconociendo su disfunción sexual o sin percatarse de ella. Estas personas intentan dominar a otro ser humano, quien le ofrece la oportunidad de salirse con la suya a pesar de la prohibición. Las personas que cometen delitos sexuales reciben acusaciones de seducir, engañar o intimidar a otra persona para conseguir su objetivo. Los valores se centran en uno mismo y se orientan al poder, siendo el secretismo una ventaja y una estrategia de control. Existe un uso frecuente de la negación y la racionalización cuando la persona trata de justificar su conducta ocultando el problema y la vergüenza experimentada como consecuencia de sus acciones. A pesar del arresto, las condenas graves o las represalias, los actos sexuales suelen continuar sin que la persona intente controlarlos. La autoconciencia de estos pacientes está debilitada, y experimentan un sentimiento de autoengaño y disgusto hacia sí mismos a causa del carácter ambivalente mostrado en su conducta. Estos sentimientos se refuerzan con la exclusión y el aislamiento consiguientes de las normas sociales y legales de la sociedad.

Consideraciones importantes

Los abusos sexuales a los niños consisten en la actividad sexual impuesta a un niño por parte de un adulto con más poder, conocimiento y recursos.

Práctica reflexiva

¿Cuáles podrían ser los factores que contribuyen a las altas tasas de recaídas de los delincuentes sexuales?

Incidencia y etiología

Los trastornos parafílicos no suelen observarse en situaciones clínicas, ni tampoco las personas afectadas acostumbran a buscar tratamiento por iniciativa propia. El tratamiento para estos trastornos suele estar asociado a la intervención de la policía en delitos sexuales, pornografía y posesión de parafernalia asociada a los actos sexuales realizados por la persona afectada. El reconocimiento se complica a veces por el hecho de que ciertos tipos de conducta son más aceptables en algunas culturas que en otras. Las parafilias son mayoritariamente prevalentes en los hombres y casi nunca se diagnostican en las mujeres. Los trastornos tienden a ser crónicos y a perdurar toda la vida, a pesar de que las conductas pueden mitigarse con la edad.

El exhibicionismo y el fetichismo normalmente se ponen de manifiesto en la adolescencia tardía y tienden a seguir un curso crónico. El frotteurismo es más frecuente entre los 15 y los 25 años y los episodios suelen disminuir gradualmente a medida que la persona va envejeciendo. La gravedad de los actos de sadismo sexual suele aumentar con el transcurso del tiempo y muy probablemente continúan hasta que la policía detiene a la persona. El voyeurismo normalmente se presenta antes de los 15 años y tiende a ser crónico.

El individuo con pedofilia que comete estos delitos de forma habitual suele describir las acciones al niño

«Un deber profesional»

Al recoger a su hijo de la guardería, un profesional de la enfermería observa a un niño de 6 años que está al lado de una empleada frotando sus genitales contra la pierna de la mujer. La empleada le dice que se vaya a jugar, pero él continúa frotándose.

¿Qué medidas debería emprender el profesional en esta situación?

_____

_____

_____

¿Qué categoría de parafilia se describe en esta situación?

_____

_____

_____

como «educativas» o «divertidas», y el niño a menudo recibe amenazas o advertencias de que le harán daño si le cuenta a alguien lo que ha pasado. El niño responde a estos sobornos y este secretismo con un sentimiento de culpa y confusión acerca de los actos sexuales de seducción forzada y la sumisión a las pasiones pervertidas del adulto. El niño que sufre los abusos, forzado a aceptar algo desagradable y doloroso, manifiesta sentimientos de impotencia, indefensión y rechazo por parte de los que irónicamente deberían ser sus «protectores». Los autores del delito victimizan a sus propios niños, a niños que pertenecen a su familia y a niños desconocidos. En las sociedades civilizadas estas conductas se consideran delictivas y son castigadas por la ley. Este trastorno suele iniciarse en la adolescencia y tiende a seguir una evolución crónica.

Consideraciones importantes

La ausencia esencial de autoconfianza, la baja autoestima, un escaso sentido de la identidad, un placer reducido o ausente en las actividades sexuales y la promiscuidad son características frecuentes en los adultos que han recibido abusos sexuales por parte de uno de los progenitores (incesto) en la infancia.

Trastorno de la identidad sexual

Para poder asignar el diagnóstico de un trastorno de la identidad sexual, es necesario que la persona se identifique de forma intensa y persistente con el sexo opuesto, y que insista en que pertenece al otro sexo o en desear ser del sexo opuesto. La persona también debe sentirse continuamente incómoda con el rol de su sexo. A diferencia de la disconformidad con el estereotipo de niño o niña, este trastorno conlleva un problema profundo en el sentido de identidad sexual de la persona.

Práctica reflexiva

¿De qué modo puede una persona demostrar disconformidad con el rol del sexo que la sociedad le asigna?

Signos y síntomas

Las personas con trastorno de la identidad sexual suelen mostrar preocupación por el deseo de vivir como un miembro del sexo opuesto. Existe un conflicto entre el sexo asignado y los sentimientos que en realidad manifiestan. Pueden adoptar la forma de vestir, los hábitos y la apariencia del sexo opuesto con grados variables. Esta conducta normalmente conduce a aislamiento social,

Signos y síntomas del trastorno de la identidad sexual

- Manifestación repetida de deseos de ser del otro sexo
- Preferencia por el transvestismo en chicos o chicas
- Intensa preferencia por participar en juegos típicos del sexo opuesto y por ejercer el rol del otro sexo
- Fantasías de pertenecer al sexo opuesto
- Preferencia acusada por companeros de juego del otro sexo
- Desagrado persistente de los propios genitales; deseo de tener genitales del otro sexo
- Intentos de alterar las características físicas secundarias del sexo asignado

particularmente en el adolescente que recibe burlas y molestias por parte de sus compañeros. Este hecho provoca dificultades en las relaciones y puede perjudicar a su actividad (cuadro 17-4).

En los niños, la identificación con el sexo opuesto se observa como un interés por las actividades femeninas. Muestran preferencia por vestir con ropa femenina y disfrutar de los juegos característicos de las niñas, como jugar con muñecas o ejercer de madre al jugar a las casitas. Suelen evitar juguetes y juegos bulliciosos que se consideran típicos de niños. Pueden expresar el deseo de ser una niña y mostrar aversión por los genitales masculinos.

Las niñas presentan sentimientos negativos intensos si se intenta vestirlas con ropa de mujer o que actúen de manera femenina. Normalmente prefieren llevar el pelo corto y ropa de niño. Es posible que pidan que se les llame por un nombre de niño. Manifiestan preferencia por los juegos físicos intensos con los niños al tiempo que muestran poco interés por las muñecas o las actividades típicas de las niñas. Estas niñas pueden declarar que desean tener pene y mostrar aversión por el desarrollo de los pechos o el inicio de los períodos menstruales.

Los adultos con este trastorno normalmente muestran preocupación por vivir como un miembro del sexo opuesto. Es probable que busquen formas de adoptar la apariencia y el rol social del otro sexo mediante hormonas o cirugía. Normalmente se sienten incómodos en situaciones en las que actúan como un miembro de su sexo asignado.

Incidencia y etiología

Este trastorno suele iniciarse entre los 2 y los 4 años de edad. Habitualmente los padres se preocupan cuando el niño empieza la escuela y observan que la «fase» de intereses transexuales no cambia. Cuando llegan a la adolescencia tardía o la edad adulta, muchos de los que sufrieron alteraciones durante la infancia referirán una orientación homosexual o bisexual, pero sin sufrir ningún trastorno en sí. Este trastorno se presenta con mayor frecuencia en los hombres que en las mujeres. Algunas personas también

presentan antecedentes de transvestismo o han acudido a solicitar una intervención de cambio de sexo.

 Consideraciones importantes

Alrededor del 75% de los niños con antecedentes de trastorno de la identidad sexual expresan una orientación homosexual o bisexual cuando son adultos.

Tratamiento de los trastornos sexuales

El tratamiento de los trastornos de disfunción sexual en ambos sexos varía según el trastorno y la causa. Algunos de los trastornos se solapan y puede que sea necesario aplicar más de un método de tratamiento en concreto. La hormonoterapia puede estar indicada en algunos casos; en otros, con un cambio de medicamento es posible mejorar la respuesta sexual. Escuchar de forma activa y empática resulta esencial para la psicoterapia individual, un tratamiento normalmente necesario para abordar los factores psicológicos subyacentes como los abusos sexuales y la ausencia de excitación o de deseo de tener relaciones íntimas.

El tratamiento para las parafilias empieza mayoritariamente después de que el individuo haya sido detenido. En algunas situaciones, como en la pedofilia, el tratamiento empieza por orden judicial, y consiste en psicoterapia cognitivo-conductual a largo plazo, entrenamiento de las capacidades sociales, grupos de apoyo, antidepresivos y medicamentos que alteran el impulso sexual al reducir los niveles de testosterona. Si existe un trastorno físico o mental concurrente, puede ser preciso administrar otro tratamiento. No obstante, los resultados del tratamiento no son homogéneos. Cuando es el paciente el que busca tratamiento, el resultado tiende a ser mejor; en cambio, cuando se inicia únicamente después de ser prescrito por orden judicial, tiende a ser menos efectivo. El encarcelamiento de una persona con un trastorno parafílico no parece cambiar su conducta.

El tratamiento psicológico del trastorno de la identidad sexual al principio de la vida del individuo puede ayudarle a ajustarse a su cuerpo biológico y a mejorar su actividad en la mayor medida posible. En la psicoterapia normalmente participan la familia o la pareja, en el caso de un adulto. La hormonoterapia y la cirugía de cambio de sexo pueden efectuarse si la persona solicita disponer de esta opción.

Aplicación del proceso de enfermería a un paciente con un trastorno sexual

Valoración

Puede ayudar a recoger información relacionada con el problema que el paciente experimenta en su actividad

«Dolor disfrazado»

Alex es un hombre desempleado de 39 años que ingresa en el hospital después de haber intentado suicidarse ingiriendo algunos fármacos con receta. Mientras se le está haciendo la primera entrevista, el profesional de enfermería se distrae con las largas uñas de las manos y los pies del paciente, pintadas de color rojo brillante. Una melena pelirroja a la altura de los hombros rodea sus rasgos faciales atractivos diferenciados, que acentúa con un poco de maquillaje. Cuando Alex se quita la chaqueta se observa que lleva una camiseta con lazo, volantes y botones en perla.

¿Qué es importante que haga el profesional de enfermería en este momento?

_____

_____

¿Qué estrategia de enfermería es necesaria para que Alex reciba el tratamiento adecuado para su intento de suicidio?

_____

_____

¿Qué trastorno sexual indica la apariencia del paciente?

_____

_____

Alex dice que se odia a sí mismo tal como es, que se ha sentido diferente toda su vida y que desearía estar muerto. Afirma que «el único momento en el que me siento real es cuando soy una mujer, pero sólo soy un fraude». ¿Qué información adicional debería obtener el profesional de enfermería en este momento?

_____

_____

Sugiera formas en las que Alex podría ser incluido en actividades de grupo sin ser una víctima.

_____

_____

_____

¿Qué resultados son realistas para Alex?

_____

_____

sexual. Como se describe en el cuadro 17-5, puede realizarse una entrevista de disfunción psicosexual para valorar los aspectos concretos que puedan estar afectados. Deben adoptarse todas las medidas oportunas para garantizar la confidencialidad y para respetar la privacidad de los asuntos que se tratan con los pacientes. Es importante animar al paciente a compartir sus sentimientos e inquietudes de forma que se puedan proporcionar la información y el tratamiento adecuados. En caso de que se descarte la presencia de problemas médicos o relacionados con

el consumo de drogas, puede indicarse una derivación para recibir asesoramiento especializado o tratamiento psicoterapéutico.

Para abordar el amplio abanico de desviaciones de la conducta sexual se usa un método multidisciplinario. La valoración consiste en determinar los antecedentes sexuales y sociales completos, en administrar pruebas psicosexuales y psicológicas y en estudios fisiológicos de los patrones de excitación sexual. También puede hacerse una valoración psiquiátrica.

Preguntas de la entrevista para la valoración psicosexual: disfunción sexual

- ¿Son satisfactorias sus relaciones sexuales actuales?
- Hábleme acerca de las dificultades que está experimentando en su actividad sexual
- ¿Desde cuándo esta situación representa un problema para usted?
- Describa todas las experiencias sexuales negativas que haya tenido
- ¿Tiene alguna dificultad para excitarse sexualmente?
- ¿Con qué frecuencia le ocurre?
- ¿Siente algún malestar durante el coito?
- ¿Qué cambios piensa que podrían ayudarle en sus relaciones sexuales?

Diagnósticos de enfermería seleccionados

Los diagnósticos de enfermería que se aplican a individuos con trastornos sexuales abarcan:

- Patrón sexual ineficaz/disfunción sexual relacionados con una disfunción corporal o sentimientos sobre la sexualidad.
- Baja autoestima crónica relacionada con sentimientos de fracaso.
- Ansiedad relacionada con inadecuación sexual y/o problemas fisiológicos que afectan a la función sexual.
- Procesos familiares disfuncionales relacionados con desacuerdos maritales o familiares.
- Trastorno de la identidad personal relacionado con una identificación sexual ambigua.
- Patrón sexual ineficaz relacionado con problemas fisiológicos o psicológicos.
- Afrontamiento ineficaz relacionado con la propia sexualidad.
- Aislamiento social relacionado con las creencias y las prácticas sexuales.

Resultados esperados

Una vez los problemas de enfermería han sido nombrados, los resultados realistas y medibles para el paciente con trastorno sexual pueden comprender:

- Reconocer y aceptar la responsabilidad de sus actos compulsivos y desviaciones sin sentir culpa o vergüenza extremas.
- Expresar tanto ira como vergüenza de una manera apropiada.
- Abstenerse de adoptar la conducta desviada mediante el control consciente de la excitación y los impulsos sexuales.
- Afrontar y resolver los aspectos traumáticos de su desarrollo.
- Afrontar sus fantasías sexuales y procesos de pensamiento distorsionados.
- Tomar conciencia de los sentimientos y derechos de los demás.
- Realizar una introspección acerca del efecto que la desviación de la conducta tiene sobre la víctima.
- Desarrollar un afrontamiento más adaptativo y eficaz y las capacidades para tomar decisiones.
- Entablar unas relaciones interpersonales y sexuales sanas.
- Participar y cooperar en el plan de tratamiento para cambiar la conducta

Intervenciones

Se ha sugerido que a menudo existen influencias traumáticas en el desarrollo sexual y emocional de las personas que las llevan a iniciar una conducta sexual desviada. Los programas de rehabilitación se centran en métodos psicoterapéuticos de tipo cognitivo-conductual, psicodinámicos y centrados en el trauma. El recondicionamiento conductual puede usarse para intentar cambiar los patrones de excitación sexual. Un entorno atento y comprensivo proporciona un refugio seguro en el que la persona puede reconocer el trauma pasado y aprender formas de controlar las conductas sexuales autodestructivas. Son frecuentes las recaídas durante el tratamiento de los trastornos parafílicos, y durante el proceso de tratamiento a menudo se inicia un programa de doce pasos. A pesar del tratamiento, la personalidad del que comete estos actos no cambia. El cambio resulta posible sólo cuando el delincuente toma la decisión de participar en el programa de tratamiento. La conducta está directamente relacionada con los pensamientos de la persona, de manera que la rehabilitación puede empezar sólo cuando ésta ofrece su consentimiento para exponer patrones de pensamiento inapropiados y siente desagrado por sí misma. El paciente debe participar en un repertorio diario de los procesos de pensamiento, y nunca llegará el momento en que esta estrategia ya no sea necesaria.

Práctica reflexiva

¿Cómo podrían los «errores de pensamiento» influir en otros aspectos del funcionamiento social de la persona?

El personal de enfermería es esencial en la planificación e implementación del tratamiento. Las intervenciones pueden incluir:

- Tomar conciencia de sus sentimientos sobre la propia sexualidad y las relaciones (el paciente puede percibir la incomodidad como desaprobación).
- Iniciar una relación terapéutica usando una actitud empática y acrítica.
- Animar al paciente a manifestar verbalmente sus sentimientos y su percepción del problema sexual.
- Usar técnicas de comunicación para ayudar al pa-

ciente a hablar de sus problemas de autoestima y de culpa.

- Asegurar la intimidad y la confidencialidad durante la revelación de los sentimientos del paciente y el tratamiento.
- Promover actividades en grupo y de autoayuda con derivaciones para ofrecer apoyo durante la rehabilitación.
- Colaborar con el equipo de salud mental para facilitar el cambio de la conducta.
- Comunicar cualquier notificación de delito sexual o abuso a las autoridades pertinentes.

Evaluación

A pesar de que el tratamiento no suelen iniciarse por iniciativa de la persona con un trastorno sexual, es esencial que tome conciencia del problema y de los factores estresantes que contribuyen a provocar la disfunción.

A través de la comprensión de las consecuencias del trastorno, el paciente puede identificar prácticas sexuales satisfactorias y aceptables y trabajar para desarrollarlas mediante formas alternativas de asumir los sentimientos sexuales. Se prevé que la persona mostrará voluntad para aplicar cambios en los patrones de pensamiento y participará en estrategias realistas de resolución de problemas.

A medida que la persona toma conciencia de los motivos subyacentes a sus acciones, se espera que manifieste verbalmente un aumento de la autoestima. Con un menor grado de ansiedad y mejorando las capacidades de afrontamiento, la persona está mejor preparada para comunicarse e interactuar de una manera apropiada. Dada la naturaleza crónica de muchos trastornos sexuales, es importante que se ponga de manifiesto alguna medida de autocontrol mediante la participación activa en el plan de tratamiento y la demostración continua del deseo de controlar la situación de forma que se obtengan experiencias sexuales satisfactorias y apropiadas.

RESUMEN

- La sexualidad humana es una mezcla de funciones físicas, químicas y psicológicas que se combinan para generar nuestra identidad y conducta sexual. La sexualidad es una parte esencial del desarrollo humano a lo largo del ciclo vital.
- Una relación sexual sana es la que respeta los derechos de los demás y aquella en la que los dos miembros de la pareja se satisfacen mutuamente.
- Al tomar conciencia de su propia sexualidad, el profesional de enfermería es capaz de fomentar un conocimiento de las necesidades sexuales y las respuestas del paciente.
- Los trastornos sexuales se clasifican en tres categorías: disfunciones sexuales, parafilias y trastornos de la identidad sexual.
- Las disfunciones sexuales pueden ser consecuencia de un trauma psicológico, de problemas médicos o de los efectos secundarios de medicamentos.
- Los trastornos parafílicos comprenden todos los procesos mentales alterados relacionados con la expresión sexual que impiden una actividad que cumpla con la legalidad y la ética de la sociedad.
- La identificación con nuestro propio sexo empieza a una edad temprana. La orientación sexual resultante

se desarrolla con una preferencia individual o modo de expresión sexual. Puede manifestarse una crisis en la que la persona tenga dificultades para conocer o aceptar el sexo identificado o puede sentirse incómoda con las partes de su cuerpo.
- Las conductas sexuales desviadas tienden a ser de naturaleza compulsiva y crónica, lo que conduce al engaño y la negación para intentar ocultar el problema y evitar represalias, el aislamiento social o la detención. Al ser incapaz de tener o mantener relaciones íntimas, los procesos de pensamiento distorsionados conducen a la persona a compensar su ansiedad y el concepto negativo de sí misma que sufre llevando a cabo actos sexuales desviados. A pesar de los intentos por ocultar la conducta, el inconsciente de la persona reclama una gratificación que sólo puede satisfacerse mediante la repetición de las acciones.
- Un abordaje multidisciplinario es el más eficaz para ayudar a la persona con un trastorno sexual a afrontar y cambiar o controlar la conducta disfuncional.
- La calidad de la intervención en enfermería para los pacientes con un trastorno sexual depende de la actitud empática y acrítica del personal de enfermería y del método que emplee.

BIBLIOGRAFÍA

American Psychiatric Association. (2000). *Diagnostic and statistical manual of mental disorders—Text revision* (4th ed.). Washington, DC: Author.

Brown, G.R. (2007). Sexuality and sexual disorders. *The Merck manual, online medical library.* http://www.merck.com/mmpe/sec15/ch203/ch203a.html?qt=Sexuality and sexual disorders&alt=sh. Accessed January 18, 2010.

Zucker, K.J. & Bradley, S.J. (2005). Gender identity and psychosexual disorders. *Focus, 3,* 598–617. Retrieved June 14, 2009, from http://focus.psychiatryonline.org/cgi/content/full/3/4/598

Rellenar los espacios

Rellenar los espacios con la respuesta correcta.

1. La alteración del deseo o la respuesta sexual que provoca aumento de la ansiedad y dificultades interpersonales se denomina _____.

2. El trastorno endocrino general que causa disfunción sexual en hombres con frecuencia es _____.

3. Los miedos psicológicos profundos o los sentimientos de culpa y vergüenza asociados al acto sexual pueden causar _____.

4. Con independencia del tratamiento necesario para la persona que sufre una parafilia, la _____ del individuo que lleva a cabo el acto no cambia.

5. Las personas con un trastorno parafílico deben exponer los patrones inapropiados de _____ para que se produzca la rehabilitación.

Relacionar las parejas

Relacionar los siguientes conceptos con la frase más adecuada.

1. _____ Exhibicionismo

2. _____ Fetichismo

3. _____ Frotteurismo

4. _____ Pedofilia

5. _____ Masoquismo sexual

6. _____ Fetichismo transvestista

7. _____ Voyeurismo

a. Tener relaciones sexuales con un niño o niña

b. Disfrutar infligiendo dolor durante el acto sexual

c. Transvestismo de un hombre en atuendo de mujer

d. Gratificación sexual mediante el frotamiento con una persona desconocida

e. Exposición intencional de los propios genitales en público

f. Observación visual no consentida de una persona desconocida desnudándose

g. Excitación sexual usando objetos inanimados

Preguntas de elección múltiple

Seleccionar la mejor respuesta posible de entre las disponibles.

1. El profesional de enfermería está ofreciendo formación a un paciente de 45 años con un diagnóstico reciente de diabetes mellitus. El paciente le dice: «De verdad que no quiero hablar de mi vida sexual. Eso es asunto mío». ¿Con cuál de las siguientes respuestas va a poder satisfacer mejor las necesidades del paciente?
   a. «No pasa nada si prefiere no hablar de este asunto. Voy a dejar una nota al respecto en su historial.»
   b. «Entiendo. Tampoco me gustaría hablar con nadie de esta parte de mi vida.»
   c. «Sé que puede ser difícil para usted hablar con un desconocido acerca de un asunto tan privado. Podemos comentarlo más adelante.»
   d. «No podemos ayudarle si decide no darnos información. Hay muchas personas con su trastorno que tienen problemas.»

2. El profesional de enfermería está hablando con una paciente de 31 años de edad que sufre dispareunia. Llorando, dice que su esposo «espera de mí tener relaciones sexuales a pesar de que duele». ¿Cuál de las siguientes respuestas es la mejor que el profesional de enfermería puede ofrecer en este momento?
   a. «Podemos derivarla a un psicólogo que trabaja con víctimas de agresión sexual.»
   b. «Cuénteme más cosas de lo que pasa cuando tienen relaciones sexuales.»
   c. «Después de que el médico la haya examinado, vamos a tratar de ayudarla con su problema».
   d. «No sé cómo puede aguantar esto, tiene que ser muy difícil.»

3. El personal de enfermería ingresa en el hospital a un paciente con diagnóstico de politoxicomanía que es también un delincuente sexual fichado. Al establecer las bases del tratamiento para este paciente, ¿cuál de las siguientes intervenciones es la más importante?
   a. Emplear un método empático y acrítico.
   b. Avisar a los otros pacientes de su conducta sexual.
   c. Separarlo de otros pacientes de la unidad.
   d. Recoger información acerca de sus conductas sexuales.

4. Josh es un hombre de 26 años de edad obligado por resolución judicial a someterse a sesiones de psicote-

rapia por una acusación de abusos deshonestos de un menor. ¿Qué aspectos contribuirán en mayor medida a los resultados del tratamiento?

a. Que acepte la restricción de visitar a su hijo sólo con supervisión.

b. Que permita que un agente de libertad condicional esté presente en cada una de sus sesiones de terapia.

c. Que admita tener fantasías sexuales con niños.

d. Que acceda a exponer los errores de su pensamiento.

5. El profesional de enfermería de la sala de emergencias está valorando a una niña de 11 años quien, según se informa, ha sido sometida a abusos sexuales por su abuelo. ¿Cuál de las siguientes frases describe con más probabilidad la valoración emocional objetiva de la niña?

a. Voluntad de hablar del incidente.

b. Ira hacia su abuelo.

c. Miedo y retraimiento cuando se la toca.

d. Conductas de dependencia hacia la enfermera.

6. Una paciente se está sometiendo a un seguimiento ambulatorio de su tratamiento de depresión y ansiedad. ¿Cuál de las siguientes afirmaciones indicaría un posible trastorno sexual relacionado con los efectos secundarios de su medicación?

a. «Realmente quiero responder ante mi esposo, pero es que simplemente no hay conexión.»

b. «Ya nada importa. Ni siquiera quiero hablar con nadie.»

c. «Sé que no soy la mejor compañera, pero mi esposo me brinda apoyo.»

d. «El simple hecho de levantarme de la cama por la mañana me quita toda la energía.»

CAPÍTULO DIECIOCHO

18

Trastornos de la infancia y la adolescencia

⊙ Objetivos didácticos

Después de leer el contenido de este capítulo, el estudiante debe ser capaz de:

1. Describir los signos y síntomas más frecuentes de los distintos trastornos mentales de la infancia y la adolescencia.
2. Identificar los factores etiológicos que intervienen con más frecuencia en la aparición de trastornos mentales en la infancia.
3. Comentar las posibilidades de tratamiento del niño o adolescente con un trastorno mental.
4. Realizar una valoración de enfermería del niño o adolescente con un trastorno mental.
5. Formular diagnósticos de enfermería y los resultados esperados en el tratamiento de problemas frecuentes de pacientes con estos trastornos.
6. Planificar las intervenciones de enfermería seleccionadas para tratar las necesidades del niño o adolescente con un trastorno mental.
7. Definir criterios para valorar la eficacia de la actividad de enfermería.

⊙ Conceptos clave

Copropraxia
Dislexia
Ecopraxia
Encopresis

Enuresis
Tartamudeo
Tic

Aunque los trastornos que se exponen en este capítulo habitualmente se diagnostican o aparecen durante la infancia y la adolescencia, no hay una línea divisoria clara entre los trastornos mentales de la infancia y los de la edad adulta. Muchas enfermedades diagnosticadas en el adulto pueden haber aparecido en períodos del desarrollo anteriores. Sin embargo, algunos trastornos suelen aparecer primero en la infancia o adolescencia, como indican los estudios que muestran que uno de cada tres niños padecerá un trastorno mental o más a los 16 años. La incidencia es mayor entre los 9 y los 10 años, con un aumento del riesgo a los 16. La frecuencia de ansiedad, pánico, depresión y consumo de drogas aumenta con la edad, mientras que los trastornos que se exponen en este capítulo son más frecuentes en niños menores.

En la incidencia de los trastornos mentales de niños y adolescentes influyen muchos factores genéticos y ambientales. El riesgo de sufrir síntomas psiquiátricos aumenta en personas con múltiples factores de riesgo. La presencia de la enfermedad en un familiar biológico de primer grado es el factor pronóstico subyacente más frecuente de aparición de la enfermedad en el niño o adolescente. Hay claros indicios de que muchos niños diagnosticados de una enfermedad psiquiátrica tienen antecedentes familiares significativos de alteraciones mentales. Los factores ambientales, como la situación socioeconómica del vecindario donde reside el niño, los ingresos familiares y el nivel educativo de los miembros de la familia, tienen un efecto importante en la conducta del niño. Está demostrado que los niños y los adolescentes de familias que viven en vecindarios con un grado moderado o elevado de carencias suelen mostrar muchos más problemas de conducta que los que viven en zonas menos deprimidas. En ausencia de otros factores, el divorcio de los padres también puede desencadenar problemas mentales en niños y adolescentes. Si a esta situación se suman la predisposición genética y otros factores ambientales, el riesgo se exacerba. Sin embargo, hay que aclarar que no todos los niños o adolescentes que viven en circunstancias desfavorables desarrollan un trastorno psiquiátrico. A pesar de las deficiencias en sus condiciones de vida, muchos de estos jóvenes se convierten en adultos bien adaptados, maduros y responsables.

Tipos de trastornos mentales de la infancia y la adolescencia

Trastornos del desarrollo

Los trastornos del desarrollo comprenden las situaciones en las que el niño muestra síntomas de deficiencia antes de los 18 años. Los resultados en las pruebas de desarrollo mental, de habilidad, de coordinación y de actividad están muy por debajo de lo esperado para la edad cronológica y nivel educativo del niño.

Retraso mental

Según el DSM-IV-TR, el retraso mental se caracteriza por un funcionamiento intelectual muy por debajo de la media o un cociente de inteligencia (CI) de 70 o inferior. El retraso mental aparece antes de los 18 años y se acompaña de una disminución de la capacidad de adaptación a situaciones ambientales. Se clasifica en leve, moderado, intenso o profundo, según las escalas de valoración de la inteligencia (tabla 18-1).

Signos y síntomas

El niño con retraso mental no tiene un conjunto uniforme de conductas. Algunos niños son pasivos, tranquilos y obedientes, y otros pueden mostrarse más agresivos e impulsivos. Las conductas agresivas pueden ser consecuencia de la incapacidad del niño para comunicarse adecuadamente, lo que le provoca frustración. Las personas con retraso mental con frecuencia sufren engaños o abusos físicos y sexuales. Su deficiencia funcional también les impide disfrutar oportunidades que sus compañeros con desarrollo normal tienen a su alcance, como posibilidades educativas, el voto o la conducción (cuadro 18-1).

Práctica reflexiva

¿Qué factores pueden contribuir a que un niño que procede de un entorno con carencias se convierta en un adulto responsable y con confianza en sí mismo?

TABLA 18-1	Clasificación del retraso mental	
CLASIFICACIÓN	**COCIENTE DE INTELIGENCIA**	**CONSECUENCIAS**
Leve	Entre 55 y 69	Puede llevar vida normal Puede emparejarse y tener hijos
Moderado	Entre 35 y 49	Pueden hacer trabajos sencillos Algunos se emparejan y tienen hijos
Intenso	Entre 20 y 34	Habitualmente internos en instituciones. Necesitan mucha supervisión
Profundo	Por debajo de 20	Habitualmente en instituciones. La mayoría tiene problemas físicos y de conducta

Signos y síntomas de retraso mental

- Cociente de inteligencia igual o inferior a 70
- Disminución de la capacidad para adaptarse a la vida diaria
- Agresividad
- Impulsividad
- Víctima de maltratos o burlas
- Disminución de los privilegios sociales
- Depresión
- Irritabilidad

Los niños y adolescentes con retraso mental presentan una probabilidad tres a cuatro veces mayor que sus compañeros con desarrollo normal de padecer un trastorno mental concurrente. Dado que las personas con retraso mental con frecuencia tienen dificultades para comunicarse, los síntomas objetivos como estado de ánimo deprimido, irritabilidad, anorexia o insomnio pueden ser la base para determinar un problema subyacente.

Incidencia y etiología

Las causas de retraso mental son sobre todo biológicas, psicosociales o una combinación de estos factores. El porcentaje mayor de casos se debe a lesiones prenatales secundarias a toxinas, ingesta de alcohol de la madre, infecciones y alteraciones genéticas. El traumatismo en el parto y las enfermedades de la infancia son responsables de casi todos los casos restantes de retraso mental, aunque muchas veces no se puede atribuir a una causa clara. Habitualmente se consulta para recibir tratamiento por los problemas relacionados con la movilidad o por la incapacidad del paciente para afrontar las exigencias de la vida diaria. Aunque habitualmente el déficit intelectual es inalterable, las intervenciones pueden mejorar en cierto grado las destrezas para la vida diaria en la mayor parte de los casos de retraso leve o moderado. Los niños con retraso mental leve suponen aproximadamente el 85 % de los pacientes con este trastorno. Este grupo con frecuencia puede escolarizarse aproximadamente hasta sexto curso de primaria, además de aprender habilidades de adaptación para una vida parcialmente independiente.

Práctica reflexiva

¿Cómo puede afectar a la vida familiar y a los hermanos la presencia de un niño con retraso mental? ¿Qué reajustes habrá que hacer cuando el niño llegue a la edad escolar?

Trastornos generalizados del desarrollo

Los trastornos generalizados del desarrollo (TGD) son un grupo de trastornos que comportan un retraso en el desarrollo de diversas habilidades básicas, como la socialización y la comunicación con los demás. Los niños con estos trastornos tienen dificultades para procesar y entender la información del mundo que les rodea. El niño puede presentar aspectos problemáticos concretos y otras áreas con una actividad normal. El trastorno más frecuente es el trastorno autista, y el síndrome de Asperger y el síndrome de Rett también se incluyen en este grupo. Aunque no concuerdan con el diagnóstico de esquizofrenia infantil, estos trastornos pueden desembocar en esta enfermedad más adelante.

Trastorno autista

El trastorno autista se caracteriza por un desarrollo anómalo grave de la capacidad de relacionarse en sociedad y de comunicarse con el mundo exterior. Aunque todavía no se ha descubierto la causa, habitualmente los síntomas aparecen antes de los 3 años. Los niños afectados se encierran en sí mismos y viven en un mundo de fantasía con escaso interés por lo que les rodea.

Signos y síntomas. Las expresiones no verbales como el contacto visual, la expresión facial y los gestos utilizados para la comunicación son extremadamente deficientes en los niños con trastorno autista. El niño no es capaz de desarrollar relaciones adecuadas con otros niños de su edad, bien por falta de interés o de disfrute de esas relaciones y juegos, bien porque carece de la capacidad de comunicarse. Se pueden observar pautas de juego poco habituales con juguetes u otros objetos, como la colocación de elementos en un orden determinado o los golpes reiterados. Ocupan el tiempo con una rutina inflexible y rígida de conductas y rituales sin propósito. Con frecuencia sufren retraso mental concurrente que oscila de leve a profundo. Las capacidades verbales y lectoras con frecuencia están por debajo del nivel adecuado para su edad.

Los niños autistas pueden mostrar otras conductas como hiperactividad, impulsividad, agresividad y falta de atención hacia el mundo que les rodea. El niño puede responder de manera poco habitual o exagerada a los estímulos sensoriales, como gritar cuando se les toca, o no mostrar una respuesta anticipada a los estímulos dolorosos. Puede ser muy sensible a algunos ruidos e ignorar otros. Algunos se quedan fascinados con ciertos colores, objetos o música. Las pautas de alimentación pueden ser estereotípicas, como la ingestión repetida de la misma comida. El niño puede despertarse cuando duerme y empezar a mecerse, golpearse la cabeza o realizar otros movimientos autolesivos. El estado de ánimo inestable con frecuencia se manifiesta con estallidos de risa o llanto. El adolescente que es capaz de entender su trastorno puede sufrir depresión (cuadro 18-2).

Incidencia y etiología. Los síntomas del trastorno autista son difíciles de identificar en niños menores de 2 años porque las habilidades sociales y de comunicación se encuentran en fases tempranas del desarrollo. Algunos padres refieren signos precoces de retraso en el desarrollo, mientras que otros no han observado signos que indiquen el problema. La incidencia de este trastorno está aumentando en Estados Unidos, con 3-6 niños diagnosticados por cada 1 000. La frecuencia en niños es tres o cuatro veces mayor que en niñas. El riesgo de trastorno autista es mayor (1 de cada 20 o el 5 %) en hermanos de niños con este trastorno.

Síndrome de Asperger

Aunque también presentan dificultades para la relación social y la comunicación, los niños con síndrome de Asperger suelen mostrar una preocupación inusual por un asunto concreto y evitar otras actividades. Su inteligencia es normal o superior a la normal y el desarrollo de las áreas del pensamiento y del aprendizaje del lenguaje es normal.

Signos y síntomas. Los niños con síndrome de Asperger habitualmente están obsesionados con un asunto u objeto concretos en el que son expertos, pero no se interesan por nada más. La inteligencia que demuestran y la conversación profunda en torno a su objeto de interés proyectan la imagen de un pequeño genio. El discurso con frecuencia se centra en información aleatoria objetiva en un tono monótono y con poca expresividad. El niño puede hablar sin descanso de su tema favorito, hasta el punto de excluir la conversación interactiva normal.

También pueden presentar retraso motor o de la coordinación. Las escasas capacidades sociales del niño y sus intereses restringidos habitualmente conducen al aislamiento y la falta de interés en la relación con niños de su edad y en actividades lúdicas interactivas. La falta de contacto visual y su actitud aparentemente poco amistosa les aísla todavía más de las relaciones interpersonales con otros niños

Incidencia y etiología. El síndrome de Asperger suele concentrarse en familias. También existe una relación característica entre este trastorno y la incidencia genética de otros TGD. El síndrome de Asperger es más frecuente en niños que en niñas, y aparece en 2 de cada 10 000 niños aproximadamente.

Trastorno del desarrollo de la coordinación

El trastorno del desarrollo de la coordinación se define como una alteración importante en el desarrollo de la coordinación motora. El problema produce graves dificultades funcionales al niño en el colegio o en sus actividades de cuidado personal. Otros trastornos, como la parálisis

---

«Desde el mundo de Martina»

Martina, una niña de 3 años con un llamativo pelo rojizo y brillantes ojos azules, ingresa en la unidad de pediatría con bronquitis asmática. Además de su problema médico, Martina padece un trastorno autista. No parece darse cuenta de la presencia del personal de enfermería en la habitación, pero está muy ocupada con un perrito de peluche azul. El profesional está preparando la medicación oral programada de Martina. La madre de la niña está presente.

¿Qué estrategia puede ayudar al personal de enfermería a establecer una relación de confianza con Martina?

_____

_____

¿Cómo facilitará el contacto visual la comunicación de Martina con el profesional?

_____

_____

¿Qué otras conductas puede esperar el personal de enfermería mientras Martina intenta controlar las actividades y el entorno extraños?

_____

_____

CUADRO 18-3

Signos y síntomas del trastorno de desarrollo de la coordinación

- Torpeza en las habilidades motoras
- Retraso en las etapas fundamentales del desarrollo
- Falta de coordinación motora en habilidades lúdicas y escolares
- Retraso en la adquisición de habilidades lingüísticas
- Fluctuaciones lábiles del estado de ánimo
- Problemas de conducta
- Déficit de las habilidades para la relación social

cerebral o la distrofia muscular, muestran síntomas parecidos y deben descartarse como causa del problema.

Signos y síntomas

El niño con trastorno del desarrollo de la coordinación habitualmente es torpe en las actividades motoras y manifiesta un retraso importante en las etapas fundamentales del desarrollo como gatear, andar, correr o vestirse. Los niños mayores pueden tener problemas de coordinación motora en las actividades lúdicas o en actividades escolares como memorizar o escribir. Los niños con trastornos de la coordinación también pueden mostrar retraso en otros aspectos del desarrollo, como las capacidades verbales. Muestran fluctuaciones del estado de ánimo, así como de la conducta y de las capacidades de interacción social (cuadro 18-3).

Práctica reflexiva

¿Qué problemas pueden surgir en el centro de atención de día con un niño con retraso o déficit de la coordinación?

Incidencia y etiología

El trastorno de coordinación se observa hasta en el 6% de los niños de entre 5 y 11 años y es más frecuente en niños que en niñas. No es una enfermedad mortal, pero suele [illegible] dios demuestran un aumento del número de adolescentes con este cuadro que sufren trastornos de personalidad, consumo de drogas o intentos de suicidio. Sin embargo, el pronóstico es bueno si se inicia un tratamiento precozmente.

Psicosis

Aunque no es un trastorno específico de la infancia, es importante comentar la psicosis de los niños porque en ocasiones se confunde con el trastorno autista. Para su diagnóstico se utilizan los mismos criterios que para el adulto con esquizofrenia (v. cap. 11).

CUADRO 18-4

Signos y síntomas de psicosis en niños

- Cambios extremos en la conducta habitual
- Retraimiento social
- Pensamiento desorganizado
- Manierismos extraños o hablar con objetos invisibles
- Disminución del rendimiento académico
- Acciones para llamar la atención

Signos y síntomas

El niño con psicosis muestra síntomas como alucinaciones, ilusiones, afecto embotado, discurso desorganizado y conductas estereotipadas. El desarrollo de la capacidad intelectual, motora, emocional y las capacidades sociales son deficientes cuando el niño se va haciendo mayor. Es incapaz de distinguir lo real de lo ficticio, llegando con frecuencia a la agresividad y a la incapacidad de tolerar la frustración. Además, la psicosis afecta a la capacidad del niño para ser imaginativo o participar en actividades lúdicas. La falta de interés por los demás y el contacto limitado con la realidad derivan en unas relaciones interpersonales y sociales muy conflictivas (cuadro 18-4).

La mayor parte de las personas diagnosticadas de esquizofrenia en la infancia seguirán sufriendo psicosis crónica de adultos. El plan de tratamiento en niños incluye distintos tipos de psicoterapia y fármacos antipsicóticos en dosis ajustadas a la edad para reducir los síntomas psicóticos.

Incidencia y etiología

La esquizofrenia es poco frecuente en niños pequeños, pero la incidencia aumenta de forma drástica al final de la adolescencia. La aparición se relaciona con frecuencia con episodios traumáticos como el inicio del instituto o la emancipación del hogar familiar.

Trastornos del aprendizaje y de la comunicación

Cuando un niño tiene un trastorno de aprendizaje, los resultados en sus exámenes de lectura, matemáticas y escri- [illegible] su edad, su CI y su nivel educativo. Los niños aprenden a utilizar su habilidad para la expresión hablada y a expresarse al observar y escuchar a otros. Se pueden observar deficiencias en la capacidad de interpretar y de utilizar el lenguaje. La frecuencia de abandono escolar aumenta de forma notable entre niños y adolescentes con deficiencias del aprendizaje cognitivo.

Consideraciones importantes

El aprendizaje supone un cambio relativamente duradero de la conducta o el conocimiento que se adquiere mediante la experiencia.

Dislexia

El trastorno del aprendizaje más frecuente es la **dislexia** o dificultad para el dominio de la lectura. En este trastorno se observa una diferencia entre la capacidad intelectual del niño y sus logros en la lectura y deletreo. Aunque tienen una inteligencia normal o alta, los afectados pueden estar por debajo del nivel de lectura habitual del grado que cursan. Parece que el problema es consecuencia de la incapacidad para procesar los estímulos sensoriales recibidos con la interpretación correcta.

Signos y síntomas

Los niños con dislexia habitualmente no disfrutan de la lectura. Les resulta difícil deletrear y escribir a mano y confunden las letras. Es frecuente la letra en espejo; por ejemplo, utilizan la «p» en vez de la «q», o la «b» por la «d». Con frecuencia leen de derecha a izquierda sin distinguir las características similares o diferentes de las palabras. Pueden ver «son» en vez de «nos»; también tienen problemas con la fonética. Las personas con dificultad de aprendizaje pueden mostrar indicios de frustración, baja autoestima y capacidades sociales insuficientes. Existen pruebas de que el retraso temprano del desarrollo del lenguaje se asocia también a problemas de comunicación y del desarrollo de la coordinación (cuadro 18-5).

Incidencia y etiología

La dislexia se observa con más frecuencia en niños que en niñas y a menudo no se diagnostica hasta el final de la educación primaria o posteriormente (aproximadamente a los 9 años), cuando la habilidad lectora resulta más compleja y se necesita una mayor comprensión. También hay que considerar que es normal que haya oscilaciones en la motivación del niño en el colegio. La calidad y el

 Consideraciones importantes

La forma en la que un niño siente sus logros o fracasos establece los efectos que van a tener en su motivación y actitud hacia el aprendizaje. Los niños que atribuyen sus fracasos a la falta de esfuerzo pueden intentarlo con más ganas en la siguiente ocasión, mientras que los que los atribuyen a la falta de capacidad con frecuencia dejan de intentarlo.

CUADRO 18-5

Signos y síntomas de dislexia

- Déficit de la expresión oral o escrita
- Desánimo
- Autoestima baja
- Habilidades sociales inadecuadas
- Aumento de la tasa de abandono escolar
- Retraso del desarrollo del lenguaje
- Habilidades de comunicación inadecuadas
- Retraso del desarrollo de la coordinación

 Práctica reflexiva

¿Cómo puede ayudar el apoyo de los padres al niño con un trastorno del aprendizaje?

número de oportunidades educativas que tiene cada niño puede ser también un factor importante para su progreso y habilidad. Hay que descartar la pérdida de audición o las dificultades visuales como causa primaria de deficiencias del aprendizaje. La prevalencia es mayor en familiares biológicos de primer grado de niños con este problema. El pronóstico es bueno en un porcentaje alto de los casos cuando se hace un diagnóstico e intervención precoces en el proceso de aprendizaje.

Trastorno del lenguaje expresivo

Los niños con trastornos del lenguaje expresivo tienen afectado tanto el lenguaje verbal como el de signos, como puede comprobarse con pruebas estandarizadas. Las dificultades para el lenguaje interfieren con el rendimiento escolar del niño, así como con su actividad social. Cuando están afectados al mismo tiempo la capacidad de comprender la información recibida a través de los sentidos y la capacidad de emplear del lenguaje verbal, se trata de un diagnóstico de trastorno mixto del lenguaje receptivo-expresivo.

Signos y síntomas

El vocabulario y el lenguaje del niño con trastorno del lenguaje expresivo son limitados, ya que presenta dificultad para aprender palabras nuevas y aplicar conceptos gramaticales. Estos niños habitualmente tardan más de lo normal en empezar a hablar y su progreso es más lento que el normal para su edad. El niño con trastorno mixto del lenguaje también tiene problemas para entender palabras y frases que requieren pensamiento complejo, como la causa y el efecto o las comparaciones de dos conceptos. La capacidad para procesar los sonidos recibidos o asociar y organizar palabras y frases está reducida. En la tabla 18-2 se definen las áreas estructurales del lenguaje en las que se observa un déficit. La incapacidad para comprender puede ser menos evidente que la capacidad para hablar con eficacia. La incapacidad para la comprensión con frecuencia se observa cuando el niño no sigue instrucciones ni responde correctamente a preguntas. La capacidad para completar un proceso de pensamiento o seguir las reglas de un juego también puede indicar falta de comprensión (cuadro 18-6).

Incidencia y etiología

Los niños con trastorno del lenguaje expresivo con frecuencia se diagnostican antes de los 3 años. Se observan retrasos en el 10 % al 15 % de ellos y es más frecuente en niños que en niñas. Estas cifran disminuyen considerablemente en la edad escolar y la mayoría responde bien al tratamiento. La incidencia del trastorno mixto del lenguaje es menor, dado que afecta a menos del 5 % de los niños en edad preescolar.

TABLA 18-2	Áreas estructurales del lenguaje
ESTRUCTURA	**DESCRIPCIÓN**
Fonemas	Sonidos básicos del lenguaje hablado utilizado en sonidos fónicos (para pronunciar palabras)
Prefijos, sufijos y lexemas	Dan sentido al lenguaje (p. ej., amigo, amigable, no amigable)
Sintaxis	Sistema de reglas que especifica la forma en que pueden colocarse las palabras para formar frases (gramática) en el que se basa el uso del lenguaje

CUADRO 18-6

Signos y síntomas del trastorno del lenguaje expresivo

- Vocabulario y lenguaje limitados
- Dificultad para aprender palabras nuevas
- Dificultad para aplicar los conceptos gramaticales
- Tarda en empezar a hablar
- Progreso lento en el habla
- Dificultad para entender palabras y frases que requieren un pensamiento complejo
- Disminución de la capacidad para procesar los sonidos que escucha
- Dificultad para asociar y organizar palabras y frases
- Incapacidad para hablar correctamente
- Falta de comprensión
- Imposibilidad de seguir instrucciones
- Respuestas inadecuadas a las preguntas
- Incapacidad para seguir las reglas de un juego

Práctica reflexiva

¿Qué repercusiones pueden tener la dificultad de comprensión y expresión en un niño hospitalizado?

Trastorno fonológico

La característica fundamental del niño diagnosticado de trastorno fonológico es la incapacidad para utilizar sonidos o articular sílabas inteligibles durante el habla. En muchos casos, el niño también tiene dificultades auditivas que contribuyen al problema del habla.

Signos y síntomas

En este trastorno es frecuente el **tartamudeo,** que se caracteriza por la repetición o prolongación de sonidos o sílabas con pausas y palabras fragmentadas en monosíla-

CUADRO 18-7

Signos y síntomas del trastorno fonológico

- Tartamudeo en entornos escolares y sociales
- Tartamudeo que puede desaparecer al cantar o leer en voz alta
- Espasmos, convulsiones o temblores
- Aumento de la ansiedad
- Frustración
- Autoestima baja

bas. El tartamudeo produce un malestar considerable al niño tanto en ambiente escolar como social, pero puede desaparecer cuando canta o lee en voz alta. Puede acompañarse de movimientos como espasmos, convulsiones o temblores. El aumento de la ansiedad y el estrés con frecuencia inicia el problema, que da lugar a más ansiedad, a frustración y a autoestima baja (cuadro 18-7).

Incidencia y etiología

Los problemas fonológicos son más prevalentes en niños y suelen ser leves. El desarrollo del tartamudeo suele observarse entre los 2 y los 7 años, con un máximo a los 5 años. Aparece en menos del 2% de los niños en este grupo de edad.

Trastornos del comportamiento

Con frecuencia es difícil distinguir entre el comportamiento normal y problemático de un niño. El comportamiento que da lugar a un trastorno habitualmente es más frecuente en niños con temperamento difícil que reaccionan con intensidad y negatividad al entorno que los rodea. Cuando este comportamiento interfiere con la capacidad de aprendizaje o de relación del niño, se considera disfuncional.

Trastorno por déficit de atención e hiperactividad

En el trastorno por déficit de atención e hiperactividad (TDAH), el niño muestra una actitud constante de falta de atención, hiperactividad y conductas impulsivas en comparación con lo que se considera normal para niños de la misma edad y nivel de desarrollo. Pueden observarse síntomas antes de los 7 años. A muchos niños se les diagnostica cuando llevan ya un tiempo con comportamientos problemáticos. En la infancia pueden observarse tres formas de TDAH. La forma con predominio de falta de atención se denominaba antes trastorno por déficit de atención. En esta forma, al niño le resulta difícil organizar o terminar una tarea y se distrae con facilidad durante una tarea o hábito diario. En la forma con predominio hiperactivo e impulsivo, el niño es inquieto, nervioso, habla sin parar y parece que está en continuo movimiento, con actos impulsivos y con frecuencia inadecuados. La tercera forma es la combinación de las dos primeras.

Consideraciones importantes

La atención comporta filtrar los estímulos sensoriales recibidos para descartar la mayor parte de la información. Sólo unos pocos estímulos seleccionados llegan a la percepción consciente.

Signos y síntomas

Puede haber síntomas primarios de falta de atención, hiperactividad y acciones impulsivas. El comportamiento dificulta la adaptación del niño en casa, en el colegio y en otras situaciones sociales y suele conllevar una pauta de trastorno y actividad inadecuadas.

Los síntomas de hiperactividad pueden ser diferentes según la etapa del desarrollo. Los lactantes y niños en edad preescolar con TDAH habitualmente muestran una actividad más exagerada que los niños de su edad. Se observa una actividad física continua y con frecuencia destructiva, junto a una incapacidad para permanecer sentado en actividades como ver la televisión o escuchar un cuento. En niños en edad escolar este comportamiento puede ser menos notorio, aunque se mueven, hacen ruido y emplean otro tipo de actitudes perturbadoras con más frecuencia. El niño se levanta a menudo de la mesa durante las comidas o las clases. A pesar de que los síntomas del trastorno suelen disminuir al final de la adolescencia y en la edad adulta, puede persistir la inquietud y la dificultad para realizar actividades que requieran calma, atención y concentración. Esto produce una falta de organización en las tareas escolares y en las actividades extraescolares, con una capacidad mínima para implicarse en proyectos. Son frecuentes las conductas de riesgo sin considerar las consecuencias de estas acciones. La impulsividad, que aparece en cualquier grupo de edad, se demuestra por su impaciencia, no pueden evitar interrumpir y avasallan a los demás. Los niños con TDAH carecen de autocontrol para retrasar las respuestas. Con frecuencia sufren lesiones accidentales y destruyen la propiedad ajena por su actividad física impulsiva y temeraria. Es importante recordar que no es frecuente que el niño muestre los mismos síntomas en todas las situaciones, por lo que hay que recoger información de más de una fuente o entorno (cuadro 18-8).

Otros síntomas que se pueden observar son la baja tolerancia a la frustración, con rabietas y cambios de humor, autoestima baja, obstinación, conducta exigente y malas relaciones con sus compañeros. Este comportamiento suele considerarse deliberado, lo que produce conflictos familiares y escolares. Habitualmente se manifiestan inadaptación familiar y malas relaciones paternofiliales. Estas relaciones pueden mejorar con una intervención eficaz y con tratamiento. La capacidad intelectual de las personas con este trastorno varía desde inferior a la media a superdotados.

Incidencia y etiología

El TDAH se observa con más frecuencia en familiares de primer grado de los afectados. Además, la familia del niño

CUADRO 18-8

Signos y síntomas del TDAH

- Falta de atención a los detalles o errores en los trabajos escolares o en las tareas
- Incapacidad para centrarse en una tarea o juego
- A menudo parecen preocupados o no atienden a la persona que habla
- Cambian la atención de una actividad a otra constantemente y no consiguen seguir las instrucciones
- No son capaces de acabar un trabajo
- No les gustan y suelen evitar las tareas que requieren concentración mental y esfuerzo (p. ej., lectura, matemáticas, juegos mentales)
- Muy desorganizados y cuidan poco o pierden los materiales necesarios para realizar una tarea o terminar los deberes
- Se distraen con facilidad por estímulos externos sin importancia, como una segadora o un claxon
- Inquietud y sacudidas frecuentes, no pueden quedarse sentados cuando así se les pide
- Dificultad para seguir instrucciones o guardar el turno en juegos o actividades de clase
- Charla excesiva y espontánea, con interrupciones a los demás fuera de lugar
- Dificultad para jugar tranquilamente, parecen una rueda en movimiento continuo
- Pueden realizar actividades peligrosas y destructivas, sin consciencia de las consecuencias
- Malas relaciones paternofiliales
- Baja tolerancia a la frustración
- Rabietas, autoestima baja, obstinación, exigencia
- Malas relaciones con sus compañeros

Práctica reflexiva

¿Qué efecto puede tener el comportamiento de un niño con TDAH en sus hermanos?

Consideraciones importantes

La investigación ha demostrado que los fármacos estimulantes producen un beneficio considerable en aproximadamente el 70% a 80% de los niños con TDAH.

y el entorno escolar, junto a la influencia de los compañeros puede influir en el desarrollo del comportamiento problemático. Muchos niños con TDAH proceden de familias con una incidencia superior a la normal de consumo de drogas y otros trastornos mentales. Se diagnostica con más frecuencia en niños en edad escolar y la inciden-

Consideraciones importantes

Además de la genética, el TDAH puede estar relacionado también con lesiones cerebrales, factores ambientales, un parto prematuro, bajo peso al nacer y consumo de alcohol y tabaco durante la gestación.

cia es superior en niños que en niñas. Los resultados del tratamiento son variables, y la mayoría de los niños sigue mostrando al menos uno de los síntomas incapacitantes principales en la edad adulta.

Trastorno disocial

Se define el trastorno disocial como una pauta de comportamiento repetitiva y mantenida que infringe los derechos básicos de los demás o desafía las normas sociales que serían adecuadas para los niños de esa edad. Esta conducta puede empezar antes de los 10 años y muchos niños también tienen antecedentes de otros trastornos de comportamiento perturbador. Cuando el trastorno se inicia en la adolescencia, los afectados suelen demostrar problemas de conducta en situaciones de grupo, aunque su comportamiento puede ser menos agresivo.

Signos y síntomas

Los niños con este trastorno llevan a cabo actos agresivos que amenazan o lesionan a otras personas o animales. Suelen empezar a comportarse de forma hostil y acosadora, amenazando y peleando con o sin armas, y pueden causar lesiones físicas graves a otros. Pueden robar, violar, asaltar, atracar a otras personas o maltratar a animales. Mienten con frecuencia y embaucan a otros pidiéndoles favores personales que no tienen ninguna intención de devolver. Otros comportamientos pueden ocasionar daños o pérdida de las propiedades, como los incendios provocados y el vandalismo. Esta conducta habitualmente se mantiene en distintos entornos, como en su casa, en el colegio y en el vecindario. Suele haber una pauta de engaños, robos y conductas destructivas deliberadas que se inicia antes de los 13 años. Los niños con trastorno disocial desafían las normas familiares y las horas de regreso a casa, y con frecuencia se escapan por las noches. También es frecuente el absentismo escolar.

Los niños con trastorno disocial en edad preescolar habitualmente muestran una conducta agresiva en casa y hacia otros niños. Con frecuencia destruyen intencionadamente las posesiones de otros. Mantienen una conducta agresiva intencionada, tanto física como verbal. En el adolescente, puede presentarse promiscuidad sexual precoz, consumo de drogas y violencia física, que se suman a las alteraciones de la conducta anteriores (cuadro 18-9).

Incidencia y etiología

El trastorno del comportamiento se observa con más frecuencia en niños que en niñas, y la incidencia es mayor en las zonas urbanas que en las rurales. El riesgo aumenta en niños con un familiar de primer grado o un padre

CUADRO 18-9

Signos y síntomas del trastorno disocial

- Repetidos comportamientos perturbadores y destructivos
- Desafío consciente a las normas familiares
- Violación de las normas sociales adecuadas a su edad
- Comportamiento agresivo
- Absentismo escolar o fugas del hogar
- Promiscuidad sexual
- Consumo y abuso de drogas
- Vandalismo
- Crueldad con los animales

adoptivo con trastorno disocial o antisocial. Puede iniciarse antes de los 10 años o durante la adolescencia. No se conoce la causa exacta, aunque contribuyen a la aparición del trastorno tanto factores genéticos como ambientales. Algunos factores contribuyentes son los problemas matrimoniales o la separación de los padres, el abandono parental o familiar, el maltrato y la violencia, el rechazo social y la pobreza.

Trastorno negativista desafiante

El trastorno negativista desafiante consiste en una pauta repetitiva de conducta negativa, desafiante, desobediente y hostil frente a las figuras de autoridad.

Signos y síntomas

Los niños con trastorno negativista desafiante muestran tendencia a discutir incansablemente con los adultos y a perder los nervios, y desafían de forma activa las normas y exigencias que se les imponen o rechazan cumplirlas. Hay una pauta de actuación con intención de molestar a los demás mientras culpan a otros de su comportamiento. Los niños con este trastorno con frecuencia son vengativos, maliciosos y resentidos en sus relaciones interpersonales y habitualmente muestran resistencia al compromiso o a negociar con sus compañeros o con adultos. Esta conducta problemática puede causar la suspensión o expulsión del colegio y encuentros frecuentes con la policía. La frecuencia registrada de enfermedades de transmisión sexual y embarazos no deseados en estos niños es mayor. Se ha registrado un aumento de la tendencia a la ideación suicida e intentos de suicidio, que pueden ser el factor determinante para buscar tratamiento (cuadro 18-10).

Con frecuencia se citan como factores predisponentes para este trastorno el rechazo de los padres y el abandono con castigos físicos severos y abusivos, así como el abuso sexual. El niño puede haber sido trasladado a un hogar de acogida con cambios frecuentes de tutores. El rechazo de sus compañeros puede llevar al niño a relacionarse con quienes llevan a cabo actividades delictivas antisociales, ejercen la violencia o se relacionan con las drogas (cuadro 18-11).

CUADRO 18-10

Signos de alarma de riesgo de suicidio en niños y adolescentes

- Amenazas verbales o pistas sobre el suicidio
- Disminución del rendimiento académico
- Absentismo escolar o fugas del hogar
- Evitación repentina de los amigos y familiares
- Abandono de actividades con las que disfrutaban
- Abuso de drogas o alcohol
- Regalo de posesiones valiosas
- Cansancio excesivo o quejas físicas
- Expresión constante de tristeza y sentimiento de inutilidad
- Falta de respuesta a las alabanzas y recompensas
- Descuido del aspecto personal y de la higiene
- Comportamiento rebelde inusual en ellos

Incidencia y etiología

El trastorno negativista desafiante suele ser más frecuente en niños en edad preescolar que muestran problemas precoces con el temperamento o hiperactividad. Se observa más en niños pequeños, pero la frecuencia se iguala en los niños y las niñas más mayores. Los afectados muestran baja tolerancia a la frustración con accesos de ira frecuentes y conflictos con los padres y profesores. Habitualmente se manifiesta antes de los 8 años y no suele aparecer después de los primeros años de adolescencia. Con frecuencia se observa un patrón familiar de problemas psiquiátricos y es más frecuente en familias con conflictos conyugales graves entre los padres. Es importante realizar una valoración minuciosa del niño porque muchos de los

CUADRO 18-11

Signos y síntomas del trastorno negativista desafiante

- No ceder en las discusiones
- Desafío consciente de las normas
- Hostilidad e ira
- Baja tolerancia a la frustración
- Consumo de drogas o alcohol
- Violencia física
- No respetar las horas de llegada
- Actos maliciosos y vengativos

 Práctica reflexiva

¿Qué factores del entorno social y familiar pueden contribuir en mayor medida a la incidencia de aparición de los trastornos disociales? ¿Qué comparaciones puede hacer entre estos factores y la tasa de delitos contra la sociedad?

comportamientos observados en este trastorno también se ven en niños normales desde la edad preescolar hasta la adolescencia.

Trastornos de ansiedad

Así como los niños aprenden a adaptarse al mundo y conforman una identidad independiente, son muchas las situaciones que crean ansiedad o miedos anticipados que son razonables y normales. La forma en que los demás ven y reafirman la conducta del niño puede contribuir a la intensificación de este sentimiento. El refuerzo del malestar en estas situaciones también conduce a una respuesta aprendida de ansiedad excesiva e injustificada.

Trastorno de ansiedad por separación

Durante el desarrollo temprano del niño, se espera que las etapas de ansiedad por separación se observen como respuesta a encuentros nuevos y extraños con objetos o personas no familiares. En comparación, el niño con trastorno de ansiedad por separación sufre una ansiedad excesiva al separarse de su casa o de las personas queridas. El trastorno puede aparecer antes de los 18 años y producir angustia significativa o alteraciones de la actividad durante al menos 1 mes. Los síntomas pueden ser evidentes después de un período estresante en la vida de un niño, como el comienzo del colegio, el divorcio de los padres, un cambio de domicilio o la muerte de una mascota o un familiar próximo.

Signos y síntomas

El niño con trastorno de ansiedad por separación siente malestar hasta el grado de sufrir intensamente cuando se separa de la persona con la que tiene un lazo afectivo. Cuando la separación es necesaria, como para asistir al colegio, el niño siente la necesidad de estar en contacto permanente con esa persona o está preocupado con la necesidad de regresar a casa. El niño puede tener síntomas somáticos como dolor abdominal, náuseas y vómitos o cefaleas durante la separación o antes de ella. La preocupación excesiva por la posibilidad de perder a sus seres queridos durante la separación puede pasar a ser permanente. Puede tener miedo de irse a dormir si la persona querida no está presente o pensar que a ésta le va a suceder algo terrible. El grado de ansiedad puede oscilar desde la intranquilidad al pánico y la depresión. Los miedos y preocupaciones varían según la edad del niño. Los niños de menor edad tienen miedo de la oscuridad, los monstruos, los ladrones, los incendios, el agua y otras situaciones que pueden suponer un peligro para la familia o para ellos mismos. Son frecuentes la apatía, la tristeza, la depresión y la sensación de no ser queridos o deseados. Con frecuencia se describe que estos niños exigen que se les preste atención, lo que produce resentimiento y frustración en el círculo familiar.

El objetivo del tratamiento es reducir la ansiedad y reforzar el sentimiento de seguridad durante los períodos de separación tanto en el niño como en la familia. Aunque

«Demasiado para Anthony»

Anthony es un paciente de 14 años que ha ingresado en un centro psiquiátrico para adolescentes después de varios episodios de expulsión del colegio por manifestar un comportamiento perturbador y desafiante hacia sus profesores y compañeros. Es hijo único de familia monoparental. Su padre murió cuando él tenía 3 años, dejando a su madre, con una baja cualificación para trabajar, manteniendo sola al niño. Anthony nació con la anomalía congénita de ano imperforado, que consiste en la ausencia de orificio anal que impide la expulsión de las heces. Se le sometió a una intervención para practicarle un orificio; sin embargo, sin control de esfínteres, Anthony tuvo que soportar la incontinencia y la vergüenza que conlleva este trastorno.

Su madre refiere que Anthony siempre fue un niño hiperactivo. Cuando empezó a ir al colegio, los profesores la llamaban varias veces a la semana para quejarse de que no podían controlarlo en clase. Fue expulsado temporalmente de clase y suspendió varios cursos. Asignaron a Anthony a una clase alternativa para niños con dificultades de aprendizaje. Además de distraerse con facilidad, no era capaz de estar sentado ni de concentrarse el tiempo suficiente para terminar ninguna tarea.

Su madre dice que teme que acabe en la cárcel si no se toman medidas. «Ha sido una tortura para mí desde que nació; a veces deseo que nunca hubiera existido. A lo mejor estaría mejor en la cárcel, así no tendría que controlarlo yo», dice.

Se le diagnostica TDAH con trastorno negativista y desafiante. Se determina el CI de Anthony, que tiene un coeficiente intelectual de superdotado.

¿Qué factores psicológicos subyacen a la conducta negativa de Anthony?

_____

_____

¿Qué puede haber contribuido a su mal rendimiento escolar?

_____

_____

¿Qué sentimientos puede experimentar Anthony respecto a la actitud que demuestra su madre hacia él?

_____

_____

¿Qué estrategia podría utilizarse para ayudar a la madre de Anthony a controlar la enfermedad de su hijo?

_____

_____

CASO PRÁCTICO 18-2

---

algunos niños consiguen estos objetivos, en otros la ansiedad se transforma en un trastorno de ansiedad crónico, un trastorno de angustia o una depresión (cuadro 18-12).

Incidencia y etiología

Este trastorno es más frecuente en hijos de padres con trastorno de ansiedad o de angustia. La frecuencia de aparición es igual en los niños y en las niñas. La incidencia es bastante elevada, con cerca del 4 % de los niños y adolescentes afectados por este grado de ansiedad. Los síntomas suelen disminuir al llegar a la adolescencia.

Trastornos de tics (síndrome de la Tourette)

Un tic es un movimiento o expresión verbal súbita, repetitiva, arrítmica y estereotipada que aparece antes de los 18 años. El período sin síntomas nunca alcanza los 3 meses.

Signos y síntomas

Los tics simples pueden consistir en parpadear, arrugar la nariz, sacudir el cuello o el hombro o hacer muecas. Otros movimientos más complejos son gestos con las manos, contorsiones faciales o acciones físicas como saltar, volver

CUADRO 18-12

Signos y síntomas del trastorno de ansiedad por separación

- Intensa ansiedad por la separación de la persona querida
- Preocupación por que le pase algo a esa persona o a él mismo
- Rechazo a acudir al colegio o a las actividades relacionadas
- Queja somáticas
- Miedo a dormir sin una persona querida presente
- Apatía, depresión, tristeza
- Comportamiento para reclamar la atención

sobre los propios pasos, botar y sortear las líneas del suelo. En ocasiones, la persona puede adoptar posturas extrañas. También pueden aparecer **copropraxia** (gestos obscenos similares a los tics) y movimientos repetitivos **(ecopraxia).** Los tics vocales son sonidos repetidos sin significado como sorber por la nariz, resoplar o aclararse la garganta. Otras conductas más complejas consisten en arranques de palabras o frases, bloqueo del habla o cambios sin sentido del tono o volumen de la voz (cuadro 18-13).

La persona con trastornos de tics habitualmente siente la necesidad irresistible de efectuar el tic y siente alivio al realizarlo. Los tics suelen aparecer en accesos que pueden durar desde unos segundos a varias horas. La intensidad o frecuencia de estos accesos habitualmente cambia a lo largo del día o al cambiar de entorno. Algunos niños son capaces de suprimir los tics durante una clase en el colegio, pero vuelven a tenerlos en el recreo. Los tics son menos frecuentes durante el sueño o mientras se está concentrado en actividades como la lectura o tocar el piano. La incidencia puede aumentar en los períodos de estrés o de actividades competitivas y exigentes. Los tics producen malestar emocional y vergüenza y, dado que los niños son conscientes de su conducta, pueden conducir al aislamiento social o a cambios de la personalidad.

Incidencia y etiología

El trastorno de tics suele ser genético. El síndrome de la Tourette tiende a aparecer en niños pequeños, siendo más

CUADRO 18-13

Signos y síntomas de los trastornos con tics

- Parpadeo, arrugar la nariz
- Sacudidas de cuello y hombros
- Gesticulación
- Copropraxia
- Ecopraxia
- Imitación de movimientos corporales
- Sonidos vocales y verbales involuntarios
- Sorbidos, resoplidos y aclararse la garganta

prevalente en los varones. Este trastorno afecta a muchos más niños que adultos. Los tics pueden observarse en todas las culturas y grupos étnicos.

Trastornos de la eliminación

Aunque algunos problemas de la eliminación pueden atribuirse a causas fisiológicas, la mayoría de ellos tiene un origen psicológico. El control de esfínteres anal y vesical forma parte de la maduración y el desarrollo del niño. Algunos problemas de la eliminación pueden deberse a los métodos utilizados para ayudar al niño a conseguir este control o pueden ser consecuencia de un retraso del desarrollo que puede resolverse con el tiempo.

La **encopresis** se caracteriza por la expulsión repetida de heces en lugares inadecuados, como en la ropa, en ceniceros o en el suelo. El niño con **enuresis** presenta episodios repetidos de incontinencia urinaria durante el día o la noche.

Signos y síntomas

Las conductas asociadas a la eliminación habitualmente son involuntarias, pero en algunos casos pueden ser intencionadas. Para hacer el diagnóstico de encopresis, el niño debe tener al menos 4 años o haber conseguido el control fisiológico normal de la defecación. Los síntomas deben aparecer al menos una vez al mes a lo largo de un mínimo de 3 meses. El problema de estreñimiento o de retención fecal puede ser consecuencia de factores fisiológicos, como un empuje insuficiente o por defecación dolorosa. Los factores psicológicos relacionados pueden asociarse con la ansiedad debida al lugar o entorno en el momento en que el niño tiene ganas de defecar. En el caso de la enuresis, el niño debe tener al menos 5 años o controlar el esfínter urinario. Los síntomas deben aparecer al menos dos veces a la semana durante 3 meses, y pueden ser diurnos, nocturnos o presentarse ambas situaciones.

La mayoría de los niños con estos trastornos suelen avergonzarse hasta el extremo del aislamiento social y evitan cualquier actividad que pueda exponerles a sufrir estos sentimientos (cuadro 18-14).

 Consideraciones importantes

Entre los factores que provocan predisposición a sufrir un trastorno de la eliminación se encuentran la educación tardía o insufiente, el estrés psicosocial, las alteraciones físicas, los efectos secundarios de medicamentos y la ingesta de líquidos.

Incidencia y etiología

La encopresis se observa sólo en un pequeño porcentaje de los niños de 5 años y es más frecuente en los niños que en las niñas. La enuresis aparece hasta en el 5 % a 10 % de los niños del mismo grupo de edad. La incidencia se reduce con la edad, y muchos llegan a ser continentes en

Signos y síntomas de los trastornos de la eliminación

- Expulsión de heces u orina de forma repetida en lugares inadecuados
- Sentimientos de vergüenza y agobio
- Aislamiento y evitación social
- Problemas psicológicos secundarios a un entrenamiento de esfínteres rígido
- Factores físicos como un empuje ineficaz o dolor con la defecación

la adolescencia. La mayoría de los niños con trastornos de la eliminación tienen un familiar biológico de primer grado que ha sufrido el problema. Además el riesgo de padecer un trastorno de este tipo es mucho mayor si uno de los padres del niño tiene antecedentes de estos problemas.

Tratamiento de los trastornos mentales de la infancia y la adolescencia

Con bastante frecuencia son los padres los que sospechan que el comportamiento de sus hijos no es normal. Para las familias que observan que su hijo tiene un problema es importante buscar opciones de tratamiento lo antes posible. Los síntomas de un posible problema emocional, de conducta o del desarrollo pueden simular otros trastornos y en cuanto se sospechen debe valorarlos un médico.

Trastornos generalizados del desarrollo

El tratamiento tradicional de los trastornos generalizados del desarrollo consiste en la combinación de varias psicoterapias e intervenciones para reconducir la conducta que actúen sobre los síntomas principales de la falta de habilidad social, las deficiencias de la comunicación y las acciones disfuncionales repetitivas. Las sesiones de psicoterapia sirven para ayudar al niño a desarrollar habilidades sociales y de comunicación para fomentar su capacidad para relacionarse con sus compañeros y mejorar las situaciones familiares. La psicoterapia cognitiva se emplea para intentar ayudar a los niños con conductas explosivas a controlar sus emociones de forma adecuada y disminuir las acciones repetitivas. Se enseñan a los padres las técnicas para que el niño tenga continuidad en el control de sus conductas. Pueden utilizarse fármacos antidepresivos o ansiolíticos para reducir al mínimo la ansiedad que sufre el niño mientras intenta controlar sus pautas de conducta. La educación especial puede ser útil según las necesidades particulares de cada niño.

Trastornos del aprendizaje y de la comunicación

La idea actual es que mantener al niño con un trastorno del aprendizaje o de la comunicación en el sistema educativo ordinario puede ser más beneficioso para su desarrollo. Los profesores trabajan junto a logopedas, especialistas en aprendizaje y padres en la programación del currículo académico que se adapte a los objetivos adecuados para cada niño.

Trastornos del comportamiento

Los trastornos del comportamiento pueden tratarse satisfactoriamente mediante una combinación de fármacos y terapia conductual. Los fármacos pueden administrarse para controlar mejor los problemas de comportamiento, aunque hay que apuntar que ningún medicamento concreto funciona con eficacia en todos los niños y es importante encontrar el que sea más eficaz en cada situación particular. Los estimulantes son los fármacos más utilizados, y la mayoría de los niños responden favorablemente a sus efectos. En el cuadro 18-15 se enumeran los estimulantes más utilizados en niños con TDAH. Los efectos favorables de estos fármacos producen un aumento de la atención, reducen los comportamientos negativos y mejoran las relaciones con sus compañeros. También se observa un mayor rendimiento escolar. La mayor parte de los niños no sufren efectos secundarios como respuesta a estos fármacos; sin embargo, algunos pueden sufrir insomnio, dolor de estómago y anorexia, cefaleas, somnolencia, irritabilidad o nerviosismo. En el tratamiento de los trastornos del comportamiento se utilizan algunos fármacos no estimulantes con menos efectos secundarios notificados. Debe enseñarse a los padres a no modificar la dosis establecida ni suspender la medicación bruscamente, ya que puede aparecer un síndrome de abstinencia por disminución de la concentración del fármaco.

Además de los medicamentos, la psicoterapia conductual es una parte crucial del programa terapéutico. Las intervenciones se planifican para ayudar al niño a crear unos hábitos estructurados centrados en la modificación del comportamiento, en metas y recompensas y en la disciplina aplicando medidas congruentes con la conducta inadecuada. Se ofrece a los padres formación para cuidar del hijo afectado con el fin de que mantengan una coherencia en el control del cambio de comportamiento.

Fármacos estimulantes utilizados con más frecuencia en el TDAH

- Metilfenidato
- Sulfato de anfetamina
- Sulfato de dextroanfetamina
- Pemolina

Trastornos de ansiedad

Se aplica psicoterapia cognitivo-conductual y psicoterapia de grupo, además de fármacos ansiolíticos para ayudar al niño o adolescente a controlar sus miedos e incertidumbres. Hay que incluir a los padres o a las familias en las sesiones de psicoterapia para ayudar a los niños a entender las características de su trastorno y apoyarles.

Trastornos de la eliminación

La mayoría de los niños suelen dejar de dar importancia al problema en algún momento. En primer lugar, se realiza una exploración física cuidadosa para descartar causas físicas. Una vez comprobado que el problema de la eliminación se debe a un trastorno mental, se puede afrontar con distintos métodos conductuales. El objetivo es entrenar el cerebro para responder a las señales de eliminación durante el sueño o a intervalos controlables.

⟳ Aplicación del proceso de enfermería en los trastornos mentales de niños y adolescentes

Valoración

El niño con un problema mental o emocional habitualmente acude en busca de tratamiento enviado por sus padres, profesores, otros profesionales sanitarios o el sistema judicial para someterse a una valoración y recibir un tratamiento. Los padres con frecuencia están preocupados y frustrados por los actos del niño y su incapacidad para adaptarse a la vida diaria. Para valorar todos los factores que pueden contribuir a la conducta alterada del niño, hay que recoger información sobre el paciente, la familia y los factores ambientales relacionados. Estos datos ayudan al equipo sanitario a determinar si existen problemas importantes en la familia. Resulta fundamental contar con los miembros de la familia para identificar las áreas problemáticas. Una vez que todos son conscientes del problema existente, pueden reflexionar sobre la situación y participar de forma activa en la planificación de las estrategias necesarias para ayudar al niño.

Las fuentes de información habituales respecto a la conducta conflictiva del niño son los padres, profesores y otros contactos sociales. En la historia debe constar cuándo empezó la conducta problemática y cualquier incidente significativo (p. ej., forma de tratar a las mascotas, peleas en el colegio, sanciones de los padres) en ese momento que pueda haber desencadenado los síntomas. Se realiza una exploración física y emocional completa. Habitualmente se valora y observa la capacidad de comunicación e interacción del niño a través de actividades lúdicas. También se valoran en profundidad los sentimientos del niño, su autoestima, el pensamiento distorsionado y otros síntomas subjetivos como el maltrato, la depresión o la ideación suicida. No es infrecuente que el niño revele problemas relacionados con la dinámica familiar, como el maltrato, que puede ser desconocido para otras personas del círculo familiar. Además, es importante valorar las pautas de comunicación e interacción entre los miembros de la familia y establecer hasta qué punto el comportamiento y las acciones del niño trastornan la actividad de la familia o de otras situaciones sociales en las que participa.

Selección de los diagnósticos de enfermería

La selección de los diagnósticos de enfermería adecuados puede variar en función del trastorno mental para cubrir las necesidades de cada niño en particular. La selección de los diagnósticos adecuados es especialmente difícil porque el niño está en un período de crecimiento y desarrollo continuos y su comportamiento resulta impredecible, ya que se ve influido por factores genéticos y ambientales. Dado que muchos de estos trastornos pueden superponerse y coexistir en un mismo paciente, la planificación debe identificar varias áreas problemáticas. Los diagnósticos de enfermería que se pueden asignar a todos los niños y adolescentes con problemas mentales son:

- Riesgo de lesión relacionado con la alteración de la movilidad o el comportamiento agresivo.
- Deterioro de la comunicación verbal relacionado con la expresión verbal o la incapacidad para hablar o formar palabras y frases.
- Deterioro de la interacción social relacionado con los comportamientos inadecuados o perturbadores y la disminución de la autoestima.

Además de estos diagnósticos de enfermería frecuentes se pueden añadir los siguientes:

- Déficit de autocuidado relacionado con el procesamiento cognitivo o el grado de madurez.
- Retraso en el crecimiento y desarrollo relacionado con factores genéticos o ambientales.
- Riesgo de lesión debido a déficits neurológicos e indiferencia hacia el entorno.
- Trastorno de la identidad personal relacionado con incapacidad para reconocerse a sí mismo como ente independiente.
- Riesgo de violencia autodirigida o dirigida a otros relacionado con el entorno familiar disfuncional, el escaso control de los impulsos o las conductas agresivas y autodestructivas.
- Afrontamiento inefectivo relacionado con la autoestima baja, el entorno desorganizado o inadaptado, o las estrategias de afrontamiento inmaduras e inadecuadas.
- Afrontamiento familiar afectado relacionado con el comportamiento conflictivo o destructivo del niño y el sistema familiar inadaptado.
- Ansiedad relacionada con necesidades no cubiertas y relaciones sociales disfuncionales.
- Incumplimiento del tratamiento relacionado con el bajo nivel de frustración y el negativismo.

- Deterioro del patrón de sueño relacionado con la ansiedad y el miedo a la separación.

Resultados esperados

Una vez seleccionados los diagnósticos de enfermería adecuados, la planificación incluye el establecimiento de los resultados esperados, gracias a los cuales el paciente debe ser capaz de realizar progresos en la resolución de los problemas identificados. Los períodos pertinentes dependen de cada paciente y de la naturaleza y extensión del problema. Los resultados esperados para los niños y adolescentes son:

- No autolesionarse y que no lesionen a los demás.
- Establecer una comunicación alternativa eficaz con el equipo y con la familia.
- Escoger e iniciar interacciones sociales adecuadas con sus compañeros.
- Demostrar un progreso constante en el desarrollo del autocuidado hasta el grado máximo y en su independencia.
- Demostrar un aumento de autonomía y de la confianza en sí mismos.
- Expresar sentimientos positivos sobre sí mismos.
- Manifestar capacidad para controlar la impulsividad y turnarse con los demás.
- Describir las consecuencias posibles de su comportamiento.
- Participar en la planificación y la puesta en marcha del programa de mejora del comportamiento.
- Tolerar períodos de separación durante la noche de la persona a la que están apegados.
- Manifestar verbalmente la disminución de la ansiedad durante la separación de los padres o la persona a la que están apegados.
- Mostrar una reducción de los síntomas somáticos manifestados anteriormente.
- Identificar los factores que producen la ansiedad.
- Aplicar estrategias alternativas positivas de afrontamiento.

Los resultados esperados con los padres y los miembros de la familia son:

- Identificar las fortalezas y debilidades del niño.
- Participar en la planificación y puesta en marcha del programa de mejora del comportamiento.
- Establecer y mantener la coherencia en los límites del comportamiento aceptable.
- Reforzar los comportamientos positivos del niño.
- Describir formas adecuadas de expresar los sentimientos de frustración ante los comportamientos inadecuados del niño.
- Desarrollar formas adecuadas de manejar la ira y los sentimientos hacia el niño.

Intervenciones

Las intervenciones de la atención de enfermería aplicadas al niño o adolescente con enfermedad mental dependerán de las necesidades de cada paciente y del trastorno que se trate. Las intervenciones pueden solaparse en los pacientes con más de un diagnóstico. Las intervenciones de enfermería generales son:

- Mantener un entorno seguro.
- Identificar todo riesgo de suicidio, ideación suicida o actos suicidas.
- Mantener los objetos peligrosos o cortantes fuera del alcance del paciente o en un lugar cerrado con llave.
- Intervenir para prevenir las lesiones derivadas de agresiones o de acciones para llamar la atención.
- Redirigir y canalizar los comportamientos agresivos a actividades controladas.
- Mantener la coherencia de los tutores y formarlos en problemas de conducta.
- Identificar las capacidades del niño o adolescente para su autocuidado.
- Alentar al niño o adolescente a mantener un autocuidado independiente.
- Explicar con sencillez los límites del comportamiento.
- Establecer una pauta coherente de recompensas ante la conducta positiva y de respuestas de rechazo al comportamiento negativo.
- Identificar la asociación entre formas de comunicación no verbal y las necesidades individuales del niño o el adolescente.
- Utilizar medidas de protección como cascos o guantes para evitar las autolesiones durante comportamientos como golpes en la cabeza, tirones del pelo y arañazos.
- Intentar definir los factores precipitantes de los comportamientos agitados o autolesivos.
- Establecer una relación de confianza utilizando en primer lugar el contacto visual reforzado con una sonrisa.
- Empezar con prudencia la introducción de estímulos táctiles como caricias o abrazos.
- Utilizar refuerzos positivos cuando el niño o adolescente intenta interaccionar con los demás.
- Facilitarles objetos familiares que les den seguridad, como su juguete, almohada o manta favoritos.
- Supervisar adecuadamente y establecer límites a la actividad del niño o adolescente.
- Explicar de forma práctica las consecuencias de los comportamientos negativos.
- Planificar actividades en las que el niño o adolescente pueda lograr objetivos.
- Proporcionar un entorno sin distracciones para las tareas programadas.
- Ayudar al niño o adolescente a reconocer y aceptar la ira como un sentimiento.
- Enseñar al niño o adolescente formas de canalizar la ira hacia válvulas de escape físicas socialmente aceptadas.
- Implicar a los padres en conversaciones sobre los hechos que desencadenan los síntomas somáticos o los temores insoportables en el niño o adolescente.
- Proporcionar a los padres fuentes de información útiles y grupos de apoyo (Información para pacientes 18-1).

Evaluación

Los criterios para evaluar los resultados deseados en el niño o adolescente dependerán del comportamiento problemático que estamos tratando. Se espera que los niños con trastornos del desarrollo aumenten su capacidad para relacionarse y comunicarse con los demás. Esto puede cuantificarse por el progreso en su capacidad de confiar e iniciar contactos sociales con otras personas. El progreso también se valora por la capacidad del niño o adolescente para controlar sus comportamientos negativos y autolesivos.

La valoración del niño con TDAH debe incluir una disminución notable de los comportamientos perturbadores y peligrosos y la capacidad de interaccionar en un entorno de aprendizaje social o estructurado. Las metas del niño con trastorno de comportamiento se centran en el desarrollo de autocontrol y en la disminución de los actos impulsivos. El resultado se mide por la mejora en la capacidad de tener relaciones gratificantes tanto con la familia como con los compañeros. También deben observarse avances en el desarrollo de la autoestima y los sentimientos de valía.

Es crucial que se valore cuidadosamente la participación de los padres y otros miembros de la familia en el tratamiento de cada forma de trastorno de la infancia o adolescencia. Hay que observar las interacciones entre el niño y la familia haciendo hincapié en la forma de controlar con eficacia los síntomas de conducta del niño. Valorar el apoyo que recibe el niño y si se refuerzan sus conductas positivas. Un resultado positivo se demuestra por la capacidad del niño de interactuar y adaptarse adecuadamente al entorno.

INFORMACIÓN PARA PACIENTES 18-1

 Fuentes de información para padres de niños y adolescentes con trastornos mentales

SEPYPNA. Sociedad Española de Psiquiatría y Psicoterapia del Niño y el Adolescente
c/ Monte Esquinza 24, 2.º dcha. 28010 Madrid
Tel.: 913 192 461 / sepypna@sepypna.com
www.sepypna.com

Confederación Autismo España
c/ Eloy Gonzalo 34. 28010 Madrid
Tel.: 915 913 409 / confederacion@autismo.org.es
www.autismo.org.es

Federación Asperger España
c/ Foncalada 11, esc. izq. 8.º B
33002 Oviedo
Tel.: 639 363 000 / infor@asperger.es / www.asperger.es

Attem. Asociación para Niños con Trastornos del Desarrollo
c/ Peris Breill 66. 46022 Valencia
Tel.: 963 559 222 / attem@attem.com
www.attem.com

Federación Española de Asociaciones de Ayuda al Déficit de Atención e Hiperactividad (FEAA)
Colegio San Carlos. c/ Del Romeral 8. Tentegorra. 30205 Cartagena
Tel.: 663 086 184 / adahi@ada-hi.org
www.feaadah.org

RESUMEN

- El factor que influye con mayor frecuencia en la incidencia de trastornos mentales en la infancia o adolescencia es el componente genético junto a los antecedentes familiares de problemas mentales.
- El riesgo se exacerba si el niño vive en un sistema disfuncional con problemas del entorno, como pobreza, violencia, consumo de drogas y relaciones familiares patológicas.
- Puede haber trastornos en varias áreas del desarrollo, como la inteligencia, la habilidad, la coordinación y la actividad. Las deficiencias pueden oscilar de leves a profundas e interfieren con la capacidad del niño para adaptarse y relacionarse con el mundo que le rodea.
- Los niños y adolescentes con trastornos del desarrollo tienen habilidades sociales limitadas y muestran una ausencia de interés por su entorno. No alcanzan un desarrollo intelectual o social concordante con su edad cronológica y nivel educativo.
- Los trastornos de aprendizaje y las alteraciones del lenguaje dificultan el rendimiento académico y social del niño. La frustración que sufren a menudo disminuye su motivación y hace que abandonen el colegio.
- El niño o adolescente con trastornos del aprendizaje y de la comunicación tiene más dificultades con la edad para adaptarse y ejercer sus actividades, ya que tanto para el progreso social como el escolar son necesarias capacidades básicas en lectura, matemáticas, escritura y lenguaje comunicativo.
- La intervención y el tratamiento precoces pueden ayudar al niño con trastorno del aprendizaje o la comunicación a adaptarse y a ajustarse al déficit.
- Quizá la situación más difícil tanto para los niños como para los padres es el niño o adolescente con un trastorno del comportamiento. Dado lo negativo y destructivo de estas conductas, estos niños se suelen ver implicados en problemas con la policía a edades tempranas. El niño es incapaz de entender y controlar los episodios imprevisibles de violencia, lo que lleva a la frustración y a sentimientos ambivalentes de los padres, profesores y otras personas que están en contacto con él.
- Los desajustes familiares y las malas relaciones paternofiliales son frecuentes en niños y adolescentes con trastornos del comportamiento. Si la conducta del niño es agresiva u hostil, aumenta la probabilidad de que estos actos conduzcan a su detención y a que se tomen medidas judiciales. Con frecuencia hay un modelo familiar de problemas psiquiátricos en niños diagnosticados de trastornos disociales o desafiantes de este tipo.
- Otros trastornos en niños y adolescentes con frecuencia son la consecuencia de síntomas secundarios al estrés que se manifiestan en forma de ansiedad, tics repetitivos o eliminación inadecuada.
- Los niños y adolescentes con trastornos mentales con frecuencia tienen una autoestima poco desarrollada que empeora por la vergüenza y la incomprensión del problema.
- La intervención terapéutica consiste en ayudar al niño o al adolescente para que entienda la relación entre los síntomas psicológicos y su problema.
- Muchos de los trastornos mentales que se observan en niños y adolescentes persisten durante la edad adulta. Algunos no se diagnostican hasta que son adultos, pero pueden haber estado presentes desde la infancia, mientras que otros no presentan síntomas hasta el final de la adolescencia o más tarde.
- La intervención temprana resulta necesaria para ayudar tanto al niño como a la familia a desarrollar las capacidades de adaptación que fomenten un nivel de vida funcional.

BIBLIOGRAFÍA

American Psychiatric Association. (2000). *Diagnostic and statistical manual of mental disorders—Text revision* (4th ed.). Washington, DC: Author.

Arabgol, F., Pahaghi, L., & Hebrani, P. (2009). Reboxetine versus methylphenidate in treatment of children and adolescents with attention deficit-hyperactivity disorder. *European Child & Adolescent Psychiatry, 18*(1), 53 39.

Bellanti, C. (2009). Fostering social skills in children with ADHD. *Brown University Child & Adolescent Behavior Letter, 25*(1), 1–6.

Biederman, J., Faraone, S. V., & Monteaux, M. C. (2002). ADHD risk factors independent of gender. *American Journal of Psychiatry, 159*, 1556–1562.

Greene, R., Biederman, J., Zerwas, S., Monuteaux, M. C., Goring, J. C., & Faraone, S. V. (2002). Clinical significance of oppositional defiant disorder. *American Journal of Psychiatry, 159*, 1214–1224.

Mulligan, A., Anney, R., O'Regan, M., Chen, W., Butler, L., Fitzgerald, M., Buitelaar, J., Steinhausen, H., Rothenberger, A., Minderaa, R., Nijmeijer, J., Hoekstra, P., Oades, P., Roeyers, H., Buschgens, C., Christiansen, H., Franke, B., Gabriels, I., Hartman, C., & Juntsi, J. (2009). Autism symptoms in Attention-Deficit/Hyperactivity Disorder: A familial trait which correlates with Conduct, Oppositional Defiant Language and Motor Disorders. *Journal of Autism and Development Disorders, 39*(2), 197–209.

National Institute of Neurological Disorders and Stroke. (2005/2009). *Asperger syndrome fact sheet* (NIH Publication No. 05-5624). Retrieved July 1, 2009, from http://www.ninds.nih.gov/disorders/asperger/detail_asperger.htm

Ruchkin, V., Koposov, R., & Vermeiren, R. (2003). Psychopathology and early conduct disorder explain persistent delinquency. *Journal of Clinical Psychiatry, 64*, 913–920.

Rellenar los espacios

Rellenar los espacios con la respuesta correcta.

1. Tener un familiar biológico _____ con el trastorno es el factor pronóstico subyacente más frecuente para que aparezca en el niño o adolescente.

2. El trastorno del aprendizaje más frecuente es _____.

3. Las personas con retraso mental leve pueden recibir educación hasta aproximadamente el _____ curso de primaria además de habilidades de aprendizaje para una vida normal.

4. El habla que se caracteriza por sonidos o sílabas repetidos o prolongados y que incluye pausas y palabras fragmentadas se llama _____.

5. El filtrado de estímulos sensoriales recibidos que permite que unos pocos pasen a la percepción consciente se denomina _____.

6. Los movimientos repetitivos que aparecen en los trastornos con tics se llaman _____.

Relacionar las frases

Relacionar los siguientes conceptos con la frase más adecuada.

1. _____ TDAH

2. _____ Trastorno de desarrollo de la coordinación

3. _____ Enuresis

4. _____ Trastorno disocial

5. _____ Retraso mental

6. _____ Trastorno negativista desafiante

7. _____ Trastorno del lenguaje expresivo

8. _____ Trastorno autista

9. _____ Trastorno fonológico

a. Conducta repetitiva y mantenida que no respeta los derechos de los demás o desafía las normas sociales adecuadas para los niños de su edad

b. Desarrollo intelectual con CI de 70 o inferior

c. El niño no consigue utilizar sonidos o articular sílabas comprensibles durante el habla

d. Episodios repetidos de incontinencia urinaria durante el día o la noche

e. Torpeza en las actividades motoras con retrasos importantes en las etapas fundamentales del desarrollo

f. Pautas persistentes de falta de atención, hiperactividad o comportamientos impulsivos, más frecuentes que los que se observan en niños de su edad

g. Pautas repetitivas de comportamiento negativo, desafiante, desobediente y hostil hacia las figuras de autoridad

h. Alteración importante del desarrollo de la capacidad de relacionarse en sociedad y comunicarse con el mundo que le rodea

i. Vocabulario y habla limitados con dificultad para aprender palabras nuevas o aplicar conceptos gramaticales

Preguntas de elección múltiple

Seleccionar la mejor respuesta posible de entre las disponibles.

1. Miguel es un niño de 6 años diagnosticado de enuresis después de descartar una causa física de estos síntomas. Su madre está visiblemente disgustada y dice: «Es culpa de su padre. Siempre tuvo el mismo problema». ¿Cuál de las siguientes respuestas del profesional de enfermería sería la más adecuada?
   a. «¿Por qué culpa al padre?»
   b. «Habitualmente este problema no es culpa de nadie.»
   c. «Parece usted bastante disgustada por el problema de su hijo.»
   d. «¿Qué le sucedía a su padre para que usted diga esto?»

2. Justin es un niño de 7 años que tiene dificultades con los deberes de lectura y escritura del colegio. Su profesor ha propuesto que se le haga una valoración de trastorno de aprendizaje. ¿Cuál de las siguientes categorías utilizaría en el caso de Justin?
   a. Tartamudeo.
   b. Dislexia.
   c. Déficit de atención.
   d. Tic vocal.

3. Amanda, una niña de 6 años cuyos padres se divorciaron hace 6 meses, llora y vomita cada vez que su madre la lleva al colegio. Todos los días llaman a

su madre para que se la lleve a casa. ¿Cuál de los siguientes describe mejor la conducta de Amanda?

a. Trastorno disocial.
b. Trastorno de ansiedad por separación.
c. Trastorno negativista desafiante.
d. Trastorno generalizado del desarrollo.

4. La policía ha avisado a los padres de John, un chico de 14 años que ha faltado a clase cuatro veces durante el último mes. John incendió el garaje de su abuela cuando tenía 10 años, a los 11 atacó a su padre por que le mandó limpiar su habitación, y fue expulsado del colegio por pintar con aerosol en la acera del centro. Cuando ingresa en un centro psiquiátrico para adolescentes, ¿cuál de los siguientes diagnósticos de enfermería es el prioritario?

a. Riesgo de violencia dirigida hacia los demás.
b. Alteración de la autoestima.
c. Procesos familiares disfuncionales.
d. Deterioro de la interacción social.

5. Mónica es una adolescente de 16 años que ingresa en la unidad de psiquiatría con una depresión grave. Se toman medidas preventivas para evitar el suicidio. ¿Cuál de los siguientes signos puede indicar una conducta suicida?

a. Restringe sus visitas a cuatro personas.
b. Pide champú al personal de enfermería para poder lavarse el pelo.
c. Duerme durante el día entre las sesiones de psicoterapia.
d. Regala su pulsera de la suerte a su mejor amiga.

6. ¿Cuál de las siguientes tareas le resultará más difícil a un niño con trastorno del lenguaje expresivo?

a. Seguir las reglas de un juego.
b. Dejarse tocar o abrazar por otra persona.
c. Quedarse por la noche con un familiar.
d. Ceder en una discusión.

7. Beth es una niña de 5 años que tiene dificultades para articular sílabas de forma que no se la entiende cuando habla. Con frecuencia separa sonidos repetitivos o prolongados con pausas que le producen ansiedad y enfado. ¿Cuál de los siguientes describe el problema de habla que sufre Beth?

a. Sintaxis.
b. Copropraxia.
c. Tartamudeo.
d. Ecopraxia.

8. Richard es un niño de 7 años que muestra signos característicos de retraso del desarrollo mental. Se le hacen pruebas y su CI es de 54. ¿Cuál de los siguientes resultados sería razonable para él?

a. Ingreso en una institución para recibir una supervisión adecuada.
b. Vida independiente con capacidad para ganarse el sustento.
c. Empleo simple con vida independiente supervisada.
d. Sólo necesidades alimenticias e higiénicas de autocuidado.

9. Bobby es un niño de 7 años al que están valorando por un problema de aprendizaje. La madre le da al profesional de enfermería la información mostrada en las respuestas. ¿Cuál de los siguientes datos es con mayor probabilidad un factor que contribuye al rendimiento del niño?

a. Pone la televisión a un volumen que molesta a los demás.
b. Le gusta jugar con los columpios y los aparatos de gimnasia en el colegio.
c. Suele meterse con su hermano y hermana más pequeños.
d. Tiene miedo del perro del vecino.

10. Un adolescente de 15 años ataca verbalmente al director del colegio después de una reprimenda por romper una regla del colegio. Le dice: «Usted no es mi dueño. Nadie es mi dueño. No tengo que respetar sus normas absurdas». ¿De cuál de los siguientes trastornos es característica esta conducta?

a. Retraso mental.
b. Trastorno negativista desafiante.
c. Trastorno de ansiedad por separación.
d. Síndrome de la Tourette.

CAPÍTULO DIECINUEVE

Trastornos y problemas de los ancianos

⦿ Objetivos didácticos

Después de leer el contenido de este capítulo, el estudiante debe ser capaz de:

1. Describir las características de los pacientes ancianos.
2. Describir los problemas psicosociales asociados a la salud mental del anciano.
3. Valorar y diferenciar el delírium, los tipos de demencia y los trastornos amnésicos.
4. Describir los síntomas y etapas de la progresión de la demencia de tipo Alzheimer.
5. Describir los métodos de tratamiento para los trastornos mentales en los ancianos.
6. Identificar los diagnósticos de enfermería adecuados para los pacientes que padecen delírium y demencia.
7. Listar los resultados esperados para las personas con delírium y demencia.
8. Identificar las intervenciones de enfermería para las personas con delírium y demencia.
9. Valorar la eficacia de la atención planificada de enfermería que se ha aplicado.

⦿ Conceptos clave

- Afasia
- Agnosia
- Anomia
- Apraxia
- Confabulación
- Delírium
- Demencia
- Demencia con cuerpos de Lewy
- Demencia de tipo Alzheimer (DA)
- Demencia vascular
- Desorientación
- Discriminación por razón de edad (edaísmo)
- Envejecimiento
- Envejecimiento primario
- Envejecimiento secundario
- Reacciones catastróficas
- Síndrome vespertino
- Trastornos amnésicos

El **envejecimiento** se define como una manifestación de los cambios que avanzan de forma continua y progresiva durante la edad adulta. La población anciana habitualmente muestra signos físicos del envejecimiento, como encanecimiento, reducción del tejido subcutáneo de sostén, lo que provoca arrugas en la piel, y presbicia (reducción de la capacidad de enfocar objetos cercanos). Es fundamental reconocer el carácter flexible de la salud y la actividad en personas mayores de 65 años. Existen efectos provocados por el **envejecimiento primario,** que son las alteraciones que se presentan como consecuencia de factores genéticos o naturales, y alteraciones causadas por el **envejecimiento secundario,** en las que influye el entorno. Como consecuencia del aprendizaje social en las primeras etapas de la vida suele establecerse una pauta de afrontamiento de los factores estresantes ambientales. La capacidad de dar sentido y perspectiva a las experiencias vitales fomenta una adaptación satisfactoria al envejecimiento. Este fenómeno se refleja en los datos que indican que la mayoría de los ancianos, a pesar de sufrir enfermedades crónicas o discapacidades concurrentes (cuadro 19-1), califican su salud mental o física como buena o excelente. Aunque las alteraciones que acompañan al envejecimiento son inevitables, los ancianos que pueden adaptarse a estos cambios con una relativa aceptación manifiestan el máximo grado de satisfacción con sus vidas.

Práctica reflexiva

¿Qué consecuencias tienen estos datos demográficos para la enfermería?

¿En qué sentido influyen las experiencias de la infancia en la forma en que una persona se adapta al envejecimiento?

Atención a la salud mental en ancianos

Las enfermedades crónicas, el deterioro de la memoria y los síntomas depresivos afectan a un gran número de

---

CUADRO 19-1

Enfermedades crónicas más frecuentes en personas de 65 años de edad o mayores

- Artritis
- Alteraciones visuales
- Hipertensión
- Vasculopatía periférica
- Insuficiencia cardíaca congestiva
- Disfunción urinaria
- Enfermedad de Parkinson
- Pérdida de audición
- Ictus
- Enfermedad pulmonar obstructiva crónica
- Enfermedad tiroidea
- Diabetes mellitus

---

ancianos. El riesgo de que se presenten estos síntomas aumenta siempre con la edad. Los aspectos sociales y conductuales de la vida y el vínculo de la pérdida con la edad pueden influir en gran medida en el estado mental de una persona y en la prevalencia de los trastornos de salud mental en las últimas etapas de la vida. Las pérdidas que tienen lugar con más frecuencia en la población anciana comprenden:

- Deficiencias de salud.
- Jubilación y trabajo.
- Cónyuge o seres queridos.
- Ingresos.
- Posición social.
- Amigos.
- Capacidades cognitivas.
- Hogar.
- Independencia.
- Funciones.

Problemas psicosociales asociados al envejecimiento

La **discriminación por razón de edad** es una creencia defendida habitualmente que estereotipa y minimiza el valor de las personas ancianas considerando que el deterioro y las enfermedades mentales forman parte del envejecimiento normal. Esta idea fomenta la presuposición de que los ancianos son incompetentes o seniles y, de algún modo, una población de categoría inferior para la sociedad. La discriminación en forma de restricción del acceso a las ayudas y servicios de los recursos de salud mental se demuestra en la reticencia a considerar estos trastornos como anómalos y tratables en todos los grupos de edad. Por desgracia, muchos ancianos aceptan como algo intrínsecamente normal la coexistencia de los trastornos mentales y el deterioro de la salud en las últimas etapas de la vida. Las personas que contemplan los problemas mentales como un signo de debilidad o de descontrol no comunican muchos de los síntomas que sufren, y además temen que les internen en una residencia. Pueden ser reacios a comentar sus sentimientos o emociones o ser incapaces de hacerlo, lo que evita reconocer el problema. El coste de la salud mental representa un factor que reduce de por sí las posibilidades de que los ancianos busquen tratamiento para sus síntomas. Los ingresos reducidos y los costes de la atención sanitaria y de los tratamientos farmacológicos existentes también reducen las probabilidades de que se aborden estos problemas de salud mental.

Práctica reflexiva

¿En que puede contribuir esta actitud de «normalidad» a empeorar las enfermedades mentales crónicas?

La atención de los ancianos con enfermedades mentales ha suscitado cierta atención del gobierno federal de Estados Unidos gracias a la regulación legislativa de los centros de tratamiento psiquiátrico y las residencias de ancianos. Se observa un elevado porcentaje de trastornos mentales entre las personas ingresadas en centros a largo plazo. Las unidades especializadas y los programas dirigidos a atajar las necesidades de los individuos con enfermedades mentales en estas instituciones han crecido enormemente y se asocian a un interés creciente en aumentar progresivamente los costes de los ingresos hospitalarios. La contención del gasto por parte de Medicare, Medicaid y las organizaciones proveedoras de cuidados de salud de Estados Unidos y los mandatos impuestos por la ley *Omnibus Budget Reconciliation Act of 1987* para regular tanto restricciones farmacéuticas como de la atención médica han dado lugar a la aparición de la atención médico-psiquiátrica de apoyo.

Práctica reflexiva

El cambio sutil en la perspectiva que representa pasar del «tiempo vivido» al «tiempo que queda por vivir», ¿tiene algún efecto en la forma de pensar de los ancianos? ¿De qué forma?

Deterioro de la función cognitiva

El deterioro de la función cognitiva conlleva un cierto grado de deterioro en la capacidad de una persona para llevar a cabo las actividades cotidianas. La sutil merma de las capacidades mentales atribuida al proceso normal de envejecimiento apenas se manifiesta en la actividad diaria del anciano. Los lapsos de memoria normales, como colocar un objeto en un lugar diferente del habitual, olvidar el nombre de alguien u olvidar una cita, se consideran típicos del envejecimiento. Las alteraciones resultan más obvias cuando existe un aumento de la ansiedad producida por la necesidad de trabajar bajo presión. Existe una gran variabilidad entre los ancianos y muchos pueden seguir realizando sus actividades con un grado muy elevado de eficacia compensando estas alteraciones con notas de recuerdo y listas. Las mayores pérdidas en la actividad mental provocadas por el envejecimiento se observan en las áreas del aprendizaje y de la retención de información. Se ha propuesto que también existe un cierto deterioro del razonamiento abstracto y la capacidad de resolver problemas complejos.

Por el contrario, la alteración cognitiva es un problema más definido que se centra en el déficit de memoria. Puede haber una deficiencia notable en la capacidad de recordar el contenido de lo que se lee o de los detalles descriptivos de lo que se ve o se oye, y pueden olvidarse de forma repetida hechos importantes. Este grado de alteración es bastante diferente del que se observa en el envejecimiento normal. La memoria es la base de nuestros procesos de pensamiento, y los déficits de memoria hacen que la persona sea incapaz de recordar acontecimientos pasados, que se utilizan para tomar decisiones y aplicar juicios críticos en el presente. La persona queda inmersa en un estado de confusión e incapacitada para comprender los acontecimientos que está viviendo en ese momento.

Tipos de trastornos mentales en los ancianos

El término *trastornos cognitivos* (o cognoscitivos) ha sustituido a los términos empleados antes *(trastornos cerebrales orgánicos* o *trastornos mentales)*. En los trastornos cognitivos existe una alteración manifiesta de la función cognitiva con respecto al grado de actividad cognitiva anterior. Esta categoría de enfermedades comprende el delírium, la demencia y los trastornos amnésicos. En los trastornos cognitivos existe una causa subyacente de la alteración cognitiva, como una enfermedad médica, un medicamento o una toxina, o una combinación de ambos.

Delírium

El **delírium** se caracteriza por una alteración de la consciencia y un cambio en la función cognitiva que se desarrollan a lo largo de un breve período. Todos los individuos con delírium presentan una alteración del grado de consciencia y de la función cognitiva, pero éstas pueden ser consecuencia de diversas etiologías, como una enfermedad, un traumatismo, infecciones, medicamentos, toxicidad o abstinencia de una sustancia, exposición a una toxina o una combinación de algunos de estos factores. Las causas subyacentes que provocan con más frecuencia el delírium en los ancianos se indican en la tabla 19-1. Una vez determinada y tratada la causa, el trastorno suele resolverse y el estado mental del individuo mejora.

Signos y síntomas

El delírium sigue una pauta progresiva; el deterioro del grado de consciencia y las capacidades cognitivas es mani-

TABLA 19-1	Causas frecuentes de delírium en los ancianos
CAUSA	**EJEMPLOS**
Enfermedades	Infecciones generalizadas Alteraciones metabólicas Desequilibrio hidroelectrolítico Enfermedad hepática o renal Procesos patológicos en el cerebro
Provocado por sustancias	Toxicidad de los medicamentos Interacciones farmacológicas múltiples
Intoxicación con sustancias	Dosis elevadas de opiáceos Alcohol Sedantes, hipnóticos o ansiolíticos
Síndrome de abstinencia de sustancias	Suspensión repentina de cualquiera de las sustancias anteriores (cualquier combinación de causas físicas o farmacológicas)

CUADRO 19-2

Signos y síntomas del delírium

- Inicio rápido (entre horas y días)
- Evolución fluctuante, con más confusión durante la noche
- Déficits intermitentes de memoria
- Reducción del grado de consciencia
- Disminución de la atención al entorno
- Incapacidad para mantener la atención o concentrarse
- Alteraciones cognitivas (de la concentración, del juicio crítico, de la comunicación y de la percepción)
- Lenguaje incoherente
- Aumento o reducción de la actividad psicomotora
- Alucinaciones (normalmente visuales) e ilusiones
- Pensamientos delirantes efímeros y desorganizados
- Movimientos o temblores involuntarios
- Alteraciones del apetito y del sueño

fiesto en la conducta del enfermo y en su incapacidad para realizar las actividades cotidianas que antes cumplía con normalidad. El delírium se desarrolla rápidamente y los síntomas pueden fluctuar según la hora del día. Existe una reducción del grado de consciencia y una alteración del pensamiento, la concentración y la capacidad de atención al entorno. El lenguaje se vuelve incoherente y la coordinación o la actividad motoras se deterioran con rapidez. Las personas afectadas pueden padecer alucinaciones y procesos de pensamiento delirantes. El apetito y el sueño se ven trastocados a medida que el deterioro mental avanza (cuadro 19-2).

Práctica reflexiva

El inicio del delírium ¿es rápido o insidioso? ¿Qué factores contribuyen a la aparición del delírium?

Consideraciones importantes

Las alteraciones de la percepción pueden conllevar alucinaciones (p. ej., ver a un pariente muerto y hablar con él), ilusiones (p. ej., ver el catéter de la vía intravenosa como una cuerda) o ideas delirantes (p. ej., considerar la inyección una amenaza o un daño). El delírium consiste en una alteración de la consciencia y de las capacidades cognitivas y se desarrolla en un período breve.

Incidencia y etiología

Como se ha indicado antes, los síntomas del delírium pueden ser provocados por diferentes factores. Los ancianos presentan más riesgo de sufrirlo por la elevada incidencia de enfermedades crónicas que existe en este grupo de edad y el uso que hacen de varios medicamentos para tratar estas enfermedades. El aumento de las probabilidades de hospitalización por infecciones agudas, septicemia y exacerbaciones de las enfermedades crónicas como la insuficiencia cardíaca congestiva y las enfermedades pulmonares crónicas aumentan ese riesgo. El uso simultáneo de medicamentos de venta con receta y de venta sin receta también puede influir en la aparición del delírium. Otros factores de riesgo importantes son la reducción de la capacidad de metabolizar y excretar fármacos del organismo a medida que se envejece, las dosis menores de algunos medicamentos que se administran a los ancianos y las reacciones farmacológicas adversas. Asimismo, otros aspectos como la privación sensorial, un ciclo de sueño y vigilia alterado y las deficiencias nutricionales o de líquidos pueden contribuir a la aparición de un estado delirante.

Demencia

La **demencia** se caracteriza por una pérdida irreversible y progresiva de las capacidades cognitivas como déficits de memoria, de la consciencia, del juicio crítico y de la capacidad de razonamiento. Esta disminución de las capacidades cognitivas es lo suficientemente grave para interferir de forma significativa en las actividades diarias de una persona y en su capacidad de comunicarse o interactuar con otros. Aunque no representa una enfermedad en sí misma, la demencia es un conjunto de síntomas provocados por múltiples trastornos diferentes que afectan al encéfalo. La demencia primaria no es consecuencia de ninguna otra enfermedad, mientras que la demencia secundaria aparece como producto de otra afección. La más conocida es el tipo de demencia progresiva, en la que las capacidades cognitivas empeoran gradualmente durante un período determinado (cuadro 19-3).

Existen varios tipos diferentes de demencia progresiva. La más frecuente es la demencia de tipo Alzheimer. La demencia vascular y la demencia con cuerpos de Lewy también se incluyen en esta categoría y se explican en este capítulo. En el cuadro 19-4 se enumeran otras enfermedades que pueden asociarse a la demencia.

Dado que los déficits de memoria son frecuentes tanto en el delírium como en la demencia, cabe recono-

CUADRO 19-3

Características de la demencia

- Irreversible
- Progresiva
- Déficits de memoria
- Pérdida de la consciencia
- Pérdida del juicio crítico
- Pérdida del razonamiento abstracto

«El comportamiento de Bertha habla»

Bertha es una paciente de 86 años ingresada en la unidad de demencia de una residencia de ancianos. Su lenguaje consiste en fragmentos ilógicos de frases que no tienen relación con ninguna conversación. Su actividad habitual es deambular por el pasillo con el andador entrando y saliendo de las habitaciones aleatoriamente. Durante los últimos dos días Bertha se ha resistido a salir de la cama. Ha respondido menos de lo habitual y apenas articula sonidos. Hoy el personal de enfermería la encuentra llorando e inquieta, tiene fiebre y está temblando. El profesional percibe un fuerte olor a orina procedente de la ropa interior de Bertha y se da cuenta de que Bertha es incapaz de describir dolor o malestar en ningún lugar específico.

¿Qué pueden indicar los cambios en la conducta de Bertha?
_____
_____

¿De qué modo puede relacionarse su conducta con otros síntomas?
_____
_____

¿Qué medidas debe tomar el personal de enfermería?
_____
_____
_____

CUADRO 19-4

Otros trastornos asociados a la demencia

- Enfermedad de Pick
- Traumatismo
- Sida
- Abuso crónico de alcohol y otras drogas
- Tumores cerebrales
- Enfermedad de Huntington
- Encefalopatía espongiforme humana
- Enfermedad de Parkinson
- Esclerosis múltiple
- Esclerosis lateral amiotrófica
- Carencias nutricionales
- Alcoholismo crónico
- Infecciones
- Tumores cerebrales
- Anoxia
- Neumopatía o cardiopatía crónicas

Práctica reflexiva

¿Qué características distinguen la demencia del delirio?

---

cer que una persona con delírium puede presentar también una demencia preexistente. Una valoración que permite distinguir ambas dolencias es que, excepto en la demencia avanzada, la mayoría de personas que sólo sufren demencia suelen mantener la atención al entorno, mientras que una persona que también sufre delírium presenta además una alteración de la consciencia. Esto significa que una persona que mantiene la atención al entorno pero se encuentra desorientada y confundida por la demencia puede manifestar un deterioro de la consciencia como consecuencia de un delírium agudo.

Demencia de tipo Alzheimer

El alemán Alois Alzheimer describió por primera vez la enfermedad de Alzheimer a principios del siglo XX. Una paciente de 50 años presentaba posibles signos de enfermedad mental. Murió y la autopsia reveló unos depósitos densos (placas neuríticas) en el exterior y alrededor de las neuronas cerebrales. En el interior de las células se encontraron hebras de fibras enrolladas u ovillos neurofibrilares. Hoy en día es todavía imposible determinar un diagnóstico de enfermedad de Alzheimer si no se observan en la autopsia estos signos clásicos de la enfermedad.

La **demencia de tipo Alzheimer (DA)** afecta principalmente a la corteza cerebral (responsable del pensamiento consciente y el lenguaje), a la producción de acetilcolina (un neurotransmisor necesario para la memoria y el aprendizaje) y al hipocampo, fundamental para el

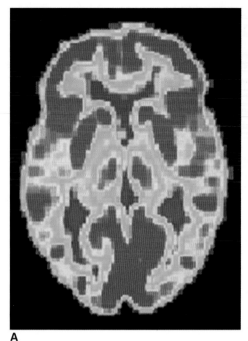
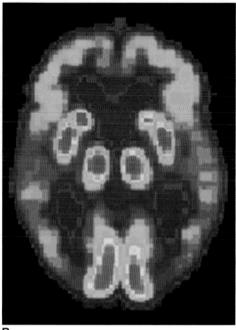

A **B**

FIGURA 19-1

A) Exploración de un cerebro sano mediante tomografía por emisión de positrones (TEP). **B)** Exploración de un cerebro con enfermedad de Alzheimer. Las zonas azules indican reducción de la actividad cerebral. (Imágenes cedidas por cortesía del Alzheimer Disease Education and Referral Center, un servicio del National Institute on Aging estadounidense.)

almacenamiento de la memoria. En las regiones afectadas por esta enfermedad las neuronas se deterioran y pierden las conexiones sinápticas con otras neuronas. Las exploraciones mediante tomografía por emisión de positrones (TEP) ilustradas en la figura 19-1 muestran la reducción de la actividad cerebral en las personas con DA en comparación con las personas sanas.

Signos y síntomas

A medida que las neuronas del hipocampo se deterioran, va fallando la memoria a corto plazo. La capacidad para realizar las tareas cotidianas comienza a disminuir. Una vez que la enfermedad progresa hacia la corteza cerebral, comienza a verse afectado el lenguaje y el juicio crítico, lo que provoca accesos emocionales impulsivos y conductas perturbadoras como la deambulación y la agitación que con frecuencia se observan en este trastorno. A medida que progresa provocando la pérdida de la memoria remota, el individuo queda incapacitado para reconocer incluso a sus familiares más próximos o para comunicarse de forma coherente. Además, se presenta un déficit de memoria progresivo e irreversible que afecta a la orientación espacial y temporal, al pensamiento abstracto, a la capacidad para realizar cálculos matemáticos y para aprender nuevos datos o conceptos. Los cambios de personalidad dan lugar a una reducción de la consciencia de sí mismo o la pérdida de esta función a medida que la memoria va desapareciendo y, con ella, los propios marcos mentales que dan sentido a la vida. Los recuerdos se erosionan y se frag-

mentan en recuerdos parciales que van desapareciendo gradualmente y quedan fuera del alcance del recuerdo.

Inicialmente, las personas afectadas pueden escribir lo que desean recordar y luego olvidarse de consultar las notas de recuerdo; tienen dificultades para codificar recuerdos que luego sean accesibles para la memoria y son incapaces de efectuar una conexión entre el significado de las palabras en un discurso oral y las palabras que deben recordar. En una etapa inicial de la enfermedad, los enfermos reconocen el déficit de memoria e intentan compensar sus carencias empleando la **fabulación** (narración de acontecimientos imaginarios que persigue llenar las lagunas de memoria), pero sienten cada vez más temor y ansiedad por los déficits de memoria que padecen y se desaniman. A medida que la enfermedad avanza, pierden la capacidad de reconocer los déficits de memoria y, por tanto, dejan de ser conscientes de su existencia.

 Consideraciones importantes

Memoria a corto plazo (reciente): recordar algo durante algunos minutos o varias horas. Memoria a largo plazo (remota): recordar algo durante algunos años, se preserva el recuerdo.

Puede manifestarse una incapacidad para aprender y procesar información nueva (p. ej., la persona puede no

CUADRO 19-5

Deterioro del lenguaje en la demencia de tipo Alzheimer

- De un discurso de argumentación a fragmentos de frases
- Tendencia a repetir palabras y preguntas (ecolalia)
- Repetición de una palabra (paralalia)
- Repetición de una sílaba (logoclonía)
- Farfullar frases ininteligibles y repetitivas
- Mutismo

reconocer una casa o una dirección nueva y dirigirse a la antigua dirección buscando su domicilio. Las dificultades lingüísticas se van incrementando notablemente con el progreso de la enfermedad (cuadro 19-5).

Los problemas relacionados con el lenguaje son:

- **Anomia.** Incapacidad para recordar la palabra adecuada para el contexto (p. ej., cuando se les enseña un reloj los pacientes pueden llamarlo «el chisme de la hora» o, en referencia a una persona que ha muerto, puede decir que está en el «sitio de descanso» o «sitio donde se duerme» en lugar de decir *cementerio*).
- **Agnosia:** incapacidad para identificar un objeto (p. ej., la persona afectada puede intentar comer la sopa con un cuchillo, comer un caramelo con el envoltorio o intentar afeitarse con un cepillo de dientes y dentífrico). Este síntoma también puede ser sensorial (p. ej., la persona puede ser incapaz de reconocer las altas temperaturas [como un baño caliente], de identificar el significado de las luces de los semáforos o de reconocerse en el espejo, y en consecuencia puede creer que hay un extraño en la habitación).
- **Afasia:** alteración en la comprensión del sentido y el significado del lenguaje que impide a la persona entender lo que oye, seguir instrucciones y comunicar sus necesidades (p. ej. la necesidad de ir al baño o de decir que siente dolor).

Las capacidades espaciales y visuales se deterioran y las personas que sufren este trastorno pueden perderse mientras conducen o caminando. También pueden sufrir **apraxia** o incapacidad de realizar movimientos y acciones voluntarias a pesar de mantener la actividad motora y sensorial intacta. Por poner un ejemplo, estas personas pueden intentar regar las plantas con una manguera pero ser incapaces de conectar la manguera al grifo o ser incapaces de llevarse la comida del plato a la boca con los cubiertos cuando intentan comer. Estos enfermos pierden la capacidad de emplear un juicio crítico correcto o de tomar decisiones lógicas. Normalmente, el síntoma que se observa en primer lugar son las dificultades que presentan para llevar las cuentas, que suele ser el déficit por el que las familias acuden a buscar atención médica para los enfermos. Pueden intentar pagar las cuentas dos veces u olvidarse de pagarlas, comprar cosas innecesarias, donar grandes cantidades de dinero a la caridad o ser incapaces de utilizar un talonario (v. fig. 19-2).

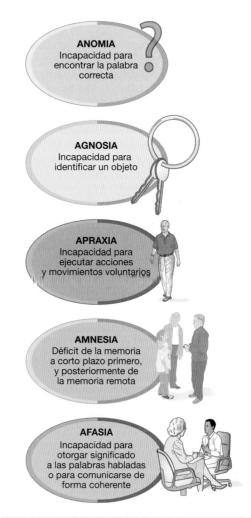

ANOMIA
Incapacidad para encontrar la palabra correcta

AGNOSIA
Incapacidad para identificar un objeto

APRAXIA
Incapacidad para ejecutar acciones y movimientos voluntarios

AMNESIA
Déficit de la memoria a corto plazo primero, y posteriormente de la memoria remota

AFASIA
Incapacidad para otorgar significado a las palabras habladas o para comunicarse de forma coherente

FIGURA 19-2

Los cinco signos fundamentales de la enfermedad de Alzheimer.

Además, existen indicios evidentes de descuido personal y de la higiene, ya que el enfermo descuida su aspecto y no presta atención a la apariencia y la ropa. Un signo típico consiste en que un enfermo antes pulcro y bien presentado pase a tener una apariencia descuidada y se vista superponiendo capas de ropa inadecuadamente. Los cambios de personalidad y de estado de ánimo resultan evidentes cuando la persona pierde la energía y el interés en realizar actividades que antes disfrutaba. Con frecuencia se presenta una depresión y la interacción social del afectado se reduce y muestra retraimiento social. Con el progreso de la enfermedad pueden presentarse agitación y respuestas de miedo o angustia (tanto verbales como físicas) que pueden ser causa de autolesiones o de lesiones a otros, lo que se denomina **reacciones catastróficas.** Estos episodios suelen ser consecuencia de la frustración que sienten los enfermos y de la percepción de una amenaza en hechos triviales, como un cambio en los hábitos o en el entorno.

Otros problemas de comportamiento son la obstinación, la resistencia a recibir cuidados, el lenguaje agresivo, la sobreactuación como respuesta a las alucinaciones o ideas delirantes u orinar en lugares inadecuados. Los ancianos con DA habitualmente ocultan objetos y sospechan de otras personas, y pueden creer que les roban determinados objetos que no están en su lugar habitual y no logran encontrar. También pueden mostrar inquietud en aumento, que hace que rebusquen continuamente cosas, vagabundeen y caminen sin ningún propósito (caminan sin descanso), además de la interrupción del ciclo de sueño y vigilia. Este comportamiento expone a la persona al riesgo de lesiones. Algunas muestran un período de agitación máxima y un comportamiento exagerado durante las horas nocturnas, que a veces se denomina **síndrome vespertino** (cuadro 19-6).

En la DA avanzada las personas pueden ser totalmente inconscientes de su entorno y necesitar supervisión y atención constantes; las que presentan este grado de afectación corren riesgo de sufrir accidentes y enfermedades infecciosas que a menudo provocan la muerte. Las tres causas más frecuentes de muerte en las personas con DA son neumonía, infecciones de las vías urinarias y úlceras por decúbito infectadas.

Los pacientes viven una media de 4 a 10 años tras el diagnóstico aunque, en algunos casos, es posible que desde el momento del diagnóstico hasta la muerte transcurran 20 años o incluso más. Las etapas clínicas de la DA se enumeran en la tabla 19-2.

 ## Práctica reflexiva

¿Qué estímulos del entorno podrían provocar conductas que aumentan por la noche?

CUADRO 19-6

Signos y síntomas de la demencia de tipo Alzheimer

- Confabulación
- Déficit de la memoria a corto plazo primero, y posteriormente de la memoria remota
- Reducción de las capacidades para realizar las actividades cotidianas
- Esconder objetos y luego ser incapaces de encontrarlos
- Suspicacia
- Inquietud, rebuscar cosas continuamente, deambular y caminar sin descanso
- Interrupción del ciclo de sueño y vigilia
- Deterioro del lenguaje (anomia, afasia)
- Alteración del juicio crítico
- Accesos emocionales impulsivos (reacciones catastróficas)
- Incapacidad para reconocer a su familia o amigos
- Incapacidad para reconocer los objetos conocidos (agnosia)
- Pérdida de la orientación espacial y temporal
- Alteración del pensamiento abstracto y de la adquisición de conceptos matemáticos
- Incapacidad de aprender nueva información ni de codificar la información que recibe
- Cambios de personalidad
- Incapacidad para realizar movimientos voluntarios (apraxia)
- Obstinación
- Lenguaje ofensivo
- Alucinaciones e ideas delirantes
- Defecar u orinar en lugares inapropiados
- Síndrome vespertino

TABLA 19-2 Etapas clínicas de la enfermedad de Alzheimer

ETAPA	DURACIÓN	CARACTERÍSTICAS
Leve	1 a 4 años	Escasa memoria a corto plazo Incapacidad para adquirir nuevos conocimientos (pueden tener dificultades para gestionar un talonario, preparar una receta difícil o recordar la posología de la medicación) Anomia leve Cambios de personalidad Desorientación (pueden perderse) Cierta disminución del juicio
Moderada	2 a 10 años	Déficit de memoria notable Alteración del juicio crítico (dificultades con la preparación de platos simples, tareas del hogar sencillas o trabajos de huerto fáciles; la mayoría precisan ayuda con las tareas cotidianas) Aumento del deterioro cognitivo Ansiedad, suspicacia Agitación, depresión Problemas con el sueño Deambulación o caminar sin descanso Dificultades para reconocer a la familia y las amistades
Grave	8 a 12 años	Alteraciones cognitivas graves Inestabilidad física y restricción de la movilidad (requiere un grado de asistencia notable con el cuidado personal y las actividades cotidianas, suele quedar encamado y depende de otros para que lo cuiden; puede presentar mutismo) Ausencia total de lenguaje Disminución del apetito, adelgazamiento Incontinencia

«El declive de Annie»

Últimamente Annie camina a menudo por la residencia de ancianos con pendientes desparejados y sin calcetines. El supervisor del centro está preocupado por el cambio obvio en la apariencia de Annie. Un día, cuando ella está entregando sus comidas del programa «Comida sobre ruedas», entra en la escuela en la que fue maestra durante treinta años y le dice al secretario: «No sé adónde tengo que ir con esta comida». Cuando se avisa al centro de la situación, el supervisor recuerda que varias personas de la ruta de reparto de Annie han notificado que no habían recibido la comida. Sin embargo, cuando le preguntan a ella sobre el tema, Annie dice: «Debo haberla dejado en otra casa por error». Sabiendo que hay un problema, el supervisor avisa a Katy, la hija de Annie, del problema. Katy queda con su madre en su casa al día siguiente. Cuando llega, encuentra pilas de correo sin abrir y facturas con notificaciones de impago, comida caducada en la nevera y la ropa sucia amontonada en una esquina del baño. Katy se da cuenta de que a su madre le pasa algo grave y la lleva al hospital para que la exploren. Tras un estudio diagnóstico, Annie recibe un diagnóstico probable de demencia de tipo Alzheimer.

¿Qué datos de la valoración puede emplear el personal de enfermería para proponer un diagnóstico de riesgo de lesión?

_____

_____

Katy cree que su madre no puede seguir viviendo sola y decide ingresarla en una residencia. Annie no entiende por qué tiene que estar allí, llora y dice que tiene que irse: «Tengo que ir a dar de comer a los niños que pasan hambre». ¿Cuál sería la mejor estrategia de enfermería para acercarse a Annie en este momento?

_____

_____

Annie comienza a coger comida de los platos de otros pacientes diciendo que se la han robado, y se pone agresiva si se la quitan. ¿Qué método de enfermería sería el más apropiado cuando Annie está cogiendo la comida?

_____

_____

¿De qué modo pueden emplearse la distracción y la redirección cuando Annie comienza a mostrar agitación?

_____

_____

Incidencia y etiología

Existe un claro patrón familiar en algunas formas de la enfermedad de Alzheimer. Algunas familias muestran una pauta hereditaria que apunta a una posible transmisión genética. Algunos estudios indican que la probabilidad de que los casos familiares sean de inicio precoz (diagnosticados antes de los 65 años) es mayor que en los casos de inicio tardío.

Los cálculos de la prevalencia de la demencia dependen de la forma en que se defina, pero la incidencia aumenta de forma notable tras los 75 años, y el riesgo se dobla aproximadamente cada 5 años después de los 65 años de edad. Más de la mitad de los casos diagnosti-cados de demencia pueden atribuirse a la DA. Según un informe de 2009 de la asociación de la enfermedad de Alzheimer de Estados Unidos, tanto la DA como otras demencias son más frecuentes en las mujeres que en los hombres.

Práctica reflexiva

¿Cómo afectará este aumento de la incidencia de la DA a la enfermería a medida que aumente la población mayor de 65 años?

Demencia vascular

La **demencia vascular** es la segunda causa más frecuente de demencia y es consecuencia de los efectos de uno o más ictus (accidentes cerebrovasculares) en las capacidades cognitivas, que se caracteriza por un inicio repentino y sigue una pauta progresiva de síntomas cerebrovasculares y cardiovasculopatía. El déficit sigue una pauta asociada a la región cerebral que el ictus haya afectado. Por ejemplo, la memoria, el razonamiento y el juicio crítico son funciones del lóbulo frontal izquierdo del cerebro. Se observarían déficits en estas áreas si la irrigación vascular se viese afectada por un ictus en este lóbulo. Algunas funciones mostrarán deterioro, mientras que otras permanecerán inalteradas. Cada paso que avanza el daño se acompaña de una reducción de las capacidades cognitivas.

Signos y síntomas

En las fases iniciales, la personalidad y la introspección con frecuencia se preservan mejor que en las personas con DA. La depresión es frecuente cuando la enfermedad avanza. Como consecuencia de los infartos cerebrales, pueden aparecer síntomas neurológicos como hemiplejía, reflejos alterados, alteraciones de la marcha y respuestas emocionales incontrolables. Las personas afectadas pueden reír o llorar sin ningún estímulo que provoque la respuesta. Aparecen múltiples déficits cognitivos como la afasia, la apraxia, la agnosia y la incapacidad para organizar los procesos de pensamiento (cuadro 19-7).

Incidencia y etiología

En los ancianos, la demencia vascular puede iniciarse en cualquier momento, pero es menos frecuente después de los 75 años. Por lo habitual aparece antes que la demencia de tipo Alzheimer. Una misma persona puede sufrir ambos tipos de demencia simultáneamente. La demencia vascular es más frecuente en los hombres que en las mujeres, y la incidencia de esta forma de demencia es mucho menor que la DA, dado que representa aproximadamente el 20 % de todos los casos de demencia.

CUADRO 19-7

Signos y síntomas de la demencia vascular

- Una serie de ictus (accidentes cerebrovasculares)
- Antecedentes de hipertensión o cerebrovasculopatía
- Hemiplejía o debilidad en las extremidades
- Alteraciones de la marcha
- Deterioro cognitivo progresivo
- Reflejos exagerados
- Caída del pie
- Incapacidad para controlar las emociones
- Afasia
- Apraxia
- Agnosia
- Disminución de los procesos de pensamiento
- Alucinaciones e ideas delirantes

Demencia con cuerpos de Lewy

La **demencia con cuerpos de Lewy** está manifestándose como uno de los tipos de demencia progresiva más frecuentes. En esta demencia se acumulan depósitos de proteínas alterados y redondos en el encéfalo denominados cuerpos de Lewy. La proteína asociada a este trastorno también se asocia a la enfermedad de Parkinson, pero los cuerpos de Lewy sólo se observan en una zona del encéfalo.

Signos y síntomas

Los síntomas que se manifiestan en este trastorno son sorprendentemente similares a los detectados en la DA y comprenden desorientación, déficits de memoria, deterioro de la comunicación y el procesamiento, y alteraciones de la conducta. Una de las variaciones llamativas de la demencia con cuerpos de Lewy es la incidencia de alucinaciones visuales de colores, gente o animales, así como de paranoia y de ideas delirantes. El paciente está vigilante de forma intermitente. Un día puede parecer que está bien y al día siguiente se encuentra confuso, letárgico, distraído y no responde al entorno. También se observan síntomas parkinsonianos con movimientos lentos y rígidos y marcha espástica (cuadro 19-8).

Incidencia y etiología

La demencia con cuerpos de Lewy suele observarse en pacientes mayores de 65 años y es más frecuente en hombres que en mujeres. La supervivencia media desde el momento del diagnóstico se encuentra entre los 6 y los 8 años. Dada su similitud con la DA y la enfermedad de Parkinson, para los médicos es difícil determinar el diagnóstico definitivo de la demencia con cuerpos de Lewy. Los datos parecen indicar que uno o más de estos trastornos pueden presentarse de forma simultánea en la misma persona. Las investigaciones continúan indagando la causa y la evolución de esta enfermedad, así como la relación que tiene con el resto de demencias.

Depresión y demencia

Aunque no se categoriza como un trastorno cognitivo, los estudios demuestran que la depresión es el trastorno mental más frecuente en la población anciana. La depresión está clasificada como un trastorno del estado de ánimo (v. cap. 10) que puede aparecer en todos los grupos de edad. En los ancianos, los déficits cognitivos de la depresión no suelen progresar y no son congruentes

---

CUADRO 19-8

Signos y síntomas de la demencia con cuerpos de Lewy

- Alucinaciones visuales recurrentes
- Fluctuación del estado de vigilia y de las capacidades cognitivas
- Marcha espástica, movimientos rígidos o en tensión
- Depresión
- Temblores leves

con el grado de los que se observan en la demencia. A menudo la depresión acompaña a las fases iniciales de la demencia, especialmente en la DA. La persona sigue teniendo la capacidad mental de comprender que algo le está ocurriendo, que sufre lapsos de memoria y que se ve incapaz de hacer cosas que antes podía llevar a cabo fácilmente. Naturalmente, estas perturbadoras alteraciones provocan en la persona sentimientos de pérdida, una reducción de la autoestima, desesperanza y depresión. Esos sentimientos llevan a la persona a pensar que la vida no merece la pena. De hecho, la depresión puede intensificar los efectos de la enfermedad. Es importante reconocer estos sentimientos en las fases iniciales de la demencia, cuando la persona aún mantiene la capacidad para planificar un suicidio.

Como muchos de los síntomas observados en la depresión también son característicos de la demencia, es fácil que pasen desapercibidos. Ambos trastornos comparten las alteraciones del apetito y de los hábitos de sueño, la apatía y la pérdida de iniciativa. Las personas afectadas pueden manifestar otros síntomas como retraimiento, descuido personal y sentimientos de fracaso, incompetencia, inutilidad e impotencia. El estudio diagnóstico de todas las demencias de tipo Alzheimer comprende siempre pruebas para la depresión. Cuando se les pregunta, las personas deprimidas responden «no lo sé», lo que indica apatía para formular una respuesta, mientras que las personas con demencia intentarán responder, por lo que se pondrán de manifiesto los déficits cognitivos que sufre.

Los factores de riesgo de la aparición de depresión en las etapas iniciales de la demencia comprenden un episodio depresivo anterior o unas aspiraciones vitales muy orientadas al éxito. Las situaciones familiares difíciles o las dificultades económicas también pueden desencadenar síntomas depresivos como tristeza y sensación de vacío, que pueden intensificarse por la presencia simultánea de una demencia. Si se determina la presencia de depresión, resulta fundamental iniciar el tratamiento, dado que puede mejorar la actividad global de la persona.

Además de las personas que sufren demencia, con frecuencia los cuidadores también manifiestan signos de depresión. Los esfuerzos constantes que demandan las conductas impredecibles de las personas afectadas de demencia pasan factura a sus cuidadores. Esa carga aumenta cuando intentan compaginar esta tarea con otras responsabilidades familiares. Es posible que se limite la comunicación con la familia y los amigos o que pase a ser mínima a medida que el cuidador se vuelve más protector y se aísla en mayor medida. Los programas como los grupos de apoyo pueden permitir al cuidador expresar sentimientos que otras personas del grupo comparten. Estos grupos también pueden ofrecer información y sugerencias para sobrellevar las conductas problemáticas y la frustración o el miedo que las acompañan (Información para pacientes 19-1).

Trastornos amnésicos

Según el DSM-IV-TR, los **trastornos amnésicos** son trastornos cognitivos caracterizados por una alteración de la memoria que puede deberse tanto a los efectos fisio-

---

INFORMACIÓN PARA PACIENTES 19-1

Información y recursos para los problemas de los ancianos

Información sobre la demencia de la Biblioteca Nacional de Salud de Estados Unidos en español
www.nlm.nih.gov/medlineplus/spanish/dementia.html

Fundación Alzheimer España
C/ Pedro Muguruza 1, 6.º C. 28036 Madrid
Tels.: 913 431 165 / 913 431 175
fae@fundacionalzheimeresp.org
www.fundacionalzheimeresp.org

CEAPAT. Centro de Referencia Estatal de Autonomía Personal y Ayudas Técnicas
c/ Los Extremeños 1. 28018 Madrid
Tel.: 917 033 100
ceapat@imserso.es
www.ceapat.es

Portal de la dependencia
www.dependencia.imserso.es

Información para cuidadores del Ministerio de Sanidad y el Imserso
www.sercuidadora.org

---

lógicos directos de una enfermedad general como a un traumatismo, a los efectos persistentes de una sustancia o a otros efectos no especificados.

Signos y síntomas

En los trastornos amnésicos, las personas tienen dificultades para aprender información nueva (memoria a corto plazo o memoria reciente) y son incapaces de recordar información aprendida antes o hechos pasados (memoria a largo plazo o memoria remota).

El déficit de la memoria debe ser lo bastante grave para provocar una pérdida manifiesta del grado previo de actividad en situaciones sociales o laborales. La fabulación aparece con frecuencia en las etapas iniciales del proceso patológico.

Los trastornos amnésicos difieren de la demencia en que no se observa ninguna alteración del pensamiento abstracto o el juicio crítico. La persona puede encontrarse desorientada en el espacio y el tiempo, pero no suele manifestar desorientación autopsíquica. Normalmente no hay cambios de personalidad, aunque puede observarse apatía y aplanamiento afectivo.

El inicio de los síntomas puede ser agudo o insidioso según la enfermedad primaria. La evolución del trastorno puede ser impredecible y el tratamiento estará determinado por la causa de los síntomas (cuadro 19-9).

Signos y síntomas de los trastornos amnésicos

- Alteración de la capacidad para aprender información nueva
- Incapacidad para recordar información aprendida anteriormente
- Disminución del grado de actividad social o laboral
- Confabulación
- Desorientación espacial y temporal, pero desorientación autopsíquica sólo ocasionalmente
- Apatía y aplanamiento emocional

Incidencia y etiología

Los trastornos amnésicos suelen aparecer como consecuencia de un traumatismo, una operación quirúrgica, una hipoxia u otros trastornos que afecten al cerebro. La edad de inicio y la incidencia varían según la causa.

Tratamiento de los trastornos mentales en los ancianos

Actualmente no existe ningún tratamiento eficaz para la DA o la demencia con cuerpos de Lewy, lo que dificulta la atención al paciente y hace que la estrategia empleada tenga que centrarse en los síntomas. La atención ofrecida pretende restringir los síntomas cognitivos y conductuales consecuencia de la pérdida progresiva que aparece en las demencias. En la demencia con cuerpos de Lewy también se administra un tratamiento orientado a contener los movimientos motores o los síntomas parkinsonianos. Se combinan varios tratamientos con el uso de medicamentos para reducir los efectos de estos trastornos mentales. Se están llevando a cabo intensas investigaciones para encontrar otras estrategias para tratar la DA. Los grupos de apoyo pueden ser útiles para los cónyuges y los miembros de la familia que cuidan de los enfermos con demencia (v. Información para pacientes 19-1).

Hoy en día se dispone de varios medicamentos que pueden retrasar la progresión de la demencia y los síntomas concurrentes, y pueden diferir según el tipo de demencia que se trate. Los inhibidores de la colinesterasa sirven para aumentar las concentraciones de neurotransmisores o mensajeros químicos que llegan a las regiones del cerebro afectadas por la DA. Pueden mejorar el estado de vigilia y la cognición, además de reducir cualquier problema de conducta. El glutamato es otro neurotransmisor que resulta fundamental para la memoria y los procesos de aprendizaje del cerebro. Las pesquisas apuntan a que un exceso de glutamato puede provocar la muerte de las neuronas cerebrales en las personas con DA. El fármaco denominado memantina, aprobado por la Food and Drug Administration en 2003, es un antagonista de los receptores de glutamato que ha demostrado su eficacia en las fases más avanzadas de la enfermedad. Los medicamentos antipsicóticos pueden ser útiles para reducir la agresividad física y verbal de las personas con DA, y pueden conllevar mejoras en las ideas delirantes o las alucinaciones. No obstante, las personas que sufren demencia con cuerpos de Lewy suelen ser extremadamente sensibles a los fármacos para tratar los síntomas parkinsonianos y pueden mostrar un aumento de los síntomas psicóticos. Pueden emplearse medicamentos indicados para la enfermedad de Parkinson para reducir los síntomas de alteraciones del movimiento en las personas con demencia con cuerpos de Lewy (tabla 19-3).

El tratamiento más eficaz para los ancianos con depresión es una asociación de antidepresivos y varios métodos psicoterapéuticos. Las observaciones de enfermería sobre el tratamiento antidepresivo deben considerar los cambios fisiológicos de la edad que ralentizan la respuesta a los fármacos y su eliminación en los ancianos. También es importante hacer un seguimiento de los múltiples efectos secundarios provocados por estos fármacos y notificar y confirmar todo efecto secundario observado. Los ancianos pueden sufrir efectos secundarios negativos que pueden empeorar otros trastornos existentes.

Aplicación del proceso de enfermería a un paciente con delírium

Valoración

Es fundamental determinar la causa de la **desorientación** (la incapacidad para orientarse en el tiempo, la dirección, la ubicación y la desorientación autopsíquica) y el deterioro mental. En algunas ocasiones consiste en una combinación de pérdida sensorial (p. ej., pérdida auditiva) y un entorno desconocido (como un hospital) para el anciano. Otras veces existe un trastorno mental asociado (p. ej., demencia) y en otros casos existe una enfermedad o un trastorno médico primario. Cuando se determina que los factores sensoriales son el problema, ajustar la luz o comprobar la batería de los audífonos puede bastar para resolver el problema. En el caso de que se observen causas fisiológicas, es obligado detectarlas rápidamente y tratarlas para restablecer las funciones mentales.

La valoración comprenderá anamnesis completa y exploración física. El personal de enfermería desempeña una función clave en la obtención de información. Si el paciente no es capaz de ofrecer información, puede obtenerse de los miembros de la familia u otras personas que conozcan los antecedentes sanitarios del paciente y las circunstancias que dieron lugar a la situación actual. Es necesario obtener una lista de los medicamentos que toma el paciente de modo que puedan determinarse como posibles causas la toxicidad o una interacción farmacológica. El tratamiento y la intervención de enfermería dependerán de los factores desencadenantes. Los datos de la valoración deben contemplarse también en compa-

TABLA 19-3	Medicamentos empleados en el tratamiento de la demencia	
CLASIFICACIÓN	**FÁRMACO**	**EFECTOS SECUNDARIOS FRECUENTES**
Inhibidores de la colinesterasa	Galantamina Donepezilo Rivastigmina *Los más eficaces si se comenzó el tratamiento en etapas tempranas*	Náuseas, vómitos, anorexia, diarrea, dolor abdominal, cefalea, mareos, exantema, aumento de la frecuencia urinaria, insomnio, visión borrosa y calambres musculares
Antagonistas de los receptores de NMDA (*N*-metil-D-aspartato)	Memantina *Tratamiento de la enfermedad de Alzheimer moderada o grave*	Cansancio, mareos, cefaleas, insomnio estreñimiento, náuseas, vómitos, anorexia, diarrea, dolores musculares, tos, exantema, aumento de la frecuencia urinaria
Antipsicóticos	Risperidona Haloperidol *Pueden emplearse para reducir la agresividad física y verbal*	Hipotensión ortostática, sedación, somnolencia, cefalea, insomnio, agitación, ansiedad, síntomas extrapiramidales, sequedad de boca, dispepsia, náuseas, vómitos, diarrea, estreñimiento, hiperglucemia, tos, fotosensibilidad, retención urinaria y disminución de la libido
Fármacos antiparkinsonianos	Selegilina *Puede ser útil en la demencia con cuerpos de Lewy*	Pueden provocar un aumento de la confusión, alucinaciones e ideas delirantes en las personas con demencia con cuerpos de Lewy
Se están investigando otros métodos de tratamiento como la vitamina E, los antiinflamatorios no esteroideos (AINE) o los estrógenos		

ración con el estado físico basal o el grado de actividad previo del paciente.

Selección de los diagnósticos de enfermería

Aunque las situaciones en las que se presenta el delírium pueden ser diferentes, existen algunos puntos en común en la atención de los pacientes con un deterioro agudo del estado mental. Los diagnósticos de enfermería dirigidos a abordar el problema pueden comprender:
* Riesgo de lesión o violencia dirigida a otros relacionados con la medicación o la alteración de los procesos de pensamiento.
* Trastorno de los procesos de pensamiento o confusión aguda relacionados con la deshidratación, la hipoxia, la infección y con alteraciones circulatorias, metabólicas o nutricionales.
* Déficit de autocuidado relacionado con las fluctuaciones en la consciencia y la vigilia.
* Trastorno de la percepción sensorial relacionado con la medicación o las alteraciones fisiológicas.
* Temor relacionado con las alteraciones de los procesos de pensamiento y la confusión.
* Deterioro del patrón del sueño relacionado con las alteraciones del ciclo de sueño y vigilia.
* Desequilibrio por defecto (ingesta inferior a las necesidades) relacionado con las alteraciones metabólicas.

* Conocimientos deficientes relacionados con el proceso patológico o la medicación.

Resultados esperados

Una vez detectados los problemas, la planificación de resultados realistas dependerá de los problemas de cada persona. Los resultados del paciente pueden comprender:
* Mantenerse ileso.
* Indicar con precisión la hora, el lugar, quién es y la situación.
* Satisfacer sus necesidades básicas y llevar a cabo las actividades cotidianas con independencia.
* Responder adecuadamente a los estímulos que recibe.
* Reconocer el temor y centrarse en eliminar o reducir su origen.
* No manifestar signos de privación del sueño.
* Recuperar o mantener un peso corporal normal para su talla y edad.
* Expresar que conoce cuáles son sus problemas de salud actuales.

Intervenciones

La mayoría de personas que sufren delírium serán atendidas en un centro de agudos. Al ofrecer los cuidados de enfermería al paciente, el profesional debe efectuar todas

«Mensajes ocultos»

Frank es un residente de 67 años de una unidad especializada en demencia ubicada en un centro de atención a largo plazo. Su familia lo ingresó tras un incidente en el que condujo el coche de un vecino por la carretera interestatal y se metió en una salida en la dirección contraria; como consecuencia varios vehículos tuvieron que salirse hacia la mediana para evitar un accidente. Finalmente fue detenido por la policía, que informó a su esposa, Ruth, de que tendrían que tomarse medidas para garantizar su seguridad.

Frank es propietario de un negocio de construcción y le contó a la policía que iba «a trabajar», aunque no podía trabajar desde hacía 3 años porque le diagnosticaron DA de inicio precoz. Desde su ingreso en la residencia, Frank recorre sin cesar los pasillos tirando de los pasamanos, los pomos de las puertas y los marcos de las ventanas. Recorre repetidamente todas las bisagras y los pestillos de las puertas con las manos, pega patadas a la pared y a las puertas y cambia los muebles de sitio en las habitaciones. Frank lleva un calcetín en el pie izquierdo, pero se niega a llevar calcetines. Muestra agitación y golpea con el puño si se hace algún intento de ponerle un calcetín en el pie derecho, y sólo acepta darse un baño si Ruth está presente. Muestra agresividad física cuando el personal de enfermería intenta ayudarle con sus cuidados personales de higiene a menos que ella esté hablando con él. El personal ha colocado fotos de Ruth en varias puertas de la habitación y en la ducha con la esperanza de que le den un sentimiento de seguridad si percibe su presencia. Ruth acude al centro varias veces al día para ayudar en los cuidados de su marido.

¿Cuál puede ser el factor desencadenante del comportamiento agresivo de Frank?

_____

_____

¿Qué métodos puede emplear el personal de enfermería para controlar esta conducta?

_____

_____

¿Para qué le sirven a Frank las fotografías?

_____

_____

Se observa que Frank cojea y casi no apoya el pie derecho; se recibe una solicitud de radiografía que revela la presencia de una fractura conminuta del tercer metatarsiano; se observa calcificación alrededor de la fractura, lo que indica que la lesión tuvo lugar varias semanas antes, y se decide permitir que continúe la calcificación y no intervenir quirúrgicamente en ese momento. ¿Cómo afecta esta lesión al comportamiento de Frank?

_____

_____

¿Qué método puede utilizar el personal de enfermería para ayudar a Frank con el dolor que no comprende?

_____

_____

¿Qué métodos de enfermería pueden emplearse para aliviar la carga del papel de cuidadora de Ruth?

_____

_____

«Confusión en movimiento»

Patty es una mujer de 74 años que trabajó como conserje en un hotel. Recorre constantemente el pasillo con una escoba barriendo el suelo por el camino. Patty ha adelgazado más de 6 kilos en los 3 meses que lleva ingresada en la residencia; es incapaz de quedarse sentada en la mesa el tiempo suficiente para acabar las comidas y continúa con su marcha incansable después comer unos pocos bocados.

¿Qué diagnóstico de enfermería aplicaría el personal de enfermería a la situación de Patty?

_____

_____

¿Qué intervenciones de enfermería podrían aplicarse para atajar el problema?

_____

_____

las intervenciones necesarias para garantizar que se evita toda lesión cerebral permanente o la muerte. Dado que la evolución del delírium es breve y crítica, los planes de atención y los objetivos se establecen a corto plazo, y los equipos médicos y de enfermería deben centrarse en corregir el problema subyacente. Las intervenciones de enfermería se centrarán en la fase aguda de la enfermedad. Las que resultan específicas para los estados delirantes pueden ser:

- Realizar un seguimiento del estado de consciencia para detectar nuevos deterioros o una mejora.
- Reducir el ruido ambiental.
- Proporcionar estimulación verbal, visual o táctil de forma regular.
- Ofrecer gafas o audífonos para facilitar la orientación al paciente.
- Colocar fotografías de su familia o sus objetos favoritos al alcance de la vista.
- Disponer una luz durante la noche.
- Reubicar al paciente en la fecha, la hora y el lugar en que se encuentra.
- Explicar al paciente los procedimientos realizados y lo que le está ocurriendo.
- Instaurar las medidas de seguridad oportunas.

Evaluación

La evaluación de la eficacia del plan de atención se fundamentará en el grado de remisión que se obtenga del problema subyacente. Aunque la mayoría de las personas con delírium mostrarán una recuperación completa, esta probabilidad se reduce en los ancianos. Muchos sufrirán delí-

rium durante un ingreso como consecuencia de las enfermedades que padecen, que aumentan el riesgo que tienen de presentar complicaciones. Existe un aumento de la tasa de morbilidad asociada a este riesgo.

Aplicación del proceso de enfermería a un paciente con demencia

Valoración

Los datos de la valoración de los pacientes con demencia deben incluir los antecedentes médicos y farmacológicos. Hacerle preguntas o revisar el grado de actividad que manifiesta con los miembros de la familia en ese momento puede permitir obtener datos sobre los déficits de memoria reciente y remota que pueda haber sufrido. También es básico identificar al cuidador principal, los sistemas de apoyo que emplea y los conocimientos de la familia. Otras informaciones que se deben obtener en la valoración son:

- Desorientación.
- Cambios del estado de ánimo, sentimientos de desesperanza.
- Grado de temor y frustración: aparece porque el paciente es incapaz de dar sentido a los mensajes sensoriales que recibe y le producen agitación y reacciones catastróficas.

- Incapacidad para concentrarse: conlleva comportamientos motores de caminar sin descanso.
- Suspicacia, agitación o conductas agresivas.
- Déficit de autocuidados.
- Conductas sociales inadecuadas: desnudarse en público o conductas sexuales como masturbarse.
- Grado de movilidad, conductas de deambulación o de caminar sin descanso.
- Capacidad de juicio: la seguridad se convierte en su preocupación principal.
- Alteraciones del sueño: duerme con más frecuencia durante períodos más breves.
- Alteración del habla o del lenguaje.
- Alucinaciones, ilusiones o ideas delirantes.
- Incontinencia fecal y urinaria.
- Apatía (aplanamiento de los gestos, del tono de voz y de la expresión facial).
- Reconocimiento de los miembros de la familia, los hijos o el cónyuge (pueden tener dificultades en decidir a quién dirigir los sentimientos).
- Cualquier alteración del estado nutricional.
- Necesidades y limitaciones sensoriales.

Es preciso identificar al cuidador principal, sus sistemas de apoyo y los conocimientos de los miembros de la familia. La función de cuidador de los pacientes con demencia resulta una tarea ardua, estresante y consumidora de una gran cantidad de tiempo. Normalmente este papel lo asume el cónyuge o los hijos adultos. Es importante que el profesional de enfermería escuche activamente los sentimientos y preocupaciones de los familiares. Las personas que padecen demencia dependen de los cuidadores y con frecuencia su presencia les calma y les tranquiliza. No obstante, los cuidadores suelen sentirse sobrepasados por las responsabilidades impuestas por la enfermedad a medida que progresa y su aislamiento puede aumentar paralelamente al deterioro del enfermo. Las palabras no pueden describir el deterioro emocional que la enfermedad representa para el cuidador y la familia, dado que presencian cómo la persona a quien aman se desvanece de un día para otro. El personal de enfermería puede ayudarles a buscar grupos de apoyo y programas de asistencia temporal (programas que alivian de forma transitoria la carga de la atención primaria) como alternativas para la familia.

Selección de los diagnósticos de enfermería

Los problemas de atender a los pacientes con demencia son diversos. Debe analizarse a cada persona desde la perspectiva de su propia situación y las pérdidas manifiestas y continuas que sufre durante su declive. Los diagnósticos de enfermería que se pueden aplicar a los pacientes con demencia comprenden:

- Ansiedad relacionada con la acumulación de pérdidas.
- Afrontamiento inefectivo relacionado con la frustración y el miedo.
- Riesgo de lesión relacionado con la deambulación y la desorientación.

- Violencia o riesgo de violencia autodirigida o dirigida a otros relacionada con la agitación.
- Trastorno de los procesos de pensamiento relacionado con las alucinaciones o las ideas delirantes.
- Déficit de autocuidado relacionado con los déficits cognitivos.
- Trastorno de la percepción sensorial relacionado con la agnosia.
- Baja autoestima crónica relacionada con la desesperanza y las pérdidas que sufre la persona.
- Desequilibrio por defecto (ingesta inferior a las necesidades) relacionado con la disminución del apetito.
- Confusión aguda o crónica relacionada con los déficits cognitivos.
- Aislamiento social relacionado con la anomia y la agnosia.
- Deterioro de la comunicación verbal relacionado con la anomia y la afasia.
- Trastorno del patrón del sueño relacionado con la desorientación temporal.
- Cansancio del rol de cuidador relacionado con la dependencia de la víctima de la enfermedad.
- Interrupción de los procesos familiares relacionada con las funciones de cuidador.

Práctica reflexiva

¿Qué síntomas o conductas debe respaldar cada uno de los anteriores diagnósticos de enfermería?

Resultados esperados

Una vez que se han identificado los problemas, la planificación de resultados realistas dependerá de los problemas de cada persona. Los resultados para el paciente pueden comprender:

- Mostrar una reducción del grado de ansiedad.
- Mantenerse ilesos.
- No autolesionarse ni lesionar a otras personas.
- Sufrir las mínimas reacciones catastróficas posibles.
- Continuar con su participación en las actividades de autocuidado.
- Mantenerse orientados con un grado de capacidad suficiente.
- Seguir los hábitos de actividad y descanso establecidos.
- Sentirse valorados y aceptados.

Otro resultado posible consiste en que el cuidador y la familia conozcan y utilicen los servicios sociales de apoyo.

Intervenciones

Uno de los aspectos más importantes de la atención de la personas con demencia tal vez sea la comunicación. Deben adaptarse las estrategias verbales y no verbales a la capacidad restringida que manifiestan los pacientes para comprender lo que se le dice o lo que se pretende decir. Las intervenciones específicas para el paciente con demencia pueden comprender:

- Emplear el contacto visual y táctil, movimientos tranquilos, una sonrisa y un estado de ánimo agradable.
- Hablar claramente, con calma y lentamente empleando palabras y frases simples y cortas: levantar la voz puede causar agitación al paciente.
- Identificarse y llamar a la persona por su nombre en todos los encuentros.
- Evitar preguntas que puedan resultar problemáticas para la memoria: en lugar de preguntarle a la persona quién es un familiar, es mejor decirle el nombre del familiar.
- Centrarse en un dato concreto cada vez.
- Emplear gestos o pistas para acompañar el discurso o las órdenes.
- Emplear el contacto cara a cara.
- Repetir las preguntas o las órdenes exactamente como se han dicho la primera vez: si se hace con otras palabras se añaden problemas para la comprensión.
- Validar el grado de actividad del paciente: esto le permite afrontar los sentimientos de pérdida.
- Hacer preguntas y comentarios que permitan al paciente recordar o rememorar temas que tienen un significado emocional para él. No debe discutirse lo que el paciente dice ni mostrar desacuerdo; cuando sufra ideas delirantes, deben reconocerse sus sentimientos y reforzar la realidad o centrar la atención en otro tema.
- Reconocer los sentimientos del paciente y redirigir la atención a otro tema que sea agradable si el paciente muestra agresividad verbal.
- Mantener los relojes, las fotografías y los calendarios a la vista del paciente para ayudarlo a identificarse con la realidad.
- Poner música suave, que es relajante, o encender la televisión sin sonido. Los estímulos que provocan desorientación, como un ruido excesivo o la televisión, pueden producir agitación: los programas suelen ser confusos o cambiar demasiado rápido.
- Cubrir los espejos para reducir al mínimo la ilusión de que está entrando un intruso en la habitación, dado que el paciente puede no seguir reconociendo su imagen en un espejo.

A medida que avanza la demencia, la capacidad de llevar a cabo las diferentes tareas del autocuidado de forma independiente se ve disminuida. Las intervenciones de enfermería que pueden ofrecer apoyo para el déficit de autocuidado que sufre el paciente comprenden las siguientes:

- Dar tiempo al paciente para que realice las tareas que sí puede llevar a cabo.
- Ofrecer ayuda para vestirse: reducir al mínimo las opciones seleccionando prendas de ropa. Emplear prendas de colores diferentes ayuda al paciente a separar los calcetines de los pantalones, por ejemplo. Hay que evitar la ropa ajustada o las cremalleras y los cierres complicados: los cierres de velcro reducen la frustración que sienten con los lazos y botones.
- Ofrecer instrucciones paso por paso dando pistas si es necesario.

- Intentarlo más tarde si el paciente se resiste a recibir ayuda: puede que olvide el incidente en unos minutos.
- Mantener hábitos o programas sistemáticos empleando a los mismos cuidadores siempre que sea posible. Esto fomentará que el paciente esté más calmado y se reduzca su agitación.
- Los baños son una alternativa para muchos pacientes con demencia que tienen miedo del agua que cae de la ducha sobre su piel.
- Designar a una persona del mismo sexo para bañar al paciente, dado que a veces los pacientes lo aceptan mejor.
- Bañar al paciente en el momento en que está acostumbrado a bañarse diariamente (por la mañana o por la noche).
- Programar períodos de descanso entre las actividades: el cansancio provoca conductas negativas.
- Emplear una cama baja, cercana al suelo, para evitar lesiones graves cuando la persona sufre ataxia.

La mayor parte de las personas con demencia adelgazarán. Las intervenciones de enfermería dirigidas a mantener una ingestión nutricional suficiente pueden abarcar las siguientes:

- Hacer un seguimiento de la ingestión de alimentos y líquidos.
- Ofrecer alimentos que puedan comer con las manos mientras caminan: hacer bocadillos de carne, verduras o fruta.
- Colocar un solo alimento o un solo recipiente de comida delante del paciente cada vez: si se le dan demasiadas opciones puede sentirse abrumado y harán que se niegue a comer.
- Ponerse enfrente de la persona al darle de comer: la DA suele reducir la visión periférica y acercarse de lado puede asustar al paciente.
- Evitar que el paciente coma partes de los alimentos que no son comestibles u objetos, como servilletas, el envoltorio de los alimentos o plantas.
- Ofrecer tentempiés entre las comidas.
- Contemplar la posibilidad de alterar mediante métodos mecánicos la consistencia de los alimentos a medida que la enfermedad progresa, ya que los pacientes pueden presentar alteraciones de la deglución.

Con el progreso de la demencia, los enfermos pierden la capacidad para encontrar el lavabo y ejecutar los movimientos precisos para hacer sus necesidades; pueden presentar incontinencia y apenas darse cuenta de que se han defecado u orinado encima. El personal de enfermería puede ofrecer una mejor asistencia al paciente aplicando los siguientes métodos:

- Etiquetar la puerta del baño con un dibujo o un cartel con letras grandes.
- Ofrecer asistencia para los cierres de la ropa: simplificar la ropa (p. ej., pantalones con cintura elástica).
- Emplear programas de aseo.
- Esperar que el paciente envíe mensajes no verbales como tocarse repetidamente los pantalones, aumentar el ritmo al caminar o entrar y salir constantemente por las puertas.

Práctica reflexiva

¿Qué tipo de situación puede provocar una reacción catastrófica?

Consideraciones importantes

Las principales áreas problemáticas del proce-so de atención de las personas con demencia son la comunicación, el déficit de autocuidado, la nutrición, la seguridad, el cansancio y la confusión.

Cuando el paciente muestre una reacción catastrófica, la distracción y la redirección son las intervenciones más útiles. Es importante que el personal de enfermería evite reaccionar de forma exagerada, dado que puede aumentarse la intensidad de la situación. Recordar que los pacientes con demencia son incapaces de controlar su conducta y olvidan rápidamente el incidente si se les da tiempo. Hay que intervenir para evitar que la persona se autolesione o lesione a otras personas. El personal de enfermería debe anotar observaciones sobre *quién* está implicado en el incidente (¿hay algunas personas que desencadenan ese comportamiento con frecuencia?), *qué* está ocurriendo en el entorno en el momento del incidente, *dónde* suelen ocu-

rrir estas situaciones (¿hay algún lugar que desencadene ese comportamiento con más frecuencia que otro?), *cuándo* presenta mayor agitación la persona (¿hay algún momento del día en el que los incidentes son recurrentes?) y *por qué* la persona responde con agitación (p. ej. un dolor, una infección, la ropa incómoda, la incontinencia, etc.).

Evaluación

Los resultados de las personas con demencia deben contemplarse en el día a día y en cada momento, dado que su conducta refleja una respuesta al entorno inmediato que los rodea. Lo más importante que los cuidadores pueden hacer es ofrecer un entorno seguro y protección contra posibles lesiones. Las intervenciones de enfermería propuestas permiten a los pacientes participar en su autocuidado en la medida que lo permitan sus capacidades. Con la asistencia de los cuidadores y el personal de enfermería para controlar el entorno, se ayuda a la persona a controlar sus acciones agresivas impulsivas desencadenadas por la frustración y la confusión. Se fomentan la calma y la tranquilidad con actividades diarias programadas, sistemáticas y simples. Si el profesional refleja y valora lo que funciona y lo que no funciona con cada paciente, promoverá un resultado mucho más positivo en una situación devastadora. Además, se espera que el cuidador comprenda el proceso patológico y muestre unas estrategias de afrontamiento adaptativas a la hora de sobrellevar el estrés de la función de cuidador.

RESUMEN

- El envejecimiento es una parte inevitable de la vida en la que se presentan cambios que pueden tener causas naturales o ser impuestos por el entorno y la sociedad. Muchos ancianos siguen llevando una vida activa y aceptable tras la jubilación, mientras que otros se ven limitados por la reducción de los ingresos y las limitaciones impuestas por las enfermedades crónicas.
- Con la edad aparecen una serie de problemas de tipo emocional que pueden ser difíciles de asumir. Algunos ancianos pueden tener la capacidad de adaptarse mientras que otros pueden tener dificultades para afrontar estos desafíos mentales.
- La persona que envejece no suele ser consciente de los signos que indican la necesidad de solicitar ayuda profesional para tratar los problemas psicológicos. La carencia de recursos disponibles para tratar los trastornos mentales en este segmento de población desanima aún más a los ancianos para buscar ayuda.
- Si bien la existencia de un cierto deterioro cognitivo es probable a medida que uno envejece, es sutil y provoca escasas complicaciones. Por el contrario, la alteración cognitiva provoca un déficit notable de memoria y un deterioro en la capacidad de efectuar las actividades cotidianas.

- Las tres causas más frecuentes de alteración cognitiva son el delírium, la demencia y los trastornos amnésicos.
- El delírium se caracteriza por un inicio súbito de deterioro de la consciencia que sigue una evolución corta y crítica. En la mayoría de los casos, tratando la enfermedad subyacente el trastorno es reversible. El tratamiento depende de la causa y su objetivo consiste en restablecer el grado de actividad anterior. Muchos ancianos padecen delírium por una complicación de un problema médico existente con anterioridad, que provoca la disminución de las probabilidades que tienen de recuperarse plenamente.
- En cambio, la demencia se caracteriza por un deterioro de la actividad cognitiva que es irreversible y progresivo, dejando a la persona con apenas sombras de los recuerdos de su pasado.
- Los tipos más frecuentes de demencia progresiva son la demencia de tipo Alzheimer (DA, la más frecuente), la demencia vascular y la demencia con cuerpos de Lewy.
- La DA se desarrolla lentamente y su proceso destructivo provoca en la persona una incapacidad para reconocer lo que antes eran objetos familiares, funciones habituales y personas conocidas.

- Las alteraciones de la personalidad y el estado de ánimo de la demencia acompañan a la pérdida de interés y de energía para llevar a cabo actividades que antes se disfrutaban. Los problemas de la conducta surgen del miedo y la confusión a la que se enfrenta la persona cuando intenta interpretar estímulos que no entiende.
- En la demencia avanzada, la persona puede no ser consciente en absoluto del entorno y es posible que necesite una atención continua.
- Las intervenciones de enfermería deben centrarse en ofrecer la seguridad pertinente y en cubrir las necesidades básicas de la persona. Ofrecer instrucciones simples y paso por paso en un entorno estable y homogéneo proporcionar un marco de seguridad y comodidad al paciente y fomentar las mejores respuestas posibles.
- El exceso de estímulos o su incomprensión provocan temor, que a su vez puede dar lugar a accesos de ira o reacciones catastróficas. Estas reacciones se controlan mejor con un método tranquilo, empleando la redirección y centrando la atención de la persona en otro tema.

- Con frecuencia en las personas con demencia se observan síntomas de depresión. No obstante, es importante reconocer la presencia de depresión en muchos ancianos que no sufren demencia.
- Dado que la demencia y la depresión presentan síntomas similares, es esencial efectuar un estudio diagnóstico para diferenciar ambos trastornos. El tratamiento de la depresión suele mejorar las capacidades cognitivas y la actividad global de la persona.
- El profesional de enfermería ha de efectuar las valoraciones pertinentes para obtener una base de datos a partir de la cual se puedan formular los diagnósticos de enfermería que procedan. Los planes de atención deben centrarse en ofrecer resultados cuantificables y realistas.
- El objetivo de las intervenciones de enfermería es desarrollar al máximo las capacidades funcionales de la persona con alteraciones cognitivas. Ya sea una alteración provocada por delírium o por una demencia, el personal de enfermería tiene la responsabilidad de instaurar medidas para mejorar la calidad de vida de la persona y de la familia en la medida de lo posible.

BIBLIOGRAFÍA

Alzheimer's Association. (2009). *2009 Alzheimer's disease facts and figures.* Retrieved January 22, 2010 from http://www.alz.org/alzheimers_disease_facts_figures.asp

American Psychiatric Association. (2000). *Diagnostic and statistical manual of mental disorders—Text revision* (4th ed.). Washington, DC: Author.

Cappeliez, P. (2001). Presentation of depression and response to group cognitive therapy with older adults. *Journal of Clinical Geropsychology, 6*(3), 165–174.

Castel, A. D., Balota, D. A., & McCabe, D. P. (2009). Memory efficiency and the strategic control of attention at encoding: Impairments of value-directed remembering in Alzheimer's Disease. *Neuropsychology, 23*(3), 297–306. Retrieved July 5, 2009, from http://www.apa.org/journals/releases/neu233297.pdf

Glass, R. M. (2001). JAMA patient page: Alzheimer's disease. *The Journal of American Medical Association, 286,* 2194.

Henry, J. D., Rendell, P. G., Scicluna, A., Jackson, M., & Phillips, L. H. (2009). Emotion experience, expression, and regulation in Alzheimer's disease. *Psychology and Aging, 24*(1), 252–257.

Langa, K. M., Foster, N. L., & Larson, E. B. (2004). Mixed dementia: Emerging concepts and therapeutic implications. *The Journal of the American Medical Association, 292*(23), 2901–2908.

Laurenhue, K. (2006). *Activities of daily living: An ADL guide for Alzheimer's care.* Bradenton, FL: Wiser Now, Inc.

Mace, N. L., & Rabins, P. V. (2006). *The 36-hour day: A family guide to caring for people with Alzheimer's disease, other dementias, and memory loss in later life* (4th ed.). Baltimore, MD: The Johns Hopkins University Press.

National Institute on Aging. (2008a). *Alzheimer's disease medications fact sheet* (NIH Publication No. 08-3431). Retrieved July 5, 2009, from http://www.nia.nih.gov/Alzheimers/Publications/medicationsfs.htm

National Institute on Aging. (2008b). *Alzheimer's disease: Unraveling the mystery* (NIH Publication No. 03-3782). Retrieved July 5, 2009, from http://www.nia.nih.gov/Alzheimers/Publications/Unraveling

Radin, L., & Radin, G. (2008). *What if it's not Alzheimer's? A caregiver's guide to dementia* (2nd ed.). New York: Prometheus Books.

Smyer, M. A., & Qualls, S. H. (1999). *Aging and mental health.* London, UK: Blackwell Publishers, Inc.

Rellenar los espacios

Rellenar los espacios con la respuesta correcta.

1. Las causas más frecuentes de alteración cognitiva son _____, _____ y _____.

2. El delírium se caracteriza por una alteración de _____ y una alteración en las capacidades cognitivas que se desarrollan a lo largo de un _____ .

3. En los ancianos se observa una respuesta alterada a los medicamentos por la reducción de la capacidad del organismo para _____ y _____ fármacos.

4. La demencia se caracteriza por una pérdida _____ y _____ de las capacidades cognitivas.

5. Las tres causas más frecuentes de muerte en las personas con demencia de tipo Alzheimer son _____, _____ y _____.

6. Los períodos de agitación de las personas con demencia de tipo Alzheimer se denominan _____.

Relacionar las parejas

Relacionar los siguientes conceptos con la frase más adecuada.

1. ____ Confabulación
2. ____ Paralalia
3. ____ Anomia
4. ____ Ecolalia
5. ____ Apraxia
6. ____ Logoclonía
7. ____ Agnosia
8. ____ Afasia

a. Incapacidad para efectuar movimientos voluntarios
b. Verbalización repetida de una palabra
c. Incapacidad para comprender lo que se oye
d. Llenar los lapsos de memoria con acontecimientos imaginarios
e. Incapacidad para encontrar la palabra correcta
f. Repetir palabras o preguntas
g. Incapacidad para reconocer un objeto
h. Repetir una sílaba

Preguntas de elección múltiple

Seleccionar la mejor respuesta posible de entre las disponibles.

1. Hosea, un paciente diagnosticado de demencia de tipo Alzheimer, va al baño. Cuando mira en el espejo no se reconoce a sí mismo, se levanta otra vez los pantalones y deambula de nuevo hacia la sala de estar, donde orina en la papelera. Éste es un claro ejemplo de:
   a. Amnesia.
   b. Anomia.
   c. Agnosia.
   d. Apraxia.

2. El comportamiento de Hosea se asocia muy probablemente a:
   a. La ansiedad generada por la ilusión de que hay alguien más en el baño.
   b. Incapacidad para recordar por qué está en el baño.
   c. Incapacidad para reconocer la función del inodoro.
   d. Dificultades para manejar la ropa que lleva y poder utilizar el baño.

3. El profesional de enfermería está atendiendo a un paciente con un diagnóstico de delírium asociado a una infección urinaria. ¿Cuál de los siguientes aspectos describe mejor la evolución de este trastorno cognitivo?
   a. Progresivo.
   b. De inicio insidioso.
   c. Reversible.
   d. A largo plazo.

4. Lilly le está contando a su familia su viaje hasta la consulta del médico de ayer por la tarde. Aunque está enferma, es incapaz de recordar el motivo de su visita y afirma que simplemente necesitaba que le rellenasen unos papeles. ¿Cuál de los siguientes signos describe el comportamiento de Lilly?
   a. Anomia.
   b. Confabulación.
   c. Síndrome vespertino.
   d. Logoclonía.

5. El profesional de enfermería está alimentando a un anciano de la residencia con un diagnóstico de demencia de tipo Alzheimer. Cuando el profesional intenta llevar una cucharada a la boca del anciano, éste dice: «no quiero, no quiero, no quiero, no quiero». El término que designa este grado de lenguaje verbal es:

a. Farfulla.

b. Paralalia.

c. Logoclonía.

d. Ecolalia.

6. El personal de enfermería se prepara para administrar la medicación oral a Max, un anciano con demencia de tipo Alzheimer. Cuando intenta introducir los comprimidos en la boca de Max, éste maldice y golpea su mano. Lo mejor que puede hacer el profesional en este momento es:

a. Explicarle a Max que los medicamentos son para que se ponga mejor.

b. Dejar a Max tranquilo y administrarle la medicación en otro momento.

c. Omitir la dosis y registrar que ha rechazado la medicación.

d. Llamar al médico y notificar el incidente.

7. Un miembro del personal de enfermería le pide a Mary, una paciente con demencia, que se siente para poder atarle los cordones. Mary le mira sin expresión y continúa caminando sin descanso. ¿Qué puede hacer el profesional para que ella comprenda mejor esta orden?

a. Repetirla con otras palabras para explicarle lo que significa.

b. Explicarle por qué es importante que tenga los cordones atados.

c. Llevarla a una silla y apuntar hacia ella mientras le dice que se siente.

d. Dejarla caminar y atarle los cordones cuando se siente.

8. Daisy presenta varias laceraciones y hematomas por caerse de la cama al intentar levantarse e intenta deambular hacia el baño. Sufre un déficit de memoria y no se acuerda de las exclamaciones verbales para pedir ayuda cuando necesita ir al baño. ¿Cuál de las siguientes intervenciones de enfermería constituye la mejor estrategia para garantizar su seguridad?

a. Darle una cama más baja para estar más cerca del suelo.

b. Dejarle un orinal al lado de la cama.

c. Colocar barras completas en la cama.

d. Pedir al médico un sedante para que Daisy pase la noche.

9. Un paciente que padece demencia de tipo Alzheimer recibe un carro de desayuno con huevos, panceta, melón, tostadas, leche, zumo y café. El paciente intenta levantarse y alejarse caminando de la mesa. La medida más adecuada que puede adoptar el personal de enfermería es:

a. Guardar el carrito y dejar que el paciente coma más tarde.

b. Volver a llevar al paciente a la cama y ofrecerle los alimentos uno por uno.

c. Aceptar que las acciones indican que el paciente no tiene hambre.

d. Decirle al paciente que tiene el desayuno preparado.

10. Un familiar de una persona con demencia de tipo Alzheimer se acerca al profesional de enfermería y le dice: «Mamá no me reconoce. Piensa que su hijo es un niño pequeño. ¿Cómo puedo hacerle comprender quién soy?». La mejor respuesta que se le puede ofrecer es:

a. «Recuérdele que usted es ya un adulto y que ya no tiene un hijo pequeño.»

b. «Déle fotos actuales de usted para recordarle que ya es mayor.»

c. «Pregúntele cada vez si le conoce antes de decirle usted quién es.»

d. «Dígale quién es en cada ocasión y recuérdele cosas de cuando usted era un niño.»

○ Clasificación DSM-IV-TR

Cuando aparece una *x* en un código diagnóstico significa que se requiere un número específico de código.
Se indican con guiones (---.-) los trastornos y especificaciones pendientes de codificación.

En los nombres de algunos trastornos se añaden paréntesis (...) para indicar que hay que incluir el nombre del trastorno mental específico o de la enfermedad médica (p. ej., F05.0 Delírium debido a hipotiroidismo).

Si se cumplen todos los criterios, se puede anotar uno de los siguientes especificadores de gravedad a continuación del diagnóstico:
. Leve
. Moderado
. Grave

Si no se cumplen todos los criterios, se puede anotar uno de los siguientes especificadores:
. En remisión parcial
. En remisión total
. Historia anterior

TRASTORNOS DE INICIO EN LA INFANCIA, LA NIÑEZ O LA ADOLESCENCIA

RETRASO MENTAL
Nota: *Se codifican en el Eje II.*
F70.9 Retraso mental leve
F71.9 Retraso mental moderado
F72.9 Retraso mental grave
F73.9 Retraso mental profundo
F79.9 Retraso mental de gravedad no especificada

TRASTORNOS DEL APRENDIZAJE
F81.0 Trastorno de la lectura
F81.2 Trastorno del cálculo
F81.8 Trastorno de la expresión escrita
F81.9 Trastorno del aprendizaje no especificado

TRASTORNO DE LAS HABILIDADES MOTORAS
F82 Trastorno del desarrollo de la coordinación

TRASTORNOS DE LA COMUNICACIÓN
F80.1 Trastorno del lenguaje expresivo
F80.2 Trastorno mixto del lenguaje receptivo-expresivo
F80.0 Trastorno fonológico
F98.5 Tartamudeo
F80.9 Trastorno de la comunicación no especificado

TRASTORNOS GENERALIZADOS DEL DESARROLLO
F84.0 Trastorno autista
F84.2 Trastorno de Rett
F84.3 Trastorno desintegrativo infantil
F84.5 Trastorno de Asperger
F84.9 Trastorno generalizado del desarrollo no especificado

TRASTORNOS POR DÉFICIT DE ATENCIÓN Y CONDUCTA PERTURBADORA
---.- Trastorno por déficit de atención con hiperactividad
F90.0 Tipo combinado
F98.8 Tipo con predominio del déficit de atención
F90.0 Tipo con predominio hiperactivo-impulsivo
F90.9 Trastorno por déficit de atención con hiperactividad no especificado
F91.8 Trastorno disocial
---.- Tipo de inicio infantil
---.- Tipo de inicio adolescente
---.- Inicio no especificado
F91.3 Trastorno negativista desafiante
F91.9 Trastorno de conducta perturbadora no especificado

TRASTORNOS DE LA INGESTIÓN Y DE LA CONDUCTA ALIMENTARIA DE LA INFANCIA O LA NIÑEZ
F98.3 Pica
F98.2 Trastorno de rumiación
F98.2 Trastorno de la ingestión alimentaria de la infancia o la niñez

TRASTORNOS DE TICS
F95.2 Trastorno de la Tourette
F95.1 Trastorno de tics motores o vocales crónicos
F95.0 Trastorno de tics transitorios
       Especificar si: Episodio único/recidivante
F95.9 Trastorno de tics no especificado

TRASTORNOS DE LA ELIMINACIÓN
---.- Encopresis
R15 Con estreñimiento e incontinencia por rebosamiento
     (*codificar también K59.0 Estreñimiento en el Eje III*)
F98.1 Sin estreñimiento ni incontinencia por rebosamiento
F98.0 Enuresis (no debida a una enfermedad médica)
       Especificar tipo: Sólo nocturna/sólo diurna/nocturna y diurna

OTROS TRASTORNOS DE LA INFANCIA, LA NIÑEZ O LA ADOLESCENCIA
F93.0 Trastorno de ansiedad por separación
       Especificar si: De inicio temprano
F94.0 Mutismo selectivo
F94.x Trastorno reactivo de la vinculación de la infancia o la niñez
       .1 Tipo inhibido
       .2 Tipo desinhibido
F98.4 Trastorno de movimientos estereotipados
       Especificar si: Con conductas autolesivas
F98.9 Trastorno de la infancia, la niñez o la adolescencia no especificado

DELÍRIUM, DEMENCIA, TRASTORNOS AMNÉSICOS Y OTROS TRASTORNOS COGNITIVOS

DELÍRIUM

F05.0 Delírium debido a... *(Indicar enfermedad médica)* *(en vez de código F05.1 si hay demencia superpuesta)*

---.- Delírium inducido por sustancias *(consultar trastornos relacionados con sustancias para los códigos específicos de cada una de ellas)*

---.- Delírium por abstinencia de sustancias *(consultar trastornos relacionados con sustancias para los códigos específicos de cada una de ellas)*

---.- Delírium debido a múltiples etiologías *(codificar cada etiología específica)*

F05.9 Delírium no especificado

DEMENCIA

F00.xx Demencia tipo Alzheimer, de inicio temprano *(codificar también G30.0 Enfermedad de Alzheimer, de inicio temprano, en el Eje III)*

---.- Sin alteración de conducta

---.- Con alteración de conducta

F00.xx Demencia tipo Alzheimer, de inicio tardío *(codificar también G30.1 Enfermedad de Alzheimer, de inicio tardío en el Eje III)*

---.- Sin alteración de conducta

---.- Con alteración de conducta

F01.xx Demencia vascular

.80 No complicada

---.- Con delírium

.81 Con ideas delirantes

.83 Con estado de ánimo depresivo *Especificar si:* Con trastorno de la conducta

Codificar la presencia o ausencia de una alteración de la conducta en el quinto dígito para la Demencia debida a enfermedad médica:

0 = sin alteración de conducta
1 = con alteración de conducta

F02.4 Demencia debida a enfermedad por VIH *(codificar también B22.0 VIH en el Eje III)*

F02.8 Demencia debida a traumatismo craneal *(codificar también S06.9 Lesión cerebral en el Eje III)*

F02.3 Demencia debida a enfermedad de Parkinson *(codificar también G20 Enfermedad de Parkinson en el Eje III)*

F02.2 Demencia debida a enfermedad de Huntington *(codificar también G10 Enfermedad de Huntington en el Eje III)*

F02.0 Demencia debida a enfermedad de Pick *(codificar también G31.0 Enfermedad de Pick en el eje III)*

F02.1 Demencia debida a enfermedad de Creutzfeldt-Jakob *(codificar también A81.0 Enfermedad de Creutzfeldt-Jakob en el Eje III)*

F02.8 Demencia debida a... *(indicar enfermedad médica no enumerada antes)* *(codificar también la enfermedad médica en el Eje III)*

---.- Demencia persistente inducida por sustancias *(consultar los trastornos relacionados con sustancias para los códigos específicos de cada una de ellas)*

F02.8 Demencia debida a múltiples etiologías *(en lugar de código F00.2 Demencia mixta tipo Alzheimer y vascular)*

F03 Demencia no especificada

TRASTORNOS AMNÉSICOS

F04 Trastorno amnésico debido a... *(indicar enfermedad médica)* *Especificar si:* Transitorio/crónico Trastorno amnésico persistente inducido por sustancias *(consultar los trastornos relacionados con sustancias para los códigos específicos de cada una de ellas)*

R41.3 Trastorno amnésico no especificado

OTROS TRASTORNOS COGNITIVOS

F06.9 Trastorno cognitivo no especificado

TRASTORNOS MENTALES DEBIDOS A ENFERMEDAD MÉDICA, NO CLASIFICADOS EN OTROS APARTADOS

F06.1 Trastorno catatónico debido a... *(indicar enfermedad médica)*

F07.0 Cambio de personalidad debido a... *(indicar enfermedad médica)* *Especificar tipo:* Lábil/desinhibido/agresivo/apático/paranoide/otros tipos/combinado/inespecífico

F09 Trastorno mental no especificado debido a... *(indicar enfermedad médica)*

TRASTORNOS RELACIONADOS CON SUSTANCIAS

ª *Se pueden aplicar las siguientes especificaciones a la dependencia de sustancias:*

Especificar si: Con dependencia fisiológica/sin dependencia fisiológica

Codificación del curso de la dependencia en el quinto dígito:

0 = Remisión total temprana/remisión parcial temprana

0 = Remisión total sostenida/remisión parcial sostenida

1 = En entorno controlado

2 = En terapéutica con agonistas

4 = Leve/moderado/grave

Se aplican las siguientes especificaciones a los trastornos inducidos por sustancias

ᴵ*De inicio durante la intoxicación/*^*de inicio durante la abstinencia*

TRASTORNOS RELACIONADOS CON EL ALCOHOL

Trastornos por consumo de alcohol

F10.2x Dependencia del alcoholª

F10.1 Abuso de alcohol

Trastornos inducidos por alcohol

F10.00 Intoxicación por alcohol

F10.3 Abstinencia de alcohol
Especificar si: Con alteraciones perceptivas

F10.03 Delírium por intoxicación por alcohol

F10.4 Delírium por abstinencia de alcohol

F10.73 Demencia persistente inducida por alcohol

F10.6 Trastorno amnésico persistente inducido por alcohol

F10.xx Trastorno psicótico inducido por alcohol
.51 Con ideas delirantes[I,A]
.52 Con alucinaciones[I,A]

F10.8 Trastorno del estado de ánimo inducido por alcohol[I,A]

F10.8 Trastorno de ansiedad inducido por alcohol[I,A]

F10.8 Trastorno sexual inducido por alcohol[I]

F10.8 Trastorno del sueño inducido por alcohol[I,A]

F10.9 Trastorno relacionado con el alcohol no especificado

TRASTORNOS RELACIONADOS CON ALUCINÓGENOS

Trastornos por consumo de alucinógenos

F16.2x Dependencia de alucinógenos[a]

F16.1 Abuso de alucinógenos

Trastornos inducidos por alucinógenos

F16.00 Intoxicación por alucinógenos

F16.70 Trastorno perceptivo persistente por alucinógenos (*flashbacks*)

F16.03 Delírium por intoxicación por alucinógenos

F16.xx Trastorno psicótico inducido por alucinógenos
.51 Con ideas delirantes[I]
.52 Con alucinaciones[I]

F16.8 Trastorno del estado de ánimo inducido por alucinógenos[I]

F16.8 Trastorno de ansiedad inducido por alucinógenos[I]

F16.9 Trastorno relacionado con alucinógenos no especificado

TRASTORNOS RELACIONADOS CON ANFETAMINAS (O SUSTANCIAS DE ACCIÓN SIMILAR)

Trastornos por consumo de anfetamina

F15.2x Dependencia de anfetamina[a]

F15.1 Abuso de anfetamina

Trastornos inducidos por anfetamina

F15.00 Intoxicación por anfetamina

F15.04 Intoxicación por anfetamina, con alteraciones perceptivas

F15.3 Abstinencia de anfetamina

F15.03 Delírium por intoxicación por anfetamina

F15.xx Trastorno psicótico inducido por anfetamina
.51 Con ideas delirantes[I]
.52 Con alucinaciones[I]

F15.8 Trastorno del estado de ánimo inducido por anfetamina[I,A]

F15.8 Trastorno de ansiedad inducido por anfetamina[I]

F15.8 Trastorno sexual inducido por anfetamina[I]

F15.8 Trastorno del sueño inducido por anfetamina[I,A]

F15.9 Trastorno relacionado con anfetamina no especificado

TRASTORNOS RELACIONADOS CON CAFEÍNA

Trastornos inducidos por cafeína

F15.00 Intoxicación por cafeína

F15.8 Trastorno de ansiedad inducido por cafeína[I]

F15.8 Trastorno del sueño inducido por cafeína[I]

F15.9 Trastorno relacionado con cafeína no especificado

TRASTORNOS RELACIONADOS CON EL *CANNABIS*

Trastornos por consumo de *Cannabis*

F12.2x Dependencia de *Cannabis*[a]

F12.1 Abuso de *Cannabis*

Trastornos inducidos por *Cannabis*

F12.00 Intoxicación por *Cannabis*

F12.04 Intoxicación por *Cannabis*, con alteraciones perceptivas

F12.03 Delírium por intoxicación por *Cannabis*

F12.xx Trastorno psicótico inducido por *Cannabis*
.51 Con ideas delirantes[I]
.52 Con alucinaciones[I]

F12.8 Trastorno de ansiedad inducido por *Cannabis*[I]

F12.9 Trastorno relacionado con *Cannabis* no especificado

TRASTORNOS RELACIONADOS CON COCAÍNA

Trastornos por consumo de cocaína

F14.2x Dependencia de cocaína[a]

F14.1 Abuso de cocaína

Trastornos inducidos por cocaína

F14.00 Intoxicación por cocaína

F14.04 Intoxicación por cocaína, con alteraciones perceptivas

F14.3 Abstinencia de cocaína

F14.03 Delírium por intoxicación por cocaína

F14.xx Trastorno psicótico inducido por cocaína
.51 Con ideas delirantes[I]
.52 Con alucinaciones[I]

F14.8 Trastorno del estado de ánimo inducido por cocaína[I,A]

F14.8 Trastorno de ansiedad inducido por cocaína[I,A]

F14.8 Trastorno sexual inducido por cocaína[I]

F14.8 Trastorno del sueño inducido por cocaína[I,A]

F14.9 Trastorno relacionado con cocaína no especificado

TRASTORNOS RELACIONADOS CON FENCICLIDINA (O SUSTANCIAS DE ACCIÓN SIMILAR)

Trastornos por consumo de fenciclidina

F19.2x Dependencia de fenciclidina[a]

F19.1 Abuso de fenciclidina

Trastornos inducidos por fenciclidina

F19.00 Intoxicación por fenciclidina

F19.04 Intoxicación por fenciclidina, con alteraciones perceptivas

F19.03 Delírium por intoxicación por fenciclidina

F19.xx Trastorno psicótico inducido por fenciclidina
.51 Con ideas delirantes[I]
.52 Con alucinaciones[I]

F19.8 Trastorno del estado de ánimo inducido por fenciclidina[I]

F19.8 Trastorno de ansiedad inducido por fenciclidina[I]

F19.9 Trastorno relacionado con fenciclidina no especificado

TRASTORNOS RELACIONADOS CON INHALANTES

Trastornos por consumo de inhalantes

F18.2x Dependencia de inhalantes[a]

F18.1 Abuso de inhalantes

Trastornos inducidos por inhalantes

F18.00 Intoxicación por inhalantes

F18.03 Delírium por intoxicación por inhalantes

F18.73 Demencia persistente inducida por inhalantes

F18.xx Trastorno psicótico inducido por inhalantes
.51 Con ideas delirantes[I]
.52 Con alucinaciones[I]

F18.8 Trastorno del estado de ánimo inducido por inhalantes[I]

F18.8 Trastorno de ansiedad inducido por inhalantes[I]

F18.9 Trastorno relacionado con inhalantes no especificado

TRASTORNOS RELACIONADOS CON LA NICOTINA

Trastorno por consumo de nicotina

F17.2x Dependencia de nicotina[a]

Trastornos inducidos por nicotina

F17.3 Abstinencia de nicotina

F17.9 Trastorno relacionado con nicotina no especificado

TRASTORNOS RELACIONADOS CON OPIÁCEOS

Trastornos por consumo de opiáceos

F11.2x Dependencia de opiáceos[a]

F11.1 Abuso de opiáceos

Trastornos inducidos por opiáceos

F11.00 Intoxicación por opiáceos

F11.04 Intoxicación por opiáceos, con alteraciones perceptivas

F11.3 Abstinencia de opiáceos

F11.03 Delírium por intoxicación por opiáceos

F11.xx Trastorno psicótico inducido por opiáceos
.51 Con ideas delirantes[I]
.52 Con alucinaciones[I]

F11.8 Trastorno del estado de ánimo inducido por opiáceos[I]

F11.8 Trastorno sexual inducido por opiáceos[I]

F11.8 Trastorno del sueño inducido por opiáceos[I,A]

F11.9 Trastorno relacionado con opiáceos no especificado

TRASTORNOS RELACIONADOS CON SEDANTES, HIPNÓTICOS O ANSIOLÍTICOS

Trastornos por consumo de sedantes, hipnóticos o ansiolíticos

F13.2x Dependencia de sedantes, hipnóticos o ansiolíticos[a]

F13.1 Abuso de sedantes, hipnóticos o ansiolíticos

Trastornos inducidos por sedantes, hipnóticos o ansiolíticos

F13.00 Intoxicación por sedantes, hipnóticos o ansiolíticos

F13.3 Abstinencia de sedantes, hipnóticos o ansiolíticos
Especificar si: Con alteraciones perceptivas

F13.03 Delírium por intoxicación por sedantes, hipnóticos o ansiolíticos

F13.4 Delírium por abstinencia de sedantes, hipnóticos o ansiolíticos

F13.73 Demencia persistente inducida por sedantes, hipnóticos o ansiolíticos

F13.6 Trastorno amnésico persistente inducido por sedantes, hipnóticos o ansiolíticos

F13.xx Trastorno psicótico inducido por sedantes, hipnóticos o ansiolíticos
.51 Con ideas delirantes[I,A]
.52 Con alucinaciones[I,A]

F13.8 Trastorno del estado de ánimo inducido por sedantes, hipnóticos o ansiolíticos[I,A]

F13.8 Trastorno de ansiedad inducido por sedantes, hipnóticos o ansiolíticos[A]

F13.8 Trastorno sexual inducido por sedantes, hipnóticos o ansiolíticos[I]

F13.8 Trastorno del sueño inducido por sedantes, hipnóticos o ansiolíticos[I,A]

F13.9 Trastorno relacionado con sedantes, hipnóticos o ansiolíticos no especificado

TRASTORNO RELACIONADO CON VARIAS SUSTANCIAS

F19.2x Dependencia de varias sustancias[a]

TRASTORNOS RELACIONADOS CON OTRAS SUSTANCIAS (O DESCONOCIDAS)

Trastornos por consumo de otras sustancias (o desconocidas)

F19.2x Dependencia de otras sustancias (o desconocidas)[a]

F19.1 Abuso de otras sustancias (o desconocidas)

Trastornos inducidos por otras sustancias (o desconocidas)

F19.00 Intoxicación por otras sustancias (o desconocidas)

F19.04 Intoxicación por otras sustancias (o desconocidas), con alteraciones perceptivas

F19.3 Abstinencia de otras sustancias (o desconocidas)
Especificar si: Con alteraciones perceptivas

F19.03 Delírium inducido por otras sustancias (o desconocidas)
(codificar F19.4 si comienza durante la abstinencia)

F19.73 Demencia persistente inducida por otras sustancias (o desconocidas)

F19.6 Trastorno amnésico persistente inducido por otras sustancias (o desconocidas)

F19.xx Trastorno psicótico inducido por otras sustancias (o desconocidas)
.51 Con ideas delirantes[I,A]
.52 Con alucinaciones[I,A]

F19.8 Trastorno del estado de ánimo inducido por otras sustancias (o desconocidas)[I,A]

F19.8 Trastorno de ansiedad inducido por otras sustancias (o desconocidas)[I,A]

F19.8   Trastorno sexual inducido por otras sustancias
(o desconocidas)ⁱ

F19.8   Trastorno del sueño inducido por otras sustancias
(o desconocidas)ᴵ·ᴬ

F19.9   Trastorno relacionado con otras sustancias
(o desconocidas) no especificado

ESQUIZOFRENIA Y OTROS TRASTORNOS PSICÓTICOS

F20.xx Esquizofrenia
    .0x Tipo paranoide
    .1x Tipo desorganizado
    .2x Tipo catatónico
    .3x Tipo indiferenciado
    .5x Tipo residual

*Codificación del curso de la esquizofrenia en el quinto
dígito:*

2 = Episódico con síntomas residuales interepisódicos
    (*especificar si:* Con síntomas negativos acusados)

3 = Episódico sin síntomas residuales interepisódicos

0 = Continuo (*especificar si:* Con síntomas negativos
    acusados)

4 = Episodio único en remisión parcial (*especificar si:*
    Con síntomas negativos acusados)

5 = Episodio único en remisión total

8 = Otro patrón o no especificado

9 = Menos de 1 año desde el comienzo de los síntomas
    de la fase activa inicial

F20.8   Trastorno esquizofreniforme
    Especificar si: Sin síntomas de buen pronóstico/con
    síntomas de buen pronóstico

F25.x   Trastorno esquizoafectivo
    .0 Tipo bipolar
    .1 Tipo depresivo

F22.0   Trastorno delirante
    Especificar tipo: Erotomaníaco/de grandiosidad/
    celotípico/persecutorio/somático/mixto/no
    especificado

F23.xx Trastorno psicótico breve
    .81 Con desencadenante(s) grave(s)
    .80 Sin desencadenante(s) grave(s)
    Especificar si: De inicio en el posparto

F24   Trastorno psicótico compartido (*folie à deux*)

F06.x   Trastorno psicótico debido a...
    (*indicar enfermedad médica*)
    .2 Con ideas delirantes
    .0 Con alucinaciones

---.–   Trastorno psicótico inducido por sustancias
    (*consultar los trastornos relacionados con sustancias
    para los códigos específicos de cada una
    de ellas*)
    Especificar si: De inicio durante la intoxicación/de
    inicio durante la abstinencia

F29   Trastorno psicótico no especificado

TRASTORNOS DEL ESTADO DE ÁNIMO

*Se aplicarán (para los episodios actuales o más recientes)
a los trastornos del estado de ánimo las siguientes
especificaciones:*

ᵃGravedad/psicótico/especificadores en remisión/ᵇ
crónico/ᶜ con síntomas catatónicos/ᵈ con síntomas
melancólicos/ᵉ con síntomas atípicos/ᶠ de inicio
en el posparto

*Se aplicarán a los trastornos del estado de ánimo las
siguientes especificaciones:*

ᵍCon o sin recuperación interepisódica total/ʰ con patrón
estacional/ⁱ con ciclos rápidos

TRASTORNOS DEPRESIVOS

F32.x   Trastorno depresivo mayor, episodio únicoᵃ·ᵇ·ᶜ·ᵈ·ᵉ·ᶠ

F33.x   Trastorno depresivo mayor, recidivanteᵃ·ᵇ·ᶜ·ᵈ·ᵉ·ᶠ·ᵍ·ʰ

*Codificar el estado actual del episodio depresivo mayor
en el cuarto dígito:*

0 = Leve

1 = Moderado

2 = Grave sin síntomas psicóticos

3 = Grave con síntomas psicóticos

Especificar: Síntomas psicóticos congruentes con el estado
de ánimo/síntomas psicóticos no congruentes con
el estado de ánimo

4 = En remisión parcial

4 = En remisión total

9 = No especificado

F34.1   Trastorno distímico
    Especificar si: De inicio temprano/de inicio tardío
    Especificar: Con síntomas atípicos

F32.9   Trastorno depresivo no especificado

TRASTORNOS BIPOLARES

F30.x   Trastorno bipolar I, episodio maníaco únicoᵃ·ᶜ·ᶠ
    Especificar si: Mixto

*Codificar el estado actual del episodio maníaco
en el cuarto dígito:*

1 = Leve, moderado o grave sin síntomas psicóticos

2 = Grave con síntomas psicóticos

8 = En remisión parcial o total

F31.0   Trastorno bipolar I, episodio más reciente
    hipomaníacoᵍ·ʰ·ⁱ

F31.x   Trastorno bipolar I, episodio más reciente
    maníacoᵃ·ᶜ·ᶠ·ᵍ·ʰ·ⁱ

*Codificar el estado actual del episodio maníaco
en el cuarto dígito:*

1 = Leve, moderado o grave sin síntomas psicóticos

2 = Grave con síntomas psicóticos

7 = En remisión parcial o total

F31.6   Trastorno bipolar I, episodio más reciente
    mixtoᵃ·ᶜ·ᶠ·ᵍ·ʰ·ⁱ

F31.x   Trastorno bipolar I, episodio más reciente
    depresivoᵃ·ᵇ·ᶜ·ᵈ·ᵉ·ᶠ·ᵍ·ʰ·ⁱ

*Codificar el estado actual del episodio depresivo mayor
en el cuarto dígito:*

3 = Leve o moderado
4 = Grave sin síntomas psicóticos
5 = Grave con síntomas psicóticos
7 = En remisión parcial o total

F31.9   Trastorno bipolar I, episodio más reciente no especificado[g,h,i]
F31.8   Trastorno bipolar II[a,b,c,d,e,f,g,h,i]
        Especificar (episodio actual o más reciente): Hipomaníaco/depresivo
F34.0   Trastorno ciclotímico
F31.9   Trastorno bipolar no especificado
F06.xx Trastorno del estado de ánimo debido a…
        (indicar enfermedad médica)
        .32 Con síntomas depresivos
        .32 Con síntomas de depresión mayor
        .30 Con síntomas maníacos
        .33 Con síntomas mixtos
---.-- Trastorno del estado de ánimo inducido por sustancias
        (consultar los trastornos relacionados con sustancias para los códigos específicos de cada una de ellas)
        Especificar tipo: Con síntomas depresivos/con síntomas maníacos/con síntomas mixtos
        Especificar si: De inicio durante la intoxicación/de inicio durante la abstinencia
F39   Trastorno del estado de ánimo no especificado

TRASTORNOS DE ANSIEDAD
F41.0   Trastorno de angustia sin agorafobia
F40.01 Trastorno de angustia con agorafobia
F40.00 Agorafobia sin historia de trastorno de angustia
F40.2   Fobia específica
        Especificar tipo: Animal/ambiental/sangre-inyecciones-daño/situacional/otro tipo
F40.1   Fobia social
        Especificar si: Generalizada
F42.8   Trastorno obsesivo-compulsivo
        Especificar si: Con poca conciencia de enfermedad
F43.1   Trastorno por estrés postraumático
        Especificar si: Agudo/crónico
        Especificar si: De inicio demorado
F43.0   Trastorno por estrés agudo
F41.1   Trastorno de ansiedad generalizada
F06.4   Trastorno de ansiedad debido a…
        (indicar enfermedad médica)
        Especificar si: Con ansiedad generalizada/con crisis de angustia/con síntomas obsesivo-compulsivos
---.-   Trastorno de ansiedad inducido por sustancias
        (consultar los trastornos relacionados con sustancias para los códigos específicos de cada una de ellas)
        Especificar si: Con ansiedad generalizada/con crisis de angustia/con síntomas obsesivo-compulsivos/con síntomas fóbicos
        Especificar si: De inicio durante la intoxicación/de inicio durante la abstinencia
F41.9   Trastorno de ansiedad no especificado

Trastornos somatomorfos
F45.0   Trastorno de somatización

F45.1   Trastorno somatomorfo indiferenciado
F44.x   Trastorno de conversión
        .4 Con síntomas o déficit motores
        .5 Con crisis o convulsiones
        .6 Con síntomas o déficit sensoriales
        .7 Con presentación mixta
F45.4   Trastorno por dolor
        Especificar tipo: Asociado a factores psicológicos/asociado a factores psicológicos y a enfermedad médica
        Especificar si: Agudo/crónico
F45.2   Hipocondría
        Especificar si: Con poca conciencia de enfermedad
F45.2   Trastorno dismórfico corporal
F45.9   Trastorno somatomorfo no especificado

TRASTORNOS FACTICIOS
F68.1   Trastorno facticio
        Especificar tipo: Con predominio de signos y síntomas psicológicos/con predominio de signos y síntomas somáticos/con combinación de signos y síntomas psicológicos y somáticos
F68.1   Trastorno facticio no especificado

TRASTORNOS DISOCIATIVOS
F44.0   Amnesia disociativa
F44.1   Fuga disociativa
F44.81 Trastorno de identidad disociativo
F48.1   Trastorno de despersonalización
F44.9   Trastorno disociativo no especificado

TRASTORNOS SEXUALES Y DE LA IDENTIDAD SEXUAL

TRASTORNOS SEXUALES
Se aplicarán los siguientes especificadores a todos los trastornos sexuales primarios:

Especificar tipo: De toda la vida/adquirido/general/situacional/debido a factores psicológicos/debido a factores combinados

Trastornos del deseo sexual
F52.0   Deseo sexual hipoactivo
F52.10 Trastorno por aversión al sexo

Trastornos de la excitación sexual
F52.2   Trastorno de la excitación sexual en la mujer
F52.2   Trastorno de la erección en el hombre

Trastornos orgásmicos
F52.3   Trastorno orgásmico femenino
F52.3   Trastorno orgásmico masculino
F52.4   Eyaculación precoz

Trastornos sexuales por dolor
F52.6   Dispareunia (no debida a una enfermedad médica)
F52.5   Vaginismo (no debido a una enfermedad médica)

Trastorno sexual debido a una enfermedad médica
N94.8   Deseo sexual hipoactivo en la mujer debido a…
        (indicar enfermedad médica)
N50.8   Deseo sexual hipoactivo en el hombre debido a…
        (indicar enfermedad médica)
N48.4   Trastorno de la erección en el hombre debido a…

(indicar enfermedad médica)

N94.1 Dispareunia femenina debida a…
(indicar enfermedad médica)

N50.8 Dispareunia masculina debida a…
(indicar enfermedad médica)

N94.8 Otros trastornos sexuales femeninos debidos a…
(indicar enfermedad médica)

N50.8 Otros trastornos sexuales masculinos debidos a…
(indicar enfermedad médica)

---.- Trastorno sexual inducido por sustancias
(consultar los trastornos relacionados con sustancias
para los códigos específicos de cada una de ellas)
Especificar si: Con alteración del deseo/con
alteración de la excitación/con alteración
del orgasmo/con dolor sexual
Especificar si: De inicio durante la intoxicación

F52.9 Trastorno sexual no especificado

PARAFILIAS

F65.2 Exhibicionismo
F65.0 Fetichismo
F65.8 Froteurismo
F65.4 Paidofilia
Especificar si: Con atracción sexual por los hombres/
con atracción sexual por las mujeres/con atracción
sexual por ambos sexos
Especificar si: Limitada al incesto
Especificar tipo: Exclusiva/no exclusiva
F65.5 Masoquismo sexual
F65.5 Sadismo sexual
F65.1 Fetichismo travestista
Especificar si: Con disforia sexual
F65.3 Voyeurismo
F65.9 Parafilia no especificada

TRASTORNOS DE LA IDENTIDAD SEXUAL

F64.x Trastorno de la identidad sexual
.2 En la niñez
.0 En la adolescencia o en la vida adulta
Especificar si: Con atracción sexual por los hombres/
con atracción sexual por las mujeres/con atracción
sexual por ambos/sin atracción sexual por ninguno
F64.9 Trastorno de la identidad sexual no especificado
F52.9 Trastorno sexual no especificado

TRASTORNOS DEL SUEÑO

F50.0 Anorexia nerviosa
Especificar tipo: Restrictivo/compulsivo/ purgativo
F50.2 Bulimia nerviosa
Especificar tipo: Purgativo/no purgativo
F50.9 Trastorno de la conducta alimentaria no
especificado

TRASTORNOS DE LA CONDUCTA ALIMENTARIA

TRASTORNOS PRIMARIOS DEL SUEÑO

Disomnias

F51.0 Insomnio primario
F51.1 Hipersomnia primaria
Especificar si: Recidivante
G47.4 Narcolepsia

G47.3 Trastorno del sueño relacionado con la respiración
F51.2 Trastorno del ritmo circadiano
Especificar tipo: Sueño retrasado/jet lag/cambios
de turno de trabajo/no especificado
F51.9 Disomnia no especificada

Parasomnias

F51.5 Pesadillas
F51.4 Terrores nocturnos
F51.3 Sonambulismo
F51.8 Parasomnia no especificada

TRASTORNOS DEL SUEÑO RELACIONADOS CON OTRO TRASTORNO MENTAL

F51.0 Insomnio relacionado con…
(indicar trastorno del Eje I o del Eje II)
F51.1 Hipersomnia relacionada con…
(indicar trastorno del Eje I o del Eje II)

OTROS TRASTORNOS DEL SUEÑO

G47.x Trastorno del sueño debido a…
(indicar enfermedad médica)
.0 Tipo insomnio
.1 Tipo hipersomnia
.8 Tipo parasomnia
.8 Tipo mixto

---.- Trastorno del sueño inducido por sustancias
(consultar los trastornos relacionados con sustancias
para los códigos específicos de cada una de ellas)
Especificar tipo: Insomnio/hipersomnia/ parasomnia/
mixto
Especificar si: De inicio durante la intoxicación/de
inicio durante la abstinencia

TRASTORNOS DEL CONTROL DE LOS IMPULSOS NO CLASIFICADOS EN OTROS APARTADOS

F63.8 Trastorno explosivo intermitente
F63.2 Cleptomanía
F63.1 Piromanía
F63.0 Juego patológico
F63.3 Tricotilomanía
F63.9 Trastorno del control de los impulsos no especificado

TRASTORNOS ADAPTATIVOS

F43.xx Trastorno adaptativo
.20 Con estado de ánimo depresivo
.28 Con ansiedad
.22 Mixto con ansiedad y estado de ánimo
depresivo
.24 Con trastorno de conducta
.25 Con alteración mixta de las emociones
y la conducta
.9 No especificado
Especificar si: Agudo/crónico

TRASTORNOS DE LA PERSONALIDAD

Nota: Se codifican en el Eje II.

F60.0 Trastorno paranoide de la personalidad
F60.1 Trastorno esquizoide de la personalidad
F21 Trastorno esquizotípico de la personalidad
F60.2 Trastorno antisocial de la personalidad
F60.31 Trastorno límite de la personalidad

F60.4 Trastorno histriónico de la personalidad
F60.8 Trastorno narcisista de la personalidad
F60.6 Trastorno de la personalidad por evitación
F60.7 Trastorno de la personalidad por dependencia
F60.5 Trastorno obsesivo-compulsivo de la personalidad
F60.9 Trastorno de la personalidad no especificado

OTROS PROBLEMAS QUE PUEDEN SER OBJETO DE ATENCIÓN CLÍNICA

FACTORES PSICOLÓGICOS QUE AFECTAN AL ESTADO FÍSICO

F54 *(Especificar el factor psicológico)* que afecta a...
(indicar enfermedad médica)
Elegir según la naturaleza de los factores:
Trastorno mental que afecta a una enfermedad médica
Síntomas psicológicos que afectan a una enfermedad médica
Rasgos de personalidad o estilo de afrontamiento que afectan a una enfermedad médica
Conductas desadaptativas que afectan a una enfermedad médica
Respuesta fisiológica relacionada con el estrés que afecta a una enfermedad médica
Otros factores psicológicos o no especificados que afectan a una enfermedad médica

TRASTORNOS MOTORES INDUCIDOS POR MEDICAMENTOS

G21.1 Parkinsonismo inducido por neurolépticos
G21.0 Síndrome neuroléptico maligno
G24.0 Distonía aguda inducida por neurolépticos
G21.1 Acatisia aguda inducida por neurolépticos
G24.0 Discinesia tardía inducida por neurolépticos
G25.1 Temblor postural inducido por medicamentos
G25.9 Trastorno motor inducido por medicamentos no especificado

TRASTORNOS INDUCIDOS POR OTROS MEDICAMENTOS

T88.7 Efectos adversos de los medicamentos no especificados

PROBLEMAS DE RELACIÓN

Z63.7 Problema de relación asociado a un trastorno mental o a una enfermedad médica

Z63.8 Problemas paterno-filiales
(código Z63.1 si el objeto de atención es el niño)
Z63.0 Problemas conyugales
F93.3 Problema de relación entre hermanos
Z63.9 Problema de relación no especificado

PROBLEMAS RELACIONADOS CON EL ABUSO O LA NEGLIGENCIA

T74.1 Abuso físico del niño
T74.2 Abuso sexual del niño
T74.0 Negligencia de la infancia
T74.1 Abuso físico del adulto
---.- (si es por el/la compañero/a)
---.- (si es por alguien que no es el/la compañero/a)
(codificar (995.81) si el objeto de atención clínica es la víctima)
T74.2 Abuso sexual del adulto
---.- (si es por el/la compañero/a)
---.- (si es por alguien que no es el/la compañero/a)
(codificar (995.83) si el objeto de atención clínica es la víctima)

PROBLEMAS ADICIONALES QUE PUEDEN SER OBJETO DE ATENCIÓN CLÍNICA

Z91.1 Incumplimiento terapéutico
Z76.5 Simulación
Z72.8 Conducta antisocial del adulto
Z72.8 Conducta antisocial en la niñez o la adolescencia
R41.8 Capacidad intelectual límite
R41.8 Deterioro cognitivo relacionado con la edad
Z63.4 Duelo
Z55.8 Problema académico
Z56.7 Problema laboral
F93.8 Problema de identidad
Z71.8 Problema religioso o espiritual
Z60.3 Problema de aculturación
Z60.0 Problema biográfico

Códigos adicionales

F99 Trastorno mental no especificado (no psicótico)
Z03.2 Sin diagnóstico o estado en el Eje I
R69 Diagnóstico o estado aplazado en el Eje I
Z03.2 Sin diagnóstico en el Eje II
R46.8 Diagnóstico aplazado en el Eje II

◉ Miniexamen cognoscitivo

Orientación temporal y espacial	Preguntar el año, la estación, la fecha, el día, el mes, el país, la ciudad, el hospital y la planta (piso)	5 ____ 5 ____
Fijación	Decir tres palabras y pedir a la persona que las memorice	3 ____
Concentración y cálculo	Pedirle a la persona que reste 3 de 30 y que siga restando de 3 en 3 hasta que se le avise, o pedir que deletree la palabra MUNDO al revés	5 ____
Memoria	Pedirle a la persona que recuerde las tres palabras anteriores	3 ____
Lenguaje	Pedirle a la persona que repita la frase «En un trigal había cinco perros»	1 ____
Comprensión	Entregar a la persona una hoja de papel y darle una orden en tres pasos: «Coja este papel, dóblelo por la mitad y póngalo en el suelo (o sobre la mesa)»	3 ____
Lectura	Muéstrele a la persona un papel con el siguiente mensaje escrito en letras de gran tamaño: **«Cierre los ojos».** Observe si la persona sigue esas instrucciones	1 ____
Escritura	Pídale a la persona que escriba una frase con sentido	1 ____
Dibujo	Pídale a la persona que copie los dos pentágonos solapados que hay a continuación	1 ____

Total ____ / 30

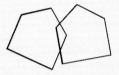

Adaptado de Folstein, M.F., Folstein, S.E., McHugh, P.R. (1975). Mini-mental state. A practical method for grading the cognitive state of patients for the clinician. *Journal of Psychiatric Research*, 12, 189-198.

◉ Diagnósticos de enfermería de NANDA International más frecuentes en el ámbito de la salud mental

- Aflicción crónica
- Afrontamiento defensivo
- Afrontamiento familiar afectado
- Afrontamiento familiar incapacitante
- Afrontamiento ineficaz
- Afrontamiento ineficaz de la comunidad
- Aislamiento social
- Ansiedad
- Baja autoestima crónica
- Baja autoestima situacional
- Cansancio del rol de cuidador
- Conducta desorganizada del lactante
- Conflicto de decisiones
- Conflicto del rol parental
- Confusión aguda o crónica
- Conocimientos deficientes
- Déficit de actividades recreativas
- Déficit de autocuidado: alimentación
- Déficit de autocuidado: baño
- Déficit de autocuidado: uso del inodoro
- Déficit de autocuidado: vestido
- Déficit de volumen de líquidos
- Deprivación de sueño
- Desatención unilateral
- Descuido personal
- Desempeño inefectivo del rol
- Desequilibrio nutricional: ingesta inferior a las necesidades
- Desequilibrio nutricional: ingesta superior a las necesidades
- Desesperanza
- Deterioro de la comunicación verbal
- Deterioro de la deglución
- Deterioro de la eliminación urinaria
- Deterioro de la integridad cutánea
- Deterioro de la interacción social
- Deterioro de la integridad tisular
- Deterioro de la memoria
- Deterioro de la movilidad física
- Deterioro de la mucosa oral
- Deterioro de la respiración espontánea
- Deterioro del intercambio de gases
- Deterioro en el mantenimiento del hogar
- Deterioro parental
- Diarrea
- Disfunción sexual
- Disminución del gasto cardíaco
- Disposición para aumentar el bienestar espiritual
- Disposición para mejorar el afrontamiento
- Disposición para mejorar el autoconcepto
- Disposición para mejorar el poder
- Disposición para mejorar el rol parental
- Disposición para mejorar la esperanza
- Disposición para mejorar la gestión de la propia salud
- Disposición para mejorar la toma de decisiones
- Disposición para mejorar los conocimientos
- Dolor agudo
- Dolor crónico
- Duelo
- Duelo complicado
- Estreñimiento subjetivo
- Estrés por sobrecarga
- Exceso de volumen de líquidos
- Fatiga
- Gestión ineficaz de la propia salud
- Gestión ineficaz del régimen terapéutico familiar
- Impotencia
- Incontinencia fecal
- Incontinencia urinaria de esfuerzo
- Incontinencia urinaria funcional
- Incumplimiento
- Insomnio
- Interrupción de la lactancia materna
- Interrupción de los procesos familiares
- Intolerancia a la actividad (relacionada con trastorno mental)
- Lactancia materna ineficaz
- Limpieza ineficaz de las vías aéreas
- Manejo inefectivo del régimen terapéutico
- Manejo inefectivo del régimen terapéutico de la comunidad
- Mantenimiento ineficaz de la salud
- Náuseas
- Negación ineficaz
- Patrón respiratorio ineficaz
- Patrón sexual ineficaz
- Perfusión tisular periférica ineficaz
- Perturbación del campo de energía
- Planificación ineficaz de las actividades

- Procesos familiares disfuncionales
- Protección ineficaz
- Respuesta ventilatoria disfuncional al destete del ventilador
- Retraso en el crecimiento y desarrollo
- Riesgo de asfixia
- Riesgo de aspiración
- Riesgo de automutilación
- Riesgo de baja autoestima situacional
- Riesgo de caídas
- Riesgo de cansancio del rol de cuidador
- Riesgo de compromiso de la capacidad de recuperación personal
- Riesgo de compromiso de la dignidad humana
- Riesgo de confusión aguda
- Riesgo de deterioro de la vinculación
- Riesgo de disfunción neurovascular periférica
- Riesgo de disreflexia autónoma
- Riesgo de estreñimiento
- Riesgo de impotencia
- Riesgo de infección
- Riesgo de intolerancia a la actividad
- Riesgo de intoxicación
- Riesgo de lesión
- Riesgo de lesión postural perioperatoria
- Riesgo de retraso en el desarrollo

- Riesgo de síndrome de desuso
- Riesgo de síndrome de estrés del traslado
- Riesgo de soledad
- Riesgo de suicidio
- Riesgo de traumatismo
- Riesgo de violencia autodirigida
- Riesgo de violencia dirigida a otros
- Síndrome de deterioro en la interpretación del entorno
- Síndrome de estrés del traslado
- Síndrome postraumático
- Síndrome traumático de la violación
- Sufrimiento espiritual
- Sufrimiento moral
- Temor
- Tendencia a adoptar conductas de riesgo para la salud
- Termorregulación ineficaz (hipotermia/hipertermia)
- Trastorno de la identidad personal
- Trastorno de la imagen corporal
- Trastorno de la percepción sensorial (visual, auditiva, cinestésica, gustativa, táctil, olfatoria)
- Trastorno de los procesos del pensamiento
- Trastorno del patrón de sueño
- Vagabundeo

⊙ Ejemplo de escala de ansiedad

Las escalas de ansiedad son escalas de evaluación diseñadas para cuantificar la gravedad de los síntomas de ansiedad presentes en una persona. No hay respuestas acertadas o equivocadas. Cada elemento se puntúa en una escala de 0 a 5:

0 = No presente
1 = Excepcionalmente
2 = Parte del tiempo
3 = Gran parte del tiempo
4 = Siempre o la mayor parte del tiempo

1. Sentimientos de ansiedad
Preocupación _____
Previsión de lo peor _____
Crisis de angustia repentina _____

2. Tensión
Sobresalto fácil _____
Llanto fácil _____
Inquietud _____
Temblores _____

3. Temores
Temor a la oscuridad _____
Temor a los desconocidos _____
Temor a la soledad _____
Temor a los animales _____
Temor a los espacios cerrados _____
Temor a los espacios públicos _____
Temor a las multitudes _____
Temor sin causa real _____

4. Insomnio
Dificultad para conciliar el sueño _____
Dificultad para conservar el sueño _____
Sueños inquietantes _____

5. Pensamiento
Problemas de concentración _____
Vacíos de memoria _____
Pérdida del tren de pensamiento _____

6. Estado de ánimo depresivo
Disminución del interés en las
actividades que se solían disfrutar _____
Disminución del contacto
con los amigos y la familia _____

7. Síntomas somáticos
Vértigo _____
Náuseas _____
Estreñimiento _____
Dolor torácico _____
Sensación de atragantamiento _____
Palpitaciones _____
Falta de aliento _____

⊙ Escala de Depresión de Beck (ejemplo)

El cuestionario puede completarlo el paciente solo o con la ayuda del profesional.

Indicaciones:
Lea todas las afirmaciones de cada categoría. Luego elija una de las afirmaciones que describa mejor cómo se ha sentido en la ÚLTIMA SEMANA, incluyendo HOY. Marque la letra que describa mejor ese sentimiento. Si el grupo contiene varias afirmaciones que parecen igualmente adecuadas, elija sólo una y marque la letra de la respuesta adecuada.

(a) No me siento triste.
(b) Me siento triste.
(c) Me siento triste todo el tiempo y no puedo librarme de ello.
(d) Me siento tan triste o desdichado que no puedo soportarlo.

(a) No estoy particularmente desanimado con respecto al futuro.
(b) Me siento desanimado con respecto al futuro.
(c) Siento que no puedo esperar nada del futuro.
(d) Siento que el futuro es irremediable y que las cosas no pueden mejorar.

(a) No he pensado en matarme.
(b) He pensado en matarme pero no lo haría.
(c) Me gustaría matarme.
(d) Me mataría si tuviera la oportunidad.

(a) Sigo obteniendo tanto placer de las cosas como antes.
(b) No disfruto de las cosas como solía hacerlo.
(c) Ya nada me satisface realmente.
(d) Todo me aburre o me desagrada.

(a) No me siento especialmente culpable.
(b) Me siento culpable buena parte del tiempo.
(c) Me siento culpable la mayor parte del tiempo.
(d) Me siento culpable todo el tiempo.

(a) Tomo decisiones como siempre.
(b) Pospongo mis decisiones con más frecuencia que antes.
(c) Tengo mayor dificultad que antes en tomar decisiones.
(d) Ya no puedo tomar ninguna decisión.

(a) Puedo trabajar tan bien como antes.
(b) Me cuesta un mayor esfuerzo empezar a hacer algo.
(c) Tengo que hacer un gran esfuerzo para hacer cualquier cosa.
(d) No puedo hacer ningún tipo de trabajo.

(a) No me siento peor que otros.
(b) Me critico por mis debilidades o errores.
(c) Me culpo todo el tiempo por mis faltas.
(d) Me culpo por todas las cosas malas que suceden.

(a) Mi apetito no ha variado.
(b) Mi apetito no es tan bueno como antes.
(c) Mi apetito es mucho peor que antes.
(d) Ya no tengo ningún apetito.

(a) No he notado cambios recientes de mi interés por el sexo.
(b) Estoy interesado por el sexo menos de lo que solía estar.
(c) Estoy mucho menos interesado por el sexo ahora.
(d) He perdido por completo mi interés por el sexo.

(a) No me siento decepcionado conmigo mismo.
(b) Estoy decepcionado conmigo mismo.
(c) Estoy harto de mí mismo.
(d) Me odio a mí mismo.

(a) No me siento fracasado.
(b) Siento que he fracasado más que una persona normal.
(c) Cuando miro hacia el pasado, lo único que puedo ver en mi vida es un montón de fracasos.
(d) Siento que como persona soy un fracaso completo.

(a) No lloro más de lo habitual.
(b) Lloro más que antes.
(c) Ahora lloro todo el tiempo.
(d) Antes era capaz de llorar, pero ahora no puedo llorar nunca aunque quisiera.

(a) No me irrito más ahora que antes.
(b) Me enojo o irrito más fácilmente ahora que antes.
(c) Me siento irritado todo el tiempo.
(d) No me irrito en absoluto con las cosas que solían irritarme.

(a) No siento que esté siendo castigado.
(b) Siento que puedo estar siendo castigado.
(c) Espero ser castigado.
(d) Siento que estoy siendo castigado.

(a) No me canso más de lo habitual.
(b) Me canso más fácilmente de lo que solía cansarme.
(c) Me canso al hacer cualquier cosa.
(d) Estoy demasiado cansado para hacer cualquier cosa.

(a) No creo que me vea peor que antes.
(b) Me preocupa que esté pareciendo avejentado o sin atractivo.
(c) Siento que hay cambios permanentes en mi apariencia que hacen que no parezca atractivo.
(d) Creo que estoy horrible.

(a) No he perdido interés en otras personas.
(b) Estoy menos interesado en otras personas de lo que solía estar.
(c) He perdido la mayor parte de mi interés por los demás.
(d) He perdido todo interés por los demás.

(Continúa.)

(a) Últimamente no he perdido mucho peso, si es que perdí algo.
(b) He perdido más de 2 kilos.
(c) He perdido más de 4 kilos.
(d) He perdido más de 6 kilos.

(a) Puedo dormir tan bien como antes.
(b) No duermo tan bien como antes.
(c) Me despierto 1 o 2 horas antes de lo habitual y me cuesta volver a dormir.
(d) Me despierto varias horas antes de lo habitual y no puedo volver a dormirme.

(a) No estoy más preocupado por mi salud de lo habitual.
(b) Estoy preocupado por problemas físicos como malestares y dolores de estómago o estreñimiento.
(c) Estoy muy preocupado por problemas físicos y me resulta difícil pensar en otra cosa.
(d) Estoy tan preocupado por mis problemas físicos que no puedo pensar en nada más.

PUNTUACIÓN:
(a) = 1 punto
(b) = 2 puntos
(c) = 3 puntos
(d) = 4 puntos

La puntuación se suma para establecer los indicios de síntomas de depresión.

APÉNDICE F

Respuestas a las fichas de trabajo del estudiante

Capítulo 1
Rellenar los espacios
1. lucha/huida
2. reacciones excesivas
3. impredecibilidad
4. clichés
5. dolor oculto
6. percepción

Relacionar las parejas
1. c
2. e
3. g
4. f
5. h
6. d
7. i
8. b
9. a

Preguntas de elección múltiple
1. **La respuesta correcta es b**: indica sentimientos de aislamiento o posible depresión. **a:** refleja la interacción con los demás. **c:** indica que la persona se siente cómoda estando sola. **d:** afrontamiento adaptativo.
2. **La respuesta correcta es c**: los criterios diagnósticos de trastorno mental especifican que el problema interfiere con las relaciones interpersonales. **a, b** y **d:** indicadores de un estado mental saludable.
3. **La respuesta correcta es c**: indica agotamiento general y apatía hacia su trabajo. **a:** escapada mental temporal que renueva la energía. **b:** desorganización no evidente del estado mental. **d:** descripción inespecífica del estrés relacionado con el trabajo.
4. **La respuesta correcta es a**: reconoce las fortalezas y debilidades del individuo. **b:** visión poco realista de las propias capacidades. **c:** indica una visión negativa del yo. **d:** derrotismo a través de una visión negativa del yo.
5. **La respuesta correcta es b**: alivia la ansiedad temporalmente pero el problema sigue existiendo. **a:** el problema se resolvería con afrontamiento adaptativo. **c:** desadaptativo significaría uso de métodos ineficaces para reducir la ansiedad. **d:** disfuncional indicaría que no se realiza ningún intento de reducir la ansiedad.
6. **La respuesta correcta es b**: le da al paciente la oportunidad de hablar de sus sentimientos actuales. **a:** finaliza la conversación y resta importancia a los sentimientos del paciente. **c:** menosprecia las explicaciones y las afirmaciones del paciente. **d:** «por qué» hace que el paciente se ponga a la defensiva al responder.
7. **La respuesta correcta es c**: evitación de la realidad de la situación. **a:** no puede producirse la negociación hasta que se acepta la realidad de lo inevitable. **b:** no existen indicios de sentimientos de amargura. **d:** la depresión indica una pérdida de la esperanza y lamentación por lo que se ha ido.
8. **La respuesta correcta es d**: observado en la persona que se enfrenta a la muerte en el futuro cercano. **a:** indicaría que la situación se ha solucionado eficazmente. **b:** duelo experimentado después de la muerte. **c:** adaptación a la pérdida.
9. **La respuesta correcta es b**: proporcionará información acerca del punto de vista que tiene el paciente de la situación actual. **a:** valora el sistema de apoyo. **c:** valora las habilidades de afrontamiento y las estrategias. **d:** no invita a que el paciente verbalice sus sentimientos.
10. **La respuesta correcta es c**: en la ansiedad grave, el paciente no puede emplear procesos cognitivos lógicos y presenta una respuesta fisiológica simpática cada vez mayor. **a:** la ansiedad leve es motivacional con razonamientos correctos y procesos cognitivos lógicos. **b:** en la ansiedad moderada, la respuesta autónoma es menos evidente y la persona sigue siendo funcional con una reducción de la concentración y de la capacidad de resolución de problemas. **d:** en el nivel de angustia existe desorientación y conducta irracional con histeria.

Capítulo 2
Rellenar los espacios
1. rasgos de la personalidad
2. temperamento
3. equilibración
4. asimilación
5. acomodación
6. yo sólido

Relacionar las parejas
1. c
2. g
3. b
4. d
5. h
6. a
7. f
8. e

Preguntas de elección múltiple
1. **La respuesta correcta es c**: la desesperación demuestra una falta de plenitud y de satisfacción con las elecciones vitales en el grupo de edad por encima de los 65 años. **a, b** y **d:** todas tienen relación con etapas anteriores del desarrollo.
2. **La respuesta correcta es a**: fálico. Período en el que el niño se esfuerza para aceptar una identidad sexual y resuelve este conflicto identificándose con el progenitor del mismo sexo. Este niño se está identificando con su padre. **b:** el niño de 2 a 4 años está desarrollando la consciencia y el control de la eliminación. **c:** en el niño en edad escolar, los deseos sexuales se encuentran atenuados. **d:** la pubertad y la adolescencia con aumento de los deseos y los impulsos sexuales.
3. **La respuesta correcta es b**: preoperativa. Visión egocéntrica y fijación en la que el niño es incapaz de ver un

punto de vista diferente del suyo. **a:** conlleva el desarrollo de capacidades relacionadas con los cinco sentidos y la función motora. **c:** el niño se descentra y se da cuenta de que las combinaciones son reversibles. **d:** procesos cognitivos abstractos y resolución de problemas.

4. **La respuesta correcta es d:** etapa 5, posconvencional. Elección basada en la cantidad de personas que resultarían afectadas y heridas al decirle la verdad a su amigo. **a:** sin indicación de que la elección conlleve un beneficio personal. **b:** no muestra la influencia de la sociedad o de la ley. **c:** ninguna ley de la sociedad interviene en esta decisión.

5. **La respuesta correcta es d:** refuerzo de las experiencias de aprendizaje iniciales. Conducta observada y aprendida con refuerzo del castigo y la agresión. **a** y **b:** el conductismo implica que el pensamiento y los sentimientos son irrelevantes. **c:** la agresión no tiene relación con una amenaza ambiental a la supervivencia.

6. **La respuesta correcta es a:** teoría del aprendizaje social. Acciones basadas en la observación y la imitación de los demás buscando aprobación. **b:** las conductas son el resultado de una elección consciente, a diferencia del condicionamiento, que es automático. **c:** el énfasis freudiano en la sexualidad adolescente no es un tema relevante en esta situación. **d:** los sentimientos y las relaciones entre iguales serían irrelevantes para el conductismo.

7. **La respuesta correcta es b:** *locus* de control interno. Conciencia de que las conductas son el resultado de las propias elecciones con opción al cambio. **a:** refleja la teoría freudiana del desarrollo de la personalidad. **c:** no indica que la conducta esté influida por fuerzas externas. **d:** teoría freudiana.

8. **La respuesta correcta es c:** negación. El ego se niega a ver la verdad porque en este momento el trauma de la violación es demasiado doloroso. **a:** no se le está atribuyendo ninguna culpa al paciente. **b:** no existen síntomas físicos debidos al conflicto emocional. **d:** el paciente no está justificando una conducta.

9. **La respuesta correcta es a:** confianza frente a desconfianza. El paciente se encuentra acosado por la sospecha y por su incapacidad para confiar en la credibilidad de las políticas de la compañía. **b:** sentimientos que no están basados en el temor a la independencia. **c:** no indica un sentimiento de ineficacia personal. **d:** no indica temor al fracaso o sentimientos de inutilidad.

10. **La respuesta correcta es c:** convencional, etapa 3; acciones para satisfacer las expectativas del grupo de iguales. **a:** acciones no estimuladas por el temor al castigo. **b:** el beneficio personal no fue el motivo de las acciones del joven. **d:** las acciones no reflejan una elección deliberada de actuar pensando en el bien de la sociedad.

Capítulo 3
Rellenar los espacios

1. psicofármaco/antipsicótico
2. Linda Richards
3. ética
4. consentimiento informado
5. confidencialidad
6. pensamiento

Relacionar las parejas

1. f
2. d
3. e
4. h
5. b
6. g
7. c
8. a

Preguntas de elección múltiple

1. **La respuesta correcta es a:** Dorothea Dix trabajó incansablemente para alentar la legislación dirigida a mejorar la atención de los individuos con enfermedad mental. **b:** Linda Richards fue la primera enfermera estadounidense cualificada. Posteriormente se dedicó a formar personal de enfermería para la atención de los individuos con enfermedad mental. **a:** Florence Nightingale preparó el terreno para la profesión de la enfermería. **d:** Harriet Bailey escribió el primer tratado de enfermería psiquiátrica.

2. **La respuesta correcta es c:** para que un juez emita una orden de internamiento preventivo hace falta disponer de pruebas que confirmen que el estado mental representa una amenaza para el propio individuo o para los demás. **a, b** y **d:** no indica una amenaza inmediata para la seguridad del paciente o de los demás y no justificaría un ingreso involuntario.

3. **La respuesta correcta es a:** en una evaluación psicológica se incluirían tanto las capacidades de afrontamiento pasadas como las presentes. **b, c** y **d:** todas se incluirían en la fase de planificación del plan de atención de este paciente.

4. **La respuesta correcta es c:** un interno con antecedentes de enfermedad mental necesitará ser derivado para una valoración en profundidad con el fin de detectar cualquier síntoma y tratamiento actual. **a, b** y **d:** todas son respuestas habituales de los internos ante el internamiento.

5. **La respuesta correcta es d:** la atención ambulatoria ofrece al paciente la posibilidad de recibir tratamiento sin tener que ingresar en una unidad de salud mental. **a:** la derivación indica que el paciente ya ha dado su consentimiento al tratamiento. **b:** pregunta específicamente por la derivación indicada por el médico. **c:** el plan de tratamiento se comenta en el momento del ingreso.

6. **La respuesta correcta es b:** la intención de cometer un delito es un motivo legal para revelar información. **a:** no se puede compartir información con la esposa si el paciente no ha otorgado su consentimiento. **c:** sólo el personal que interviene directamente en la atención al paciente tiene acceso legal a la información. **d:** la revelación de información a los medios de comunicación violaría las políticas de la HIPPA.

7. **La respuesta correcta es c:** la primera acción debería consistir en tratar de mitigar la conducta mediante una actitud tranquila y no amenazadora. Eso dará al paciente una oportunidad para recuperar el control de su conducta sin necesidad de recurrir a la inmovilización. **a:** si la conducta llega a ser inmanejable mediante métodos no

restrictivos, puede hacer falta recurrir a la sedación. **b:** las amenazas de aislamiento o inmovilización son inapropiadas. **d:** el personal de enfermería tiene la obligación de proteger la seguridad de todos los pacientes. Permitir que el enfrentamiento continúe puede suponer una amenaza para todas las personas involucradas.

8. **La respuesta correcta es a:** en este caso la inmovilización química es la opción menos restrictiva. **b:** el aislamiento sólo debe usarse si no se puede controlar la conducta por otros medios, y requiere una duración limitada. **c:** el aislamiento sólo se usaría si la sedación no fuera eficaz para controlar la conducta. **d:** la inmovilización física es la opción más restrictiva y sólo debe usarse en una situación de emergencia.

9. **La respuesta correcta es c:** el aislamiento nunca es adecuado en el caso de pacientes suicidas. **a, b** y **d:** indican conductas sociales inadecuados para las que puede estar indicado el aislamiento hasta que el paciente se recupere o se determine que es ineficaz.

10. **La respuesta correcta es c:** dado que en el momento del ingreso la competencia del paciente puede ser dudosa, es recomendable contar con un familiar que confirme la recepción de la información. **a:** si el estado psicológico actual del paciente es irracional, repetir la información no resultará útil. **b:** es importante que en el momento del ingreso se dé información acerca de los derechos del paciente y las políticas de la unidad. **d:** legalmente, un compañero de trabajo no puede firmar una declaración de comprensión en nombre del paciente o la familia.

Capítulo 4

Rellenar los espacios

1. social; alentador
2. psicoterapia
3. modelo de conducta
4. colaborativas
5. psicofármacos

Relacionar las parejas

1. d
2. c
3. a
4. b
5. e

Preguntas de elección múltiple

1. **La respuesta correcta es c:** la observación de la conducta y la respuesta al tratamiento es responsabilidad del personal de enfermería. **a:** papel del psicólogo. **b:** realizado por el psiquiatra o el terapeuta. **d:** es responsabilidad del trabajador social.

2. **La respuesta correcta es a:** el modelado es un método eficaz para reforzar la conducta social adecuada. **b:** información para la evaluación. **c:** las reprimendas no son terapéuticas y menosprecian al paciente. **d:** no comporta la interacción con el paciente.

3. **La respuesta correcta es d:** el trabajador social trabaja con las organizaciones comunitarias para garantizar la continuidad del apoyo y la atención al paciente. **a:** tra-

baja en la atención diaria directa del paciente. **b:** puede participar en la psicoterapia. **c:** No es función de la enfermería.

4. **La respuesta correcta es b:** como defensor del paciente, el personal de enfermería actúa para proteger sus derechos a través de la aceptación, el respeto y el apoyo de su punto de vista y sus decisiones. **a:** proporcionando información sobre el problema y el funcionamiento del tratamiento. **c:** escucha activa y comunicación terapéutica. **d:** implementación de intervenciones de enfermería.

5. **La respuesta correcta es a:** la observación de la respuesta al tratamiento y la evaluación son parte del papel de cuidador. **b:** interacción terapéutica con el paciente. **c:** aprendizaje del paciente. **d:** protección del los derechos del paciente.

6. **La respuesta correcta es c:** el modelado ayuda al paciente con sus habilidades de comunicación y de interacción social. **a:** no ha tenido lugar ninguna orientación o intervención de apoyo. **b:** el aislamiento del paciente no apoya la mejoría de las habilidades sociales. **d:** los métodos punitivos no son terapéuticos.

7. **La respuesta correcta es b:** el objetivo de la terapia conductual es provocar un cambio conductual rápido en los síntomas desadaptativos. **a:** describe el resultado de la terapia psicodinámica. **c:** describe el modelo cognitivo de la corrección de la conducta. **d:** indica que el paciente había acordado un contrato con el terapeuta.

8. **La respuesta correcta es a:** el animal estimula al paciente, como refleja la sonrisa, y genera el deseo de tocar al animal y de ser aceptado por él. **b** y **c:** muestran una respuesta negativa. **d:** la respuesta no tiene ninguna relación con la terapia con mascotas.

9. **La respuesta correcta es b:** a menudo el personal de enfermería es el enlace entre el paciente y la información sobre la enfermedad del paciente y su tratamiento. El cumplimiento del tratamiento es más probable cuando los pacientes son informados del problema y del funcionamiento del tratamiento. **a, c** y **d:** pertenece a otras funciones del personal de enfermería en situaciones diferentes.

10. **La respuesta correcta es d:** la terapia farmacológica tiene como objetivo el control o la reducción de los síntomas de los trastornos mentales que interfieren con la capacidad del paciente de funcionar, y ayuda a recuperar un nivel de existencia manejable. **a:** la causa subyacente suele ser psicológica y requiere una intervención psicoterapéutica. **b:** los estallidos de conducta son una elección consciente por parte del paciente. Los fármacos pueden ayudar a controlar la conducta, pero no pueden evitarla. **c:** el cumplimiento es una elección por parte del individuo.

Capítulo 5

Rellenar los espacios

1. sistemas neurotransmisores
2. espacio presináptico
3. inicio rápido
4. efectos secundarios de la sedación, hipotensión ortostática, fotosensibilidad

5. anticolinérgico, extrapiramidal
6. escala de evaluación AIMS
7. liposolubilidad
8. efectos acumulativos

Relacionar las parejas

1. b
2. a
3. c
4. d
5. a
6. a
7. b
8. b
9. d
10. e

Preguntas de elección múltiple

1. **La respuesta correcta es c:** la risperidona puede provocar fotosensibilidad como efecto secundario. Debe aconsejarse al paciente que use protección solar y prendas protectoras para evitar cualquier efecto negativo. **a:** el fármaco debe tomarse con alimentos para evitar la irritación gástrica. **b:** los medicamentos pueden tardar de varios días a varias semanas en proporcionar el beneficio completo. **d:** la hipotensión ortostática puede ser un efecto secundario de este fármaco.

2. **La respuesta correcta es d:** la benztropina es un fármaco anticolinérgico para contrarrestar los efectos secundarios extrapiramidales de la discinesia tardía provocada por los antipsicóticos. Los movimientos de protrusión de la lengua indicarían la presencia de síntomas de la discinesia tardía. **a:** un antipsicótico debería reducir el pensamiento delirante. **b:** no es una indicación de la benztropina. **c:** serían síntomas negativos esperables de la esquizofrenia para contrarrestar estos efectos.

3. **La respuesta correcta es c:** las concentraciones plasmáticas terapéuticas de litio son de 0,6 mEq/l a 1,2 mEq/l. La administración de dosis adicionales podría hacer que se alcanzaran concentraciones tóxicas. **a:** no está indicado. **b:** el nivel indica que hace falta una reducción y no un incremento. **d:** el ajuste de la dosis del medicamento puede ser todo lo que haga falta para mantener la respuesta terapéutica.

4. **La respuesta correcta es b:** la sequedad de boca es uno de los efectos secundarios anticolinérgicos de los antipsicóticos. **a:** ésta es una intervención para pacientes que toman carbonato de litio. **c:** se recomienda la higiene oral frecuente para ayudar a humedecer la boca. **d:** sin relación con estos fármacos.

5. **La respuesta correcta es d:** la fotosensibilidad es un efecto secundario de los ADT. **a:** los estimulantes contrarrestarían el efecto de la medicación antidepresiva. **b:** la medicación debe reducirse gradualmente y no debe interrumpirse sin la supervisión de un médico. **c:** deben mantenerse las concentraciones terapéuticas de los neurotransmisores químicos para conseguir una respuesta eficaz del fármaco.

6. **La respuesta correcta es a:** la protrusión de la lengua y los movimientos de contar monedas con los dedos son síntomas de aparición tardía e irreversibles que indican el efecto secundario de la discinesia tardía. **b:** la discinesia tardía es frecuente después del uso a largo plazo, pero no es una respuesta normal. **c:** no cabe duda de que éstos tienen relación con la medicación y no son parte de la enfermedad. **d:** señal de que hace falta reducir, no aumentar, la dosis de la medicación.

7. **La respuesta correcta es b:** contienen tiramina y deben evitarse cuando se están tomando IMAO. **a, c** y **d:** no tienen interacciones con estos alimentos.

8. **La respuesta correcta es a:** el tabaco reduce los efectos sedantes y antiansiedad de las benzodiazepinas. **b, c** y **d:** no está indicada la proporción de educación sanitaria adicional.

9. **La respuesta correcta es b:** los ansiolíticos no deben combinarse con el alcohol u otros depresores del SNC. **a:** el efecto secundario más frecuente es la somnolencia, con tendencia a mejorar a medida que se produce la adaptación al fármaco. **c:** los pacientes pueden experimentar algún retraso entre el inicio de la terapia y la reducción de los síntomas. **d:** la mayoría de los ansiolíticos se recetan durante períodos breves debido a su potencial de abuso.

10. **La respuesta correcta es b:** los psicofármacos combinados con terapia reducirán los síntomas incapacitantes y fomentarán un nivel de vida manejable. **a:** los fármacos en sí mismos no pueden ayudar al paciente con las conductas impuestas por la enfermedad. La terapia ayuda al paciente a comprender los síntomas y cómo manejarlos. **c:** estos fármacos pueden reducir los síntomas, pero no garantizan que los pacientes lleguen a librarse totalmente de ellos. **d:** los psicofármacos no son curativos.

11. **La respuesta correcta es a:** la lentificación de la tasa metabólica y del tiempo de eliminación renal permitirá que el fármaco permanezca más tiempo en el organismo. **b:** en el anciano, la proporción de grasa en los tejidos es más elevada. **c** y **d:** la concentración de albúmina y proteína sérica disponible para unirse al fármaco es menor, permitiendo que haya una cantidad mayor de fármaco libre circulando en sangre.

12. **La respuesta correcta es b:** un empeoramiento después de haber tomado varios medicamentos puede indicar que el paciente experimenta efectos secundarios provocados por la interacción de fármacos. El personal de enfermería debe plantear más preguntas para clarificar la declaración. **a:** indica la necesidad de recibir una ampliación de la necesidad de medicación. **c:** se alertaría la información para alertar al médico de la petición del paciente. **d:** el paciente toma correctamente la medicación para ayudar con los problemas de deglución.

13. **La respuesta correcta es d:** la piel seca con reducción de la ingesta de líquidos puede indicar deshidratación, lo que aumenta la concentración del fármaco en el organismo. **a:** indica una cuestión de seguridad relacionada con los efectos secundarios. **b:** el aumento de la somnolencia es un efecto secundario de la medicación antidepresiva. **c:** síntomas habituales del estado deprimido.

Capítulo 6

Rellenar los espacios

1. resolución de problemas
2. subjetiva
3. objetiva
4. factor contribuyente
5. colaborativo

Relacionar las parejas

1. c
2. d
3. a
4. e
5. f
6. b

Preguntas de elección múltiple

1. **La respuesta correcta es a:** la mejor manera de documentar la información subjetiva es a través de las mismas palabras usadas por el paciente, para evitar los intentos de interpretación del significado pretendido. **b:** puede validar la información subjetiva pero no puede proporcionar el punto de vista del paciente. **c:** información objetiva. **d:** el punto de vista del personal de enfermería puede ser diferente del significado pretendido.
2. **La respuesta correcta es d:** establece un contexto en el que el paciente se puede sentir protegido, seguro y libre para expresar sentimientos y pensamientos sin temer represalias. **a:** la cooperación del paciente es el resultado de una relación de confianza. **b:** proporciona información pero no establece la confianza. **c:** la relación de confianza es iniciada por el personal de enfermería.
3. **La respuesta correcta es b:** el estado de ánimo y el afecto son componentes de la valoración del estado mental. **a** y **c:** no tiene relación con el estado mental. **d:** establecido a partir de la información obtenida en el siguiente paso del procedimiento.
4. **La respuesta correcta es a:** término referido a una expresión emocional plana o ausente. **b:** se refiere a la memoria del pasado. **c:** usado en referencia a la lentificación de la actividad motora. **d:** actitud de indiferencia hacia el entorno y los demás.
5. **La respuesta correcta es b:** indica que el paciente puede estar teniendo alucinaciones auditivas. **a:** mecanismo de afrontamiento para afrontar la actual amenaza al yo. **c:** indica una alteración de los procesos cognitivos. **d:** problema de memoria a corto plazo.
6. **La respuesta correcta es a:** la capacidad de percibir y comprender la enfermedad se describe como comprensión del problema actual. **b:** nivel de consciencia y procesamiento. **c:** atención a la ubicación de persona, lugar y tiempo. **d:** describe la capacidad de toma de decisiones.
7. **La respuesta correcta es d:** clarificación o evaluación de la comprensión que tiene el paciente del fármaco. **a:** se produce antes de la implementación de las intervenciones planeadas. **b:** identifica el problema. **c:** la cuestión describe claramente la fase que sigue a la intervención de enfermería.
8. **La respuesta correcta es d:** la evaluación es una forma de valoración, planificación adicional y actualización de las estrategias de enfermería para obtener resultados eficaces. **a, b** y **c:** una vez realizada la valoración, todas ellas intervienen (el proceso está incompleto y no se puede validar hasta que la valoración no ha tenido lugar).

Capítulo 7

Rellenar los espacios

1. congruente
2. intermitente
3. bloqueo
4. neologismo
5. asociación laxa
6. quinésica
7. longitud de un brazo

Relacionar las parejas

1. f
2. d
3. a
4. c
5. e
6. b

Preguntas de elección múltiple

1. **La respuesta correcta es b:** refuerza la realidad al tiempo que reconoce y valida la realidad de los síntomas y el temor que le provocan al paciente. **a:** menosprecia los sentimientos del paciente. **c:** es una declaración despectiva. **d:** pone al paciente a la defensiva.
2. **La respuesta correcta es d:** clarificación para verificar el significado percibido en la declaración del paciente. **a:** menosprecia los sentimientos del paciente. **b:** falsa tranquilización con actitud superficial. **c:** menosprecia o subestima los sentimientos del paciente.
3. **La respuesta correcta es a:** la conducta del paciente indica ansiedad relacionada con la cuestión. El silencio le dará al paciente la oportunidad de seguir hablando cuando se sienta capaz. **b:** el paciente no ha declarado tener sentimientos relacionados con la situación. **c:** la conducta no verbal hace que en esta ocasión el profesional de enfermería espere en lugar de repetir la declaración. **d:** en este momento la concentración no es un problema.
4. **La respuesta correcta es b:** declaración abierta que permite que el paciente hable de la cuestión con libertad. **a:** puede utilizarse más adelante en la interacción. **c:** menosprecia los sentimientos del paciente. **d:** puede utilizarse más adelante en la interacción.
5. **La respuesta correcta es a:** valida la percepción que tiene el profesional de enfermería de los sentimientos del paciente y le ofrece a éste una oportunidad para hablar de ellos. **b:** menosprecia los temores y la ansiedad del paciente. **c** y **d:** falsa tranquilización.
6. **La respuesta correcta es d:** la declaración del paciente indica el sentimiento de ser controlado por las mujeres. **a:** «por qué» hace que los pacientes se pongan a la defensiva. **b:** comentario despectivo. **c:** declaración bloqueadora y cerrada.
7. **La respuesta correcta es b:** la declaración abierta permite que el paciente discuta sus sentimientos con libertad.

a y **d:** permitiría respuestas de tipo «sí o no». **c:** podría responderse con una sola palabra.

8. **La respuesta correcta es d:** centrarse ayuda a que el paciente se concentre en una tema concreto cuya discusión puede resultar incómoda. **a** y **c:** permitiría respuestas de tipo «sí o no». **b:** pone al paciente a la defensiva y exige una respuesta.

Capítulo 8

Rellenar los espacios

1. empatía
2. conciencia de uno mismo
3. situación; necesidades
4. independencia
5. límites
6. ansiedad

Relacionar las parejas

1. c
2. d
3. f
4. b
5. a
6. e

Preguntas de elección múltiple

1. **La respuesta correcta es d:** la confianza depende de la consistencia de la honestidad del personal de enfermería y de la autenticidad de la preocupación que demuestre. **a:** la simpatía permite que el profesional de enfermería se incorpore al problema del paciente y no es terapéutica. **b:** los pacientes son aceptados cuando acuden a nosotros en busca de tratamiento. **c:** no es la cantidad, sino la calidad del tiempo transcurrido con el paciente.

2. **La respuesta correcta es d:** el paciente está intentando manipular a la enfermera para empujarla a un triángulo de dependencia quejándose de los demás y dando muestras de favoritismo. **a:** la declaración no indica que el paciente esté evadiendo el alta. **b:** irrelevante. **c:** no hay declaraciones conflictivas.

3. **La respuesta correcta es a:** el cambio de tema eliminará la amenaza inmediata para el paciente. **b:** amenaza al paciente y no es terapéutico ni ético. **c:** debe mantenerse la distancia; tocar a un paciente agresivo no es seguro. **d:** no intenta comprender el significado que subyace a la conducta.

4. **La respuesta correcta es a:** tener conciencia de nuestros propios pensamientos y conductas nos permite intentar alentar en el paciente esa misma actitud de honestidad y franqueza hacia el reconocimiento del problema y la posibilidad de cambio. **b:** proporciona información sobre el paciente en el momento actual. **c:** un elemento clave para alcanzar la comprensión es el pensamiento basado en la utilización de la base de conocimiento. **d:** usado para facilitar las interacciones entre el paciente y el personal de enfermería.

5. **La respuesta correcta es a:** las explicaciones sobre las reglas y los límites se proporcionan al principio de la relación, para establecer un punto de partida para la fase siguiente. **b:** período de planificación y establecimiento de objetivos para mejorar la conducta del paciente. **c:** el paciente es capaz de poner en práctica las habilidades aprendidas. **d:** no es una fase de la relación, sino un resultado previsto.

6. **La respuesta correcta es b:** el personal de enfermería debe alentar al paciente a aumentar su interacción con los demás, fomentando que se apoye en su propia capacidad de afrontar los problemas. Eso promueve la independencia en sus relaciones con los demás y es un acercamiento al alta. **a:** el tiempo compartido con el paciente se mantiene hasta el alta. **c:** la relación entre el personal de enfermería y el paciente no debe extenderse más allá de la fase de finalización. **d:** éste es un aspecto en el que centrarse durante la fase de trabajo.

7. **La respuesta correcta es c:** cualquier contacto telefónico, por correo postal, por correo electrónico o a través de los medios sociales con un paciente, una vez dado el alta supone una violación clara de la ética profesional. **a, b** y **d:** todas ellas son funciones aceptables del personal de enfermería.

8. **La respuesta correcta es d:** centrarse en el problema y los sentimientos del paciente sin responder a la referencia personal realizada. **a:** fomenta un aumento del contacto aislado y de la implicación excesiva con el paciente. **b:** menosprecia al paciente sin reconocer los sentimientos reflejados en su declaración. **c:** se centra en el personal de enfermería y plantea el riesgo de una implicación excesiva.

9. **La respuesta correcta es a:** proporcionar explicaciones en un lenguaje y con un contenido que el paciente pueda comprender ayuda a mitigar el sentimiento básico de miedo y suspicacia que el paciente experimenta. **b:** debe evitarse el contacto físico con el paciente suspicaz. **c:** decirle a la persona que lo que experimenta no es real no es terapéutico. **d:** esa posición puede hacer que el paciente se sienta atrapado o acorralado.

Capítulo 9

Rellenar los espacios

1. conectar; estímulo
2. automáticas de alivio
3. fobia específica
4. vergüenza
5. obsesiones

Relacionar las parejas

1. f
2. g
3. e
4. h
5. d
6. c
7. b
8. a

Preguntas de elección múltiple

1. **La respuesta correcta es c:** una actitud tranquila y de confianza transmite al paciente con angustia una sensación de seguridad. **a:** no proporciona la tranquilización

inicial. **b:** el paciente con angustia es incapaz de prestar atención a cualquier explicación. **d:** el contacto físico o el acercamiento puede plantear una amenaza adicional o invadir el espacio personal.

2. **La respuesta correcta es d:** relacionar la conducta con una situación particular puede ayudar al paciente a adquirir conciencia de los sentimientos que preceden a los ataques de ansiedad. **a:** falsa tranquilización que menosprecia los sentimientos del paciente. **b:** el personal de enfermería debe permanecer junto al paciente hasta que los síntomas remitan. **c:** deben realizarse todos los esfuerzos necesarios para acceder a los sentimientos que se ocultan tras la ansiedad del paciente.

3. **La respuesta correcta es b:** la sensación de sofoco es desencadenada por la actividad del sistema nervioso simpático que suele acompañar a un estado de angustia. **a** y **c:** generalmente no se muestra en el estado de angustia. **d:** la persona que sufre una crisis de angustia no puede pensar de manera lógica.

4. **La respuesta correcta es c:** deben usarse preguntas directivas para alentar la revelación de información subjetiva sobre los sentimientos actuales del paciente. **a** y **b:** evitar preguntas directas; éstas sólo obtienen respuestas de «sí o no». **d:** al principio, el paciente no suele ser consciente de la causa del ataque.

5. **La respuesta correcta es d:** cuando la persona padece una ansiedad excesiva es importante tomar medidas iniciales para reducirla. **a:** no se establece inmediatamente. **b** y **c:** no es un resultado inicial.

6. **La respuesta correcta es c:** demuestra el progreso realizado por el paciente en el área del afrontamiento del temor a estar en un espacio público. **a:** tiene relación con la persona con fobia social. **b:** no tiene relación con la agorafobia. **d:** evaluación del paciente con trastorno obsesivo-compulsivo.

7. **La respuesta correcta es d:** reconoce la necesidad del paciente de realizar rituales para enfrentarse con la ansiedad aguda creada por los pensamientos obsesivos. **a:** el paciente puede reconocer la inadecuación de los comportamientos pero no tiene capacidad de control sobre ellos. **b:** inadecuado y punitivo. **c:** respetar un horario haría que el paciente sintiera una ansiedad extrema.

8. **La respuesta correcta es c:** los ansiolíticos están contraindicados durante el embarazo y la lactancia; el paciente pide medicación, por lo que hace falta informar al médico de que está en período de lactancia. **a, b** y **d:** todos son síntomas comunes de la crisis de angustia.

9. **La respuesta correcta es a:** la fobia específica se caracteriza por un temor irracional, excesivo y persistente a situaciones que, de hecho, suponen escasa amenaza de peligro; en esta situación, la evitación del estímulo deteriora significativamente la actividad laboral del hombre. **b, c** y **d:** no describen el temor irracional planteado por una situación fóbica concreta.

10. **La respuesta correcta es d:** la ansiedad de anticipación aparece bastante antes que la situación concreta, dando lugar a pensamientos de pavor y a acciones dirigidas a evitar la situación. **a:** tiene lugar cuando la persona no puede conectar la ansiedad con una situación

concreta. **b:** conductas inconscientes sutiles dirigidas a aliviar la ansiedad que no implican una acción deliberada. **c:** incapacidad para conectar cualquier estímulo concreto, como en una crisis de angustia.

Capítulo 10

Rellenar los espacios

1. erosión suicida
2. Ideación suicida
3. distimia
4. persecución
5. aleatorios

Relacionar las parejas

1. j
2. f
3. d
4. g
5. a
6. b
7. h
8. i
9. e
10. c

Preguntas de elección múltiple

1. **La respuesta correcta es c:** es importante proporcionar nutrición adecuada para el exceso de energía cuando el paciente es incapaz de permanecer sentado el tiempo necesario para comer. **a:** si no se interviene, el paciente en estado maníaco pasará largos períodos sin comer. **b:** no soluciona el problema planteado por la actividad continua. **d:** el paciente no es receptivo al aprendizaje mientras se encuentra en un estado maníaco.

2. **La respuesta correcta es a:** el paciente manifiesta felicidad excesiva o alegría y risas, que representarían una respuesta adecuada frente al estado de ánimo eufórico. **b:** el paciente con distimia no muestra síntomas maníacos. **c:** no describe una presentación maníaca. **d:** la persona con un afecto aplanado no se reiría.

3. **La respuesta correcta es c:** muestra aceptación y auténtica preocupación por la persona, indica el valor individual. **a:** conlleva la desaprobación de la conducta del paciente y un castigo por la misma. **b:** permitir el mantenimiento de los procesos cognitivos delirantes no es terapéutico. **d:** las reprimendas son inadecuadas; la conducta mejorará, el tratamiento sintomático es efectivo.

4. **La respuesta correcta es b:** la acción indica que la persona puede estar lista para ejecutar un plan. **a:** normalmente se acompaña de conductas que pueden definir el plan. **c:** indica el deseo de provocarse daño a sí mismo o de autodestrucción. **d:** cuando se realiza una amenaza suele existir un plan.

5. **La respuesta correcta es a:** la anhedonía es una falta de placer derivado de las actividades que solían disfrutarse. **b:** la anergia tiene relación con una reducción del nivel de energía. **c:** la euforia es un sentimiento excesivo de felicidad. **d:** el negativismo es una sensación aprendida

de indefensión o un sentimiento persistente de que en la vida falta algo crucial para alcanzar la felicidad.

6. **La respuesta correcta es d:** la validación de los sentimientos de inutilidad y desesperanza del paciente es el primer paso en el establecimiento de una relación de confianza con él. **a:** interrogación inadecuada y no terapéutica. **b:** cliché tranquilizador que precluye la posibilidad de obtener más respuestas de la interacción. **c:** resulta más terapéutico acceder a los sentimientos del paciente que razonar el contenido de sus palabras.

7. **La respuesta correcta es b:** el paciente en estado depresivo puede necesitar ayuda con sus necesidades de higiene, eliminación y nutrición. **a, c** y **d:** estas cuestiones serán cubiertas a medida que el tratamiento progrese.

Capítulo 11

Rellenar los espacios

1. ilusiones
2. intoxicación hídrica
3. grandeza
4. embotado o plano
5. prodrómico

Relacionar las parejas

1. c
2. g
3. e
4. b
5. d
6. a
7. f

Preguntas de elección múltiple

1. **La respuesta correcta es b:** el paciente cree que los demás le dicen que se haga daño. **a:** las alucinaciones son trastornos de la percepción más que una desorganización del pensamiento. **c:** reflejaría la creencia en pensamientos externos transferidos a la propia mente. **d:** las asociaciones laxas son conceptos sin relación entre ellos.

2. **La respuesta correcta es d:** pobreza del habla indica una reducción de la calidad del habla por la que la persona puede no responder a las preguntas o puede interrumpirse en la mitad de los pensamientos. **a:** se describiría como ensalada de palabras. **b:** las rimas reciben la denominación de asociaciones fonéticas. **c:** describe la inserción de pensamientos.

3. **La respuesta correcta es a:** reconoce los sentimientos producidos por la alteración perceptiva al tiempo que refuerza su realidad como algo que no existe para los demás. **b:** anima al paciente a mantener la alteración perceptiva. **c** y **d:** subestima el malestar que la distorsión de la realidad provoca en el paciente.

4. **La respuesta correcta es c:** los trastornos de la percepción aparecen durante las fases tempranas de la enfermedad y se consideran síntomas positivos. **a, b** y **d:** todos se desarrollan lentamente a lo largo del tiempo y se reflejan en la incapacidad del individuo para enfrentarse con el efecto que tiene la enfermedad en su vida.

5. **La respuesta correcta es d:** los pacientes con paranoia a menudo malinterpretan los objetos y los sonidos del entorno como fuentes de peligro para ellos y actuarán en consecuencia. **a:** la mayoría de los pacientes con paranoia están muy alerta ante los cambios del entorno. **b:** los pacientes con esquizofrenia muestran una escasa comprensión de la naturaleza ilógica de sus síntomas. **c:** el reconocimiento de las distorsiones del pensamiento es un elemento ausente en la mayor parte de los casos de esquizofrenia.

6. **La respuesta correcta es a:** adoptar una actitud natural reafirma la sensación de realidad del paciente y su necesidad de medicación para tratar la enfermedad. **b** y **c:** refuerza la distorsión del pensamiento y el delirio paranoide. **d:** el retraso provocará un aumento de los síntomas.

Capítulo 12

Rellenar los espacios

1. consistente, constante
2. ambivalente
3. situación sin salida
4. derecho
5. automutilación
6. antisocial

Relacionar las parejas

1. f
2. e
3. i
4. g
5. a
6. d
7. h
8. b
9. c

Preguntas de elección múltiple

1. **La respuesta correcta es b:** la autolesión es un direccionamiento hacia el exterior del control sobre el dolor interno y una sensación crónica de vacío y odio hacia uno mismo. **a:** la arrogancia no es característica del individuo que se automutila. **c:** la suspicacia es más frecuente en el trastorno paranoide. **d:** no es un componente de la automutilación.

2. **La respuesta correcta es d:** debido a la escasa conciencia de su propia conducta, los sujetos con trastornos de la personalidad necesitan límites con consecuencias que les exijan hacerse responsables de su conducta. **a:** hace que el paciente se ponga a la defensiva e invoca una respuesta negativa. **b:** en estos trastornos la modificación de la conducta es más efectiva. **c:** sólo debe usarse en caso de que el paciente represente una amenaza real para él mismo o para los demás.

3. **La respuesta correcta es b:** el individuo tiende a mostrarse autoindulgente, arrogante y exigente. El tratamiento es ineficaz debido a la negación de la persona o a su incapacidad para identificar el problema en su conducta inflexible y desadaptativa. **a:** la mayoría de las personas que tienen estos trastornos son incapaces de identificar el problema. **c:** la mayoría son ajenas al problema y el cambio es poco probable. **d:** tienden a no ser conscientes de cómo ven los demás su conducta.

4. **La respuesta correcta es b:** las personas que se embarcan repetidamente en relaciones abusivas o destructivas en realidad están reforzando y alimentando un tipo de odio y de autolesión redirigida hacia sí mismos. **a:** es característica de los individuos aislados con indiferencia emocional hacia las relaciones sociales. **c:** se consideraría una conducta extraña, pero no autodestructiva. **d:** exactamente lo opuesto, la persona se ve a sí misma como alguien superior.

5. **La respuesta correcta es c:** demuestra un sentido grandioso de la propia importancia y reclama que los demás se le rindan debido a su superioridad. **a:** culpar a los demás de los propios problemas. **b:** visión del mundo en términos de todo o nada. **d:** visiones conflictivas de una situación.

6. **La respuesta correcta es d:** la conducta del paciente y sus interacciones con los demás indicarán si el individuo ha reconocido el problema y su impacto en la conducta posterior. **a, b** y **c:** el paciente puede hacer todas estas cosas y no identificar el problema en su propia conducta.

7. **La respuesta correcta es c:** los individuos con trastorno antisocial de la personalidad muestran un patrón persistente de menosprecio de los derechos de los demás y violación de los mismos que se refleja en su desafío a la ley moral y el orden social. **a:** describe la automutilación. **b:** se relaciona con la inseguridad y la incapacidad de ver la conducta como causa de fracaso. **d:** más habitual en el trastorno obsesivo-compulsivo de la personalidad.

8. **La respuesta correcta es b:** la persona con un trastorno histriónico de la personalidad muestra un patrón de emoción egocéntrica y excesiva a través de una actitud exigente para obtener atención personal, y no se siente cómoda en las situaciones en las que no logra ser el centro de atención. **a, c** y **d:** no muestra este tipo de conducta.

9. **La respuesta correcta es d:** el trastorno narcisista de la personalidad indica una necesidad continuada de atención y admiración autoindulgente con poca consideración hacia los sentimientos de los demás. **a:** describe un trastorno dependiente de la personalidad. **b:** describe un trastorno obsesivo-compulsivo de la personalidad. **c:** observado habitualmente en el trastorno esquizotípico de la personalidad.

10. **La respuesta correcta es a:** todos los trastornos de la personalidad incorporan patrones de conducta de raíces profundas, persistentes, inflexibles y desadaptativas que entran en conflicto con una norma cultural. **b, c** y **d:** todos describen trastornos de la personalidad individuales.

Capítulo 13
Rellenar los espacios
1. somatización
2. beneficio secundario
3. beneficio primario
4. *la belle indiference*
5. compra de médicos

Relacionar las parejas
1. d
2. e
3. a
4. b
5. c

Preguntas de elección múltiple
1. **La respuesta correcta es c:** la persona con hipocondría tiene un miedo exagorado a sufrir una enfermedad grave a pesar de que las evaluaciones médicas confirman que la enfermedad no existe. **a, b** y **d:** quejas frecuentes en el trastorno de somatización.

2. **La respuesta correcta es b:** el énfasis en los síntomas hace que el paciente sea objeto de la atención y la preocupación de los médicos y de su familia; se obtiene el beneficio primario al tiempo que se alivia la ansiedad desviando la atención hacia un problema físico. **a:** característico de los trastornos somatomorfos si no existen datos médicos que respalden los síntomas. **c:** el paciente no suele ser consciente de la base psicológica de los síntomas. **d:** en el trastorno conversivo existe una actitud de indiferencia o escasa preocupación por las implicaciones de los síntomas.

3. **La respuesta correcta es a:** ayuda a que el paciente se centre en dedicar sus energías a la búsqueda de resultados positivos antes que en los síntomas somáticos provocados por la ansiedad. **b:** la atención debería centrarse en reducir la necesidad de la dependencia percibida que proporciona un beneficio secundario. **c:** dado que el paciente no es consciente del conflicto psicológico subyacente, debe evitarse el enfrentamiento. **d:** se alienta a los pacientes a expresar sus sentimientos de ansiedad y sus vivencias emocionales recientes.

4. **La respuesta correcta es d:** un síntoma frecuente del trastorno somatomorfo por dolor es la invariabilidad de la ubicación y las características descritas del dolor. **a:** aunque la repetición de visitas es habitual, el período transcurrido entre las mismas no sigue un patrón. **b:** lo más probable es que la interferencia con la actividad cotidiana incremente el deterioro. **c:** el uso de analgesia tiende a aumentar, sumándose al potencial de dependencia de sustancias.

5. **La respuesta correcta es c:** a medida que el paciente adquiere conciencia de la relación entre sentimientos y síntomas, la atención debe centrarse en la reducción de la pérdida de función percibida en relación con la cobertura independiente y voluntaria de las necesidades de autocuidado. **a, b** y **d:** todas ellas fomentan el mantenimiento de la dependencia percibida que alimenta un beneficio secundario de atención al tiempo que evita las cuestiones psicológicas subyacentes.

6. **La respuesta correcta es c:** los síntomas somáticos proporcionan un beneficio psicológico o primario a medida que se alivia la ansiedad y se desvía la atención hacia el problema físico. **a:** el paciente que utiliza la somatización no es consciente de los factores psicológicos. **b:** el uso de la somatización alivia el malestar psicológico pero no es eficaz para resolverlo. **d:** en algunos casos el individuo puede reconocer que la enfermedad no existe sin que

ello elimine el temor y el malestar provocado por los síntomas.

7. **La respuesta correcta es b:** el aislamiento social y la inactividad física, junto con el dolor continuo percibido, plantean un riesgo significativo para los síntomas de depresión y la contemplación del suicidio. **a:** los trastornos del sueño son comunes con el dolor crónico y pueden ser un factor contribuyente. **c:** se produce en el trastorno de conversión, en el que se manifiesta escasa preocupación por los síntomas. **d:** la persona con dolor crónico tiene una mayor probabilidad de recibir más atención a medida que se alcanza el beneficio primario y el secundario.

8. **La respuesta correcta es a:** el movimiento involuntario de la extremidad cuando se aparta la atención de ella puede ser un indicio de la naturaleza conversiva de los síntomas. **b:** la preocupación de un esposo por su esposa es frecuente. **c:** el uso funcional del miembro no afectado es esperable. **d:** las visitas sin relación con el síntoma actual no son una cuestión pertinente.

Capítulo 14

Rellenar los espacios

1. disociación
2. reprimidas
3. anfitrión
4. cambio
5. despersonalización

Relacionar las parejas

1. d
2. a
3. e
4. b
5. c

Preguntas de elección múltiple

1. **La respuesta correcta es c:** la persona con fuga disociativa es incapaz de recordar parte o la totalidad de su identidad pasada, que puede acompañarse de un viaje repentino e inesperado lejos de casa, con la adopción de una nueva identidad. **a:** sentimiento de desapego al tiempo que se reconoce la naturaleza ilógica de los sentimientos. **b:** disociación deliberada para evitar una situación legal, financiera o indeseada. **c:** sentimiento de desapego de sus pensamientos y del cuerpo sin desorientación.

2. **La respuesta correcta es b:** centrarse en la personalidad primaria tranquilizando al paciente sobre la posibilidad de un resultado positivo. **a:** dedica la atención a la identidad disociada. **c:** evitación. **d:** la respuesta debería enfatizar un entorno de confianza.

3. **La respuesta correcta es a:** proporciona un aumento de la percepción y la comprensión de los actuales síntomas y problemas. **b** y **c:** resultados del trastorno disociativo de la personalidad. **d:** no sería un resultado del problema identificado.

4. **La respuesta correcta es c:** abrumar al paciente con detalles de pasados acontecimientos traumáticos puede provocar que el paciente sufra una mayor regresión hacia el estado disociado que le protege del dolor emocional.

a y **b:** centrado en los acontecimientos actuales más que en los traumáticos subyacentes. **d:** es probable que la introducción de detalles en la primera sesión sea demasiado abrumadora para el paciente y provoque una mayor regresión.

5. **La respuesta correcta es c:** aclaración de los acontecimientos que el paciente le está describiendo al profesional de enfermería. **a:** nada indica que el paciente esté transmitiendo un mensaje de enfado. **b:** minimiza la necesidad del paciente de relatar acontecimientos traumáticos. **d:** declaración despectiva que probablemente bloqueará los esfuerzos comunicativos.

6. **La respuesta correcta es b:** aunque puede recordar porciones de su vida, la paciente no recuerda los detalles dolorosos de la muerte de su hijo. **a, b** y **d:** todos describen otros tipos de amnesia.

7. **La respuesta correcta es d:** la personalidad huésped o primaria suele ser sumisa, depresiva y la que busca tratamiento. **a** y **b:** estados de personalidad reales o alternantes que resultan abrumadores para la personalidad primaria. **c:** la personalidad huésped suele no ser consciente de los otros estados de la personalidad.

8. **La respuesta correcta es b:** los pacientes con trastorno de la despersonalización tienen sentimientos persistentes y repetitivos de desapego de sus pensamientos o de su cuerpo sin presencia de desorientación. **a, c** y **d:** descriptivo de otros trastornos disociativos.

Capítulo 15

Rellenar los espacios

1. sustancia
2. habilitación
3. adicción
4. desintoxicación
5. delirio inducido por alcohol
6. síndrome de Wernicke-Kórsakov

Relacionar las parejas

1. i
2. a
3. j
4. g
5. d
6. f
7. e
8. c
9. h
10. b

Preguntas de elección múltiple

1. **La respuesta correcta es d:** es importante que el personal de enfermería informe al médico de cualquier cambio en los signos vitales que pueda indicar complicaciones durante la abstinencia. **a:** durante la abstinencia no suelen aumentar los líquidos, el paciente suele haber estado ingiriendo líquidos durante un cierto período. **b:** la precaución por si se producen caídas no está indicada con los síntomas identificados en la pregunta. **c:** irrelevante en esta situación.

2. **La respuesta correcta es a:** la concentración de alcohol en sangre, el habla arrastrada y la marcha tambaleante son síntomas de la intoxicación alcohólica. **b, c** y **d:** los síntomas listados no definen ninguna de estas situaciones.

3. **La respuesta correcta es a:** el paciente niega la responsabilidad por sus acciones diciendo que puede controlarlo y que no es un alcohólico, a pesar de su patrón de consumo. **b:** estas declaraciones del paciente no indican que culpe a otros. **c:** el paciente no está transfiriendo sus sentimientos a otra persona. **d:** el paciente no está sustituyendo un falso razonamiento por su conducta.

4. **La respuesta correcta es d:** reconoce y demuestra respeto por el paciente como persona que tiene un problema que necesita tratamiento. **a:** menosprecia a la persona considerándola un problema. **b:** hace que el paciente se ponga a la defensiva, bloquea la comunicación. **c:** categoriza al paciente y bloquea la posibilidad de profundizar en la comunicación terapéutica.

5. **La respuesta correcta es b:** al estar de acuerdo, acepta sus excusas por la conducta y no la ayuda a aceptar la responsabilidad por sus acciones y su propio problema. **a, c** y **d:** cada uno ofrece un tipo de apoyo que la ayuda a conseguir un resultado terapéutico.

6. **La respuesta correcta es d:** los síntomas de las vías respiratorias superiores y los ojos llorosos son síntomas de reciente inhalación de drogas. **a, b** y **c:** indican síntomas de otros tipos de intoxicación por drogas.

7. **La respuesta correcta es c:** los consumidores crónicos de alcohol suelen tener déficits de estas medicinas. **a:** la metadona no se usa para el tratamiento del alcoholismo. **b:** en este punto del tratamiento, el control del estrés no es una prioridad. **d:** las intervenciones de prevención de suicidio no están indicadas en este punto.

8. **La respuesta correcta es b:** lo primero que tiene que hacer el paciente para comprometerse con la abstinencia es reconocer que tiene un problema. **a, c** y **d:** todos los pasos pueden ser necesarios después de dar el primer paso hacia la recuperación.

9. **La respuesta correcta es c:** las drogas alucinógenas alteran la percepción causando distorsiones de la realidad, como de la distancia o la altura. **a, b** y **d:** los síntomas no se definirían en estos términos.

10. **La respuesta correcta es a:** el cannabis o la marihuana pueden detectarse en una muestra de orina durante un período más prolongado que otros fármacos. **b:** no puede detectarse después de un corto período. **c:** determinado por las concentraciones en sangre, no en muestras de orina. **d:** no puede detectarse la droga usando este método.

Capítulo 16

Rellenar los espacios

1. percepción
2. autocontrol; fracaso
3. dominante o excesivamente crítica
4. purgación (o vómitos)
5. peso
6. 30 minutos

Relacionar las parejas

1. c
2. e
3. b
4. a
5. d

Preguntas de elección múltiple

1. **La respuesta correcta es c:** la pérdida de peso extrema debida a una restricción autoimpuesta de la ingesta de alimentos y nutrientes es característica de la anorexia. **a** y **d:** en el patrón de la anorexia no se observan aumento de peso ni la alimentación excesiva. **b:** normalmente habla de comida y cocina para los demás, pero no come.

2. **La respuesta correcta es a:** fomenta una sensación de control en el paciente. **b:** reduce aún más la sensación de valor y autoaprecio del paciente. **c:** es preferible adoptar una actitud de apoyo firme que una de simpatía, que permitiría que continuaran las conductas. **d:** se evitan las discusiones acerca de la comida.

3. **La respuesta correcta es b:** los antidepresivos combinados con psicoterapia se han usado con buenos resultados para combatir los sentimientos de inutilidad. **a, c** y **d:** estos medicamentos no se usan en el tratamiento de los trastornos de la conducta alimentaria.

4. **La respuesta correcta es c:** declaración abierta para alentar la comunicación y obtener información. **a:** hace que el paciente se ponga a la defensiva y menosprecia su problema psicológico subyacente y sus sentimientos. **b:** es despectivo y crítico con el paciente. **d:** no muestra comprensión de los problemas subyacentes al trastorno de la conducta alimentaria.

5. **La respuesta correcta es a:** el desequilibrio electrolítico, la erosión del esmalte dentario y los callos en los dedos y en la mano son signos habituales de las conductas purgativas. **b, c** y **d:** los síntomas en cuestión no son específicos de estos aspectos del trastorno.

6. **La respuesta correcta es c:** la contemplación del propio reflejo y la medida de las partes del cuerpo son intentos de reforzar la autoimagen percibida de la persona, que depende de la figura y el tamaño corporal. **a, b** y **d:** síntomas relacionados con la bulimia nerviosa.

7. **La respuesta correcta es b:** la ansiedad se demuestra a través de la culpa autoimpuesta y un exceso de autocrítica por la incapacidad de alcanzar los mínimos irreales establecidos por la propia persona y por la percepción de una falta de control. **a:** las conductas de percepción dan lugar a un déficit del volumen de líquidos, no a un exceso. **c:** los pacientes con trastornos de la conducta alimentaria tienden a negar las complicaciones médicas y la pérdida potencial de salud relacionada con su trastorno. **d:** la distorsión de la imagen corporal y la indefensión reflejan mejor la falta de compresión y los problemas de pensamiento irracional relacionados con estos trastornos.

Capítulo 17

Rellenar los espacios

1. disfunción sexual
2. diabetes mellitus

3. inhibición de la excitación
4. personalidad
5. pensamiento

Relacionar las parejas

1. e
2. g
3. d
4. a
5. b
6. c
7. f

Preguntas de elección múltiple

1. **La respuesta correcta es c:** el profesional de enfermería adoptaría una actitud empática que reconozca el derecho del paciente a elegir el momento para discutir su actividad sexual, pero que también se muestre dispuesto a escuchar cuando el paciente esté listo para hacerlo. **a:** bloquea la comunicación con el paciente sobre cualquier problema. **b:** respuesta de simpatía que expresa acuerdo con el paciente y concluye la comunicación. **d:** intenta forzar al paciente a hablar de un tema incómodo.

2. **La respuesta correcta es b:** declaración abierta que anima al paciente a seguir hablando del problema. **a:** la declaración del paciente no menciona el abuso, por lo que la respuesta no es adecuada. **c:** los retrasos cuando el paciente está preparado para hablar desalientan la comunicación. **d:** la declaración conlleva la asunción de un juicio de valor.

3. **La respuesta correcta es a:** el profesional adoptaría un enfoque empático adecuado que reconoce que el paciente tiene un problema de sustancias, pero no le juzga por su parafilia sexual. **b:** no es adecuado comentar el caso de un paciente con otro. **c:** la conducta actual no justifica un juicio de valor. **d:** el paciente está siendo ingresado para recibir tratamiento por un abuso de varias sustancias.

4. **La respuesta correcta es d:** el reconocimiento de su problema con el consentimiento voluntario representa la mejor oportunidad de conseguir buenos resultados. **a:** consecuencia impuesta de sus acciones. **b:** no indica la preparación para aceptar el tratamiento. **c:** la admisión de la pedofilia sexual no indica la voluntad de alterar su comportamiento.

5. **La respuesta correcta es c:** la víctima de abusos sexuales suele mostrarse muy precavida ante cualquier forma de valoración física. **a:** la franqueza y la voluntad de compartir información sobre la experiencia es poco probable. **b:** es improbable que en este punto la respuesta del adulto frente a los abusos incluya la ira. **d:** es improbable que el niño que ha sido víctima de abusos muestre confianza hacia alguien en este punto.

6. **La respuesta correcta es a:** la declaración del paciente indica un posible trastorno del deseo sexual o de la excitación relacionado con los efectos de los antidepresivos. La mayoría de los pacientes con depresión sufren alguna reducción de la libido. **b, c** y **d:** síntomas habituales de un estado depresivo.

Capítulo 18

Rellenar los espacios

1. de primer grado
2. dislexia
3. sexto curso
4. tartamudeo
5. atención
6. ecopraxia

Relacionar las parejas

1. f
2. e
3. d
4. a
5. b
6. g
7. i
8. h
9. c

Preguntas de elección múltiple

1. **La respuesta correcta es c:** los sentimientos y la respuesta de satisfacción invitan a la madre a seguir expresando sus sentimientos sin temor a los juicios o comentarios. **a:** pregunta que conlleva un juicio de valor que hace que la madre se ponga a la defensiva con sus comentarios. **d:** desvía la atención del niño.

2. **La respuesta correcta es b:** el niño con dislexia tiene problemas en los dominios cognitivos de la lectura y la ortografía. **a, c** y **d:** estos trastornos no afectan a las áreas cognitivas de la lectura y la escritura.

3. **La respuesta correcta es b:** el niño con ansiedad por separación padece una ansiedad exagerada relativa a la separación de su hogar o las figuras por las que siente apego. **a, c** y **d:** no es aplicable a los síntomas de la cuestión.

4. **La respuesta correcta es a:** los antecedentes del paciente muestran un patrón de conductas violentas y agresivas que acaban en violencia real o su amenaza dirigida a otras personas. La posibilidad que el paciente o el personal reciban daños graves se consideraría prioritaria. **b, c** y **d:** todos ellos pueden ser aplicables en algún punto del plan de tratamiento.

5. **La respuesta correcta es d:** el regalo de posesiones apreciadas es un signo de alerta del riesgo de suicidio. **a, b** y **c:** no indican riesgo de suicidio.

6. **La respuesta correcta es a:** el niño con un trastorno del lenguaje expresivo tiene problemas para entender palabras y frases o para asociar y organizar la información que recibe. Eso hace que para el niño resulte difícil seguir las reglas de un juego. **b:** más frecuente en el trastorno autista. **c:** indicativo del trastorno de ansiedad por separación. **d:** síntoma de un trastorno de la conducta.

7. **La respuesta correcta es c:** el trastorno por tartamudeo está caracterizado por sonidos repetitivos o prolongados separados por pausas. **a:** área estructural de lenguaje. **b:** gesto obsceno repentino que parece un tic. **d:** movimientos repetitivos.

8. **La respuesta correcta es c:** un niño con un cociente intelectual de 54 podría realizar tareas sencillas y llegar a

tener una vida independiente supervisada. **a:** a este nivel de inteligencia no está indicada la atención en situación de institucionalización. **b:** no sería capaz de llevar una vida independiente y obtener sus propios ingresos. **d:** tendría un nivel funcional superior a la mera realización de las actividades cotidianas.

9. **La respuesta correcta es a:** aumentar el volumen indica que el niño puede tener un problema de audición que contribuiría al trastorno del aprendizaje. **b, c** y **d:** irrelevante en la evaluación del trastorno del aprendizaje.

10. **La respuesta correcta es b:** el niño con trastorno negativista desafiante tiene un patrón repetitivo de conducta negativa, desafiante, desobediente y hostil hacia las figuras de autoridad. **a, c** y **d:** no es relevante para la conducta descrita.

Capítulo 19

Rellenar los espacios

1. delirio, demencia, trastornos de amnesia
2. consciencia, breve
3. metabolizar, excretar
4. irreversibles, progresivos
5. neumonía, infecciones del tracto urinario, infección de úlceras de decúbito
6. acontecimientos catastróficos

Relacionar las parejas

1. d
2. b
3. e
4. f
5. a
6. h
7. g
8. c

Preguntas de elección múltiple

1. **La respuesta correcta es c:** la incapacidad para reconocer el propio reflejo es sintomática de la agnosia, o la pérdida de la capacidad generalizada de reconocer objetos o individuos. **a, b** y **d:** no son aplicables a este ejemplo de pérdida.

2. **La respuesta correcta es a:** debido a su incapacidad para reconocer su propio reflejo, cree que en el baño hay otra persona. Eso desencadena ansiedad por la posibilidad de que exista algún problema y hace que se traslade a otro lugar para eliminar esa probabilidad. **b:** aparentemente es consciente de su necesidad de usar el baño. **c** y **d:** no indicado en su conducta.

3. **La respuesta correcta es c:** normalmente los síntomas pueden eliminarse cuando se determina su causa. **a, b** y **d:** no es aplicable al curso del delírium.

4. **La respuesta correcta es b:** el relleno de vacíos de memoria cuando esta falla es frecuente en las primeras etapas de la demencia. **a, c** y **d:** no describen el ejemplo de la cuestión.

5. **La respuesta correcta es d:** la ecolalia se caracteriza por la repetición de palabras o frases correctamente. **a:** el balbuceo consiste en sonidos incomprensibles. **b:** repetición de una palabra. **c:** repetición de sílabas.

6. **La respuesta correcta es b.** los pacientes con enfermedad de Alzheimer pueden malinterpretar la acción del personal de enfermería, y la repetición del intento más adelante suele dar tiempo a que el paciente haya olvidado la cuestión. **a:** el paciente es incapaz de codificar y comprender la explicación. **c:** el paciente es cognitivamente incapaz de rechazar la medicación. **d:** sólo si la repetición de esfuerzos para dar la medicación no da buenos resultados.

7. **La respuesta correcta es c:** el paciente es incapaz de codificar e interpretar el mensaje verbal que escucha. Los recordatorios ayudarán al paciente a llevar a cabo la acción solicitada. **a:** decir las palabras de otra manera representa un reto añadido **b:** el paciente es incapaz de comprender o razonar. **d:** para el paciente no sería seguro seguir deambulando con los cordones desatados.

8. **La respuesta correcta es a:** la manera más segura de evitar una caída sería colocarla en una cama más baja. **b:** el paciente podría percibir la colocación de una mesilla de noche al lado de la cama como algo inadecuado y añadiría obstáculos al entorno. **c:** el paciente tratará de salir, pasando por encima o a través de las barandillas, haciendo que éstas se conviertan en un riesgo de seguridad. **d:** el uso de un sedante aumenta la probabilidad de que el paciente se caiga y representa un riesgo de seguridad.

9. **La respuesta correcta es b:** es más probable que el paciente se sienta abrumado y confundido por la diversidad de elementos en la bandeja. Reduzca la cantidad de opciones poniendo un único elemento o plato de comida delante del paciente cada vez: **a:** seguir un horario regular añade una estructura y reduce la confusión a la hora de comer y en los ciclos de sueño-vigilia. **c:** las acciones demuestran confusión, no falta de apetito. **d:** lo más probable es que el paciente sea incapaz de interpretar las órdenes verbales.

10. **La respuesta correcta es d:** la persona con enfermedad de Alzheimer pierde la capacidad de reconocer el presente y recordará a sus hijos adultos como cuando eran niños, y a menudo pensará que sus nietos son sus propios hijos. Ayudar a los miembros de la familia a comprender este hecho y alentarles a pensar en el pasado ayudará a aliviar la confusión de la paciente. **a:** discutir con la paciente o corregirla puede provocar una conducta negativa en respuesta. **b:** las fotografías del pasado son una estrategia más adecuada para el recuerdo, ya que el paciente no comprende el presente. **c:** pedir información hace que la paciente se acuerde de sus pérdidas y de su sensación de pérdida.

A

Abstinencia: cambio desadaptativo de la conducta acompañado de alteraciones fisiológicas y psicológicas que se producen a medida que las concentraciones sanguíneas o tisulares de una sustancia se reducen en una persona que ha realizado un consumo intenso y prolongado de una sustancia.

Abulia: falta de la motivación necesaria para tomar decisiones o iniciar actividades de autocuidado como la higiene y los cuidados personales.

Abuso de sustancias: consumo recurrente desadaptativo de sustancias que da lugar a un deterioro o malestar clínicamente significativo con mantenimiento del consumo de la sustancia independientemente de los problemas adversos relacionados con la misma.

Acatisia: inquietud motora, incapacidad para estar sentado.

Aceptación del paciente: capacidad de ver al paciente como una persona íntegra y digna a quien no se juzga ni etiqueta según las normas de una tercera persona.

Aceptación de la pérdida: etapa final del duelo, en la que una persona comienza a tener una sensación de paz y permite que la vida le proporcione nuevas experiencias y relaciones.

Acetilcolina: neurotransmisor al que se atribuye una función significativa en la transmisión de los impulsos nerviosos en las sinapsis y las uniones neuromusculares.

Acomodación: proceso de respuesta a informaciones del entorno provocadoras de desequilibrios cognitivos mediante la modificación de esquemas importantes, de forma que éstos se adaptan para que la nueva información encaje y se restablezca el equilibrio cognitivo.

Acontecimientos catastróficos: estado de ansiedad o angustia abrumadora que padecen las personas con demencia en respuesta a cualquier nueva situación. Este estado se relaciona con una incapacidad para procesar eficazmente las observaciones del entorno.

Adaptación: control del estrés o la ansiedad.

Adicción: dependencia fisiológica y psicológica a una sustancia que provoca síntomas de abstinencia cuando se interrumpe su consumo.

Afasia: deterioro del significado del lenguaje que impide que el individuo entienda lo que oye, siga instrucciones y comunique sus necesidades.

Afecto: describe la expresión facial que muestra una persona y que está asociada con el estado de ánimo.

Afrontamiento adaptativo: método racional y productivo de resolver un problema con el fin de reducir la ansiedad.

Afrontamiento desadaptativo: intentos infructuosos de reducir la ansiedad sin tratar de solucionar el problema y sin poder evitar que la ansiedad persista.

Afrontamiento paliativo: estrategia de afrontamiento que alivia la ansiedad temporalmente aunque aplaza la solución del problema que la origina.

Agnosia: pérdida de la comprensión de las sensaciones auditivas, visuales u otras en la que se mantiene la integridad de la esfera sensorial.

Agorafobia: temor a encontrarse en un lugar del que la huida pueda resultar difícil o humillante.

Aislamiento: se sitúa al paciente en un entorno controlado para tratar una urgencia médica en la que puede representar una amenaza para sí mismo o para los demás.

Alogia: reducción del volumen o velocidad del discurso que impide a la persona responder las preguntas o que hace que deje de hablar a mitad de un pensamiento (v. también *Escasez del discurso*).

Alucinaciones: falsas percepciones sensoriales sin relación con estímulos externos reales.

Amenaza suicida: declaración de intenciones acompañada de cambios conductuales que indican que una persona ha establecido un plan para acabar con su vida.

Americans with Disabilities Act (ADA): primera ley federal de derechos civiles que prohibió la discriminación de los individuos con discapacidades mentales y físicas.

Amnesia continua: abarca un período que alcanza e incluye el presente y que se escapa al recuerdo consciente.

Amnesia disociativa: se caracteriza por la incapacidad para recordar información personal importante, normalmente de naturaleza traumática o relacionada con el estrés.

Amnesia generalizada: incapacidad para recordar cualquier aspecto de la propia vida.

Amnesia localizada: suele producirse a las pocas horas de un episodio traumático.

Amnesia selectiva: el afectado conserva el recuerdo de algunas partes de un hecho pero no todos los detalles que acompañaron a la situación.

Amnesia temporal: forma de amnesia que afecta a los hechos que transcurrieron durante un período de consumo de alcohol.

Anergia: reducción acusada del nivel de energía que puede lentificar a una persona hasta llegar a niveles de dependencia de los demás para ejecutar las necesidades más básicas.

Anhedonía: falta de interés en actividades que solían disfrutarse en el pasado.

Anomia: incapacidad para recordar los nombres de objetos.

Anorexia nerviosa: negativa de la persona a mantener el peso corporal mínimo adecuado para su edad y altura, acompañado de un fuerte temor a engordar.

Ansia: impulso interno intenso de consumir una sustancia.

Ansiedad: parte intrínseca de nuestro instinto básico de respuesta en situaciones que comportan una amenaza para nuestro bienestar.

Ansiedad de anticipación: ansiedad que se experimenta desde cierto tiempo antes de un hecho o acontecimiento.

Ansiedad generalizada: la persona experimenta un aumento del nivel de ansiedad y preocupación por varias situaciones, la mayor parte de los días durante un período de al menos 6 meses.

Ansiedad libre flotante: se produce cuando una persona es incapaz de conectar la ansiedad con un estímulo.

Antidepresivos: fármacos depresores del sistema nervioso central cuya actividad evita, mitiga o elimina la depresión mental.

Antipsicóticos: fármacos también conocidos con el nombre de neurolépticos que se emplean para tratar las enfermedades mentales graves, como el trastorno afectivo bipolar, la psicosis depresiva o causada por drogas, la esquizofrenia y el autismo.

Ansiolíticos: fármacos usados para contrarrestar o reducir la ansiedad.

Apraxia: incapacidad de realizar movimientos deliberados pese a no existir ningún deterioro sensorial o motor.

Asimilación: absorción de informaciones nuevas que se incorporan en la estructura de esquemas conscientes subjetivos existente.

Asociación laxa: conjunto de pensamientos vagos, descentrados e ilógicos que se observan en la psicosis (v. *Descarrilamiento*).

Asociaciones fonéticas: habla en la que las palabras se encadenan formando rimas sin significado asociado.

Atracón: alimentación recurrente en un período limitado (2 h) con ingesta de una cantidad exagerada de alimentos comparado con lo que comería otra persona en circunstancias similares, con una falta de control sobre el atracón durante el episodio.

Autenticidad: atributo de ser genuino y de preocupación que promueve el desarrollo de unas bases de honestidad y cuidado que fomenta la confianza.

Automutilación: infligirse heridas en el propio cuerpo sin intención de provocarse la muerte.

B

Beneficio primario: alivio psicológico que se obtiene al transformar la ansiedad en síntomas físicos correspondientes a un trastorno.

Beneficio secundario: atención que se recibe de un médico o un familiar cuando el foco de la atención se convierte en un problema físico.

Biorretroalimentación: programa de formación diseñado para desarrollar la propia capacidad de control sobre el sistema nervioso autónomo o involuntario utilizando dispositivos de monitorización, seguido por un intento del individuo de reproducir las condiciones que provocaron el cambio deseado.

Bloqueo: restricción inconsciente que produce una interrupción del pensamiento que hace que la persona deje de hablar.

Bulimia nerviosa: trastorno caracterizado por períodos de sobrealimentación significativa (atracones) con uso repetido de métodos destructivos autoprovocados para evitar el aumento de peso, como provocarse el vómito, emplear laxantes o diuréticos o un exceso de ejercicio físico.

C

Ciclación rápida: se dice que existe cuando hay cuatro o más cambios de estado de ánimo en un año.

Client Bill of Rights: declarada como ley por la *Mental Health Systems Act* aprobada en 1980, otorga a todos los pacientes el derecho a recibir una atención basada en un plan de tratamiento actual e individualizado, con una descripción de los servicios disponibles y de los que se ofrecen después del alta médica.

Codependencia: tendencia a sentir responsabilidad por el problema del consumidor de sustancias a la vez que se internaliza una forma de culpa por la conducta de la persona.

Compulsión: impulso incontrolable de realizar una acción o un ritual repetitivos para reducir la ansiedad.

Conductas automáticas de alivio: conductas inconscientes sutiles dirigidas a aliviar la ansiedad.

Conductas catatónicas: conllevan una reducción de las reacciones al entorno que rodean al paciente.

Conductismo: teoría de la conducta que considera que las conductas normales y anormales son el resultado de reflejos condicionados independientes del concepto de voluntad o elección.

Confidencialidad: derecho del paciente a que se le proteja de la revelación a terceras partes de sus comunicaciones verbales o escritas sin su autorización.

Conflicto de Edipo: etapa psicosexual que Freud describe como el momento en que el niño comienza a experimentar sentimientos románticos hacia su madre pero teme la ira de su padre.

Conflicto de Electra: etapa psicosexual que Freud describe como el período en el que una niña comienza a tener sentimientos románticos dirigidos a su padre pero teme la ira de su madre.

Consciencia de uno mismo: consciencia de la propia individualidad y personalidad con una actitud abierta a la realización de cambios positivos.

Consciente: tener conocimiento y percepción del entorno; ser capaz de filtrar esa información en la mente sabiendo que se está haciendo.

Consentimiento informado: derecho del paciente o de sus representantes legales a recibir una explicación de los derechos del paciente y de las políticas de la institución antes de aceptar o rechazar cualquier aspecto del tratamiento.

Contrato: técnica conductual en la que el paciente y el terapeuta acuerdan un contrato que establece obligaciones para ambas partes. El contrato exige que el paciente ponga en práctica determinadas conductas que forman parte de la terapia. En contrapartida, el terapeuta concederá determinadas recompensas solicitadas por el paciente.

Copropraxia: gesto obsceno repentino que parece un tic.

Crisis de angustia: intenso sentimiento de miedo o terror de aparición súbita e intermitente, sin aviso previo.

Crisis de angustia inesperada: crisis de angustia en la que la persona es incapaz de conectar cualquier estímulo concreto con la crisis de angustia.

Crisis de angustia situacional: crisis de angustia en la que puede asociarse un desencadenante identificado con el episodio.

Crisis de origen psíquico: estado de desorganización y desajuste que aparece cuando fracasan o no están disponibles las estrategias habituales de afrontamiento.

Crisis vital: respuesta emocional a una situación en la que la persona se encuentra totalmente abrumada e incapaz de afrontar la situación.

D

Delirio de referencia o egocéntrico: falsa creencia de una persona de que la conducta de quienes le rodean hace referencia a ella.

Delírium: estado de confusión mental y excitación que se produce en un corto período y se caracteriza por la desorientación temporoespacial, normalmente acompañada de ilusiones y alucinaciones.

Delirium tremens: delirio causado por el consumo de alcohol, con una duración de 72-80 h y que provoca un estado de profunda confusión y delirios, además de otros síntomas de abstinencia.

Demencia: amplio deterioro de la función intelectual que suele ser progresivo e interfiere con las actividades sociales y laborales normales.

Demencia con cuerpos de Lewy: demencia progresiva similar a la demencia de Alzheimer en la que en las neuronas se desarrollan unos depósitos esféricos de proteínas denominados cuerpos de Lewy. Las alucinaciones visuales y la alerta mental intermitente son síntomas característicos.

Demencia de tipo Alzheimer: trastorno mental orgánico crónico o demencia debida a una atrofia de los lóbulos frontales y occipitales que comporta pérdida de memoria progresiva e irreversible, deterioro de las funciones intelectuales, apatía, trastornos del habla y de la marcha y desorientación.

Demencia vascular: demencia en la que existen múltiples infartos cerebrales, de pequeño y gran tamaño, que dan lugar a un patrón de demencia en etapas.

Dependencia de sustancias: patrón desadaptativo de consumo de sustancias que produce señales fisiológicas, cognitivas y conductuales que indican que la persona sigue consumiendo la sustancia a pesar de los efectos adversos que sufre como consecuencia.

Depresión: estado de ánimo triste persistente y prolongado, con una duración de más de 2 semanas.

Descarrilamiento: cambio del proceso cognitivo gradual o repentino, vago, descentrado e ilógico, sin bloqueo del pensamiento (v. *Asociación laxa*).

Desdoblamiento: visión extrema de la propia relación con el mundo en la que las cosas se ven bajo una óptica de todo o nada, blanco o negro, amor u odio, sin terreno neutral.

Desgaste: situación de agotamiento mental, físico y emocional con una disminución de la sensación de logro personal y apatía hacia el propio trabajo.

Desintoxicación: primera fase del tratamiento de la dependencia, con una duración de 3-5 días. Consiste en la abstinencia inmediata de los efectos físicos y psicológicos de la sustancia.

Desorientación: incapacidad de ser consciente del tiempo, dirección y ubicación, así como de la propia identidad.

Desrealización: percepción del entorno externo como algo irreal o mutable.

Diagnóstico de enfermería: identificación del problema real o potencial de un paciente según las conclusiones obtenidas de la información recogida.

Difusión de pensamientos: falsa creencia en que los demás pueden escuchar los propios pensamientos.

Discinesia tardía: síndrome extrapiramidal después del uso a largo plazo de antipsicóticos. Se manifiesta con movimientos irreversibles de la boca y de la cara que incluyen muecas, chasquido de labios, rechinar de dientes y movimientos protruyentes de la lengua, rigidez en rueda dentada, movimientos de contar monedas y temblores.

Discriminación por razón de edad (edaísmo): creencia ampliamente difundida en un estereotipo según el cual el valor de la persona disminuye con la edad, que afirma que la senescencia y los problemas de salud mental forman parte del proceso de envejecimiento normal y que fomenta la idea de que las personas mayores son incompetentes o seniles y, en cierto modo, constituyen un segmento inferior de la sociedad.

Disfunciones sexuales: grado de síntomas persistentes o recurrentes, malestar subjetivo o reducción de la calidad de la estimulación sexual durante cualquier fase del ciclo de la respuesta sexual.

Dislexia: trastorno del aprendizaje en el área de la lectura.

Disociación: mecanismo mental que permite que la propia mente aparte determinados recuerdos del alcance de la consciencia y los reprima hacia un nivel inconsciente.

Distonía: rigidez muscular que afecta a la postura, la marcha y los movimientos oculares.

Distrés: estrés negativo en respuesta a una amenaza o desafío que agota la energía del individuo.

Duelo: proceso emocional de afrontamiento de una pérdida.

Duelo de anticipación: respuesta emocional que sufren los individuos o las familias que esperan una pérdida importante en un futuro próximo.

Duelo disfuncional: reacción prolongada e intensificada o incapacidad para superar el proceso de duelo y afrontar una pérdida positivamente.

Duelo no resuelto: el proceso de duelo no se completa y la vida se convierte en mera existencia y nostalgia por lo que se perdió.

E

Ecolalia: repetición involuntaria de las palabras pronunciadas por los demás, como un loro, a menudo acompañada por sacudidas musculares.

Ecopraxia: movimientos repetitivos que parecen tics.

Efectos secundarios extrapiramidales: efectos producidos por los fármacos antipsicóticos que bloquean la dopamina, con irritación de los tractos piramidales del sistema nervioso central que coordina los movimientos involuntarios.

Ego: según la teoría freudiana, el componente de la psique equivalente al yo consciente de sí mismo y que actúa de mediador entre el ello y el superego o consciencia.

Ello: división oscura e inaccesible de la psique que actúa como conjunto de ansias instintivas que no dejan de buscar la satisfacción en términos del principio del placer.

Empatía: consciencia de lo que está diciendo y sintiendo otra persona con una percepción de la situación desde el punto de vista de dicha persona.

Encopresis: fuga involuntaria de heces en situaciones inadecuadas después de haber alcanzado la edad de control voluntario.

Enfermedad mental: síndrome o patrón conductual o psicológico clínicamente significativo en un individuo, asociado con estrés o disfunción.

Ensalada de palabras (esquizofasia): mezcla de palabras y frases desprovistas de significado e incoherentes.

Entorno terapéutico: entorno estructurado, seguro y protegido que facilita la interacción terapéutica entre los pacientes y los miembros del equipo terapéutico entre una red de apoyo en la que existe la sensación de compartir objetivos.

Entumecimiento emocional: expresión de escasa o nula emoción poco después de un hecho en un intento de prevenir el sufrimiento psicológico en el futuro.

Enuresis: fuga involuntaria de la orina después de alcanzar la edad de control voluntario.

Envejecimiento: manifestación de los cambios que se producen de modo continuo y progresivo durante los años de la vida adulta.

Envejecimiento primario: cambios resultantes de factores genéticos o naturales.

Envejecimiento secundario: cambios influidos por factores ambientales.

Equilibración: proceso del desarrollo cognitivo en el que una persona busca el equilibrio entre la información y las experiencias del entorno con los modos de pensamiento y los esquemas disponibles.

Erosión suicida: acumulación a largo plazo de experiencias negativas durante la vida de una persona, que da lugar a pensamientos suicidas.

Escatología telefónica: llamadas telefónicas obscenas que producen excitación sexual a quien las realiza.

Escucha activa: atención crítica al contenido y las inconsistencias de los comentarios verbales y de las conductas no verbales del paciente, a la vez que se intenta comprender su punto de vista acerca de una situación.

Espacio presináptico: espacio de almacenamiento de neurotransmisores localizado antes de la sinapsis nerviosa.

Esquizofrenia: forma de psicosis caracterizada por pensamientos desorganizados, alteraciones perceptivas, afecto inadecuado y reducción de la respuesta emocional frente a la realidad.

Estabilizadores del estado de ánimo (antimaníacos): empleados para tratar los episodios maníacos asociados con el trastorno bipolar o para reducir futuros episodios.

Estado de ánimo: emoción prolongada hasta el punto de colorear todo el pensamiento psicológico de una persona.

Estrés: situación que se produce cuando una amenaza o un desafío al bienestar del individuo exige el ajuste o una adaptación al entorno.

Etapa anal: etapa freudiana de los 2 a los 4 años de edad y durante la que el placer se obtiene a partir de la consciencia y el control de la micción y la defecación.

Etapa de trabajo: fase en la que se planifican los resultados y las intervenciones dirigidas a la modificación de la conducta y se desarrollan objetivos para mejorar el bienestar del paciente.

Etapa fálica: etapa de la teoría psicosexual, situada en torno a los 4 años de edad, en la que el niño descubre el placer en la estimulación genital al tiempo que se esfuerza por aceptar una identidad sexual.

Etapa genital: etapa psicosexual de la teoría freudiana que tiene lugar cuando el niño alcanza la pubertad y la adolescencia.

Etapa latente: etapa de la teoría psicosexual situada en la mitad de la infancia, en la que los deseos y sentimientos sexuales permanecen atenuados.

Etapa oral: etapa precoz durante los dos primeros años de vida en que, según la teoría freudiana, el niño busca placer al chupar y gratificación oral del hambre.

Ética: conjunto de principios o valores que proporcionan dignidad y respeto a los pacientes protegiéndoles de tratamientos irracionales.

Euforia: sentimiento de felicidad o de alegría exagerado.

Eustrés: estrés positivo y motivador que se refleja en la confianza en la propia capacidad de dominar un desafío o una fuente de estrés.

Evaluación: etapa del procedimiento de enfermería que determina el éxito de las intervenciones de enfermería para cumplir los criterios descritos en los resultados previstos.

Exhibicionismo: tendencia a atraer la atención hacia uno mismo usando cualquier medio necesario; trastorno psicosexual que se manifiesta a través de un impulso anormal que hace que la persona exponga sus genitales a un miembro del sexo opuesto.

F

Fabulación: reacción conductual frente a la pérdida de memoria en la que la persona completa los vacíos de memoria con hechos inventados.

Facilitación: patrón consciente o inconsciente de apoyo a la conducta desadaptativa de un consumidor de drogas, lo que favorece que el hábito persista.

Fase de orientación: fase introductoria de la relación terapéutica que exige llegar a conocer al paciente, construyendo la confianza, identificando problemas y expectativas y estableciendo una línea de partida a partir de la que dar el siguiente paso del proceso.

Fase prodrómica: comienzo de la esquizofrenia con un inicio insidioso de los síntomas, con ansiedad creciente e incapacidad para concentrarse o completar tareas orientadas a objetivos.

Fetichismo transvestista: excitación sexual que se obtiene usando ropas del sexo opuesto en el caso de un hombre que se viste de mujer y tiene fantasías en las que es una mujer.

Fijación: técnica de comunicación que ayuda a que el paciente se concentre en un tema concreto.

Finalización: momento de promover la independencia del paciente en sus relaciones con los demás según sus propias fortalezas a través de la mejora de las habilidades adaptativas.

Flexibilidad cérea: postura en la que una parte del cuerpo puede ser movida por otra persona y permanecerá en esa posición hasta que otra persona la mueva de nuevo.

Fobia específica: se caracteriza por un temor irracional, exagerado y persistente a objetos o situaciones concretas que, en realidad, ofrecen escaso peligro.

Fobia social: temor irracional, exagerado y persistente a situaciones sociales que, en realidad, ofrecen escaso peligro.

Frotteurismo: ansias sexuales intensas y recurrentes y fantasías centradas en el contacto físico y el frotamiento con una persona en contra de su voluntad, normalmente en lugares abarrotados en los que es improbable que la persona sea detenida.

Fuentes externas de estrés: aspectos del entorno que pueden ser adversos al bienestar del individuo.

Fuentes internas de estrés: tensión física (p. ej., una enfermedad crónica o terminal) o problema psicológico (p. ej., una preocupación) que afectan a la respuesta del organismo.

Fuga de ideas: salto rápido de un tema a otro que no tienen relación entre sí.

Fuga disociativa: incapacidad para recordar parte o todo el pasado, o la identidad de una persona, acompañada por un viaje repentino e inesperado de la persona que la aleja de su hogar o de su lugar de trabajo.

Fuga simulada: disociación en una persona que tratar de evitar una situación legal, financiera o indeseada.

G

Gesto suicida: acción que indica que una persona puede estar preparada para ejecutar un plan de suicidio.

Grandiosidad: sentimiento irracional o exagerado de la propia valía, importancia, riqueza o capacidad.

H

Hendidura sináptica: punto de unión entre dos neuronas en una vía neural en la que los neurotransmisores desencadenan la respuesta del receptor.

Hipocondría: ansiedad anómala persistente provocada por el convencimiento de sufrir una enfermedad a pesar de las pruebas médicas que demuestran lo contrario.

Hipomanía: período definido de hiperactividad y euforia sin rasgos psicóticos, con una duración mínima de 4 días y claramente diferenciado del estado de felicidad habitual.

Histeria: trastorno nervioso caracterizado por un control emocional ineficaz.

Holística: se dice de la filosofía que propone que los individuos son organismos completos y que funcionan como unidades completas que no pueden reducirse a la suma de sus partes.

Humanista: visión teórica del desarrollo personal como conjunto que incluye los aspectos físicos, emocionales, espirituales, intelectuales y sociales de la vida.

I

Idea delirante: creencia fija y falsa sin estímulos externos adecuados, incongruente con la realidad y que no puede cambiarse mediante razonamientos.

Ideación suicida: pensamiento o idea verbalizados que indican el deseo de una persona de autolesionarse o destruirse.

Ideas de referencia: creencia en el significado especial de determinados acontecimientos.

Identidad cultural: fuerza vinculante de un legado compartido único que incluye creencias, normas, valores y conductas compartidas por todos los miembros de un grupo cultural.

Ilusión: percepción mental errónea de un estímulo sensorial real.

Impotencia: estado de indefensión en el que existe una falta de control sobre los efectos destructivos impuestos por las condiciones físicas o psicológicas.

Inconsciente: nivel de la consciencia en el que los pensamientos, los deseos y los sentimientos no pueden recuperarse y trasladarse a la consciencia.

Información objetiva: información observada por el personal de enfermería o proporcionada por otras personas familiarizadas con el paciente, incluidos otros miembros del equipo de salud.

Información subjetiva: información proporcionada por el paciente, incluidos los antecedentes y la percepción de la situación o problema actual.

Ingreso involuntario: ocurre cuando una persona ingresada en una unidad psiquiátrica lo hace en contra de su voluntad y por orden judicial.

Ingreso voluntario: el paciente es ingresado para recibir un tratamiento de salud mental basado en su voluntad de cumplir con el programa de tratamiento.

Inhalantes: sustancias volátiles como la gasolina y la pintura que se usan con la intención de conseguir un mínimo efecto.

Inhibidores de la monoaminooxidasa (IMAO): grupo de fármacos que inhibe a la monoaminooxidasa y es eficaz para tratar la depresión.

Inhibidores selectivos de la recaptación de serotonina (ISRS): los inhibidores selectivos de la recaptación de serotonina se usan para el tratamiento de la depresión.

Inmovilización física: uso de sistemas mecánicos para limitar los movimientos del paciente o evitar que se dañe a sí mismo o dañe a otras personas.

Inmovilización química: uso de un fármaco para controlar la conducta y evitar la necesidad de inmovilización física.

Inserción de pensamientos: falsa creencia de que los pensamientos de los demás pueden ser insertados en la propia mente.

Interpersonal: relativo a las relaciones e interacciones entre individuos.

Intervenciones de enfermería: acciones realizadas por el personal de enfermería para ayudar al paciente a alcanzar el resultado previsto.

Intoxicación hídrica: situación en la que se ingiere una cantidad exagerada de agua dando lugar a un estado metabólico de sobrecarga hídrica consecuencia de la psicosis, que a su vez provoca edema cerebral con calambres abdominales, vértigo, letargo, náuseas y vómitos, convulsiones y la posibilidad de coma y muerte.

Intoxicación por sustancias: desarrollo de un patrón reversible de conducta provocado por la ingestión reciente de una sustancia.

Ira: emoción natural y adaptativa desencadenada en respuesta a amenazas, situaciones insultantes o cualquier otra que obstaculice seriamente las acciones deseadas por un individuo.

J

Jerarquía: orden o clasificación de cualquier cosa en orden descendente de importancia o valor.

L

La bélle indifference: actitud que manifiesta escasa ansiedad o preocupación por las consecuencias de los propios síntomas.

Límites profesionales: distancia entre la preocupación y el poder percibidos del personal de enfermería y la naturaleza dependiente del paciente.

M

Manía: estado de ánimo frenético inestable en el que la persona puede perder el contacto con la realidad.

Manipulación: engaño, pensamiento tortuoso y tácticas de conducta que se ajustan a la visión coercitiva y egoísta que tiene un individuo del mundo.

Masoquismo sexual: potentes impulsos sexuales recurrentes, conductas o fantasías sexualmente estimulantes en torno a palizas, ataduras, humillaciones u otras actividades que representan el sufrimiento de la víctima.

Mecanismos de defensa: métodos para proteger al ego de la ansiedad asociada con las ansias y las restricciones contradictorias del ello y el superego.

Mental Health Act of 1993: define los derechos de los pacientes en su ingreso en un hospital psiquiátrico, el derecho a rechazar el ingreso involuntario y los derechos vigentes durante el tratamiento y después del alta médica.

Mental Health Parity and Addiction Equity Act of 2008: exige que los planes de seguro generales proporcionen cobertura de las enfermedades mentales comparable a la de las físicas, sin incluir copagos más elevados, deducciones o límites a la duración de la hospitalización.

Métodos de compensación: métodos inadecuados y arriesgados para evitar el aumento de peso, como las purgas o la provocación de vómitos y el uso de laxantes, diuréticos o enemas.

N

Narcisismo: derivado del griego, con el significado «amor y atención exagerados a la propia autoimagen»; la persona tiene una necesidad continua de que le prodiguen atención y admiración, con escasa consideración hacia los sentimientos de los demás.

Necrofilia: interés anormal o actividad sexual realizada con un cadáver.

Negación: etapa del proceso de duelo en la que existe un shock y se rechaza la realidad del suceso, lo que da tiempo para el ajuste y desarrollo de estrategias de afrontamiento.

Negativismo: se define como la sensación de indefensión aprendida.

Negociación: etapa del proceso de duelo en la que se intenta negociar con Dios como método para postergar lo inevitable.

Neologismo: palabra inventada y sin significado a la que la persona atribuye un significado especial, como se observa en el caso de la psicosis.

Neurotransmisores: proteínas que actúan como mensajeros químicos y están almacenadas en el espacio presináptico que se encuentra antes de la sinapsis nerviosa. Se liberan y atraviesan la sinapsis para ejercer su efecto sobre la célula diana provocando una respuesta.

Nivel convencional: etapa de la teoría del desarrollo moral de Kohlberg en la que las decisiones se basan en las exigencias y las presiones de la sociedad y en las expectativas de los compañeros.

Nivel de diferenciación: grado en que el intelecto o las emociones de una persona controlan su actividad.

O

Objetividad: característica que permite que el personal de enfermería evite los sesgos y pueda examinar los hechos y los sucesos sin que sus sentimientos personales, prejuicios o juicios de valor los distorsionen.

Obsesión: reaparición de pensamientos persistentes indeseados o imágenes que hacen que la persona sufra una ansiedad intensa.

***Omnibus Budget Reform Act* (OBRA):** previno el ingreso inadecuado en residencias de los pacientes con enfermedad mental.

Operaciones formales: etapa del desarrollo cognitivo de Piaget en la que el individuo puede llevar a cabo manipulación mental de ideas o símbolos abstractos que pueden no tener una base concreta.

Operaciones mentales concretas: etapa del desarrollo cognitivo en la teoría del desarrollo de Piaget en la que un individuo lleva a cabo manipulaciones mentales de imágenes internas de objetos tangibles.

Orientación sexual: preferencia individual o atracción sexual.

P

Parafilias: conductas sexuales en las que se utilizan objetos, actividades o situaciones inusuales que pueden provocar ansiedad clínicamente significativa o problemas en las áreas de actividad social, laboral u otras.

Parkinsonismo causado por sustancias: síntomas que reproducen el parkinsonismo, como temblores, rigidez, acine-

sia o escasez de movimientos con reducción del estado mental.

Pasiva-agresiva: tendencia por la que una persona actúa indirecta y sutilmente sobre sus sentimientos de hostilidad o amargura.

Pedofilia: deseo sexual antinatural de mantener relaciones sexuales con niños.

Pena convencional: sentimientos de tristeza esperados o experimentados después de una pérdida.

Pena crónica: sentimientos prolongados e intensificados de pérdida que hacen que la vida pierda su significado y se convierta en mera existencia.

Pensamiento mágico: convicción de que los pensamientos, las palabras y las acciones pueden provocar o evitar un acontecimiento a través de mecanismos extraordinarios.

Pérdida: reacción de lamento y tristeza tras adquirir consciencia de la desaparición de un objeto o de un ser querido.

Persecución: falsa convicción de ser objeto de amenazas o correr peligro físico.

Pobreza del habla: reducción del volumen o la velocidad del discurso que puede llegar a interrumpirse en mitad de un pensamiento o no ofrecer respuesta a una pregunta (v. *Alogia*).

Posconvencional: fase del desarrollo moral en el que el razonamiento moral está guiado por el castigo y la recompensa, centrándose en la evitación del castigo y en la obediencia a la autoridad, sin preocupación por los intereses o los sentimientos de los demás.

Preconsciente: nivel de la mente que no está presente en la consciencia pero que puede ser recordado a voluntad.

Preconvencional: fase del desarrollo moral en el que el individuo reconoce la importancia de las reglas de la sociedad como base para la conducta pero también puede seguir principios morales internos que tienen prioridad sobre estas reglas.

Preoperativa: segunda fase del desarrollo cognitivo según la teoría de Piaget, caracterizada por el desarrollo de representaciones mentales internas o esquemas y la comunicación verbal.

Pretenciosidad: afirmación narcisista de ser superior y merecedor de la atención de los demás.

Priorizar: organizar los problemas o los diagnósticos de enfermería según la intensidad y la urgencia inmediata del problema.

Proceso de cambio: cambio de una a otra personalidad que se produce de manera muy brusca en el trastorno disociativo de la identidad.

Proceso de enfermería: método científico y sistemático para proporcionar una atención de enfermería individualizada y eficaz dirigida a solucionar los problemas del paciente.

Psicofarmacología: estudio de los cambios que se producen cuando interaccionan los fármacos y las sustancias químicas del cerebro.

Psicofármacos: fármacos que afectan a la función psiquiátrica, a la conducta o a la experiencia ejerciendo su principal efecto sobre los sistemas de neurotransmisores del organismo.

Psicofisiológicos: síntomas que no son explicados por los hallazgos diagnósticos y no pueden atribuirse a una situación médica, sinónimo de somatomorfo.

Psicólogo clínico: profesional de la salud mental que administra e interpreta los exámenes psicológicos usados durante el proceso diagnóstico y proporciona diversos tipos de terapia para ayudar en la resolución de los problemas de salud mental.

Psicosis: estado mental en el que existe desorganización mental y pérdida de contacto con la realidad.

Psicosocial: relativo a factores psicológicos y sociales.

Psicoterapia: diálogo entre un especialista de salud mental y el paciente con el objetivo de reducir los síntomas de un trastorno emocional y mejorar el bienestar personal y social del individuo.

Psiquiatra: médico especializado en el estudio, tratamiento y prevención de los trastornos mentales.

Purgación: evacuación del tracto digestivo mediante la provocación de vómitos o el uso de un exceso de diuréticos o laxantes.

Q

Quinética: movimientos corporales, como por ejemplo gestos manuales, expresiones faciales, desplazamientos, postura de los brazos u otros manierismos que pueden suscitar la confianza del paciente o bloquear futuras interacciones. Circunstancialidad: incapacidad de ser selectivo al hablar, describir extensamente y con gran detalle.

R

Rasgos centrales: características generales destacadas que describen con mayor frecuencia a una persona, algunas de las cuales se reflejan en la conducta.

Rasgos de la personalidad: maneras de ver y relacionarnos con los demás y con el conjunto de la sociedad.

Rasgos únicos de la personalidad: características definitorias para cada individuo.

Rasgos secundarios: rasgos de la personalidad que tienen cierta influencia sobre la conducta de la persona pero no son especialmente centrales para lo que hace.

Reacción de estrés: respuesta física a una situación estresante desencadenada por excitación del sistema nervioso autónomo.

Recaída: reaparición de un trastorno o de síntomas después de una aparente recuperación.

Recaptación: los neurotransmisores son reabsorbidos al espacio presináptico de la neurona anterior.

Receptor postsináptico: componente celular distal a la sinapsis, en el que un fármaco, una hormona o una sustancia física se une para modificar la función de la célula.

Reflejo: técnica de comunicación basada en la paráfrasis del mensaje transmitido por el paciente al personal de enfermería.

Reformulación: forma de reestructurar un patrón de pensamiento negativo en uno menos perturbador sobre el que el individuo tiene cierto grado de control.

Reiteración: repetición al paciente del contenido de la interacción que sirve para dirigir y alentar la continuación de la discusión.

Respuesta de lucha o huida: reacción a una amenaza inmediata en la que se produce un pico de adrenalina en el torrente sanguíneo.

Resultados esperados: planificación de resultados medibles y realistas que prevén la mejora o la estabilización del problema identificado en el diagnóstico de enfermería.

Robo de pensamientos: falsa creencia de que los demás pueden eliminar pensamientos de la propia mente.

S

Sadismo sexual: el individuo obtiene excitación sexual de la observación psicológica o el sufrimiento físico de la víctima, además de recibir satisfacción adicional de la sensación de control absoluto sobre la víctima.

Salud mental: estado de bienestar en el que un individuo es consciente de sus propias capacidades, afronta las situaciones estresantes normales de la vida, trabaja productivamente y es capaz de realizar una contribución a la sociedad.

Sensitivo-motora: primera etapa del desarrollo cognitivo en la teoría de Piaget, en la que la mayor parte del desarrollo de los individuos se produce en términos de capacidades sensitivas y motoras, con respuestas reflejas que gradualmente se expanden a esquemas con acciones deliberadas.

Serotonina: vasoconstrictor potente que presuntamente interviene en los mecanismos neuronales relacionados con la excitación, el sueño, los sueños, el estado de ánimo, el apetito y la sensibilidad al dolor.

Seudoneurológicos: síntomas que comportan la falsa actividad motora o sensorial voluntaria que se observa en el trastorno de conversión.

Seudoyó: el yo que una persona presenta al mundo.

Sexualidad: sentimientos y vida de un individuo relativos al sexo, incluida la actividad física, química y psicológica caracterizada por la conducta relacionada con el género y el sexo.

Síndrome de la puesta de sol: aumento de los síntomas psiquiátricos o la inquietud psicomotora y la confusión por la noche o durante el atardecer.

Síndrome de Münchhausen: simulación deliberada de una enfermedad para obtener atención.

Síndrome de Wernicke-Kórsakov: trastorno mental caracterizado por amnesia, enturbiamiento de la consciencia, confabulación, pérdida de memoria y neuropatía periférica. El trastorno se asocia con los déficits de tiamina y niacina observados en el alcoholismo crónico.

Síndrome neuroléptico maligno: reacción potencialmente fatal que se observa sobre todo con los fármacos antipsicóticos de alta potencia, y que provoca rigidez muscular, temblores, incapacidad para hablar, alteración del nivel de consciencia, hipertermia, disfunción autonómica y aumento del recuento leucocitario.

Soma: término del griego antiguo que se refiere a la totalidad corporal de un organismo vivo.

Somatización: síndrome predecible de quejas y síntomas físicos cuya expresión es resultado del estrés psicológico.

Somatomorfos: síntomas que no pueden explicarse a partir de los hallazgos diagnósticos y que no pueden atribuirse a una enfermedad médica. Es sinónimo de psicofisiológico.

Superego: uno de los tres conceptos psicodinámicos que incluyen todas las normas internas y los valores de la sociedad adquiridos en la primeras fases del desarrollo a través de las interacciones con los padres como figuras de autoridad social.

Sustancia: cualquier droga, medicamento o toxina del que se pueda abusar.

T

Tartamudeo: sonidos o sílabas repetitivos o prolongados con pausas y palabras monosilábicas fracturadas.

Temperamento: diferencias individuales en la intensidad y la duración de las emociones, incluidas las características de la propia disposición.

Tentativa de suicidio: el individuo ejecuta su plan realizando acciones dirigidas a terminar con su vida.

Terapia biomédica: uso y aplicación de las ciencias biológicas y naturales para tratar trastornos psicológicos.

Terapia cognitiva: basada en el modelo cognitivo que explica la respuesta de los individuos en situaciones estresantes a partir de su percepción subjetiva del hecho. La terapia pretende ayudar al individuo a reducir sus respuestas de ansiedad modificando las distorsiones cognitivas.

Terapia conductual: enfatiza los principios del aprendizaje con refuerzo positivo o negativo y el modelado a partir de la observación para favorecer la modificación de la conducta.

Terapia de grupo: procedimiento para ayudar a los pacientes a que desarrollen la comprensión y percepción de sus sentimientos, conductas y roles en las relaciones, a través de la participación y la interacción con otras personas que tienen problemas similares.

Terapia electroconvulsiva (TEC): tratamiento biomédico basado en el uso de descargas eléctricas de bajo voltaje en el cerebro, acompañadas de anestesia general y relajantes musculares que suelen administrarse dos o tres veces por semana hasta alcanzar las 6 a 12 sesiones. El TEC se reserva para casos graves de enfermedad mental que no han respondido a la medicación ni a otras intervenciones terapéuticas.

Terapia humanista: enfoque no directivo que se centra en ayudar al paciente a explorar su propia visión de los sentimientos y elecciones, enfatizando los problemas actuales.

Terapia psicodinámica: basada en la teoría del psicoanálisis freudiana que asume que una persona que comprende que sus primeras relaciones y experiencias son la fuente de sus problemas puede resolver los mismos a través del análisis y la comprensión.

Tic: movimiento motor o emisión verbal repentinos, repetitivos, arrítmicos y estereotipados que aparecen antes de los 18 años.

Tolerancia: condición que se desarrolla a través del consumo continuado de una sustancia, a medida que el cerebro se adapta a las dosis repetidas de la droga con un efecto decreciente a lo largo del tiempo.

Trastorno bipolar: resultado de una disfunción cerebral que provoca oscilaciones anómalas y erráticas del estado de ánimo, la energía y la capacidad funcional.

Trastorno de identidad disociativo: presencia en una misma persona de dos o más identidades o personalidades distintas que alternan el control de la conducta (conocido anteriormente como trastorno de personalidad múltiple).

Trastorno del estado de ánimo: se refiere a una enfermedad en la que la persona experimenta una alteración prolongada de estado de ánimo.

Trastorno esquizoafectivo: forma de esquizofrenia en la que la persona manifiesta síntomas de depresión mayor o de manía además de los síntomas primarios de los delirios, las alucinaciones y las conductas desorganizadas de la esquizofrenia.

Trastorno por despersonalización: caracterizado por un sentimiento persistente y repetitivo de desvinculación de los propios pensamientos o del propio cuerpo sin desorientación.

Trastornos amnésicos: se caracterizan por un trastorno de la memoria debido a los efectos fisiológicos directos de una enfermedad médica o a un traumatismo, pero sin alteración de la personalidad ni deterioro del pensamiento abstracto o el juicio.

Trastornos de la personalidad: patrones de conducta firmemente arraigados, persistentes, inflexibles y desadaptativos que entran en conflicto con una norma cultural.

U

Unipolares: episodios depresivos sin manía ni hipomanía.

V

Validación: intentos de verificación de la percepción que tiene el personal de enfermería del sentimiento comunicado por el mensaje verbal o no verbal de la otra persona.

Valoración: primer paso del procedimiento de enfermería en el que se reúne información subjetiva y objetiva que sirve de base para planificar una atención de enfermería adecuada.

Verbigeración: varias repeticiones seguidas de palabras, frases u oraciones.

Voyeurismo: gratificación sexual a partir de la contemplación de gente desnuda o de la actividad sexual de los demás.

Y

Yo sólido: el yo que incluye las creencias de una persona sobre ella misma y su entorno resultantes de sus experiencias vitales.

Z

Zoofilia: excitación sexual provocada por el contacto sexual con animales.

A

Abuso, 15
  sexual, 193, 268, 270, 286
Acatisia, 82
Accidentes cerebrovasculares, 304-305
Aceptación
  en la relación entre el personal de enfermería y el paciente, 114
  etapa del duelo, 12
Acetilcolina, 72
Acomodación, 29
Acontecimientos traumáticos en el TEPT, 129
Acreditación de los profesionales de enfermería, 47
Actitud pública hacia la enfermedad mental, 44
Actividad/es
  delictivas antisociales, 286
  motora, 192
  sensorial, 192, 193
ADA. *V. también Americans with Disabilities Act*
Adaptación, 8
ADH. *V.* Hormona antidiurética
Adicción, 218. *V. también* Trastornos relacionados con sustancias
Adolescentes. *V.* Trastornos y problemas de la infancia
  y la adolescencia
ADT. *V.* Antidepresivos tricíclicos
Adultos. *V.* Trastornos y problemas del anciano
Afasia, 303
Afecto, 140
  en la esquizofrenia, 160
Afrontamiento
  desadaptativo, 8
  disfuncional del estrés, 8
  paliativo, 8
Agnosia, 303
Agorafobia, 124
AIMS *(Abnormal Involuntary Movement)*, 84
Aislamiento, 46-47
  esquizofrenia, 164
  trastorno esquizoide de la personalidad, 174
Al-Anon, 245
Al-Ateen, 245
Alcohólicos Anónimos, 245
Alimentos y autoimagen, 252. *V. también* Trastornos de la conducta
  alimentaria
Alteraciones de la conducta en la psicosis, 157
Alucinaciones, 143, 156, 159, 300
Ámbito/s
  de ingreso psiquiátrico, 48
  de la salud mental, 60-66
    ambulatoria, 48
    entorno de tratamiento, 60-64
      asesor psicológico, profesional cualificado, 62
      consejero religioso o espiritual, 62
      dietista, 63
      especialista en terapia recreativa o del tiempo libre, 63
      gestor de casos y trabajador comunitario, 62
      miembros del equipo interdisciplinario, 61-64
      personal de enfermería psiquiátrica, 62
      psicólogo clínico, 61-62
      psiquiatra, 61
      técnico en salud mental, 62
      terapeuta ocupacional, 63
      trabajador social, 62
    función del personal de enfermería en la atención a la salud
      mental
      asesor psicológico, 64

      cuidador, 63-64
      defensor, 64
      educador, 64
  no psiquiátricos. *V.* Atención a la salud mental
    en ámbitos no psiquiátricos
  tipos de terapia
    biomédica, 65
    biorretroalimentación, 66
    cognitiva, 65
    con mascotas, 66
    conductual, 65
    contrato, 65
    de agitación, 66
    de creación artística, 66
    de grupo, 65
    de pareja, 65
    electroconvulsiva (TEC), 66
    familiar, 65
    humanista, 65
    mediante el juego, 66
    ocupacional, 66
    psicodinámica, 65
    psicoterapia, 64-65
    recreativa o del tiempo libre, 66
    tratamiento farmacológico, 64
Amenorrea, 253
American Nurses Association, 40, 42
Americans with Disabilities Act (ADA), 41
Amnesia
  continua, 206
  disociativa, 206-207
  enfermedad de Alzheimer, 303
  generalizada, 206
  localizada, 206
  selectiva, 206
Ancianos. *V.* Trastornos y problemas del anciano
Anergia, 141
Angustia y duelo, 82
Anhedonía, 141
Anomia, 303
Ansia de drogas *(craving)*, 221
Ansiedad
  aplicaciones del proceso de enfermería, 132-135
  compulsiones, 127
  de anticipación, 127
  en niños y adolescentes, 286-288
  flashback, 130
  fobia social, 127
  fobias específicas, 125-126
    incidencia y etiología, 126
    signos y síntomas, 125-126
  fuentes de información, 130-131
  libre flotante, 124
  síntomas fisiológicos, 124
  temor a lo desconocido, 49
  trastorno de ansiedad (crisis de angustia), 124-125
    con agorafobia, 125
    incidencia y etiología, 125
    generalizada, 131
      incidencia y etiología, 132
      signos y síntomas, 131
    signos y síntomas, 124-125
  trastorno obsesivo-compulsivo (TOC), 127-129
    contenido de los pensamientos obsesivos, 128
    incidencia y etiología, 129
    signos y síntomas, 127-129

Ansiedad *(cont.)*
    trastorno por estrés postraumático (TEPT), 129-130
        abuso de sustancias, 130
        embotamiento emocional, 130
        imágenes mentales recurrentes, 130
        incidencia y etiología, 130
        signos y síntomas, 130
        sucesos traumáticos, 129
    tratamiento, 132
    y duelo, 12
Ansiolíticos, 73, 73-75, 265
Anticonvulsivos, 79, 265
Antidepresivos, 75-79, 179, 256, 265, 289, 308
Antidepresivos tricíclicos (ADT), 75-79
Antihipertensivos, 265
Antimaníacos, 70
Antiparkinsonianos, 85
Antipsicóticos, 81-83, 85
Apariencia física, 173
Aplicaciones del proceso de enfermería
    ansiolíticos, 74-75
    antidepresivos, 78
    antipsicóticos, 82-83, 85
    delírium, 308-309
    demencia, 309-313
    en trastorno/s
        de ansiedad, 132-135
        de la conducta alimentaria, 257-258
        de la personalidad, 183-185
        del estado de ánimo, 146
        disociativos, 210-213
        relacionados con sustancias, 239-245
        sexuales, 270-273
        somatomorfos, 197-200
        y problemas de la infancia y la adolescencia, 290-292
    estabilizadores del estado de ánimo, 79-80
Apraxia, 303
Aprendizaje de la higiene, 289
Arritmias cardíacas agudas, 235
Asesores psicológicos profesionales, 62
Asimilación, 29
Asociaciones
    fonéticas, 143
    laxas, 104, 157
Aspectos legales y éticos de la enfermería de la salud mental, 44-47
    aislamiento, 46, 47
    derechos de los pacientes, 44-46
        atención adecuada, 45
        confidencialidad, 45-46
        consentimiento informado, 45
        quejas y reclamaciones, 46
    ética, 44
    inmovilizaciones, 46-47
        inmovilización física, 46
        inmovilización química, 46
    responsabilidad, 47
Atención, 115
    a la salud mental
        ámbitos asistenciales
            atención mental ambulatoria, 48
            instituciones penales, 51-53
            instituciones sanitarias no psiquiátricas, 48-51
            unidades de ingreso psiquiátrico, 47-48
        coste de la atención, 43-44
        del anciano, 298. *V. también* Trastornos y problemas
            en el anciano

        desigualdades culturales
            barreras, 42
            incompetencia cultural, 43
        en ámbitos no psiquiátricos, 48-51
            enfermedades físicas e intervenciones quirúrgicas con efecto
                psicológico importante, 49
            factores psicológicos que afectan a las enfermedades
                médicas, 49
            función del cuidador, 50
            paciente médico-quirúrgico con enfermedad
                psiquiátrica, 51
        adecuada, 44-45
        comunitaria, 41-43
Atracón, 252
Autenticidad, 114
Autodestrucción, 178
Autoimagen y alimentación. *V.* Trastornos de la conducta
        alimentaria
Automutilación, 177
Ayuno, 255

B

Bailey, Harriet, *Nursing Mental Diseases,* 41
Balbuceo, 302
Bandura, Albert (teoría de aprendizaje social), 33
Beck, Aaron (teoría cognitivo-conductual), 33
Beneficio
    primario, 192
    secundario, 192, 198
Benzodiazepinas, 73-74
Bethlehem Royal Hospital, 40
Bill of Rights for Patients (1980), 44
Biorretroalimentación, 66
Bloqueo/s, 104
    de la comunicación terapéutica, 108-109
Boston City Hospital Training School for Nurses, 40-41
Bowen, Murray (teoría de sistemas familiares), 32-33

C

Capacidad de afrontamiento, 48
Características de la personalidad y abuso de sustancias, 219-220
Carbonato de litio, 41, 72, 79
Centros
    de alojamiento comunitario, 48
    de tratamiento ambulatorio, 48
Circunstancialidad, 104
Cirugía exploratoria, 197
Clonidina, 242
Clorpromazina, 41
Codependencia, enfermedad familiar, 220
Código ético, 117
Community Health Centers Amendment of 1975, 41
Compasión, 115
Componentes de la evaluación del estado mental, 93
Comportamientos adaptativos de afrontamiento, 50
Compulsiones, 127
Comunicación
    bloqueos, 108-109
    comunicación no terapéutica, 108
    comunicación terapéutica, 105
    escucha activa, 107-108

frases para alentar al paciente a compartir información, 132
no terapéutica, 108
no verbal, 105-107
respuesta a las conductas problemáticas del paciente
    conductas sexualmente inadecuadas, 118
    manipulación, 118
    procesos cognitivos alterados, 118
técnicas de comunicación no verbal, 105-107
técnicas de comunicación verbal, 105
verbal, 105
Concepto/s
de pérdida relacionados con la edad, 11
teóricos del desarrollo de la personalidad, 23-24
    Bandura, Albert, teoría del aprendizaje social, 33
    Beck, Aaron, teoría cognitivo-conductual, 33
    Bowen, Murray, teoría de los sistemas familiares, 32-33
    Erikson, Erik, teoría psicosocial del desarrollo, 26-28
    Freud, Sigmund, teoría del psicoanálisis, 23-25
    Glasser, William, terapia de la realidad y teoría de la elección,
        22-23
    Kohlberg, Lawrence, teoría del desarrollo moral, 30
    Maslow, Abraham, jerarquía de necesidades, 22
    Peplau, Hildegard, enfermería psicodinámica, 31
    Piaget, Jean, desarrollo cognitivo relacionado
        con la personalidad, 28-30
    Skinner, B. F., teoría conductista, 33
    Sullivan, Harry, teoría interpersonal del desarrollo, 30-31
    teoría del desarrollo por etapas, 26-28
Conducta/s
automáticas de alivio, 124
catatónicas, 157
de afrontamiento adaptativas, 50
de afrontamiento desadaptativas, 50
manipuladora
    en delincuentes, 51
    fuga disociativa, 208
    para obtener atención, 117-118
problemáticas del paciente, 117-118
sexuales inadecuadas, 118
Conductismo, 33
Confianza, 26, 269
Confidencialidad, 45-46
Consciencia, 23
de uno mismo en la relación personal de enfermería-paciente,
    114-115
dividida, 206
Consejero religioso o espiritual, 62
Consentimiento informado, 45
Contenido
cognitivo obsesivo, 128
del discurso, 157
Contrato en la terapia, 65
Control
externo frente a control interno, 220
interno frente a control externo, 220
Copropraxia, 288
Crímenes en contra de la sociedad, 286
Crisis. V. Estrés, ansiedad y crisis
de angustia, 124-125
    inesperada, 124
    situacional, 124
epilépticas, 194
    en el delirium tremens, 230
psicológica, 50
Cuestionario CAGE, 240
Cuestiones psicosociales asociadas al anciano, 298-299

Cuestiones relativas a la atención sanitaria en instituciones
    penitenciarias, 51-54
Culpa y lamentación, 12
Culpabilización y duelo, 12
Cultura del paciente, 95

D

Defensa de los pacientes, 64
Defensor del paciente, 64
Delirio, 156, 157, 163
de referencia, 157
Delírium, 299-300, 308-309
Delirium tremens, 230
Demencia, 300-301, 306-307
con cuerpos de Lewy, 306
de tipo Alzheimer, 301-304
vascular, 306
Dependencia química. V. Trastornos relacionados con sustancias
fases, 223
signos de alerta, 223
Depresión, 12, 156. V. también Trastorno depresivo mayor
maníaca (trastorno bipolar), 142-143
trastorno por demencia, 306-307
Derechos del paciente, 44-46
Desarrollo
cognitivo relacionado con la personalidad (Piaget), 28-30
de la personalidad, 22-23
psicosexual, 25-26
Descarrilamiento, 157
Desequilibrio electrolítico, 235
Desgaste, 7
profesional, 7
Desinstitucionalización de los pacientes, 41
Desintoxicación, 239
Desorganización, 9
cognitiva en la psicosis, 156-157
Desrealización, 210
Deterioro/s
cognitivo, 299
del lenguaje en la demencia de tipo Alzheimer, 302
sensoriales, 173
Diagnóstico en el proceso de enfermería, 95
Dietista, 63
Difusión de pensamientos, 157
Diplomado en enfermería, 62
Discinesia tardía, 82
Dislexia, 282
Distonía, 82
Distrés, 3
Diuréticos, 255
Dix, Dorothea, 40
Dolor
crónico, 194-195
percepción de, 194
DSM-IV-TR, 2, 49, 72, 318-325
anorexia nerviosa, 252
bulimia nerviosa, 254
clasificaciones de sustancias, 218
delírium, demencia, trastornos amnésicos y otros trastornos
    cognitivos, 318-319
dependencia de sustancias, 221
esquizofrenia y otros trastornos psicóticos, 321
otras afecciones que pueden ser objeto de atención clínica,
    324-325

DSM-IV-TR *(cont.)*
  retraso mental, 278
  síntomas en síndromes, 72
  trastorno/s
    adaptativos, 324
    amnésicos, 307
    de ansiedad, 322
    de inicio en la infancia, la niñez o la adolescencia, 318
    de la personalidad, 324
    del control de los **impulsos no clasificados en otros apartados**, 324
    del estado de ánimo, 322
    del sueño, 323
    disociativos, 322
    facticios, 322
    mentales debidos a enfermedad médica, no clasificados en otros apartados, 319
    por atracón, 255
    relacionados con la nicotina, 235
    relacionados con sustancias, 319-321
    sexuales y de la identidad sexual, 323
    somatomorfos, 322
Duelo, 11
  convencional, 11
  de anticipación, 10
  disfuncional, 13
  no resuelto, 13
  y pérdida
    afrontamiento, 13
    como proceso, 12
    conceptos de pérdida relacionados con la edad, 11
    definido, 10
    disfuncional, 13
    etapas
      aceptación, 12
      depresión, 12
      negación, 12
      negociación, 12
      rabia, 12

E

Ecolalia, 104
Ecopraxia, 288
Edema cerebral, 158
Efectos secundarios extrapiramidales, 82
Ego, 23-24
Ejercicio exagerado, 234
Ello, 23
Embotamiento emocional, 130
Empatía en la relación entre el personal de enfermería y el paciente, 114
Encopresis, 288
Enemas, 255
Enfermedad/es
  fisiológica crónica y abuso de sustancias, 219
  intervenciones quirúrgicas con efectos psicológicos importantes, 49
  médicas crónicas en el anciano, 298
  mental, 2
Enfermería psicodinámica (Peplau), 31
Enfoque/s
  colaborativo en equipo, 63
  teóricos de los trastornos relacionados con sustancias, 218-220
Entorno/ámbito
  domiciliario, 61

  menos restrictivos, 45
  terapéutico, 60-61, 92
Enuresis, 288
Envejecimiento. *V.* Trastornos y problemas del adulto anciano
  primario, 298
  secundario, 298
Epilepsia, 156
Equilibrio, 3
Equipo terpéutico, 61-64
Erikson, Erik (teoría del desarrollo psicosocial), 26-28
Escala
  AIMS (movimientos anormales involuntarios), National Institute of Mental Health, 84
  de ansiedad (ejemplo), 329
  de depresión de Beck (ejemplo), 330-331
Escucha activa, 107-108
Espacio presináptico, 72
Especialista en terapia recreativa o del tiempo libre, 62
Esquizofasia, 157
Esquizofrenia, 158-162
  aguda, 159
  catatónica, 161
  conducta asociada, 158
  definición, 158
  desorganizada, 161
  incidencia y etiología, 161
  indiferenciada, 161
  paranoide, 161
  psicosis, 156-157
    aislamiento, 164
    alteraciones de la conducta, 157
    causas asociadas, 156
    pensamiento desorganizado, 156-157
    signos y síntomas, 158-160
    subtipos, 161
      catatónico, 161
      desorganizado, 161
      indiferenciado, 161
      paranoide, 161
      residual, 161
    trastornos de la percepción, 156
    tratamiento, 162
  residual, 161
  síntomas negativos, 160
  síntomas positivos, 159
Estadios clínicos de la enfermedad de Alzheimer, 304
Estados de consciencia en el trastorno disociativo de la personalidad, 209
Estrategias de enfermería para el personal de enfermería de salud mental, 97
Estrés
  ansiedad y crisis
    ansiedad definida, 5-7
    estrés definido, 3, 5
    intervención durante la crisis, 9
    secuencia de crisis, 9
    signos y síntomas de la ansiedad, 6
    signos y síntomas del estrés, 5
  familiar, 193
Etapa/s
  concreta del desarrollo, 30
  de las operaciones formales, 30
  de negación del duelo, 12
  de negociación del duelo, 12
  de trabajo de la relación terapéutica, 116
  del duelo y la pérdida, 12

depresiva del duelo, 12
   preoperatoria del desarrollo, 29
   sensitivo-motora del desarrollo, 29
Ética, 44. *V. también* Aspectos legales y éticos de la enfermería
        de salud mental
Euforia, 140
Eustrés, 3
Evaluación en el proceso de enfermería, 97

F

Factores
   de estrés ambiental y abuso de sustancias, 219
   psicológicos que afectan a las enfermedades médicas, 49
   psicosociales que afectan al anciano, 298-299
Familias de los pacientes, 93
Fármaco/s
   ansiolíticos, 73-75
   antidepresivos, 76-79
   antimaníacos, 70
   antiparkinsonianos, 85
   antipsicóticos, 81-83, 85
   estabilizadores del estado de ánimo, 79-81
   psicoactivos, 72. *V. también* Psicofarmacología
   psicoterapéuticos, 40, 72
Fase
   de finalización de la relación terapéutica, 116
   de orientación en la relación terapéutica, 115-116
   prodrómica, 158
Fetichismo, 268
Filosofía de la enfermería de salud metal, 42
Flashbacks, 130
Flexibilidad cérea, 157
Fobia . *V.* Ansiedad
   específica, 125-126
   social, 127
Fonemas, 283
Freud, Sigmund (teoría del psicoanálisis), 23-25
FSH. *V.* Hormonas hipofisarias
Fuentes
   externas de estrés, 7
   internas de estrés, 7
Fuga
   de ideas, 104
   disociativa, 207-208
   mental, 207
   simulada, 207

G

GABA, 72-75
Gente sin hogar, 158
Gestor de casos y trabajador comunitario, 42
Glasser, William (terapia de la realidad y teoría de la elección), 22-23
Grandiosidad, 142

H

Haloperidol, 81
Health Insurance Portability and Accountability Act of 1996, 11
Hendidura sináptica, 72
Hepatitis B y C, 52
HIPAA. *V. Health Insurance Portability and Accountability Act*
      (HIPAA) *of 1996*

Hipocondría, 195-196
Hipófisis, 158
Hipomanía, 140, 143
Hipoxia, 235
Histeria, 192. *V. también* Trastornos somatomorfos
Historia de la enfermería de la salud mental
   atención comunitaria, 41-42
   civilizaciones antiguas, 40
   siglo XIX, 40
   siglo XX, 41
   siglo XXI, 41
Hormona/s
   antidiurética (ADH), 158
   hipofisarias (FSH y LH), 253

I

Ideas
   delirantes de grandiosidad, 178
      de persecución, 143, 157, 159, 163
   irracionales, reformulación, 8
   religiosas, 157
Identidad, 192
   cultural, 2
   personal, 22, 31
Ilusiones, 156, 156
IMAO, 75, 76, 78
Impotencia, 50
Incesto, 269
Inconsciente, 23
Incumplimiento del tratamiento farmacológico, 164
Independencia de los pacientes, 117
Influencias genéticas y familiares en el abuso
      de sustancias, 219
Información
   objetiva, 94-95
   subjetiva, 93-94
Ingreso/s de pacientes, 47-48
   involuntario, 48
   voluntario, 48
Inhalantes, 219, 227, 235
Inmovilización, 46
   física, 46
   química, 46
Inserción de pensamientos, 157
Inside the Criminal Mind (Samenow), 51
Instalaciones penitenciarias
   cuestiones relacionadas con la atención a la salud
      mental, 51-52
   patrones de conducta característicos, 51
Instituciones no psiquiátricas de atención a la salud
   centros ambulatorios
      enfermedades físicas e intervenciones quirúrgicas, 49
      estrategias de afrontamiento, 50
      impotencia, 50
      respuestas emocionales, 50
Interacción con la sociedad, 26
Intervenciones en el proceso de enfermería, 96-97
Intoxicación, 223-230. *V. también* Trastornos relacionados
      con sustancias
   hídrica, 158
Ira
   control, 15-17
   definición, 14
   descontrolada, 15

Ira *(cont.)*
    etapa del duelo, 12
    resentimiento, 15
ISRS, 75, 76

J

Jerarquía de necesidades de Maslow, 22, 95
Joint Commission on Mental Illness and Health (1955), 41

K

Kohlberg, Lawrence (teoría del desarrollo moral), 30
Kubler-Ross, Elisabeth, 12

L

La belle indifference, 193
LAAM (levacetilmetadol), 242
Lagunas de memoria, 223
Laxantes, 253, 255
Lenguaje. *V.* Trastornos del aprendizaje y de la comunicación
    corporal, 13
    áreas estructurales, 283
LH. *V.* Hormonas hipofisarias
Límites profesionales, 116-117
Liposolubilidad, 73
Lobotomías, 41
Logoclonía, 302

M

Maltrato físico, 193
Manía, 140, 143
Manicomios, 40
Maslow, Abraham, 22, 95
Mecanismos de defensa, 24-25, 206
Medicamentos
    demencia, 308
    sin receta, 75, 78
    TDAH, 290
    trastornos sexuales, 265
Memoria, 192
    a corto plazo, 302
    a largo plazo, 145
Mental Health Systems Act Bill of Rights (1980), 44
Mental Retardation Facilities and Community Mental Health Centers Act of 1963, 41
Métodos de compensación en la bulimia, 255
Mutismo, 302

N

NANDA. *V.* North American Nursing Diagnosis Association
Narcóticos Anónimos, 245
National Institute of Mental Health (1949), 41
National League for Nursing, 41
National Mental Health Act of 1946, 41
National Mental Health Parity Act of 1996, 41-42
Negativismo, 142
Neologismo, 104-105, 157

Neurotransmisores, 72-73
Nightingale, Florence, 40
NIMH. *V.* National Institute of Mental Health (1949)
Niños. *V.* Trastornos y problemas de la infancia y la adolescencia
Nivel
    de ansiedad y angustia, 8, 9
    de diferenciación, 32
    grave de ansiedad, 6
    leve de ansiedad, 6
Noradrenalina, 73, 75
Normas y límites, 116
North American Nursing Diagnosis Association (NANDA), 95
    diagnósticos de enfermería más utilizados en salud mental, 327-328
Nurse Practice Acts, State Boards of Nursing, 45, 47
Nursing Mental Diseases (Bailey), 41

O

OBRA. *V. Omnibus Budget Reform Act* (OBRA) *of 1987*
Omnibus Budget Reconciliation Act
    of 1982, 41, 85
    of 1987, 41
Orden de detención preventiva, 48
Orientación sexual
    bisexualidad, 270
    homosexualidad, 270
Origen étnico de los pacientes, 95

P

Paciente/s
    capacidad de afrontamiento, 48-50
    cultura, 95
    diagnóstico dual, 51
    en el proceso terapéutico, 60
    enfermedades e intervenciones quirúrgicas con efectos psicológicos importantes, 49
    factores psicológicos que afectan a las enfermedades médicas, 49
    familias, 93
    independencia, 117
    ingresados en hospitales psiquiátricos, 41
    médico-quirúrgico con enfermedad psiquiátrica, 51
Palabras, raíz, 283
Papel/función del cuidador, 50
Parafilias, 267-268
Paralalia, 302
Parkinsonismo causado por drogas, 82
Patient Bill of Rights (1980), 44
Patrones del habla de los pacientes con enfermedad mental, 104-105
PCP. *V.* Trastornos relacionados con la fenciclidina
Pedófilos, 267-268
Pena crónica, 13. *V. también* Duelo y pérdida
Peplau, Hildegard (enfermería psicodinámica), 31
Pérdida, 10, 11. *V. también* Duelo y pérdida
Persona
    tipo A, 7
    tipo B, 7
Personal/profesional de enfermería
    atención a la salud mental
        asesor psicológico, 64
        cuidador, 63-64
        defensor, 64

educador, 64
certificación, 47
requisitos académicos, 47
Piaget, Jean (desarrollo cognitivo relacionado con la personalidad), 29-30
Planes de atención, 92, 93, 96, 97
ejemplo, 98-99
Pobreza del habla, 157
Preconsciente, 23
Prefijos, 283
Prejuicio relacionado con la edad (edaísmo), 298
Priorización de los diagnósticos de enfermería, 95
Procedimiento de enfermería
aplicación, 98-99
diagnóstico, 95
evaluación, 97
intervenciones, 96-97
resultados previstos, 95-96
valoración de enfermería, 92-95
Proceso/s
cognitivos alterados, 118
de cambio, 209
terapéutico (ámbitos de hospitalización), 60, 61
Profesional/es
de enfermería
certificado, 46, 62
psiquiátrica, 62
de la salud, abuso de sustancias en, 238
Pruebas diagnósticas, 197
Psicofarmacología
AIMS *(Abnormal Involuntary Movement Scale),* National Institute of Mental Health, 84
ansiolíticos
aplicaciones del proceso de enfermería, 74-75
benzodiazepinas, 73-74
educación del paciente y la familia, 75
indicaciones y contraindicaciones, 74
lista, 74
antidepresivos
aplicaciones del proceso de enfermería, 78
ADT, 75, 78
educación del paciente y de la familia, 78-79
IMAO, 75, 76, 78
indicaciones y contraindicaciones, 77-78
ISRS, 75, 76
lista, 77
antiparkinsonianos, 85
antipsicóticos, 81-82
aplicaciones del proceso de enfermería, 82-83, 85
efectos secundarios, 82
indicaciones y contraindicaciones, 82
lista, 83
estabilizadores del estado de ánimo
aplicaciones del proceso de enfermería, 79, 80
educación del paciente y la familia, 81
indicaciones y contraindicaciones, 79
lista, 80
neurotransmisores, 72-73
Psicofármacos, 72. *V. también* Psicofarmacología
Psicólogos clínicos, 61-62
Psicosis, 156-157, 281-282
aislamiento, 164
alteraciones de la conducta, 157
causas asociadas, 156
pensamiento desorganizado en niños y adolescentes, 156-157
trastornos de la percepción, 156

tratamiento, 162
Psicoterapia, 64-65
Psicoterapia individual, 64-65
Psiquiatra, 61
Purgas, 253

Q

Quejas y reclamaciones, 46

R

Rasgos de la personalidad, 22, 172
centrales, 22
secundarios, 22
Reacción de estrés, 5
Recaída, 222, 238
Recaptación, 72
Receptores postsinápticos, 72
Reformulación de ideas irracionales, 8
Refuerzo positivo, 50
Relación terapéutica
características, 114-115
fases, 115-116
límites profesionales, 116-117
respuesta a las conductas problemáticas de los pacientes
conductas sexuales inadecuadas, 118
manipulación, 118
procesos cognitivos alterados, 118
violencia, 118
Relaciones adultas, 26
Religión de los pacientes, 95
Represión, 206
Requisitos académicos del personal de enfermería, 47
Responsabilidad, 47
Respuesta de lucha o huida, 3
Resultados
a corto plazo, 96
a largo plazo, 96
del proceso de enfermería, 95-96
previstos del proceso de enfermería, 95-96
Retraso mental, 278-279
Richards, Linda, 40
Robo de pensamiento, 157
Rush, Benjamin, 40

S

Salud mental
cultura, 3
filosofía, 1
minoría racial y étnica, 2-3
Samenow, Stanton, *Inside the Criminal Mind,* 51
Sedantes, 41
Serotonina, 72, 75, 76
Seudoyó, 32
Signos de alerta de la dependencia química, 223
Síndrome, 72
de abstinencia, 230
de Asperger, 280-281
de la Tourette, 288
de Münchhausen, 195-196
de Wernicke-Kórsakov, 230

Síndrome *(cont.)*
   del «nido vacío», 181
   neuroléptico maligno, 82
   vespertino, 303
Sintaxis, 283
Síntomas negativos de la esquizofrenia, 160
Sistema
   de apoyo, 9, 30, 242
   nervioso autónomo, 5
   sanitario y trastornos somatomorfos, 192
Situación de conflicto, 8
Skinner, B. F., teoría conductista, 33
Sobrehidratación, 158
Soluciones adaptativas, 8
Somatización, 192
Sufijos, 283
Suicidio, 144-145. *V. también* Ansiedad
   amenazas, 145
   erosión suicida, 144
   gesto, 145
   ideación suicida, 145
   signos de alerta, 144
   tentativa, 145
Sullivan, Harry S. (teoría del desarrollo interpersonal), 30-31
Superego, 23

T

Tartamudeo, 283
TDAH. *V.* Trastorno por déficit de atención con hiperactividad
TEC. *V.* Terapia electroconvulsiva
Técnicas de comunicación, 105-107
Técnico de salud mental, 62
Temor a lo desconocido, 49
Temperamento en los bebés, 23
Tendencias pasivo-agresivas, 172
Teoría/s
   cognitivo-conductual (Beck), 33
   conductista (Skinner), 33
   de los sistemas familiares (Bowen), 32-33
   del aprendizaje social (Bandura), 33
   del desarrollo moral (Kohlberg), 30
   del desarrollo por etapas, 25-27
   del desarrollo psicosocial (Erikson), 26-28
   del psicoanálisis (Freud), 23-25
   humanistas, 22
   interpersonal del desarrollo (Sullivan), 30-31
TEPT. *V.* Trastorno por estrés postraumático
Terapeuta ocupacional, 63
Terapia
   biomédica, 65
   cognitiva, 65
   con mascotas, 66
   conductual, 65
   de agitación, 66
   de grupo, 65
   de la realidad y teoría de la elección (Glasser), 22-23
   de pareja, 65
   de juego, 66
   electroconvulsiva (TEC), 66, 145
   familiar, 65
   humanista, 65
   mediante la creación artística, 66
   ocupacional, 66
   psicodinámica, 65

recreativa, 66
TGD. *V.* Trastornos generalizados del desarrollo
Tioridazina, 81
Tiramina, 75
TOC. *V.* Trastorno obsesivo-compulsivo
Tolerancia a sustancias, 221
Toxinas y otras sustancias químicas, 219. *V. también* Trastornos
    relacionados con sustancias
Trabajadores sociales clínicos (TSC), 62
Trastorno/s
   amnésicos, 307
   antisocial de la personalidad, 175-176
   autistas, 279-280
   bipolares (depresión maníaca), 142-143
   cerebrales orgánicos. *V.* Trastornos cognitivos
   ciclotímico, 144
   cognitivos, 299-307
   de adaptación, 324
   de angustia (crisis), 124-125
   de ansiedad generalizada, 131
   de ansiedad por separación, 286-288
   de conversión, 193-194
   de despersonalización disociativo, 209-210
   de identidad disociativo, 208-209
   de la conducta, 284-286
   de la conducta alimentaria, 251-260, 323
     anorexia nerviosa
       enfermedades médicas asociadas, 255
       incidencia y etiología, 255
       signos y síntomas, 254-255
     aplicaciones del proceso de enfermería, 257-258
     bulimia nerviosa
       enfermedades médicas asociadas, 255
       incidencia y etiología, 255
       signos y síntomas, 254-255
     relaciones entre alimentos y autoimagen, 252
     trastorno por atracones, 255-256
     tratamiento, 256-257
   de la eliminación, 288-289
   de la identidad sexual, 269-270
   de la percepción, 300
     psicosis, 156
   de la personalidad, 172-185
     aplicaciones del proceso de enfermería, 183-185
     definidos, 172
     del grupo A, 172-175
       trastorno esquizoide, 174
       trastorno esquizotípico, 174-175
       trastorno paranoide, 172-174
     del grupo B, 175-180
       trastorno antisocial, 175-176
       trastorno histriónico, 180
       trastorno límite, 176-178
       trastorno narcisista, 178-179
     del grupo C, 180-182
       trastorno dependiente, 181
       trastorno de la personalidad por evitación, 180-181
       trastorno obsesivo-compulsivo, 182
   de personalidad múltiple. *V.* Trastorno de identidad
     disociativo
   de somatización, 192-193
   de tics (enfermedad de Tourette), 288
   del aprendizaje y de la comunicación, 281-283
   del control de los impulsos, 324
   del desarrollo, 278-281
     de la coordinación, 280

del estado de ánimo
  aplicación del proceso de enfermería, 145-151
  suicidio
    amenaza, 145
    erosión suicida, 144
    gesto, 145
    ideación suicida, 145
    signos de alerta, 144
    tentativa, 145
  trastorno bipolar (depresión maníaca)
    asociaciones fonéticas, 143
    grandiosidad, 142
    incidencia y etiología, 143
    persecución, 143
    signos y síntomas, 142-143
  trastorno ciclotímico, 144
  trastorno depresivo mayor
    anergia, 141
    anhedonía, 141
    incidencia y etiología, 141
    signos y síntomas, 141
  trastorno distímico, 141-142
  tratamiento, 145
del lenguaje expresivo, 282-283
dependiente de la personalidad, 181
depresivo/s, 140-142. *V. también* Trastornos del estado de ánimo
  mayor (depresión unipolar), 141
dismórfico corporal, 196-197
disociativos, 192, 205-213, 322
  amnesia, 206-207
  aplicaciones del proceso de enfermería, 210-213
  disociación definitoria, 206
  fuga, 207-208
  trastorno de despersonalización, 209-210
  trastorno de identidad, 208-209
distímico, 141-142
esquizoafectivo, 161-162
  de la personalidad, 174
esquizotípico de la personalidad, 174-175
facticios, 322
fonológico, 283
generalizados del desarrollo (TGD), 279-281
histriónico de la personalidad, 180
límite de la personalidad, 176-178
mentales debidos a una enfermedad médica, 319
narcisista de la personalidad, 178-179
negativista desafiante, 285
obsesivo-compulsivo (TOC), 127-129
obsesivo-compulsivo de la personalidad, 182
paranoide de la personalidad, 172-174
por déficit de atención con hiperactividad (TDAH), 283-285
por dolor, 194-195
por estrés postraumático (TEPT), 129-130
psicofisiológicos. *V.* Trastorno somatomorfo
relacionados con alucinógenos, 234
relacionados con/causados por
  alcohol, 156, 230-231
  alucinógenos, 234
  anfetaminas, 231-233
  cafeína, 231
  cannabis, 233
  clasificaciones de drogas, 218
  clasificaciones de sustancias según el DSM-IV-TR, 218
  cocaína, 234
  fenciclidina (PCP), 236
  inhalantes, 219, 234-235

nicotina, 235
opiáceos, 236
sedantes/hipnóticos/ansiolíticos, 236-237
sustancias
  abstinencia, 230
  adicción/consumo/abuso, 218
  aplicaciones del proceso de enfermería, 240-246
    Alcohólicos Anónimos, Al-Anon, Narcóticos Anónimos, 245
    entrevista CAGE, 240
    información sobre el abuso de drogas y su tratamiento, 245
  consumo
    abuso de sustancias, 220-221
    dependencia de sustancias, 221-223
    fases de la dependencia química, 223
  enfoques teóricos
    características de la personalidad, 219-220
    codependencia, enfermedad familiar, 220
    enfermedad médica crónica, 219
    factores de estrés ambiental, 219
    influencias genéticas y familiares, 219
    presión de los compañeros, 219
  intoxicación por sustancias, 223-229
  recaída, 238
  tratamiento, 238-239
seudoneurológicos, 193. *V. también* Trastorno de conversión
sexuales, 264-273
  aplicaciones del proceso de enfermería, 270-273
  disfunciones sexuales
    deseo sexual hipoactivo, 265
    trastorno/s de aversión al sexo, 265
    trastorno/s de la excitación, 265
    trastorno/s del deseo sexual, 265
    trastorno/s orgásmicos, 265
    trastorno/s sexuales por dolor, 265
  entrevistas, 272
  medicamentos y, 266
  orientación sexual, 264
  parafilias, 267-268
  trastorno de la identidad sexual, 269-270
  tratamiento, 270
somatomorfos, 192-200
  aplicación del proceso de enfermería, 197-200
  definido, 192
  hipocondría, 195-196
  trastorno de conversión, 193-194
  trastorno de somatización, 192-193
  trastorno dismórfico corporal, 196-197
  trastorno por dolor, 194-195
y problemas de la infancia y la adolescencia
  aplicaciones del proceso de enfermería, 290-292
  psicosis, 281-282
  TDAH, de la conducta, negativista desafiante, 285
  trastornos de ansiedad
    por separación, 286-288
    tics (síndrome de la Tourette), 288
  trastornos de la conducta
    por déficit de atención con hiperactividad (TDAH), 283-285
    trastorno disocial, 285-286
  trastornos de la eliminación, 288-289
  trastornos del aprendizaje y de la comunicación
    del lenguaje expresivo, 282-283
    dislexia, 282
    trastorno fonológico, 283

Trastorno/s *(cont.)*
    trastornos del desarrollo
        retraso mental, 278-279
        síndrome de Asperger, 280-281
        trastornos autistas, 279-280
        trastornos generalizados del desarrollo (TGD), 279-281
    y problemas del anciano, 298-313
        aplicaciones del proceso de enfermería
        en el delírium, 308-309
        en la demencia, 311-312
        aspectos psicosociales, 298-299
        cambios psicológicos relacionados con el envejecimiento, 298
        deterioro cognitivo, 299
        enfermedades crónicas, 298
        obstáculos a la atención en salud mental, 298
        prejuicio relacionado con la edad (edaísmo), 298-299
        psicofármacos, 85-86
        trastornos cognitivos
        amnesias, 307
        delírium, 299-300
        demencia, 300-301
        de cuerpos de Lewy, 306
        de tipo Alzheimer, 301-304
        vascular, 306
        depresión y demencia, 306-307
        enfermedades asociadas con la demencia, 301
Tratamiento farmacológico, 64

TSC. *V.* Trabajadores sociales clínicos
Tumor cerebral, 156

U

Unidades hospitalarias, 45

V

Valoración
    de uno mismo, 197
    en el proceso de enfermería, 92-95
Verbigeración, 105
VIH, 52
Violencia, 15, 118
    esquizofrenia y, 160
Visión
    disociada del mundo, 177
    holística del ser humano, 22
Vómitos. *V.* Trastornos de la conducta alimentaria
    autoinducidos, 253

Y

Yo sólido, 32